协和护考

2024

全国护士执业资格考试刷题宝库

主　编　刘文娜　刘　翔　程少贵　郑海珊

微信扫描小程序二维码，
赠送历年真题试卷及解析

微信扫描二维码，
免费领取考试视频题

中国协和医科大学出版社
北　京

图书在版编目（CIP）数据

全国护士执业资格考试刷题宝库／刘文娜等主编. —北京：中国协和医科大学出版社，2023.7
（协和护考）
ISBN 978-7-5679-2186-3

Ⅰ. ①全…　Ⅱ. ①刘…　Ⅲ. ①护士-资格考试-题解　Ⅳ. ①R192.6-44

中国国家版本馆 CIP 数据核字（2023）第 062871 号

协和护考
全国护士执业资格考试刷题宝库

主　　编：刘文娜　刘　翔　程少贵　郑海珊
责任编辑：魏亚萌
封面设计：邱晓俐
责任校对：张　麓
责任印制：张　岱

出版发行：中国协和医科大学出版社
（北京市东城区东单三条 9 号　邮编 100730　电话 010-65260431）
网　　址：www.pumcp.com
经　　销：新华书店总店北京发行所
印　　刷：小森印刷（北京）有限公司

开　　本：850mm×1168mm　1/16
印　　张：25.75
字　　数：870 千字
版　　次：2023 年 7 月第 1 版
印　　次：2023 年 7 月第 1 次印刷
定　　价：118.00 元

ISBN 978-7-5679-2186-3

编者名单

主　　编　刘文娜　刘　翔　程少贵　郑海珊

副 主 编　吴　迪　吴清叶　郑海娇　徐德颖
　　　　　程　畅　刘学晶　杨华楠　陈云华

编　　者（按姓氏笔画排序）

王国俊　庄一平　庄素梅　刘　平　刘　姝　刘　翔
刘　谦　刘　靖　刘文娜　刘玉红　刘宇生　刘远征
刘学晶　许奇霞　苏丽芳　杨华楠　吴　迪　吴清叶
张玉红　张淏晴　张景德　陈云华　郑海珊　郑海娇
弯如意　徐德颖　程　畅　程少贵　童　虎

前　言

全国护士执业资格考试是评价申请护士执业资格者是否具备执业所必需的护理专业知识与工作能力的考试。2010 年卫生部、人力资源和社会保障部审议通过了《护士执业资格考试办法》，规定了护士执业资格考试包括专业实务和实践能力 2 个科目，一次性通过 2 个科目的考试为成绩合格，成绩合格者可申请护士执业注册。自 2015 年起，考试题量由原来的 135 题减为 120 题，考试大纲规定每个科目题量为 120 题。自 2017 年起，护士执业资格考试实行人机对话模式。考试分轮次进行，每半天为一个轮次。考生将随机分配至其中 1 个轮次，参加专业实务和实践能力 2 个科目的考试。

护士执业资格考试打破教材中基础、内、外、妇、儿分科方法，实施按各系统疾病分类、内外科内容相混编，考查执业过程中常见的疾病，考查角度具有多面性。与此同时，考试命题趋势偏重病例分析题，即病例分析题比例大为增加且题目变化多端，着重考查考生的护理专业知识与临床操作能力。为更直观地考查考生的临床能力，自 2019 年起，考试中出现含有视频的选择题，含视频的试题不包含声音元素，考生需根据视频信息和试题给出的文本信息选择正确答案。

编者以《护士执业资格考试大纲》为指导，在精研多年护士执业资格考试命题特点的基础上，重点标示近年考试涉及的知识点，并为每个考点配上了经典例题，精心整合出了这本好学易记的《全国护士执业资格考试刷题宝库》。

书中对重要考点都进行了醒目的标记，考生无须在教材中苦苦寻觅，而匹配的例题能进一步帮助考生加深对考点的理解和把握；对试题的精辟分析将引领考生打破专科界限，全面整合知识，学会综合分析，提高解题能力和速度，以应对新护考、新模式、新变化。

在本书的编写过程中，编者反复斟酌、精益求精，全部心血都凝聚于书中！尽管力臻完善，但内容难免有疏漏与不足之处，恳请各位考生和同人批评指正。如有关于本书内容及考试的相关问题，请扫描下方二维码，会有专属微信客服解答。

编　者

2023 年 5 月

目 录

第一章　基础护理知识和技能

第一节　护理程序

历年高频考点

考点1：护理程序是以促进和恢复患者的健康为目标所进行的一系列有目的、有计划的护理活动。

考点2：护理程序的理论基础来源于与护理有关的各学科理论，如系统论、层次需要论、信息论和解决问题论等。其中，系统论组成了护理程序的框架。

考点3：护理程序分为5个步骤，即护理评估、护理诊断、护理计划、实施、评价。

考点4：护理评估贯穿于整个护理过程之中。

考点5：护理评估收集资料方法主要有观察、护理查体、交谈（询问病史）、查阅4种。

考点6：常用的观察方法有视觉观察、触觉观察、听觉观察、嗅觉观察4种。

考点7：护理查体是评估中收集客观资料的方法之一，是护士通过视诊、触诊、叩诊、听诊、嗅诊等方法，按照身体各系统顺序对患者进行全面的查体。

考点8：护士在与患者进行交谈的过程中，一般先从主诉、一般资料开始，再引向过去的健康状况及心理、社会情况等。

考点9：护理诊断由名称、定义、诊断依据、相关因素4部分组成。

经典习题演练

一、A1 型题

（每一道试题下面有A、B、C、D、E五个备选答案，请从中选择一个最佳答案）

1. 关于护理程序的概念，描述正确的是
   A. 一种护理工作的分工类型
   B. 一种护理工作的简化形式
   C. 一种系统地解决问题的方法
   D. 一种护理操作的模式
   E. 一种护理活动的动态过程
2. 护理程序的理论基础不包括
   A. 系统论
   B. 解决问题论
   C. 压力适应论
   D. 信息论
   E. 人的基本需要层次论
3. 对患者进行健康教育属于
   A. 独立性护理措施
   B. 非独立性护理措施
   C. 协作性护理措施
   D. 依赖性护理措施
   E. 辅助性护理措施
4. 下列信息中，属于客观资料的是
   A. 头痛2天
   B. 感到恶心
   C. 体温39.1℃
   D. 不易入睡
   E. 常有咳嗽
5. 护理程序分为5个基本步骤，依次为
   A. 评估、诊断、计划、实施、评价
   B. 计划、评估、诊断、实施、评价
   C. 评估、计划、诊断、实施、评价
   D. 诊断、评估、实施、计划、评价
   E. 诊断、计划、实施、评价、评估
6. 护理程序评估阶段的主要内容是
   A. 护理资料的收集和分析
   B. 提出护理问题和诊断
   C. 确定预期的护理目标及制订护理计划
   D. 实施护理计划的步骤和方法
   E. 评价护理内容和效果
7. 护理评估是临床护理程序的基本步骤之一，要求在何时进行

A. 患者入院时进行
B. 患者及家属要求时进行
C. 根据医嘱进行
D. 患者出院时进行
E. 从入院开始至出院

8. 患者入院时，护士收集的客观资料为
A. 头晕
B. 恶心
C. 腹痛
D. 体温
E. 心悸

9. 护士获取客观健康资料的主要途径是
A. 阅读病历及健康记录
B. 患者家属的陈述
C. 观察及查体获取
D. 患者的主管医生提供
E. 患者朋友提供

10. 护理评估资料的直接来源是
A. 家属提供
B. 医生提供
C. 患者提供
D. 朋友提供
E. 摘录病历

11. 护理诊断公式中的“E”代表
A. 健康问题
B. 患者的症状
C. 症状与体征
D. 患者的既往史
E. 相关因素

12. 护理诊断指出护理方向，有利于
A. 收集客观资料
B. 制订护理计划
C. 实施护理措施
D. 进行护理评估
E. 修改护理计划

13. 陈述预期目标时主语应是
A. 主管护士
B. 主治医生
C. 护理对象
D. 检验人员
E. 患者家属

14. 描述完整准确的护理目标是
A. 患者在 1 周内下床活动
B. 护士协助患者下床活动
C. 患者在帮助下能下床活动
D. 患者在 2 周内借助支撑物下床活动
E. 患者能下床活动

15. 属于患者社会状况的资料是
A. 应激水平与应对能力
B. 人格特点
C. 工作学习情况
D. 经济状况
E. 患者对医护人员的期望

16. 以下属于健康性护理诊断的是
A. 语言沟通障碍
B. 母乳喂养有效
C. 有窒息的危险
D. 清理呼吸道无效
E. 活动无耐力

17. 构成护理程序理论框架的是
A. 角色理论
B. 系统论
C. 信息论
D. 适应模式
E. 成长和发展理论

18. 在护理程序中，下列不属于信息输出的是
A. 确定护理诊断
B. 制订护理计划
C. 实施护理措施
D. 评价患者健康状况的变化
E. 根据需要确定是否需要调整护理计划和措施

二、A2 型题

（每一道试题是以一个小案例出现，其下面有 A、B、C、D、E 五个备选答案，请从中选择一个最佳答案）

1. 患儿，女，4 岁。因肺炎入院治疗。入院时患儿拒绝治疗，并哭闹不止。护士的下列做法不恰当的是
A. 多对患儿进行正面评价
B. 允许患儿把喜爱的玩具留在医院
C. 多与患儿进行互动交流
D. 允许患儿用哭喊等方式发泄
E. 对患儿拒绝治疗的行为进行批评

2. 患者，男，79 岁。因患 ARDS 入住 ICU。病情缓解后，患者对护士说：“我见不到孩子、老伴，心里不舒服。”这表明该患者存在
A. 生理需要
B. 安全需要
C. 爱与归属的需要
D. 尊敬与被尊敬的需要
E. 自我实现的需要

3. 患者，男，75 岁。患慢性阻塞性肺疾病 30 余年，现处于疾病稳定期。在为其制订肺功能康复计划时，应是
A. 护士单独制订，强制患者执行
B. 护士单独制订，指导患者执行
C. 患者自行制订并执行
D. 患者自行制订，由护士指导执行
E. 护士与患者共同制订，护士指导患者执行
4. 患者，女，22 岁。门诊以急性心肌炎收入院。护士在进行评估收集资料时，全部属于主观资料的是
A. 气促、心悸、心率快
B. 心悸、乏力、全身不适
C. 心动过速、气促、发热
D. 感觉心悸、发热、疲乏
E. 心动过速、发热
5. 患者，女，45 岁。因高血压入院。护士收集到以下资料，属于患者客观资料的内容是
A. 咽喉部充血
B. 头晕、头痛
C. 不想吃饭
D. 感到恶心
E. 全身无力
6. 患儿，男，2 岁。因支原体肺炎入院。平时由保姆照顾。此时收集资料的主要来源是指
A. 患儿母亲
B. 患儿自己
C. 患儿的病历
D. 文献资料
E. 患儿保姆
7. 患者，男，50 岁。以急性阑尾炎收住院。入院观察患者呈急性面容，蜷曲体位。这种收集资料的方法属于
A. 视觉观察法
B. 触觉观察法
C. 听觉观察法
D. 嗅觉观察法
E. 味觉观察法
8. 患者，女，75 岁。护士在巡视病房时发现其呼出的气体有烂苹果味。护士收集资料的方法属于
A. 视觉观察法
B. 触觉观察法
C. 听觉观察法
D. 嗅觉观察法
E. 味觉观察法
9. 患者，女，49 岁。因转移性右下腹痛 12 小时以急性阑尾炎收住院。查体：精神萎靡，蜷曲体位，体温 39.5℃，右下腹压痛、反跳痛明显。对该患者护理诊断的描述，正确的是
A. 急性阑尾炎
B. 高热：T 39.5℃，由阑尾炎症所致
C. 体温过高：T 39.5℃，与阑尾炎有关
D. 腹痛：炎症引起
E. 萎靡：由高热、疼痛所致
10. 患者，男，76 岁。以慢性阻塞性肺气肿收住院。护士在收集资料时认为目前存在以下问题，属于首优问题的是
A. 清理呼吸道无效
B. 营养不良
C. 知识缺乏
D. 恐惧
E. 疼痛
11. 患者，男，65 岁。高血压病史 30 年。因情绪激动、呼吸急促、左胸部剧烈疼痛，以急性心肌梗死收住院。对该患者的护理，属于依赖性护理措施的是
A. 遵医嘱应用镇痛药
B. 嘱患者绝对卧床休息
C. 观察吸氧后的病情变化
D. 通知营养科调整患者饮食
E. 安定患者情绪，进行心理护理
12. 护士对 75 岁的老年患者进行皮肤状况的评估，下列信息中，表明患者的皮肤存在潜在问题的是
A. 皮肤弹性减弱
B. 皮肤色素沉着增多
C. 皮肤存在硬结
D. 皮肤表面干燥粗糙
E. 皮肤皱纹增多
13. 患者，男，30 岁。因肺炎在妻子陪同下入院，此时收集资料的主要来源是
A. 患者妻子
B. 患者自己
C. 患者的病历
D. 文献资料
E. 接诊医生

三、A3/A4 型题

（每个案例下设若干道试题。请根据试题所提供的信息，在每一道试题下面的 A、B、C、D、E 五个备选答案中选择一个最佳答案）

（1~2 题共用题干）

患者，男，25 岁。从高处坠落，以脾破裂诊断

入院，需立即手术。

1. 住院处护士首先应
   A. 急速给予住院处置
   B. 通知负责医生
   C. 协助办理住院手续
   D. 确定患者的护理问题
   E. 护送患者入病房
2. 病房护士首先应
   A. 急速给予卫生处置
   B. 通知负责医生，做术前准备
   C. 铺麻醉床
   D. 入院宣教
   E. 填写住院病历和有关护理表格

（3~4 题共用题干）

患者，女，70 岁。现胃大部切除术后第 3 天，体温 39.2℃。

3. 对该患者护理诊断的描述，正确的是
   A. 胃大部切除术
   B. 高热：T 39.2℃，由手术所致
   C. 体温过高：T 39.2℃，与手术后继发感染有关
   D. 腹痛：炎症引起
   E. 萎靡：由高热、疼痛所致
4. 护士在护理患者的过程中，属于独立性护理措施的是
   A. 遵医嘱发退热药
   B. 用温水帮患者擦浴
   C. 通知营养科调整患者饮食
   D. 开放静脉通道，静脉滴注抗生素
   E. 检查血常规，看白细胞数量

（5~7 题共用题干）

患者，男，76 岁。患慢性支气管炎 24 年。主诉：发热，咳嗽，咳黄色黏痰 5 天，自觉咳嗽无力，痰液黏稠，不易咳出；吸烟 40 年，20 支/天，难以戒除。查体：精神萎靡，皮肤干燥，体温 38.7℃，肺部听诊可闻及干、湿啰音。

5. 属于主观资料的是
   A. 皮肤干燥
   B. 痰液黏稠
   C. 体温 38.7℃
   D. 无力咳嗽
   E. 肺部干、湿啰音
6. 该患者的主要护理问题是
   A. 清理呼吸道无效与呼吸道炎症、痰液黏稠、咳嗽无力有关
   B. 体温异常，因呼吸道炎症导致
   C. 活动无耐力，因呼吸道炎症氧供应减少引起
   D. 知识缺乏
   E. 组织灌流量不足，与发热、皮肤干燥有关
7. 针对确定的护理诊断，预期目标是
   A. 患者 3 天内体温下降
   B. 患者 3 天内炎症控制，自行咳出痰液
   C. 指导患者叙述有关呼吸道疾病的预防保健知识
   D. 患者患病期间得到良好休息，体力得以恢复
   E. 遵医嘱，静脉输液，增加患者组织灌注

参考答案与解析

【参考答案】

一、A1 型题

1. C 2. C 3. A 4. C 5. A 6. A 7. E 8. D 9. C 10. C 11. E 12. B 13. C 14. D 15. D 16. B 17. B 18. E

二、A2 型题

1. E 2. C 3. E 4. B 5. A 6. E 7. A 8. D 9. C 10. A 11. A 12. C 13. B

三、A3/A4 型题

1. E 2. C 3. C 4. B 5. D 6. A 7. B

【解析】

扫码查看
相关内容

第二节　护士职业防护

历年高频考点

考点1：职业损伤危险：生物性因素常见的是细菌和病毒；化学性因素，如化学消毒剂、化疗药物常见的危害有白细胞数量减少等；物理性因素包括机械性损伤、锐器伤等，锐器伤是最常见的职业损伤因素之一。

考点2：护士职业防护措施包括：洗手、防护用物的使用、锐器伤的防护、化疗药物损害的防护、负重伤的防护。

经典习题演练

一、A1型题

（每一道试题下面有A、B、C、D、E五个备选答案，请从中选择一个最佳答案）

1. 医务人员特别是护理人员最常见的安全事件是
   A. 生物伤害
   B. 锐器伤
   C. 电离辐射
   D. 化学伤害
   E. 脊柱、关节损伤
2. 导致护士发生血源性传播疾病最主要的职业因素是
   A. 使用或清洗医疗器械
   B. 为患者检查身体
   C. 与患者一起进餐
   D. 锐器伤
   E. 接触血液性标本
3. 防止化学烧伤主要是防止易烧伤人体的化学药品与人体接触，下列措施可能会造成烧伤危险的是
   A. 在搬取化学药品和进行操作时，一定要注意防止滑倒
   B. 按规定穿好劳动保护用品
   C. 废弃的化学药品可以扔进垃圾桶处理
   D. 化学药品不乱放，用完放到原来的位置
   E. 规范操作，养成良好的操作习惯
4. 护士的标准预防护理措施中不包括
   A. 洗手
   B. 戴口罩
   C. 戴手套
   D. 穿隔离衣
   E. 进行免疫接种
5. 特殊感染性垃圾，用什么垃圾袋装
   A. 黄色壁纸
   B. 黑色
   C. 黄色双层
   D. 黑色双层
   E. 红色
6. 锐器盒盛装多少就不可再用
   A. 2/3
   B. 1/3
   C. 1/4
   D. 3/4
   E. 1/2

二、A2型题

（每一道试题是以一个小案例出现，其下面有A、B、C、D、E五个备选答案，请从中选择一个最佳答案）

1. 患者，男，49岁。肺癌术后化疗。护士在给其行PICC置管过程中发现手套破损，此时应
   A. 用消毒液消毒破损处
   B. 用无菌纱布覆盖破损处
   C. 加戴一副手套
   D. 立即更换手套
   E. 对患者拒绝治疗的行为进行批评
2. 某护士在急诊科工作13年，由于工作长期处于紧张状态，在患者行动不便时还要协助搬运患者，劳动强度较大，经常感到身心疲惫，近期腰部不适加重，检查为腰椎间盘突出症。导致其损伤的职业因素属于
   A. 化学性因素
   B. 生物性因素
   C. 放射性因素
   D. 机械性因素

E. 心理因素

3. 某护士在抽吸药液的过程中，不慎被掰开的安瓿划伤了手指，不妥的处理方法是

A. 用0.5%碘伏消毒伤口，并包扎

B. 用75%乙醇消毒伤口，并包扎

C. 从伤口的远心端向近心端挤压

D. 及时填写锐器伤登记表

E. 用肥皂水彻底清洗伤口

参考答案与解析

【参考答案】

一、A1 型题

1. B 2. D 3. C 4. E 5. C 6. D

二、A2 型题

1. D 2. D 3. C

【解析】

扫码查看

相关内容

第三节 医院和住院环境

历年高频考点

考点1：预检分诊者在接诊时应热情主动，先简要询问病史，经观察病情后，作出初步判断，再给予合理的分诊，做到先预检分诊，再指导患者挂号就诊。

考点2：抢救物品做到“五定”（即定数量品种、定点放置、定人保管、定期消毒灭菌和定期检查）。

考点3：护理人员在工作中应做到：四轻，即说话轻、走路轻、操作轻、开关门轻。

考点4：一般病室适宜的温度为18～22℃；婴儿室、手术室、产房等，室温调高至22～24℃为宜。病室相对湿度以50%～60%为宜，湿度过高时，潮湿的空气利于细菌的繁殖，可增加医院内感染的发生率。

考点5：病室应定时开窗通风，每次30分钟左右。通风换气可降低室内空气中微生物的密度，降低二氧化碳浓度，提高氧含量，保持空气清新，调节温、湿度。

经典习题演练

一、A1 型题

（每一道试题下面有A、B、C、D、E五个备选答案，请从中选择一个最佳答案）

1. 门诊结束后，门诊护士应

A. 检查候诊、就诊环境

B. 备齐各种检查器械

C. 回收门诊病案

D. 整理检验报告

E. 收集初诊病历

2. 遇有交通事故，急诊预检护士应立即通知

A. 家属

B. 总值班

C. 医务科

D. 护士长

E. 医院保卫部门

3. 遇到灾害性事件，急诊预检护士应立即通知

A. 家属和陪护者

B. 值班医生

C. 抢救室护士

D. 护士长和有关科室

E. 医院保卫部门或公安部门

4. 急救物品应做到“五定”，不包括

A. 定数量品种

B. 定点放置

C. 定人保管

D. 定时更换

E. 定期消毒、灭菌

5. 急诊护士在抢救患者的过程中，正确的做法是

A. 任何情况下，护士不执行口头医嘱

B. 输液瓶、输血袋用后及时按医用垃圾处理
C. 急救药品的空安瓿经患者检查后方可丢弃
D. 抢救完毕，请医生第2天补写医嘱与处方
E. 口头医嘱向医生复述一遍，经双方确认无误后方可执行

6. 病区的物理环境应
A. 安静、整洁、干燥、光线适宜
B. 安静、整洁、安全、光线适宜
C. 安静、安全、潮湿、光线适宜
D. 安静、整洁、安全、无装饰
E. 整洁、安全、无装饰、光线适宜

7. 白天病区较理想的声音强度范围是
A. 55~60dB
B. 50~55dB
C. 45~50dB
D. 40~45dB
E. 35~40dB

8. 正确的晚间护理内容是
A. 经常巡视病房，了解患者睡眠情况
B. 协助患者排便，收集标本
C. 整理病室，开窗通风
D. 协助患者进食
E. 发放口服药物

9. 在治疗性环境中，工作人员应做到“四轻”
A. 谈话轻、走路轻、动作轻、开门轻
B. 说话轻、走路轻、动作轻、开门轻
C. 说话轻、走路轻、操作轻、关门轻
D. 谈话轻、走路轻、操作轻、开门轻
E. 说话轻、走路轻、操作轻、开关门轻

10. 湿度过高时，人体会
A. 神经系统受到抑制
B. 口干舌燥、咽痛
C. 尿液排出量增加
D. 肌肉紧张
E. 出汗增多

11. 为了使患者舒适，利于观察病情，应做到
A. 病室内光线充足
B. 病室内放花卉
C. 提高病室温度
D. 注意室内通风
E. 注意室内色调

12. 肺炎患者住院时需要准备
A. 备用床
B. 暂空床
C. 备用床加橡皮中单、中单
D. 麻醉床
E. 手术床

13. 胃大部分切除术后需要准备
A. 备用床
B. 暂空床
C. 备用床加橡皮中单、中单
D. 麻醉床
E. 手术床

14. 不符合铺床节力原则的是
A. 备齐用物，按序放置
B. 身体靠近床沿
C. 上身前倾，两膝直立
D. 下肢稍分开，保持稳定
E. 使用肘部力量，动作轻柔

15. 铺麻醉床操作，错误的步骤是
A. 换铺清洁被单
B. 按要求将橡胶单和中单铺于床头、床中部
C. 盖被纵向三折于门同侧床边
D. 枕横立于床头，开口背门
E. 椅子置于门对侧床边

16. 在铺暂空床的操作中，符合节力原则的是
A. 操作前备齐用物按顺序放置
B. 铺大单时身体尽量远离床边
C. 铺床角时两脚并列站齐
D. 铺中单时身体保持站立位
E. 操作中使用腕部力量

二、A2 型题

（每一道试题是以一个小案例出现，其下面有A、B、C、D、E五个备选答案，请从中选择一个最佳答案）

1. 患者，男，55岁。因头晕、头痛来医院就诊。对前来就诊的患者，门诊护士首先应进行
A. 查阅病历资料
B. 预检分诊
C. 卫生指导
D. 心理安慰
E. 用药指导

2. 患者候诊时突感腹痛难忍，出冷汗，四肢冰冷，护士应该
A. 让患者平卧候诊
B. 立即给予镇痛药
C. 安排患者提前就诊
D. 催促医生加速诊察
E. 进行心理安慰

3. 护士在候诊室巡视时，发现一名年轻女患者精神不振，询问后患者诉肝区隐痛，疲乏，食欲缺

乏，双眼巩膜黄染。检查：尿三胆（++）。护士应

A. 转急诊室诊治
B. 安排提前就诊
C. 将患者转隔离门诊
D. 给患者测量生命体征
E. 安慰患者，不要着急

4. 患者，男，37 岁。因车祸致右下肢外伤，伤口大量出血，被送入急诊室。在医生未到之前，值班护士首先应

A. 通知病房，准备暂空床
B. 仔细询问发生车祸的原因
C. 向保卫部门报告车祸的情况
D. 注射镇痛药，减轻伤口疼痛
E. 止血，测血压，配血，建立静脉通道

5. 护士小李，毕业分配到外科工作，她应将病室温度范围调节到

A. 18～22℃
B. 22～24℃
C. 24～26℃
D. 26～28℃
E. 28～30℃

6. 患儿，女，4 个月。诊断为喘息性支气管炎，近日病情缓解，应家属询问，护士指导其出院后家中婴儿室的适宜温度为

A. 18～22℃
B. 22～24℃
C. 24～26℃
D. 26～28℃
E. 28～30℃

7. 患者，女，30 岁。因呼气性呼吸困难入院，诊断为支气管哮喘。护士为患者调节病室的相对湿度应维持在

A. 20%～30%
B. 30%～40%
C. 40%～50%
D. 50%～60%
E. 60%～70%

8. 护士每天定时为病室通风，个别患者不太理解，护士在向患者解释通风的主要目的不包括

A. 调节室内湿度
B. 调节室内温度
C. 降低二氧化碳浓度
D. 降低室内微生物密度
E. 使紫外线进入室内起杀菌作用

9. 某破伤风患者，神志清楚，全身肌肉阵发性痉挛、抽搐，其所住病室环境不符合病情要求的是

A. 室温 18～20℃
B. 相对湿度 50%～60%
C. 门、椅脚钉橡皮垫
D. 保持病室光线充足
E. 开门关门动作轻

10. 患者，男，77 岁。因脑出血入院。患者大小便失禁，需加铺橡胶单，其上端距床头

A. 35～40cm
B. 40～44cm
C. 45～50cm
D. 50～53cm
E. 50～55cm

11. 患者，女，28 岁。硬膜外麻醉下行剖宫产术，手术过程顺利，将返回病房。铺麻醉床时，除铺床用物外，还需准备

A. 开口器、血压计、体温计
B. 舌钳、输液器、棉签
C. 胃肠减压器、弯盘、纱布
D. 吸痰器、治疗巾、压舌板
E. 血压计、听诊器、护理记录单及笔

12. 患者，男，22 岁。踢球时不慎致胫骨骨折入院。现进行胫骨牵引，护士在整理床单位时，正确的做法是

A. 使用床刷和干燥的扫床巾
B. 先放松牵引，再整理床单位
C. 协助患者翻身侧卧，面向护士
D. 放平床头及床尾支架，便于彻底清扫
E. 取出枕头，扫净拍松后放回患者头下

13. 急诊负责预检分诊的护士突然接诊 10 余位患者，这些患者均有恶心、呕吐、腹痛、腹泻的症状，该护士应立即

A. 通知医生
B. 实施抢救
C. 通知值班医生及抢救室护士
D. 报告保卫部门
E. 通知护士长和医务部门

14. 某患者在候诊时突然感到腹痛难忍，四肢冰冷，出冷汗，门诊护士应

A. 让患者平卧
B. 安排提前就诊
C. 给予热饮料
D. 给予镇痛药
E. 态度和蔼，劝其耐心等待

参考答案与解析

【参考答案】

一、A1 型题

1. C　2. E　3. D　4. D　5. E　6. B　7. E　8. A　9. E　10. C　11. A　12. A　13. D　14. C　15. C　16. A

二、A2 型题

1. B　2. C　3. C　4. E　5. A　6. B　7. D　8. E　9. D　10. C　11. E　12. E　13. E　14. B

【解析】

扫码查看
相关内容

第四节　入院和出院患者的护理

历年高频考点

考点 1：在护送患者过程中要注意安全和保暖，必要的治疗（如输液、吸氧）不能中断；对外伤患者要注意卧位，并要与病区值班护士进行交接。对传染病或疑似传染病患者，应送隔离室处置。

考点 2：特级护理 24 小时监测生命体征；一级护理每小时巡视患者 1 次；二级护理每 2 小时巡视患者 1 次；三级护理每 3 小时巡视患者 1 次。

考点 3：撤下病床上的污被服，放入污衣袋，送洗衣房处理。床垫、床褥、棉胎、枕芯用紫外线灯照射消毒或在日光下暴晒 6 小时，病床及床旁桌椅用消毒溶液擦拭。传染病患者的病室及床单位，需按传染病终末消毒法处理。

经典习题演练

一、A1 型题

（每一道试题下面有 A、B、C、D、E 五个备选答案，请从中选择一个最佳答案）

1. 患者住院期间，排在病历首页的是
   A. 实验室检查结果报告
   B. 长期医嘱单
   C. 临时医嘱单
   D. 入院记录
   E. 体温单
2. 患者出院后护士整理病历，排列在病历最前面的是
   A. 入院记录
   B. 住院病案首页
   C. 体温单
   D. 出院记录
   E. 医嘱单
3. 患者刚出院，对病床单元的处理下列不妥的是
   A. 床垫、棉胎置于日光下暴晒 6 小时
   B. 痰杯、便盆浸泡于消毒液中
   C. 立即铺好暂空床
   D. 病床单元用消毒液擦拭
   E. 撤下被服送洗
4. 轮椅护送患者时，护士操作正确的是
   A. 轮椅后背与床尾平齐
   B. 翻起脚踏板，背向床头
   C. 嘱患者尽量向前坐
   D. 如无车闸，护士可站在轮椅前固定轮椅
   E. 使用后检查轮椅性能，下次备用
5. 帮助患者坐轮椅，下列错误的做法是
   A. 检查轮椅性能是否完好
   B. 将椅背与床尾平齐，翻起脚踏板
   C. 拉起车闸固定车轮
   D. 尽量使患者身体靠前坐
   E. 患者坐稳后放下脚踏板
6. 单人搬运法适合于
   A. 小儿及体重轻者
   B. 体重较重者

C. 腿部骨折者
D. 颅脑损伤者
E. 老年患者
7. 用平车搬运腰椎骨折患者，下列措施不妥的是
A. 车上垫木板
B. 先做好骨折部位的固定
C. 宜用四人搬运法
D. 下坡时头在后
E. 让家属推车，护士在旁密切观察

二、A2 型题

（每一道试题是以一个小案例出现，其下面有 A、B、C、D、E 五个备选答案，请从中选择一个最佳答案）

1. 患者，男，25 岁。因发热、咳嗽 1 周，以肺炎收入院治疗。患者进入病区后，护士的初步护理工作不包括
A. 迎接新患者
B. 通知病区医生
C. 测量生命体征
D. 准备急救物品
E. 建立患者住院病历
2. 患儿，男，7 岁。因家中起火不慎造成大面积烧伤。入院后的护理级别应是
A. 特级护理
B. 一级护理
C. 二级护理
D. 三级护理
E. 重症护理
3. 患者，男，25 岁。因失血性休克给予特级护理。不符合特级护理的要求的是
A. 基础护理由护理人员完成
B. 实施床边交接班
C. 每 2 小时监测生命体征 1 次
D. 严密观察病情变化
E. 保持患者的舒适和功能体位
4. 某年轻男性患者因车祸昏迷送来急诊，初步诊断为颅骨骨折，骨盆骨折。医嘱开放静脉通道，急行 X 线检查。护士护送患者时，不妥的做法是
A. 选用平车运送
B. 护士站在患者头侧
C. 护送时注意保暖
D. 检查时护士暂时离开照相室
E. 运送期间暂时停止输液
5. 患者，男，59 岁。因心力衰竭入院。患者呼吸困难，住院处的护理人员首先应
A. 通知医生，并立即做术前准备
B. 了解患者有何护理问题
C. 立即护送患者入病区
D. 先卫生处置再入病区
E. 介绍医院的规章制度
6. 患者，女，27 岁。妊娠 10 个月，有临产的预兆，急诊入院。经产科医生检查，宫口已开 4cm，住院处护士应首先
A. 办理入院手术
B. 沐浴更衣后入病区
C. 会阴清洗观察产程
D. 让产妇步行入病区
E. 用平车送至产房待产
7. 患者，女，53 岁。因哮喘急性发作，急诊入院。护士对其入院初步护理不包括
A. 护士自我介绍，消除陌生感
B. 立即给患者氧气吸入
C. 安慰患者，减轻焦虑
D. 详细介绍环境及规章制度
E. 通知医生，给予诊治
8. 患者，男，58 岁。因糖尿病酮症酸中毒急诊入院。急诊室已给予输液、吸氧，现准备用平车送入病房，护送途中护士应注意
A. 暂停输液，吸氧继续
B. 暂停吸氧，输液继续
C. 拔管暂停输液、吸氧
D. 继续输液、吸氧，避免中断
E. 暂停护送，酸中毒好转后再送入病房
9. 患者，女，23 岁。因甲状腺功能亢进症住院。护士为其准备床单位应
A. 根据病情需要选择床位
B. 将其安排在危重病房
C. 将其安置在隔离病室
D. 按其要求安排床位
E. 安排在靠近护士站
10. 患儿，女，4 岁。因麻疹入院治疗，应将其安置在
A. 危重病房
B. 普通病房
C. 隔离病房
D. 急诊病房
E. 心电监护病房
11. 患者，男，56 岁。行胃大部切除术后第 2 天，须密切观察病情变化，巡视患者的时间为
A. 每 5~10 分钟 1 次
B. 每 15~30 分钟 1 次

C. 每 30~60 分钟 1 次
D. 每 1~2 小时 1 次
E. 每日 2 次

12. 患者，男，45 岁。上呼吸道感染未痊愈，自动要求出院，护士需做好的工作不包括
A. 在出院医嘱上注明“自动出院”
B. 根据出院医嘱，通知患者和家属
C. 征求患者及家属对医院的工作意见
D. 教会家属静脉输液技术，以便后续治疗
E. 指导患者出院后在饮食、服药等方面的注意事项

13. 患者，男，45 岁。疑诊腰椎骨折。拟行 X 线摄片，需平车护送患者。移送患者上平车，其适合的搬运方法是
A. 一人法
B. 二人法
C. 三人法
D. 四人法
E. 五人法

14. 患者，女，75 岁。胸腰段压缩性骨折。为患者翻身时，正确的操作方法是
A. 翻身时保持患者头颈、躯干、腰部在同一轴线上
B. 将患者上半身稍抬起再行翻身
C. 先将下肢翻到一侧后，再将躯干翻到同侧
D. 翻身次数尽量少，避免加重损伤
E. 先将上身翻到一侧后，再将下身翻到同侧

15. 患者，男，65 岁。左下肢膝关节置换术后，护士给其擦浴。擦浴程序错误的是
A. 关好门窗，调节室温
B. 先擦上身再下身
C. 脱衣时，先健侧再患侧
D. 穿衣时，先健侧再患侧
E. 保护自尊，注意遮挡

16. 患者，男，63 岁。因胃癌行胃大部切除术，术中生命体征正常，术后返回病房，护士应遵医嘱给予该患者
A. 特级护理
B. 一级护理
C. 二级护理
D. 三级护理
E. 四级护理

参考答案与解析

【参考答案】

一、A1 型题

1. E　2. B　3. C　4. A　5. D　6. A　7. E

二、A2 型题

1. D　2. A　3. C　4. E　5. C　6. E　7. D　8. D　9. A　10. C　11. C　12. D　13. D　14. A　15. D　16. B

【解析】

扫码查看
相关内容

第五节　卧位和安全的护理

历年高频考点

考点 1：去枕仰卧位适用于昏迷或全身麻醉未清醒的患者、椎管麻醉或腰椎穿刺术后 6~8 小时的患者。

考点 2：侧卧位主要适用于灌肠、肛门检查，配合胃镜、肠镜检查。

考点 3：半坐卧位主要适用于心肺疾患引起呼吸困难的患者，胸、腹、盆腔手术后或有炎症的患者，某些面部及颈部手术后患者。

考点 4：端坐卧位适用范围——急性肺水肿、心包积液、支气管哮喘急性发作时的患者，以及因极度呼吸困难而被迫端坐者。

考点 5：头低足高位主要适用范围。①肺部分泌物引流，使痰液易于咳出。②十二指肠引流，以利于胆汁引流。③妊娠时胎膜早破，以防止脐带脱垂。

考点 6：膝胸位适用范围。①肛门、直肠、乙状结肠的检查、治疗。②矫正子宫后倾和胎位不正。③产后促进子宫复原。

考点7：颅脑手术后患者，头部转动过剧可引起脑疝，导致突然死亡，因此一般只卧于健侧或平卧；进行骨牵引的患者，翻身时不可放松牵引。

考点8：中凹卧位适用于休克患者。抬高头胸部，有利于保持气道通畅，改善通气功能；抬高下肢有利于静脉血回流，增加心排血量。

经典习题演练

一、A1 型题

（每一道试题下面有 A、B、C、D、E 五个备选答案，请从中选择一个最佳答案）

1. 昏迷患者的卧位属于
   A. 主动卧位
   B. 被动卧位
   C. 被迫卧位
   D. 强迫卧位
   E. 自主卧位
2. 颅内压过低引起头痛的机制是
   A. 牵张颅内静脉窦
   B. 脑部充血
   C. 脑部缺血
   D. 脑膜炎症
   E. 脑细胞缺氧
3. 麻醉解除且血压平稳后，颈、胸、腹部手术患者应取
   A. 去枕仰卧，头偏向一侧
   B. 头高足低位
   C. 半坐卧位
   D. 去枕仰卧 6~8 小时
   E. 平卧于硬板床
4. 关于两人协助患者翻身侧卧法，正确的说法是
   A. 适用于体重较轻的患者
   B. 适用于病情较重的患者
   C. 两位护士分别站在床的两侧
   D. 一人托头及腰部，另一人托臀及足部
   E. 两人同时抬起患者移向远侧
5. 翻身时让患者尽量靠近护士目的是
   A. 方便
   B. 节力
   C. 关怀
   D. 亲切
   E. 安全
6. 使用约束用具时，患者肢体应保持在
   A. 功能位置
   B. 患者喜欢的位置
   C. 常易变换的位置
   D. 治疗的强迫位置
   E. 生理运动位置
7. 预防患者坠床，有效的措施是
   A. 约束腕部
   B. 约束肩部
   C. 约束膝部
   D. 约束踝部
   E. 加用床档
8. 急腹症患者病情平稳后，可采用哪种卧位
   A. 去枕仰卧位
   B. 头低足高位
   C. 头高足低位
   D. 半坐卧位
   E. 侧卧位
9. 乳腺癌术后护士平车送患者返回病房
   A. 单人护送小轮在后大轮在前
   B. 下坡时头在前
   C. 注意观察患者一般状况
   D. 让患者头部枕在平车小轮端
   E. 停止输液

二、A2 型题

（每一道试题是以一个小案例出现，其下面有 A、B、C、D、E 五个备选答案，请从中选择一个最佳答案）

1. 患者，男，45 岁。椎管麻醉下行胆囊切除术，现返回病房。应采取的卧位是
   A. 去枕仰卧位
   B. 屈膝仰卧位
   C. 中凹卧位
   D. 半坐卧位
   E. 侧卧位
2. 患者，男，47 岁。诊断为乙型脑炎。查体：深昏迷。该患者应该采取的卧位为
   A. 俯卧位
   B. 侧卧位
   C. 头高足低卧位
   D. 头低足高卧位
   E. 仰卧位，头偏向一侧

3. 患者，男，54岁。患中毒性痢疾。体温39℃，脉搏124次/分，血压80/50mmHg，伴呼吸困难，出冷汗。目前患者需采取的合适卧位为
A. 仰卧位，头偏向一侧
B. 头高足低位
C. 中凹卧位
D. 端坐卧位
E. 侧卧位
4. 患者，女，46岁。上午将行子宫切除术，术前需留置尿管，护士在操作过程中应为患者安置的体位是
A. 膝胸位
B. 屈膝仰卧位
C. 去枕仰卧位
D. 头高足低位
E. 头低足高位
5. 患者，女，68岁。患慢性肺心病6年，近日咳嗽、咳痰加重，发绀明显。给予半坐卧位的主要目的是
A. 使回心血量增加
B. 使肺部感染局限化
C. 使膈肌下降，呼吸通畅
D. 减轻咽部刺激及咳嗽
E. 促进排痰，减轻发绀
6. 患者，男，45岁。椎管麻醉下行胆囊切除术，术后第3天，无头痛等症状。患者取半坐卧位的目的是
A. 增加肺活量
B. 减少局部出血
C. 减轻心脏负担
D. 利于向站立过渡
E. 减轻腹部切口疼痛
7. 患者，男，22岁。面部有开放性伤口，清创缝合后该患者应采取的卧位是
A. 头高足低位
B. 半坐卧位
C. 仰卧位
D. 膝胸位
E. 侧卧位
8. 患者，女，62岁。患肝硬化6年，近年来胸闷加重，气促，呼吸困难。心脏彩超提示大量心包积液，立即入院治疗。为缓解呼吸困难，护士应安置患者于
A. 头低足高位
B. 头高足低位
C. 屈膝仰卧位
D. 平卧位
E. 端坐位
9. 患者，女，55岁。因支气管扩张入院。患者慢性咳嗽，有大量脓痰，在进行体位引流时采取的体位是
A. 头高足低位
B. 头低足高位
C. 屈膝仰卧位
D. 侧卧位
E. 俯卧位
10. 患者，女，30岁。全麻下行开颅术，术后已醒，应采取的卧位是
A. 仰卧位
B. 侧卧位
C. 半坐卧位
D. 头高足低位
E. 头低足高位
11. 患者，男，38岁。因不明原因出现无痛性血尿，拟行膀胱镜检查，患者应取的体位为
A. 俯卧位
B. 膝胸位
C. 截石位
D. 头低足高位
E. 去枕仰卧位
12. 患者，女，30岁。颈椎骨折行骨牵引，现需更换卧位，错误的做法是
A. 核对患者
B. 做好解释
C. 固定床轮
D. 放松牵引后再翻身
E. 记录翻身时间及皮肤情况
13. 患者，女，40岁。颅脑术后第3天，需更换卧位，下列表述错误的是
A. 先将导管安置妥当再翻身
B. 两人协助患者翻身
C. 先换药，再翻身
D. 注意节力原则
E. 卧于患侧
14. 患者，男，36岁。烧伤后采用暴露疗法，可选用的保护具是
A. 床档
B. 宽绷带
C. 支被架
D. 肩部约束带
E. 膝部约束带
15. 患者，男，25岁。患有躁狂型精神病，拟给予保

护具，正确的做法是

A. 对精神病患者，不必向其家人解释使用保护具的必要性
B. 将患者上肢伸直，系好尼龙搭扣约束带
C. 使用约束带，每4小时松解1次
D. 使用床档防止坠床
E. 记录保护具使用时间

16. 患者，男，38岁。因车祸后大出血导致休克。入院后测脉搏120次/分，血压75/60mmHg。护士需将其头胸和下肢分别抬高

A. 头胸5°~10°、下肢15°~20°
B. 头胸10°~20°、下肢20°~30°
C. 头胸5°~10°、下肢20°~30°
D. 头胸15°~20°、下肢10°~15°
E. 头胸20°~25°、下肢20°~25°

17. 患者，女，40岁。上午拟行子宫切除术，术前留置导尿管。护士在导尿操作中应为患者安置的体位是

A. 去枕仰卧位
B. 头高足低位
C. 侧卧位
D. 屈膝仰卧位
E. 截石位

三、A3/A4 型题

（每个案例下设若干道试题。请根据试题所提供的信息，在每一道试题下面的A、B、C、D、E五个备选答案中选择一个最佳答案）

（1~3题共用题干）

患者，女，32岁。妇科检查发现子宫后倾。

1. 有利于矫正子宫后倾的体位是

A. 去枕仰卧位
B. 中凹卧位
C. 侧卧位
D. 膝胸位
E. 截石位

2. 若该女性自然分娩，可采用

A. 去枕仰卧位
B. 头高足低位
C. 头低足高位
D. 膝胸位
E. 截石位

3. 若为促进产后子宫复原，该女性可采用

A. 截石位
B. 膝胸位
C. 头低足高位
D. 头高足低位
E. 去枕仰卧位

参考答案与解析

【参考答案】

一、A1 型题

1. B 2. A 3. C 4. B 5. B 6. A 7. E 8. D 9. C

二、A2 型题

1. A 2. E 3. C 4. B 5. C 6. E 7. B 8. E 9. B 10. D 11. C 12. D 13. E 14. C 15. E 16. B 17. D

三、A3/A4 型题

1. D 2. E 3. B

【解析】

扫码查看
相关内容

第六节 医院内感染的预防和控制

历年高频考点

考点1：医院内感染的主要原因。①医院内感染的管理制度不健全。②环境污染严重。③易感人群增

多。④抗生素的广泛应用。⑤介入性诊疗手段的增多。

考点2：燃烧法用于①无保留价值的污染物品，如污染的纸张，破伤风、气性坏疽等感染的敷料等的焚毁。②金属器械及搪瓷类物品急用且无条件用其他方法消毒时，锐利刀剪除外，以免锋刃变钝。

考点3：煮沸消毒法可在5~10分钟杀灭细菌繁殖体，15分钟可将多数细菌芽孢杀灭。在水中加入碳酸氢钠，既可增强杀菌作用，又可去污防锈。

考点4：压力蒸汽灭菌法属于湿热法，是一种临床应用最广、效果最为可靠的首选灭菌方法，是利用高压下的高温饱和蒸汽杀灭所有微生物及其芽孢。

考点5：臭氧灭菌灯消毒法主要用于空气、医院污水、诊疗用水、物品表面的消毒。

考点6：根据不同物品的性能及各种微生物的特性，选择恰当的化学消毒剂，浸泡消毒后的物品使用前应先用无菌生理盐水冲洗。

考点7：2%戊二醛常用于浸泡不耐热的医疗器械、精密仪器，如内镜等，消毒时间20~45分钟，灭菌时间10小时。对碳钢类制品如手术刀片等有腐蚀性，使用前应加入0.5%亚硝酸钠防锈。

考点8：含有效氯0.2%的消毒液，用于被肝炎病毒、结核分枝杆菌、细菌芽孢污染的物品，时间30分钟以上。

考点9：碘伏可用于皮肤和黏膜等的消毒。

经典习题演练

一、A1型题

（每一道试题下面有A、B、C、D、E五个备选答案，请从中选择一个最佳答案）

1. 关于医院内感染的概念，正确的是
   A. 医院内感染的主要对象是住院患者和探陪人员
   B. 只要在住院期间发生的感染一定是医院内感染
   C. 出院后发生的感染可能是医院内感染
   D. 一定是在住院期间获得并发生的感染
   E. 入院前处于潜伏期而入院后发生的感染
2. 内源性感染是指
   A. 饮食不当引起的感染
   B. 通过医疗器械的感染
   C. 患者与护士之间的感染
   D. 患者与患者之间的感染
   E. 自身病原体引起的感染
3. 引起医院内感染的主要因素不包括
   A. 严格监控消毒灭菌效果
   B. 介入性诊疗手段增加
   C. 抗生素的广泛应用
   D. 医务人员不重视
   E. 易感人群增加
4. 能杀灭所有微生物以及细菌芽孢的方法是
   A. 清洁
   B. 消毒
   C. 抑菌
   D. 灭菌
   E. 抗菌
5. 热力消毒灭菌法的原理是
   A. 干扰细菌酶的活性
   B. 破坏细菌膜的结构
   C. 使菌体蛋白发生光解变性
   D. 抑制细菌代谢和生长
   E. 使菌体蛋白及酶变性凝固
6. 为炭疽杆菌感染患者换药后，物品不宜用燃烧法灭菌的是
   A. 弯盘
   B. 换药碗
   C. 镊子
   D. 止血钳
   E. 剪刀
7. 不适合用干烤法灭菌的是
   A. 玻璃制品
   B. 橡胶制品
   C. 陶瓷类
   D. 粉剂
   E. 油剂
8. 不适合用干烤法灭菌的是
   A. 凡士林
   B. 滑石粉
   C. 玻璃器皿
   D. 金属制品
   E. 纤维织物
9. 不适合用煮沸消毒法消毒的是
   A. 灌肠筒
   B. 搪瓷药杯
   C. 玻璃量杯
   D. 纤维胃镜
   E. 橡胶管
10. 煮沸消毒金属器械时，为了增强杀菌作用和去污

防锈，可加入
A. 氯化钠
B. 硫酸镁
C. 稀盐酸
D. 碳酸氢钠
E. 亚硝酸钠

11. 煮沸消毒时为提高沸点，可加入
A. 氯化铵
B. 亚硝酸钠
C. 碳酸钠
D. 碳酸氢钠
E. 碳酸铵

12. 关于煮沸消毒法，正确的说法是
A. 煮沸 10 分钟可杀灭多数细菌芽孢
B. 水中加入亚硝酸钠可提高杀菌效果
C. 橡胶类物品在冷水中或温水中放入
D. 中途加入其他物品，需等再次水沸后再开始计时
E. 物品需全部浸入水中，相同的容器应重叠放在一起

13. 用煮沸法消毒物品，正确的做法是
A. 水沸后放橡胶管
B. 组织剪刀打开轴节
C. 水沸后放入玻璃物品
D. 大小相同的治疗碗可重叠
E. 煮沸中途加入物品应从加入开始即计时

14. 临床应用最广、效果最为可靠的灭菌法是
A. 燃烧法
B. 煮沸法
C. 压力蒸汽灭菌法
D. 环氧乙烷气体密闭消毒灭菌法
E. 高效化学消毒剂浸泡法

15. 为检验高压蒸汽灭菌效果，目前常用的方法是
A. 温度计监测
B. 灭菌包中试纸变色
C. 灭菌包中明矾熔化
D. 术后患者是否有切口感染
E. 灭菌后物品细菌培养

16. 臭氧灭菌灯适合于消毒
A. 橡胶导管
B. 实验室检查单据
C. 医院污水
D. 食品
E. 被服

17. 不适合电离辐射灭菌的是
A. 一次性输血器
B. 宫内节育器
C. 治疗碗
D. 橡胶管
E. 清蛋白

18. 不能用于金属物消毒的是
A. 燃烧法
B. 干烤法
C. 煮沸消毒法
D. 微波消毒灭菌法
E. 压力蒸汽灭菌法

19. 属于化学消毒灭菌的方法是
A. 燃烧法
B. 臭氧灭菌灯消毒法
C. 微波消毒灭菌法
D. 浸泡法
E. 生物净化法

20. 使用化学消毒剂的注意事项中，下列错误的是
A. 严格掌握药物的有效时间和浓度
B. 浸泡前要打开器械的轴节
C. 物品应全部浸没在消毒液中
D. 消毒液容器要盖严
E. 使用前用3%盐水冲净，以免药液刺激组织

21. 能够杀灭芽孢的化学消毒剂是
A. 过氧乙酸
B. 乙醇
C. 碘酊
D. 碘伏
E. 氯己定

22. 过氧乙酸不能用于
A. 手的消毒
B. 空气消毒
C. 浸泡金属器械
D. 擦拭家具
E. 浸泡搪瓷类物品

23. 浸泡消毒金属器械适宜选用
A. 过氧化氢
B. 漂白粉
C. 戊二醛
D. 碘酊
E. 碘伏

24. 浸泡纤维胃镜的消毒液宜用
A. 0.1%苯扎溴铵
B. 0.2%过氧乙酸
C. 75%乙醇
D. 2%戊二醛
E. 碘伏

25. 使用2%戊二醛浸泡手术刀片时，为了防锈，在使用前可加入
A. 5%碳酸氢钠
B. 5%亚硝酸钠
C. 0.5%醋酸钠
D. 0.5%亚硝酸钠
E. 0.5%碳酸氢钠
26. 擦洗棉布上的陈旧血渍用
A. 乙醇
B. 草酸
C. 过氧乙酸
D. 漂白粉澄清液
E. 过氧化氢
27. 关于碘酊和碘伏，正确的描述是
A. 碘酊属于低效消毒剂，碘伏属于中效消毒剂
B. 碘酊对黏膜刺激性强，碘伏对黏膜无刺激
C. 碘酊和碘伏都用于皮肤和黏膜等的消毒
D. 碘酊对金属有腐蚀性，而碘伏没有
E. 皮肤对碘过敏者禁用碘酊
28. 适宜用于黏膜和创面消毒的是
A. 过氧化氢
B. 戊二醛
C. 碘酊
D. 碘伏
E. 乙醇
29. 苯扎溴铵与肥皂同用，影响其消毒效果的原因是
A. 降低浓度
B. 拮抗失效
C. 引起分解
D. 引起污染
E. 吸附作用
30. 使用无菌持物钳，下列不正确的做法是
A. 应浸泡在盛有消毒液的大口容器内
B. 液面浸没轴节以上2~3cm
C. 每个容器只能放1把
D. 取钳应将钳端闭合
E. 可用于夹取消毒的油纱布
31. 无菌包被无菌等渗盐水浸湿应
A. 立即使用完
B. 4小时用完
C. 24小时用完
D. 烘干后使用
E. 重新灭菌
32. 铺无菌盘时错误的做法是
A. 用无菌持物钳夹取治疗巾
B. 注意使治疗巾边缘对齐
C. 治疗巾开口部分及两侧反折
D. 有效期不超过6小时
E. 避免潮湿和暴露过久
33. 执行隔离技术，下列错误的步骤是
A. 取下口罩，将污染面向内折叠
B. 从指甲至前臂顺序刷手
C. 隔离衣挂在走廊里，清洁面在外
D. 从页面抓取避污纸
E. 隔离衣应每天更换消毒
34. 穿脱隔离衣时要避免污染的部位是
A. 腰带以下
B. 腰带
C. 领子
D. 袖子后面
E. 胸前、背后
35. 需洗手后再消毒的护理操作是
A. 离开普通病房前
B. 为乙肝患者导尿前
C. 处理破伤风患者伤口后
D. 脱无菌手套后
E. 为糖尿病患者静脉注射后

二、A2型题

（每一道试题是以一个小案例出现，其下面有A、B、C、D、E五个备选答案，请从中选择一个最佳答案）

1. 患者，男，19岁。左下肢外伤后，未得到正确处理而导致破伤风。为该患者左下肢伤口更换敷料后，其敷料的处理方法是
A. 丢入污物桶后再集中处理
B. 过氧乙酸浸泡后清洗
C. 高压灭菌后再清洗
D. 日光下暴晒后清洗
E. 送焚烧炉焚烧
2. 骨科某护士对本科室油纱条进行灭菌，应该实行的灭菌法是
A. 燃烧法
B. 干烤法
C. 光照法
D. 熏蒸法
E. 压力蒸汽灭菌法
3. 患者，男，30岁。因支气管哮喘入院。现病愈出院，其床垫的消毒可采用
A. 干烤法
B. 日光暴晒法
C. 浸泡消毒法

D. 微波消毒法
E. 压力蒸汽灭菌消毒

4. 患者，女，38 岁。因乙型肝炎入院，其餐具的消毒可选择
A. 电离辐射灭菌法
B. 微波消毒法
C. 日光暴晒法
D. 臭氧灭菌灯消毒法
E. 过滤除菌法

5. 患者，女，45 岁。上腹部不适，医嘱胃镜检查。胃镜消毒宜选用的化学消毒法是
A. 浸泡法
B. 擦拭法
C. 喷雾法
D. 熏蒸法
E. 干粉搅拌法

6. 患者，男，40 岁。在出差途中，不幸患肝炎住院。他需将自己的生病情况告知家人，信在寄出之前应先
A. 用甲醛熏蒸
B. 高压蒸汽灭菌
C. 用氯胺液喷雾
D. 用紫外线照射
E. 过氧乙酸擦拭

7. 患者，男，50 岁。诊断为直肠癌，现手术后 2 周。患者拟行化疗，选择经周围静脉的中心静脉穿刺（PICC）。一次性 PICC 穿刺包的消毒灭菌宜选择
A. 煮沸消毒法
B. 紫外线消毒法
C. 微波消毒灭菌法
D. 高效化学消毒剂浸泡法
E. 环氧乙烷气体密闭消毒灭菌法

8. 患者，女，43 岁。诊断为细菌性痢疾收入院。患者的餐具、便器常用的消毒方法是
A. 压力蒸汽灭菌
B. 消毒剂擦拭
C. 紫外线消毒
D. 消毒液浸泡
E. 日光暴晒

9. 患者，男，45 岁。诊断为乙型肝炎，住感染病区。护士应告诉患者属于清洁区的是
A. 病房
B. 浴室
C. 值班室
D. 化验室
E. 医护办公室

10. 患者，男，45 岁。诊断为乙型肝炎，住感染病区。护士应告诉患者属于半污染区的是
A. 病房
B. 浴室
C. 值班室
D. 配餐室
E. 医护办公室

11. 患者，男，45 岁。诊断为乙型肝炎。护士应告诉患者属于污染区的是
A. 病室
B. 值班室
C. 医护办公室
D. 化验室
E. 配餐室

12. 某护士在传染病区工作。做了如下工作，其中违反了隔离原则的做法是
A. 脚垫要用消毒液浸湿
B. 隔离单位的标志要醒目
C. 穿隔离衣后不进入治疗室
D. 使用过的物品冲洗后立即消毒
E. 患者用过的物品不放于清洁区

13. 患者，男，50 岁。住感染病区，使用避污纸的正确方法是
A. 掀页撕取
B. 戴手套后抓取
C. 用镊子夹取
D. 随便撕取
E. 从页面上面抓取

14. 某传染病病室，长 5 米，宽 4 米，高 3 米，用食醋进行室内消毒，食醋的用量是
A. 300～600ml
B. 600～800ml
C. 800～1000ml
D. 1000～1200ml
E. 1300～1400ml

15. 某护士在临床带教老师的指导下，正在进行无菌技术操作。其任务为铺无菌盘及戴无菌手套。铺好的无菌盘有效期不得超过
A. 4 小时
B. 8 小时
C. 12 小时
D. 24 小时
E. 48 小时

16. 患者，男，39 岁。因Ⅲ度烧伤入院。对其所住的病室进行空气消毒的最佳方法是
A. 臭氧灭菌灯消毒

B. 消毒液喷洒
C. 开窗通风
D. 食醋熏蒸
E. 过滤除菌

17. 患者男因发热，腹痛，腹泻，黏液便入院，问应采取哪种隔离措施
A. 消化道隔离
B. 蚊虫隔离
C. 接触隔离
D. 飞沫隔离
E. 保护性隔离

18. 护士欲取无菌溶液 300ml，以下操作正确的是
A. 拿无菌溶液瓶时标签朝下
B. 用无菌纱布包裹瓶口倾倒溶液
C. 用无菌纱布填塞瓶口
D. 倾倒前要用少量无菌溶液清洗瓶口
E. 用过的无菌溶液不用标注开瓶日期和时间

三、A3/A4 型题

（每个案例下设若干道试题。请根据试题所提供的信息，在每一道试题下面的 A、B、C、D、E 五个备选答案中选择一个最佳答案）

（1~3 题共用题干）

某护生在临床带教老师的指导下，正在进行无菌技术操作端无菌盘及戴消毒手套。

1. 铺好的无菌盘有效期不得超过
A. 4 小时
B. 8 小时
C. 12 小时
D. 24 小时
E. 48 小时

2. 无菌包打开后，未用完的无菌用品，按原折痕包扎好，注明开包日期及时间，其有效期为
A. 4 小时
B. 8 小时
C. 12 小时
D. 24 小时
E. 48 小时

3. 戴无菌手套时，错误的做法是
A. 洗手、剪指甲、戴口罩
B. 核对手套号码、灭菌日期及包装
C. 未戴手套的手持手套的反折部分取出手套
D. 戴上手套的手持手套的内面取出手套
E. 戴好手套后双手置于胸前

（4~5 题共用题干）

患者，男，40 岁。因近日高热、咳嗽伴有头痛、全身酸痛不适、乏力等就诊，经检查确诊为非典型病原体肺炎并收住院治疗。

4. 在隔离过程中，错误的护理措施是
A. 拒绝家属探视
B. 护士进入病房穿隔离衣
C. 患者衣物需严格消毒处理
D. 病室空气消毒每天 1 次
E. 住双人房间

5. 随后患者病情进一步加重，需对其进行气管切开术，污染敷料应
A. 浸泡
B. 高压灭菌
C. 焚烧
D. 煮沸
E. 紫外线照射

参考答案与解析

【参考答案】

一、A1 型题

1. C 2. E 3. A 4. D 5. E 6. E 7. B 8. E 9. D 10. D 11. D 12. D 13. A 14. C 15. B 16. C 17. C 18. D 19. D 20. E 21. A 22. C 23. C 24. D 25. D 26. E 27. E 28. D 29. B 30. E 31. E 32. D 33. B 34. C 35. C

二、A2 型题

1. E 2. B 3. B 4. B 5. A 6. A 7. E 8. D 9. C 10. E 11. A 12. D 13. E 14. A 15. A 16. E 17. A 18. D

三、A3/A4 型题

1. A 2. D 3. D 4. E 5. C

【解析】

扫码查看
相关内容

第七节 患者的清洁护理

历年高频考点

考点1：特殊患者口腔护理适用于高热、昏迷、禁食、鼻饲、口腔有疾患、大手术后及其他生活不能自理的患者。

考点2：昏迷患者禁忌漱口，需用开口器，应从后牙处放入，擦洗时棉球不宜过湿，以防溶液误吸入呼吸道。

考点3：长期应用抗生素者，应观察口腔黏膜有无真菌感染。

考点4：梳发可按摩头皮，促进头皮血液循环。如遇有头发打结时，可用30%乙醇湿润后再小心梳顺。

考点5：淋浴和盆浴。饭后须过1小时才能进行沐浴，以免影响消化。要防止患者滑倒等意外发生。妊娠7个月以上的孕妇禁用盆浴。

考点6：帮助患者擦洗时可酌情在背部及受压、骨骼隆突部位用50%乙醇按摩，预防压疮的发生。

考点7：压疮是指局部组织长期受压、血液循环障碍，持续缺血、缺氧、营养不良而致的组织溃烂坏死，又称为压力性溃疡。

考点8：压疮多发生于经常受压和无肌肉包裹或肌肉层较薄、缺乏脂肪组织保护的骨隆突处。垂直压力是造成压疮的最主要因素。营养不良是导致压疮的内因。

考点9：预防压疮的关键是去除病因，要做到"七勤"，即勤观察、勤翻身、勤擦洗、勤按摩、勤整理、勤更换、勤交班。

经典习题演练

一、A1型题

（每一道试题下面有A、B、C、D、E五个备选答案，请从中选择一个最佳答案）

1. 特殊口腔护理的适应证不包括
   A. 高热
   B. 禁食
   C. 鼻饲
   D. 昏迷
   E. 腹泻
2. 口腔真菌感染时选用的含漱液是
   A. 1%~3%过氧化氢溶液
   B. 复方硼砂溶液
   C. 1%~4%碳酸氢钠溶液
   D. 0.02%呋喃西林溶液
   E. 0.1%醋酸溶液
3. 左上肢骨折患者床上擦浴，下述正确的做法是
   A. 由外眦向内眦擦拭眼部
   B. 脱上衣时先脱左肢
   C. 擦毕按摩骨突处
   D. 穿上衣时先穿右肢
   E. 擦洗动作要轻慢
4. 住院患者自行沐浴时，下列哪项不妥
   A. 水温调节在40~45℃
   B. 饭后马上即可进行
   C. 浴室不应闩门
   D. 入浴时间太长应予以询问
   E. 教会患者使用浴室内的呼叫器
5. 发生压疮的最主要原因是
   A. 局部组织受压过久
   B. 病原微生物侵入皮肤
   C. 机体营养不良
   D. 用夹板时衬垫不平
   E. 皮肤受潮湿、摩擦刺激
6. 导致压疮的内因是
   A. 摩擦力
   B. 剪切力
   C. 潮湿刺激
   D. 营养不良
   E. 垂直压力
7. 患者取坐位时，最易发生压疮的部位是
   A. 髋部
   B. 骶尾部
   C. 髂前上棘处
   D. 坐骨结节处
   E. 脊椎棘突处

8. 压疮淤血红润期的典型表现是
   A. 受压皮肤呈紫红色
   B. 局部皮肤出现红肿热痛
   C. 局部皮下产生硬结
   D. 皮肤上出现小水疱
   E. 皮肤破损，有渗出液
9. 压疮淤血红润期的主要护理措施是
   A. 去除病因，定时翻身
   B. 局部使用抗生素，避免感染
   C. 厚层滑石粉包扎，减少摩擦
   D. 清洁创面，除腐生新
   E. 红外线照射，干燥创面
10. 护士进行晨间护理的内容不包括
    A. 协助患者排便，收集标本
    B. 协助患者进行口腔护理
    C. 发放口服药物
    D. 整理床单位
    E. 问候患者
11. 晨间护理的目的不包括
    A. 预防压疮
    B. 增进护患交流
    C. 使患者清洁舒适
    D. 减轻伤口引起的疼痛
    E. 保持病床及病室整洁
12. 为口腔铜绿假单胞菌感染的患者进行口腔护理时，可选用的漱口液是
    A. 1%~3%过氧化氢溶液
    B. 0.02%呋喃西林溶液
    C. 2%~3%硼酸溶液
    D. 1%~4%碳酸氢钠溶液
    E. 0.1%醋酸溶液

二、A2 型题

（每一道试题是以一个小案例出现，其下面有 A、B、C、D、E 五个备选答案，请从中选择一个最佳答案）

1. 患者，男，34 岁。现经口气管插管，口腔 pH 中性，护士选用 0.02%呋喃西林溶液为患者进行口腔护理的作用是
   A. 遇有机物放出氧分子杀菌
   B. 改变细菌生长的酸碱环境
   C. 清洁口腔，广谱抗菌
   D. 防腐生新，促进愈合
   E. 使蛋白质凝固变性
2. 患者，女，54 岁。以发热待查入院。护士在观察其口腔时，发现一感染溃烂处，此时应选用的口腔护理溶液为
   A. 生理盐水
   B. 0.1%醋酸溶液
   C. 0.02%氯己定溶液
   D. 1%~3%过氧化氢溶液
   E. 1%~4%碳酸氢钠溶液
3. 患者，男，77 岁。因慢性支气管炎合并铜绿假单胞菌感染入院。患者高热，精神差，疲乏无力。护士为患者做特殊口腔护理时应选用的漱口液是
   A. 0.9%氯化钠
   B. 0.1%醋酸溶液
   C. 0.2%呋喃西林
   D. 1%~3%过氧化氢
   E. 1%~4%碳酸氢钠
4. 患者，女，56 岁。肺癌骨转移第 2 次入院，疗效不佳，患者现已昏迷。护士采取的措施中不妥的是
   A. 使用床档
   B. 必要时使用牙垫
   C. 做好皮肤清洁护理
   D. 躁动时使用约束具
   E. 定时漱口预防并发症
5. 患者，女，32 岁。因高热多日入院。护士接诊时发现患者的长发已经纠结成团，为其梳理时可选用
   A. 70%乙醇
   B. 30%乙醇
   C. 生理盐水
   D. 清水
   E. 油剂
6. 患者，男，34 岁。在局麻下行左上臂外伤缝合术，术后帮助其更换上衣的步骤是
   A. 先脱右侧，后穿右侧
   B. 先脱左侧，不穿右侧
   C. 先脱左侧，后穿左侧
   D. 先脱左侧，后穿右侧
   E. 先脱右侧，后穿左侧
7. 患者，男，78 岁。头高足低卧位。此时导致压疮发生的力学因素主要是
   A. 水平压力
   B. 垂直压力
   C. 摩擦力
   D. 剪切力
   E. 阻力
8. 患者，男，65 岁。长期卧床自理困难，最近护理时发现骶尾部皮肤发红，除去压力无法恢复原来

肤色，属于压疮的
A. 炎性浸润期
B. 淤血红润期
C. 浅度溃疡期
D. 深度溃疡期
E. 局部皮肤感染

9. 患者，男，75 岁。因脑卒中右侧肢体瘫痪，为预防压疮，最好的护理方法是
A. 受压部位垫气圈
B. 让其保持左侧卧位
C. 鼓励他做肢体功能锻炼
D. 每 2 小时为他翻身按摩 1 次
E. 请家属观察皮肤是否有破损

10. 患者，男，65 岁。因脑梗死后遗症，长期卧床，生活不能自理。入院时护士发现其骶尾部皮肤发红，除去压力无法恢复原来的肤色。护士使用 50%乙醇按摩局部皮肤的作用是
A. 消毒皮肤
B. 润滑皮肤
C. 去除污垢
D. 促进血液循环
E. 降低局部温度

11. 某老年女性患者，因髋骨骨折，在家卧床已 1 个月。主诉：臀部触痛麻木。检查：臀部皮肤局部红肿。下列指导中不妥的是
A. 避免局部长期受压
B. 适当增加营养
C. 避免潮湿摩擦
D. 局部可用棉垫包扎，避免直接与床铺接触
E. 红外线照射

12. 某截瘫患者，入院时尾骶部压疮，面积 2.5cm×2cm，深达肌层，创面有脓性分泌物，周围有黑色坏死组织。护理措施是
A. 用 50%乙醇按摩创面及周围皮肤
B. 用生理盐水清洗并敷新鲜鸡蛋膜
C. 暴露创面，红外线每日照射 1 次
D. 剪去坏死组织，用过氧化氢溶液洗净，置引流纱条
E. 涂厚层滑石粉包扎

13. 患者，男，72 岁。肺性脑病，昏迷，给予呼吸机辅助呼吸。近 1 周患者高热并发肺部感染，给予大量抗生素治疗。今晨护士为其进行口腔护理时发现其口腔黏膜破溃，创面上附着白色膜状物，拭去附着物可见创面轻微出血。护士为该患者行口腔护理时，最适宜的漱口液是
A. 蒸馏水
B. 0.1%醋酸
C. 过氧化氢溶液
D. 0.02%呋喃西林
E. 1%~4%碳酸氢钠

14. 患者，男，46 岁，该患者因脑出血，处于昏迷状态，护士为其行口腔护理时，张口器放入的正确位置是
A. 侧切齿
B. 臼齿
C. 尖齿
D. 门齿
E. 正切齿

三、A3/A4 型题

（每个案例下设若干道试题。请根据试题所提供的信息，在每一道试题下面的 A、B、C、D、E 五个备选答案中选择一个最佳答案）

（1~3 题共用题干）

患者，女，35 岁。因脑外伤昏迷入院。给予降颅压及抗生素治疗。患者 2 周后出现口腔颊部黏膜破溃，创面有白色糊状物，用棉签拭去附着物后创面有轻微出血。

1. 为该患者口腔护理时，下列操作错误的是
A. 操作前后清点棉球个数
B. 用弯止血钳夹紧棉球，每次 1 个
C. 从磨牙到切牙纵向擦洗牙的外侧面
D. 由外向内擦洗舌面
E. 擦洗毕，协助患者漱口

2. 为该患者做口腔护理时，应选择的漱口液是
A. 1%~3%过氧化氢溶液
B. 0.9%氯化钠溶液
C. 0.02%呋喃西林溶液
D. 1%~4%碳酸氢钠溶液
E. 复方硼砂溶液

3. 该患者有活动义齿，正确的处理方法是先清洗，然后
A. 放入冷水中
B. 放入热水中
C. 放入过氧化氢中
D. 放入碘伏中
E. 放入乙醇中

（4~5 题共用题干）

患者，女，60 岁。卧床 3 周。近日骶尾部皮肤破溃，护士仔细观察后认为是压疮溃疡期。

4. 支持该判断的是
A. 患者主诉骶尾部疼痛，麻木感

B. 骶尾部皮肤呈紫红色，皮下有硬结
C. 局部皮肤发红、水肿
D. 创面湿润有脓性分泌物
E. 皮肤上有大小水疱，水疱破溃湿润

5. 对压疮的处理方法不妥的是
A. 局部按外科换药处理
B. 清除坏死组织，生理盐水冲洗
C. 大水疱剪去表皮，涂以消毒溶液
D. 伤口湿敷
E. 用高压氧治疗

参考答案与解析

【参考答案】

一、A1 型题

1. E　2. C　3. E　4. B　5. A　6. D　7. D　8. B　9. A　10. C　11. D　12. E

二、A2 型题

1. C　2. D　3. B　4. E　5. B　6. A　7. D　8. B　9. D　10. D　11. D　12. D　13. E　14. B

三、A3/A4 型题

1. E　2. D　3. A　4. D　5. C

【解析】

扫码查看
相关内容

第八节　生命体征的评估

历年高频考点

考点 1：以口腔温度为标准，发热程度可划分为——低热，体温 37.3～38.0℃；中等度热，体温 38.1～39.0℃；高热，体温 39.1～41.0℃；超高热，体温在 41℃以上。

考点 2：稽留热。体温持续升高达 39.0～40.0℃，持续数天或数周，24 小时波动范围不超过 1℃。

考点 3：弛张热。体温在 39.0℃以上，但波动幅度大，24 小时内体温差达 1℃以上，最低体温仍超过正常水平。

考点 4：间歇热。高热与正常体温交替出现，发热时体温骤升达 39℃以上，持续数小时或更长，然后很快下降至正常，经数小时、数天的间歇后，又再次发作。

考点 5：不规则热。体温在 24 小时内变化不规则，持续时间不定。

考点 6：安静状态下，成人脉率超过 100 次/分，称为速脉；低于 60 次/分称为缓脉。

考点 7：正常呼吸频率为 16～20 次/分。一般年龄越小，呼吸频率越快，老年人稍慢；同年龄的女性较男性呼吸频率稍快。

考点 8：在安静状态下，成人呼吸频率超过 24 次/分，称呼吸增快或气促；少于 12 次/分，称呼吸缓慢。

考点 9：潮式呼吸，又称陈-施呼吸。是一种周期性的呼吸异常，其呼吸型态呈潮水涨落样，常见于中枢神经系统的疾病。

经典习题演练

一、A1 型题

（每一道试题下面有 A、B、C、D、E 五个备选答案，请从中选择一个最佳答案）

1. 伤寒常见的热型是
A. 间歇热
B. 不规则热
C. 体温过低
D. 稽留热
E. 弛张热

2. 适宜测量口腔温度的是
A. 幼儿

B. 躁狂者
C. 呼吸困难者
D. 极度消瘦者
E. 口鼻手术者

3. 不宜用直肠测量法测体温的是
A. 幼儿
B. 昏迷患者
C. 极度消瘦患者
D. 心肌梗死患者
E. 呼吸困难患者

4. 速脉常见于
A. 休克患者
B. 动脉硬化患者
C. 颅内压增高患者
D. 房室传导阻滞患者
E. 甲状腺功能减退患者

5. 房室传导阻滞者的脉搏是
A. 间歇脉
B. 缓脉
C. 丝脉
D. 绌脉
E. 速脉

6. 失血性休克患者的脉搏特征是
A. 间歇脉
B. 短绌脉
C. 奇脉
D. 洪脉
E. 丝脉

7. 测量脉搏的首选部位是
A. 颞动脉
B. 桡动脉
C. 肱动脉
D. 足背动脉
E. 颈动脉

8. 一般查体测量脉搏的方法中，正确的做法是
A. 可用拇指诊脉
B. 患者剧烈活动后立即测量
C. 有脉搏短绌，应两人同时分别测量心率、脉率
D. 测量部位只有桡动脉
E. 测量前不必做解释工作

9. 呼吸增快常见于
A. 高热
B. 颅内疾病
C. 安眠药中毒
D. 呼吸中枢衰竭
E. 老年人

10. 节律改变的呼吸是
A. 潮式呼吸
B. 呼吸缓慢
C. 蝉鸣样呼吸
D. 深度呼吸
E. 鼾声呼吸

11. 代谢性酸中毒患者的呼吸为
A. 浅快呼吸
B. 蝉鸣样呼吸
C. 鼾声呼吸
D. 叹息样呼吸
E. 深而规则的大呼吸

12. 喉头有异物，呼吸可呈
A. 库斯莫尔呼吸
B. 呼气性呼吸困难
C. 鼾声呼吸
D. 蝉鸣样呼吸
E. 毕奥呼吸

13. 吸气性呼吸困难多见于
A. 喉头水肿患者
B. 代谢性酸中毒患者
C. 支气管哮喘患者
D. 呼吸中枢衰竭患者
E. 慢性阻塞性肺疾病患者

14. 测量呼吸时护士的手不离开诊脉的部位主要是为了
A. 易于记录时间
B. 保持患者体位不变
C. 易于观察呼吸的深浅度
D. 不被患者察觉，以免紧张
E. 保持护士姿势不变，以免疲劳

15. 下列因素不会使血压值升高的是
A. 睡眠不佳
B. 寒冷环境
C. 高热环境
D. 兴奋
E. 精神紧张

16. 脉压增大常见于
A. 主动脉瓣关闭不全
B. 缩窄性心包炎
C. 心包积液
D. 肺心病
E. 心肌炎

17. 测血压时，应该注意
A. 测量时血压计“0”点与心脏、肱动脉在同一水平

B. 固定袖带时应紧贴肘窝，松紧度以能放入1指为宜
C. 听诊器胸件应塞在袖带内便于固定
D. 测量前嘱患者先休息10~20分钟
E. 放气速度应慢，约2mmHg/s

18. 测血压时袖带缠得过紧可使
A. 血压偏低
B. 脉压加大
C. 收缩压偏高
D. 舒张压偏高
E. 舒张压偏低

19. 影响人体蒸发散热的最主要因素是
A. 环境湿度过大
B. 环境温度高
C. 汗腺发育障碍
D. 空气对流差
E. 体温调节中枢功能紊乱

20. 下列可以测量口腔温度的是
A. 腹泻
B. 新生儿
C. 精神障碍患者
D. 昏迷
E. 扁桃体术后

二、A2 型题

（每一道试题是以一个小案例出现，其下面有A、B、C、D、E五个备选答案，请从中选择一个最佳答案）

1. 患者，男，29岁。持续高热3周。护士在评估过程中发现患者体温降至36.6℃，神志清楚。分析退热期的特点是
A. 产热多于散热
B. 散热大而产热少
C. 产热和散热趋于平衡
D. 散热增加，产热趋于正常
E. 散热和产热在较高水平上平衡

2. 患者，女，60岁。因肺炎入院。体温39.5℃，在退热过程中护士应注意监测患者情况，提示可能发生虚脱的症状是
A. 皮肤苍白，寒战，出汗
B. 头晕，恶心，无汗
C. 脉搏、呼吸渐慢，无汗
D. 脉速，四肢湿冷，出汗
E. 脉速，面部潮红，无汗

3. 患者，男，50岁。腹泻，体温39~40℃，持续数日，诊断为细菌性痢疾。此患者热型为
A. 不规则热
B. 间歇热
C. 弛张热
D. 稽留热
E. 波状热

4. 患者，男，32岁。持续高热2周，体温40℃左右，日差超过1℃。脉搏108次/分，呼吸26次/分，神志不清，精神萎靡，食欲缺乏。此患者热型为
A. 不规则热
B. 间歇热
C. 弛张热
D. 稽留热
E. 波浪热

5. 患者，男，40岁。诊断为疟疾。发热后转为正常，2天后再次发作，属于
A. 弛张热
B. 稽留热
C. 间歇热
D. 不规则热
E. 中等度热

6. 患者，女，67岁。结肠癌入院2个月，现患者出现大量腹水，全身水肿，呼吸急促，端坐呼吸，近1周出现癌性发热。请推断该患者出现的发热热型属于
A. 稽留热
B. 弛张热
C. 回归热
D. 间歇热
E. 不规则热

7. 某肺炎患者。入院时体温40℃。为观察体温的变化，常规测量体温的时间为
A. q8h
B. q6h
C. q4h
D. qd
E. qh

8. 患者，男，25岁。因中暑体温上升至40.5℃左右，面色潮红，皮肤灼热，无汗，呼吸脉搏增快。护士为其进行物理降温，再次测量体温的时间是
A. 15分钟后
B. 20分钟后
C. 30分钟后
D. 40分钟后
E. 60分钟后

9. 患者，男，70岁。测口温时不慎将体温计咬碎，护士应立即采取的措施为

A. 催吐
B. 洗胃
C. 服缓泻药
D. 口服蛋清液
E. 清除口腔内玻璃碎屑

10. 患者，男，50 岁。因高热急诊入院，体温 39.9℃。正确的物理降温措施是
A. 嘱患者多饮冷水
B. 前额、头顶部置冰袋
C. 全身冷水擦浴
D. 心前区乙醇擦浴
E. 冷敷 60 分钟后测体温

11. 患者，男，58 岁。诊断为风湿性心脏病入院。突然出现胸闷、胸痛，心律极不规则，心率快慢不一，心音强弱不等，心率 102 次/分，脉率 78 次/分。此脉搏属于
A. 洪脉
B. 奇脉
C. 间歇脉
D. 交替脉
E. 脉搏短绌

12. 患者，女，27 岁。诊断为甲状腺功能亢进症。患者常测到的脉搏为
A. 间歇脉
B. 二联律
C. 三联律
D. 细脉
E. 洪脉

13. 患者，男，40 岁。交通事故致复合创伤后 1 小时入院。患者呼吸呈由浅慢逐渐加深加快，又由深快逐渐变为浅慢，继之暂停 30 秒后再度出现上述状态的呼吸。该患者的呼吸是
A. 间断呼吸
B. 潮式呼吸
C. 毕奥呼吸
D. 鼾声呼吸
E. 呼吸困难

14. 患儿，女，2 岁。因误服安眠药中毒，意识模糊不清，呼吸微弱、浅而慢、不易观察。护士应采取的测量方法是
A. 观察腹部起伏，一起一伏为 1 次
B. 先测脉率，将数值除以 4 得出呼吸次数
C. 用手放在患者鼻孔前感觉呼吸气流计数
D. 测脉率后保持诊脉姿势，观察胸部起伏次数
E. 用少许棉絮置患者鼻孔前观察棉絮飘动次数计数

15. 患者，女，69 岁。连续 3 次测血压为 85/50mmHg，属于
A. 低血压
B. 正常血压
C. 临界低血压
D. 收缩压正常，舒张压降低
E. 收缩压降低，舒张压正常

16. 患者，女，43 岁。因头晕、头痛原因待查入院。医嘱测血压每日 3 次。为其测血压时，应该
A. 定血压计、定部位、定时间、定护士
B. 定血压计、定部位、定时间、定听诊器
C. 定听诊器、定部位、定时间、定体位
D. 定血压计、定部位、定时间、定体位
E. 定护士、定部位、定时间、定体位

17. 患者，男，18 岁。淋雨后感冒，1 天后出现寒战、高热，痰液为铁锈色，诊断为肺炎链球菌肺炎，体温维持在 38.0~39.5℃。患者的热型为
A. 弛张热
B. 间歇热
C. 回归热
D. 稽留热
E. 波状热

18. 患者，男，68 岁。摔倒致左侧肢体远端桡骨骨折，右侧第五指骨骨折，该患者血压测量方法
A. 左侧桡动脉
B. 左侧肱动脉
C. 右侧肱动脉
D. 右侧股动脉
E. 左侧股动脉

三、A3/A4 型题

（每个案例下设若干道试题。请根据试题所提供的信息，在每一道试题下面的 A、B、C、D、E 五个备选答案中选择一个最佳答案）

（1~2 题共用题干）

患者，男，30 岁。诊断为肺结核。

1. 护士对其病室空气消毒时，正确的方法是
A. 2%过氧乙酸喷洒
B. 食醋熏蒸
C. 臭氧灭菌灯消毒
D. 开窗通风
E. 甲醛熏蒸

2. 患者使用的体温计应每日消毒，正确的方法是
A. 煮沸消毒
B. 2%碘酊擦拭
C. 75%乙醇浸泡

D. 0.1%氯己定浸泡

E. 微波消毒

参考答案与解析

【参考答案】

一、A1 型题

1. D　2. D　3. D　4. A　5. B　6. E　7. B　8. C　9. A　10. A　11. E　12. D　13. A　14. D　15. C　16. A　17. A　18. A　19. B　20. A

二、A2 型题

1. D　2. D　3. D　4. C　5. C　6. E　7. C　8. C　9. E　10. B　11. E　12. E　13. B　14. E　15. A　16. D　17. D　18. C

三、A3/A4 型题

1. C　2. C

【解析】

扫码查看
相关内容

第九节　患者饮食的护理

历年高频考点

考点 1：医院的饮食通常分三大类，即基本饮食、治疗饮食、试验饮食。

考点 2：基本饮食包括普通饮食、软质饮食、半流质饮食、流质饮食。

考点 3：流质饮食适用于病情危重、高热和各种大手术后的患者，以及吞咽困难、口腔疾患和急性消化道疾病等患者。

考点 4：治疗饮食主要有高热量饮食、高蛋白饮食、低蛋白饮食、低脂肪饮食、低盐饮食、无盐低钠饮食、少渣饮食、高膳食纤维饮食、低胆固醇饮食等。

考点 5：试验饮食有胆囊造影饮食、潜血试验饮食、吸碘试验饮食。

考点 6：鼻饲法是将胃管经一侧鼻腔插入胃内，经管灌注流质食物、水分及药物的方法。

考点 7：鼻饲管插入长度测量方法有两种。①从前发际到剑突的距离。②从耳垂至鼻尖再到剑突的距离。成人插入胃内的长度为 45~55cm。

经典习题演练

一、A1 型题

（每一道试题下面有 A、B、C、D、E 五个备选答案，请从中选择一个最佳答案）

1. 属于医院基本饮食的是
   A. 低盐饮食
   B. 软质饮食
   C. 高热量饮食
   D. 高蛋白饮食
   E. 糖尿病饮食
2. 高热患者应给予
   A. 流质饮食
   B. 普通饮食
   C. 软质饮食
   D. 低盐饮食
   E. 低热量饮食
3. 流质饮食的要求是
   A. 每日 2~3 次，每次 400~500ml
   B. 每日 3~4 次，每次 300~400ml
   C. 每日 4~5 次，每次 300~400ml
   D. 每日 5~6 次，每次 200~300ml
   E. 每日 6~7 次，每次 200~300ml
4. 低盐饮食禁用的食品是
   A. 油条
   B. 挂面
   C. 汽水
   D. 皮蛋
   E. 馒头

5. 伤寒患者最适宜的饮食是
A. 低盐饮食
B. 少渣饮食
C. 高热量饮食
D. 低胆固醇饮食
E. 高膳食纤维饮食

6. 适合给予高膳食纤维饮食的患者是
A. 伤寒
B. 糖尿病
C. 痢疾
D. 肾炎
E. 肝性脑病

7. 属于治疗饮食的是
A. 要素饮食
B. 软质饮食
C. 流质饮食
D. 胆囊造影饮食
E. 吸碘试验饮食

8. 下列饮食中属于治疗饮食的是
A. 普通饮食
B. 高脂肪饮食
C. 低蛋白饮食
D. 忌碘饮食
E. 半流质饮食

9. 胆囊造影前一日午餐应给予
A. 高蛋白饮食
B. 高脂肪饮食
C. 高热量饮食
D. 高膳食纤维饮食
E. 要素饮食

10. 胆囊造影前一日晚餐应给予
A. 高脂肪、高蛋白饮食
B. 高热量、高蛋白饮食
C. 高热量、低蛋白饮食
D. 无脂肪、低蛋白饮食
E. 低蛋白、低糖饮食

11. 属于试验饮食的是
A. 高蛋白饮食
B. 软质饮食
C. 胆囊造影饮食
D. 流质饮食
E. 糖尿病饮食

12. 下列患者应给予鼻饲饮食的是
A. 婴幼儿
B. 经常呕吐者
C. 拒绝进食者
D. 食欲缺乏者
E. 拔牙者

13. 成人胃管插入胃内的长度为
A. 40cm
B. 45~50cm
C. 45~55cm
D. 60cm
E. 70cm

14. 对鼻饲患者的护理，下述不妥的是
A. 每次灌注前回抽胃液
B. 每次鼻饲量 500ml
C. 每次灌注流质后应注入温开水
D. 每日进行口腔护理
E. 每周更换鼻饲管

15. 连续两次鼻饲的间隔时间应不少于
A. 1.0 小时
B. 1.5 小时
C. 2.0 小时
D. 2.5 小时
E. 3.0 小时

16. 长期鼻饲者，定期更换胃管的时间是
A. 1 天
B. 3 天
C. 7 天
D. 10 天
E. 14 天

17. 不需要记入排出量的内容是
A. 胸腹腔吸出液
B. 胃肠减压液
C. 胆汁引流液
D. 呕吐液
E. 汗液

18. 造瘘管中要素饮食的滴速宜为
A. 20~40 滴/分
B. 40~60 滴/分
C. 10~20 滴/分
D. 30~50 滴/分
E. 50~70 滴/分

二、A2 型题

（每一道试题是以一个小案例出现，其下面有 A、B、C、D、E 五个备选答案，请从中选择一个最佳答案）

1. 患者，男，78 岁。因呼吸道疾病入院。有数颗牙缺失，宜采用
A. 半流质饮食

B. 软质饮食
C. 普通饮食
D. 流质饮食
E. 要素饮食

2. 患者，女，56岁。因突发心肌梗死入院。经治疗，症状好转，现处于恢复期。此时患者最适宜的饮食是
A. 高热量、高蛋白饮食
B. 高热量、低脂肪饮食
C. 高维生素、低脂肪饮食
D. 高膳食纤维、高蛋白饮食
E. 高膳食纤维、高热量饮食

3. 患者，女，24岁。患重症肝炎，为减轻其肝脏负担，应采用
A. 无盐饮食
B. 少渣饮食
C. 低脂肪饮食
D. 高蛋白饮食
E. 高膳食纤维饮食

4. 患者，女，43岁。患有风湿性心脏病伴心功能不全，双下肢及身体下垂部位严重水肿。该患者每日饮食中应控制
A. 摄入盐量不超过5g
B. 摄入盐量不超过2g
C. 摄入盐量不超过0.5g
D. 摄入钠量不超过2g
E. 摄入钠量不超过0.5g

5. 患者，女，30岁。因胃溃疡出血入院。经治疗病情缓解，现需做粪潜血试验，适宜的食谱是
A. 洋葱炒猪肝、青菜、榨菜肉丝汤
B. 鱼、菠菜、豆腐汤
C. 芹菜炒肉丝、青椒豆腐干、蛋汤
D. 鲶鱼烧豆腐、土豆丝、豆腐汤
E. 红烧肉、西红柿鸡蛋、蛋汤

6. 患者，男，70岁。因怀疑上消化道出血入院。需做潜血试验，试验期间可进食
A. 绿色蔬菜
B. 肝脏类食物
C. 动物血
D. 豆制品
E. 肉类

7. 患者，女，22岁。甲状腺功能亢进需做吸碘试验，在检查前7~60天需忌食
A. 河鱼
B. 紫菜
C. 牛奶
D. 鸡蛋
E. 白菜

8. 患者，女，55岁。患高血压已15年，用药物控制。到公司跳舞时，突然感到头痛继而摔倒，意识丧失，遂住院治疗。现鼻饲管插管已1周，需要更换胃管，其正确的方法是
A. 最后一次鼻饲饮食注入前拔管
B. 拔管前要检查胃管是否通畅
C. 拔出胃管前应该夹紧其末端
D. 拔管至咽喉处时动作宜缓慢
E. 拔管后立即在另一鼻孔插管

9. 鼻饲时，为提高昏迷患者插管的成功率，在插管至会厌部时应将患者的头
A. 后仰
B. 贴近胸骨
C. 保持原位
D. 侧向右侧
E. 侧向左侧

10. 患者，男，60岁。肝硬化伴腹水，护士为其记录摄入液量的项目不包括
A. 饮水量
B. 输血量
C. 输液量
D. 肌内注射药量
E. 水果的含水量

11. 患者，男，48岁。入院诊断为肝硬化失代偿期。入院次日出现呕血、黑便现象，医嘱要求暂禁食，并记录24小时排出量。记录项目正确的是
A. 汗液、大便、尿量
B. 呕吐液、大便、尿量
C. 唾液、大便、尿量、痰液
D. 胆汁、大便、尿量、呕吐液
E. 胰液、胆汁引流液、大便、尿量

12. 患者，女，43岁。身高155cm，体重65kg。该患者所采用的最佳治疗饮食是
A. 高纤维饮食
B. 低胆固醇饮食
C. 低盐饮食
D. 低蛋白饮食
E. 低脂饮食

13. 患者，男，50岁。因胆囊结石行B超检查，检查前1晚宜进食的食物是
A. 红烧牛肉
B. 清汤面
C. 油煎鸡蛋

D. 炖豆腐

E. 牛奶

三、A3/A4 型题

（每个案例下设若干道试题。请根据试题所提供的信息，在每一道试题下面的 A、B、C、D、E 五个备选答案中选择一个最佳答案）

（1~4 题共用题干）

患者，女，27 岁。因脑外伤昏迷入院。为供给营养和水分需给予鼻饲。

1. 护士为患者插鼻饲管至 15cm 时要将患者头部托起，目的是

A. 减轻患者痛苦

B. 避免患者恶心

C. 避免损伤食管黏膜

D. 加大咽喉部通道的弧度

E. 使喉管肌肉舒张，便于插入

2. 插管操作结束后，为证实胃管是否确在胃内，错误的方法是

A. 注入少量空气，同时听胃部有无气过水声

B. 抽吸出胃液

C. 注入少量温开水，同时听胃部有无气过水声

D. 胃管末端放入水杯有无气体溢出

E. 抽吸出液体用 pH 试纸测试

3. 每次为患者注入鼻饲液的量和间隔时间要求分别是

A. ≤200ml，≥2 小时

B. >200ml，≥2 小时

C. >200ml，<4 小时

D. >200ml，≥4 小时

E. ≤200ml，≥4 小时

4. 通过鼻饲注入流质饮食后，再注少量温开水的目的是

A. 保证足够的水分摄入

B. 准确记录出入量

C. 防止患者呕吐

D. 冲净胃管，避免鼻饲液积存

E. 使患者温度舒适

参考答案与解析

【参考答案】

一、A1 型题

1. B 2. A 3. E 4. D 5. B 6. B 7. A 8. C 9. B 10. D 11. C 12. C 13. C 14. B 15. C 16. C 17. E 18. B

二、A2 型题

1. B 2. C 3. C 4. E 5. D 6. D 7. B 8. C 9. B 10. D 11. B 12. E 13. B

三、A3/A4 型题

1. D 2. C 3. A 4. D

【解析】

扫码查看相关内容

第十节 冷热疗法

历年高频考点

考点 1：冷疗的作用。①控制炎症扩散。②减轻疼痛。③减轻局部充血或出血。④降低体温。常用于高热、中暑等患者。

考点 2：冷疗时间，一般为 15~30 分钟。

考点 3：冷疗禁忌证。①局部血液循环障碍：休克、大面积受损、微循环明显障碍的患者。不宜用冷疗。②慢性炎症或深部有化脓病灶。③对冷过敏。

考点 4：禁忌用冷的部位。①枕后、耳郭、阴囊处。②心前区。③腹部。④足底。

考点 5：冷湿敷法多用于降温、镇痛、止血及早期扭伤、挫伤的水肿。

考点 6：热疗的禁忌证。①急腹症尚未明确诊断前。②面部危险三角区感染化脓时。③各种脏器内出血时。④软组织损伤早期（48 小时内）。

考点 7：热水坐浴。女患者在月经期、妊娠末期、产后 2 周内及阴道出血、盆腔器官有急性炎症时，不宜坐浴，以免引起感染。

经典习题演练

一、A1 型题

（每一道试题下面有 A、B、C、D、E 五个备选答案，请从中选择一个最佳答案）

1. 关于冷疗法的应用，不正确的是
   A. 减轻牙齿疼痛
   B. 减轻深部组织充血
   C. 高热患者降温
   D. 控制炎症扩散
   E. 减少脑细胞耗氧量
2. 高热、中暑的患者使用冷疗法的目的是
   A. 减轻局部充血或出血
   B. 减轻疼痛
   C. 控制炎症扩散
   D. 降低体温
   E. 使患者舒适
3. 冷疗的目的不包括
   A. 促进炎症的消散
   B. 减轻出血
   C. 减轻疼痛
   D. 降低体温
   E. 减轻局部充血
4. 扁桃体摘除术后采用冷疗法的主要目的是
   A. 减轻疼痛
   B. 减轻深部组织充血
   C. 限制炎症的扩散
   D. 减轻局部出血
   E. 降低体温
5. 不可用冷疗的病情是
   A. 鼻出血
   B. 头皮下血肿的早期
   C. 中暑
   D. 压疮
   E. 牙痛
6. 足底忌用冷疗是防止
   A. 一过性冠状动脉收缩
   B. 末梢循环障碍
   C. 局部组织坏死
   D. 体温骤降
   E. 心律异常
7. 组织损伤破裂的患者局部禁用冷疗的理由是
   A. 防止冻伤
   B. 防止引起反射性心率减慢
   C. 防止引起腹泻
   D. 冷疗可减少血液循环，影响愈合
   E. 防止引起一过性冠状动脉收缩
8. 乙醇拭浴的溶液浓度是
   A. 10%～20%
   B. 25%～35%
   C. 45%～50%
   D. 70%～75%
   E. 95%
9. 乙醇拭浴时，在头部放置冰袋的目的是
   A. 控制炎症的扩散
   B. 减少脑细胞需氧量
   C. 防止头部充血
   D. 减轻局部疼痛
   E. 控制毒素吸收
10. 乙醇拭浴操作正确的方法是
    A. 擦拭腋窝、腹股沟等血管丰富处时应适当延长时间
    B. 擦至胸、腹部时动作宜轻柔
    C. 发生寒战时应加快速度
    D. 头部放热水袋，足部放冰袋
    E. 擦浴后 10 分钟测量体温
11. 为降温做温水擦浴，水温宜选用
    A. 56～60℃
    B. 45～50℃
    C. 40～45℃
    D. 37～40℃
    E. 32～34℃
12. 采用热疗法促进炎症局限的机制是
    A. 解除肌痉挛
    B. 促进软组织松弛
    C. 降低细胞新陈代谢
    D. 溶解坏死组织
    E. 降低神经兴奋性
13. 为患者保暖解痉最简便的方法是
    A. 热水袋
    B. 热坐浴
    C. 热湿敷
    D. 温水浴
    E. 红外线照射
14. 下列患者使用热水袋时，水温可以是 60～70℃的是
    A. 昏迷患者

B. 瘫痪患者
C. 婴幼儿患者
D. 老年患者
E. 神志清楚的青年人

15. 为全麻未清醒患者用热水袋时，水温不应超过
A. 40℃
B. 50℃
C. 60℃
D. 70℃
E. 80℃

16. 有创面的部位做湿热敷，尤应注意的是
A. 床单上垫橡胶单
B. 皮肤涂凡士林
C. 保持合适的水温
D. 严格执行无菌操作
E. 及时更换敷料

17. 热坐浴的禁忌证是
A. 肛门部充血
B. 外阴部炎症
C. 痔疮手术后
D. 肛门周围感染
E. 妊娠后期痔疮疼痛

二、A2 型题

（每一道试题是以一个小案例出现，其下面有 A、B、C、D、E 五个备选答案，请从中选择一个最佳答案）

1. 患者，女，70 岁。全身微循环障碍，临床上禁忌使用冷疗的理由是
A. 可引起过敏
B. 可引起腹泻
C. 可发生冻伤
D. 可降低血液循环，会影响创面愈合
E. 可导致组织缺血缺氧而变性坏死

2. 患者，男，61 岁。腋温 39.7℃，使用冰袋为其降温时应将冰袋放在
A. 颈前颌下
B. 足底、腹股沟
C. 背部、腋下
D. 前额、头顶
E. 枕后、耳郭

3. 患者，男，35 岁。不慎将左侧踝关节扭伤，为防止皮下出血与肿胀，早期应
A. 热湿敷
B. 冷湿敷
C. 局部按摩
D. 松节油涂擦
E. 冷热交替敷

4. 患儿，男，9 岁。高热 3 天，行温水或乙醇拭浴时，禁忌擦浴的部位是
A. 面部、腹部、足部
B. 胸前区、腹部、足底
C. 面部、背部、腋窝
D. 腘窝、腋窝、腹股沟
E. 肘窝、手心、腹股沟

5. 患者，女，62 岁。患风湿性关节炎，每日红外线照射 20 分钟。现照射中患者局部皮肤出现桃红色均匀红斑，说明
A. 照射剂量过小
B. 照射剂量过大
C. 照射剂量合适
D. 应立即停止照射
E. 应延长照射时间

6. 患者，男，28 岁。肛瘘手术后行热水坐浴，应控制使用时间为
A. 5~10 分钟
B. 10~15 分钟
C. 15~20 分钟
D. 20~30 分钟
E. 30~40 分钟

7. 患者，男，65 岁。因脑梗死入院。意识模糊 2 天，身体虚弱，生命体征尚平稳，四肢发凉。护士用热水袋为其进行保暖，正确的方法是
A. 袋内水温为 60℃
B. 热水袋外裹毛巾
C. 热水袋置于腹部
D. 热水袋水温与室温相同后撤走热水袋
E. 叮嘱家属随时更换袋内热水

三、A3/A4 型题

（每个案例下设若干道试题。请根据试题所提供的信息，在每一道试题下面的 A、B、C、D、E 五个备选答案中选择一个最佳答案）

（1~2 题共用题干）

患者，女，24 岁。左侧第 2 磨牙牙龈红肿，牙痛影响睡眠。

1. 最佳的护理指导是
A. 口含冰块
B. 口含温开水
C. 侧卧位面颊置热水袋
D. 侧卧位面颊置冰袋
E. 红外线照射

2. 护理指导的依据是
A. 热促进炎症的消散与局限
B. 热减轻组织充血
C. 热减低痛觉神经的兴奋性
D. 冷使神经末梢敏感性降低
E. 冷降低局部温度

（3~5 题共用题干）

患者，女，28 岁。分娩时会阴部侧切，现切口部位出现红、肿、热、痛，给予红外灯局部照射。

3. 照射时间宜控制在
A. 5 分钟
B. 10 分钟
C. 10~20 分钟
D. 20~30 分钟
E. 40 分钟

4. 照射过程中发现局部皮肤出现紫红色，应采取的措施是
A. 改用热湿敷
B. 局部纱布覆盖
C. 抬高照射距离
D. 换用低功率灯头
E. 立即停用，局部涂凡士林

5. 照射完，需嘱患者休息 15 分钟再离开治疗室，目的是
A. 观察疗效
B. 预防感冒
C. 防止晕倒
D. 减轻疼痛
E. 促进炎症局限

参考答案与解析

【参考答案】

一、A1 型题

1. B　2. D　3. A　4. D　5. D　6. A　7. D　8. B　9. C　10. A　11. E　12. D　13. A　14. E　15. B　16. D　17. E

二、A2 型题

1. E　2. D　3. B　4. B　5. C　6. C　7. B

三、A3/A4 型题

1. A　2. D　3. D　4. E　5. B

【解析】

扫码查看
相关内容

第十一节　排泄护理

历年高频考点

考点 1：成人一般白天排尿 3~5 次，夜间 0~1 次，每次尿量 200~400ml，每 24 小时排出尿量 1000~2000ml。

考点 2：①多尿：指 24 小时尿量超过 2500ml。②少尿：指 24 小时尿量少于 400ml 或每小时尿量少于 17ml。③无尿或尿闭：指 24 小时尿量少于 100ml 或 12 小时内无尿。

考点 3：如果尿比重固定在 1.010 左右，提示肾功能严重受损。

考点 4：糖尿病酮症酸中毒时，尿中含有丙酮，尿液呈烂苹果气味。

考点 5：留置导尿管引流。长期尿失禁患者，必要时用留置导尿管引流，可持续导尿或定时放尿。

考点 6：灌肠时，成人每次用量为 500~1000ml，小儿尿量为 200~500ml。溶液温度为 39~41℃，降温时温度为 28~32℃，中暑患者可用4℃的 0.9%氯化钠溶液。

考点 7：灌肠禁忌证——妊娠、急腹症、严重心血管疾病、消化道出血等患者。

考点 8：小量不保留灌肠常用溶液。①“1、2、3”溶液：50%硫酸镁 30ml、甘油 60ml、温开水 90ml。②油剂：甘油 50ml 加等量温开水。

经典习题演练

一、A1 型题

（每一道试题下面有 A、B、C、D、E 五个备选答案，请从中选择一个最佳答案）

1. 多尿指昼夜尿量至少超过
   A. 2000ml
   B. 2300ml
   C. 2500ml
   D. 2800ml
   E. 3000ml
2. 少尿的定义是 24 小时尿量少于
   A. 40ml
   B. 100ml
   C. 400ml
   D. 500ml
   E. 1000ml
3. 阻塞性黄疸患者的尿液呈
   A. 鲜红色
   B. 乳白色
   C. 黄褐色
   D. 酱油色
   E. 淡黄色
4. 尿比重固定在 1.010 左右提示
   A. 发热
   B. 休克
   C. 肾功能严重受损
   D. 泌尿系感染
   E. 肾脏疾病
5. 解除尿潴留的措施中错误的是
   A. 嘱患者坐起排尿
   B. 让其听流水声
   C. 口服利尿药
   D. 轻轻按摩下腹部
   E. 用温水冲洗会阴
6. 对尿失禁患者的护理中错误的是
   A. 指导患者行盆底肌肉锻炼
   B. 可采用接尿器或尿壶接尿
   C. 对长期尿失禁患者可给予留置导尿管
   D. 注意皮肤护理
   E. 嘱患者少饮水，以减少尿量
7. 插导尿管前再次消毒女性小阴唇的顺序是
   A. 自上而下，由内向外
   B. 自上而下，由外向内
   C. 自下而上，由内向外
   D. 自下而上，由外向内
   E. 由外向内，再由内向外
8. 为成年男性导尿时，提起阴茎使之与腹壁成 60°，目的是
   A. 使耻骨前弯消失
   B. 使耻骨下弯消失
   C. 扩张尿道内口
   D. 扩张尿道外口
   E. 扩张尿道膜部
9. 为男性患者导尿出现导尿管插入受阻，应该
   A. 拔出导尿管重新插
   B. 嘱患者忍耐，用力插入
   C. 稍停片刻，嘱患者深呼吸再缓慢插入
   D. 更换金属导尿管
   E. 行局部麻醉后，再插入导尿管
10. 为女性患者导尿，下列步骤中错误的是
    A. 严格无菌操作
    B. 患者取仰卧屈膝位
    C. 插管动作宜轻慢
    D. 导管插入尿道 4～6cm
    E. 导管误插入阴道，应立即拔出用原管重插
11. 帮助留置导尿患者锻炼膀胱反射功能，护理措施是
    A. 温水冲洗外阴 2 次/日
    B. 每周更换导尿管
    C. 间歇性引流夹管
    D. 定时给患者翻身
    E. 鼓励患者多饮水
12. 阻塞性黄疸患者的大便颜色呈
    A. 黑色
    B. 黄褐色
    C. 陶土色
    D. 暗红色
    E. 鲜红色
13. 关于排便性质异常，错误的描述是
    A. 上消化道出血为柏油样便
    B. 阿米巴痢疾时粪便呈果酱样
    C. 消化不良者大便有腥臭味
    D. 痔出血在排便后有鲜血滴出
    E. 痢疾患者粪便呈黏液血便
14. 指导盆底肌肉收缩运动训练的护理措施适用于
    A. 便秘患者

B. 大便失禁患者
C. 尿潴留患者
D. 腹痛患者
E. 腹泻患者

15. 大量不保留灌肠的目的不包括
A. 清洁肠道，为手术做准备
B. 软化和清除粪便，解除便秘及胀气
C. 稀释肠道内有害物质，减轻中毒
D. 治疗肠道内感染
E. 降温

16. 大量不保留灌肠溶液流入受阻时，处理的方法是
A. 提高灌肠筒
B. 降低灌肠筒
C. 移动肛管
D. 嘱患者深呼吸
E. 嘱患者快速呼吸

17. 为患者行大量不保留灌肠，当患者有便意时，处理方法为
A. 转动肛管
B. 抬高灌肠筒
C. 立即停止灌肠
D. 嘱患者快速呼吸
E. 降低灌肠筒

18. 子宫全切术后第3天，患者出现腹胀、便秘，最佳的灌肠方法是
A. 清洁灌肠
B. 甘油加温开水灌肠
C. 保留灌肠
D. 大量不保留灌肠
E. 服导泻药

19. 下列插管长度不妥的是
A. 大量不保留灌肠：7~10cm
B. 小量不保留灌肠：7~10cm
C. 保留灌肠：10~15cm
D. 肛管排气：7~10cm
E. 男患者导尿：22~24cm

20. 做肛管排气，下述不妥的是
A. 协助患者仰卧或侧卧位
B. 肛管插入直肠17cm
C. 肛管所连接的橡胶管末端插入水瓶中
D. 按结肠解剖位置做离心按摩
E. 保留肛管1小时

21. 尿液呈酱油色见于
A. 阻塞性黄疸
B. 急性溶血
C. 肝细胞性黄疸
D. 肾脏肿瘤
E. 晚期丝虫病

二、A2型题

（每一道试题是以一个小案例出现，其下面有A、B、C、D、E五个备选答案，请从中选择一个最佳答案）

1. 患者，男，70岁。因肾衰竭住院。护士观察其24小时尿量为360ml，该患者的排尿状况是
A. 正常
B. 尿量偏少
C. 无尿
D. 少尿
E. 尿潴留

2. 患者，男，56岁。患尿毒症，精神萎靡。下腹无胀满，24小时尿量为60ml。患者的排尿状况属于
A. 正常
B. 尿闭
C. 少尿
D. 尿潴留
E. 尿量偏少

3. 患者，女，28岁。剖宫产术后第2天。导尿管拔除后5小时，患者诉下腹部胀痛，有尿意但排不出。护士检查发现耻骨上膨隆，应首先进行处理的措施是
A. 让患者尝试去厕所蹲着排尿
B. 用力按压膀胱，帮助患者排尿
C. 重新插导尿管，将尿液排出
D. 让患者听流水声诱导其排尿
E. 肌内注射卡巴胆碱

4. 患者，女，40岁。上午拟行子宫切除术，术前需留置导尿管。护士在导尿操作中应为患者安置的体位是
A. 去枕仰卧位
B. 头高足低位
C. 侧卧位
D. 屈膝仰卧位
E. 截石位

5. 患者，男，56岁。因脑血栓处于昏迷状态。医嘱进行留置导尿术。留置导尿15天后，护士在观察尿液情况时，发现尿液混浊、有沉淀。这时应
A. 拔出导尿管
B. 清洗尿道口
C. 膀胱内滴药
D. 给予膀胱冲洗
E. 定时更换卧位

6. 患者，男，46岁。已10余小时未排尿，腹胀，确定为非尿路阻塞引起的尿潴留，用温水冲洗会阴的目的是
A. 分散注意力，减轻紧张心理
B. 利用条件反射促进排尿
C. 清洁会阴防止尿路感染
D. 利用温热作用预防感染
E. 使患者感觉舒适
7. 患者，女，56岁。近日来出现咳嗽、打喷嚏时不自主排尿现象，这种现象称为
A. 压力性尿失禁
B. 反射性尿失禁
C. 急迫性尿失禁
D. 功能性尿失禁
E. 部分尿失禁
8. 患者，女，50岁。尿潴留需行导尿术，初次消毒时，首先消毒的部位是
A. 大阴唇
B. 小阴唇
C. 尿道口
D. 阴阜
E. 肛门
9. 患者，男，45岁。膀胱高度膨胀且极度虚弱，一次放尿过多可导致血尿，其原因是
A. 腹压急剧下降，致大量血液滞留于腹腔血管内
B. 膀胱内压突然降低，导致膀胱黏膜急剧充血
C. 操作过程中损伤尿道内口
D. 尿道黏膜发生损伤
E. 操作中损伤输尿管
10. 患者，男，72岁。已休克。护士遵医嘱留置导尿管，其目的是
A. 做尿培养检查
B. 引流潴留的尿液
C. 训练膀胱功能
D. 保持会阴部清洁干燥
E. 记录尿量观察病情变化
11. 患者，男，54岁。因外伤致尿失禁。行留置导尿，尿液引流通畅，但尿色黄、混浊，医嘱抗感染治疗。护士护理患者时应注意
A. 记录尿量
B. 及时更换尿管
C. 必要时清洗尿道口
D. 指导患者练习排空膀胱
E. 鼓励多饮水并行膀胱冲洗
12. 患者，男，36岁。胃、十二指肠溃疡出血，经对症治疗后出血停止，粪潜血阳性，便血期间，患者大便呈
A. 鲜红色
B. 暗红色
C. 柏油色
D. 果酱色
E. 黄褐色
13. 患者，女，43岁。中暑，体温41.5℃。遵医嘱灌肠为患者降温，正确的做法是
A. 选用0.1%~0.2%肥皂水
B. 用4℃的0.9%氯化钠溶液
C. 灌肠液量每次<500ml
D. 灌肠时患者取右侧卧位
E. 灌肠后患者保留1小时排便
14. 患者，男，34岁。患阿米巴痢疾。为患者做保留灌肠时，应让患者采取右侧卧位，其目的是
A. 利于药液保留
B. 减少对患者刺激
C. 使患者舒适安全
D. 缓解患者痛苦
E. 减轻药物毒副作用
15. 患者，男，55岁。入院诊断为慢性细菌性痢疾，需行灌肠治疗，护士应指导患者采取
A. 仰卧位
B. 俯卧位
C. 膝胸位
D. 左侧卧位
E. 右侧卧位
16. 患者，男，60岁。患失眠症。遵医嘱给予10%水合氯醛20ml，晚上9：00行保留灌肠。正确的操作是
A. 灌肠液的温度为28℃
B. 嘱患者右侧卧位
C. 液面与肛门距离35~40cm
D. 将臀部垫高10cm
E. 将肛管插入直肠7~9cm
17. 患者，男，24岁。肠道内积聚过量气体不能排出，伴腹胀及腹痛。下列护理措施错误的是
A. 向患者解释出现肠胀气的原因
B. 指导患者进食易消化的食物，多食用豆类
C. 鼓励患者进行适当活动
D. 进行腹部热敷
E. 必要时行肛管排气
18. 患者，男，35岁。在剖腹探查术后3日出现腹部胀痛。查体：腹部膨隆，叩诊呈鼓音。最佳的处理方法是
A. 清洁灌肠

B. 保留灌肠
C. 大量不保留灌肠
D. 肛管排气
E. 服药导泻

19. 患者，女，26 岁。出现肠胀气，予肛管排气后缓解不明显，再次进行排气时应间隔
A. 2~3 小时
B. 60 分钟
C. 40 分钟
D. 30 分钟
E. 15 分钟

20. 患者，女，38 岁。因腹痛、腹泻、果酱样便入院就诊。经检查确诊为阿米巴痢疾，遵医嘱行保留灌肠，采取右侧卧位的目的为
A. 利于药物达到治疗部位
B. 减少对患者的腹部刺激
C. 防止药液溢出
D. 使患者舒适安全
E. 使患者易于忍受

21. 患者，男，79 岁。因伤寒入院。需做大量不保留灌肠，降温灌肠时应保留 30 分钟，排便后复测体温的时间是
A. 10 分钟
B. 20 分钟
C. 30 分钟
D. 40 分钟
E. 50 分钟

22. 患者进行了肠梗阻手术之后，因为一直未通气，她的肛管插入的深度是
A. 10~15cm
B. 15~18cm
C. 7~10cm
D. 10~20cm
E. 20~30cm

23. 患者，女，50 岁。子宫全切术后 3 日，患者出现腹胀、便秘。最佳的灌肠方法是
A. 清洁灌肠
B. 甘油加温开水灌肠
C. 保留灌肠
D. 大量不保留灌肠
E. 服导泻药

三、A3/A4 型题

（每个案例下设若干道试题。请根据试题所提供的信息，在每一道试题下面的 A、B、C、D、E 五个备选答案中选择一个最佳答案）

（1~2 题共用题干）

患者，女，52 岁。卵巢癌术后，拔出尿管后 7 小时未能自行排尿。查体：耻骨上部膨隆，叩诊呈实音，有压痛。考虑为尿潴留。

1. 为维护患者自尊的护理措施是
A. 温水冲洗会阴以诱导排尿
B. 耐心解释并提供隐蔽的操作环境
C. 调整体位以协助排尿
D. 按摩其下腹部，使尿液排出
E. 教育其养成良好的排尿习惯

2. 为患者实施导尿时，第 2 次消毒的顺序是
A. 自上而下，由内向外再向内
B. 自下而上，由外向内
C. 自下而上，由内向外
D. 自上而下，由内向外
E. 自上而下，由外向内

3. 首次导出尿液不宜超过
A. 2000ml
B. 1200ml
C. 1700ml
D. 1500ml
E. 1000ml

4. 如果首次导尿过多，将会发生
A. 膀胱反射功能恢复减慢
B. 加重不舒适感
C. 血尿和虚脱
D. 诱发膀胱感染
E. 膀胱挛缩

（5~6 题共用题干）

患者，男，56 岁。患胃癌入院。术前遵医嘱行清洁灌肠。

5. 灌肠时，患者应采取的体位是
A. 仰卧位
B. 俯卧位
C. 头高足低位
D. 左侧卧位
E. 右侧卧位

6. 灌肠结束后，护士应嘱患者尽量保留灌肠溶液多久后再排便
A. 20~30 分钟
B. 15~20 分钟
C. 10~15 分钟
D. 5~10 分钟
E. 灌肠后立即排便

参考答案与解析

【参考答案】

一、A1 型题

1. C 2. C 3. C 4. C 5. C 6. E 7. A 8. A 9. C 10. E 11. C 12. C 13. C 14. B 15. D 16. C 17. E 18. B 19. D 20. E 21. B

二、A2 型题

1. D 2. B 3. D 4. D 5. D 6. B 7. A 8. D 9. B 10. E 11. E 12. C 13. B 14. A 15. D 16. D 17. B 18. D 19. A 20. A 21. C 22. B 23. B

三、A3/A4 型题

1. B 2. D 3. E 4. C 5. D 6. D

【解析】

扫码查看
相关内容

第十二节 药物疗法和过敏试验法

历年高频考点

考点 1：剧毒药和麻醉药，应加锁保管，专人负责，专本登记，班班交接。

考点 2：药瓶应有明显标签，标签颜色应根据药物种类进行选择，一般内服药用蓝色边，外用药用红色边，剧毒药用黑色边的标签。

考点 3：发药前由两人再根据服药本重新核对一遍，无误后方可发药。并协助患者服用药物，确认患者服下后方可离开。鼻饲患者应将药物研碎、溶解，再由胃管注入。

考点 4：发药前应了解患者有关资料，如患者因特殊检查或手术而禁食，或患者不在，不能当时服药，应将药物带回保管，适时再发或进行交班。

考点 5：氧气雾化吸入法雾化时调节氧流量达 6~8L/min。并注意：氧气湿化瓶内不放水，以防液体进入雾化器内使药液稀释。

经典习题演练

一、A1 型题

（每一道试题下面有 A、B、C、D、E 五个备选答案，请从中选择一个最佳答案）

1. 需要专人负责、加锁保存并列入交班内容的药物是
   A. 可待因
   B. 柴胡
   C. 地西泮
   D. 硝酸甘油
   E. 胎盘球蛋白
2. 药物保管中，剧毒药瓶上的标签颜色是
   A. 蓝色
   B. 红色
   C. 黑色
   D. 绿色
   E. 黄色
3. 易氧化和遇光变质须装在有色密盖瓶中保存的药物是
   A. 糖衣片
   B. 巴比妥
   C. 地西泮
   D. 氨茶碱
   E. 甲氧氯普胺
4. 按照药物保管要求，应放置在 2~10℃冰箱内的药品是
   A. 清蛋白
   B. 氨茶碱
   C. 维生素 C
   D. 酵母片

E. 苯巴比妥钠

5. 关于药物的保管原则，不正确的一项是
A. 药柜宜放在阳光充足的地方
B. 内服药、外用药、注射药应分类放置
C. 药瓶上应有明显标签
D. 由专人负责，定期检查
E. 剧毒药、麻醉药要加锁保管

6. 符合药物保管原则的是
A. 药柜应放在通风、干燥、阳光直射处
B. 各种药品按有效期放置，先领后用
C. 药瓶上标签明显，剧毒药用红色边的标签
D. 易挥发、潮解的药物应冷藏在 2～10℃ 的冰箱中
E. 个人专用的特种药物，应单独存放

7. 发挥药效最快的给药途径是
A. 静脉注射
B. 皮下注射
C. 口服
D. 外敷
E. 吸入

8. 临睡前的缩写是
A. qn
B. hs
C. DC
D. ac
E. pc

9. 不符合取药操作要求的是
A. 取固体药用药匙
B. 取水剂药液前将药液摇匀
C. 药液量不足 1ml，用滴管吸取
D. 油剂药液滴入杯内后加入适量冷开水
E. 患者个人专用药不可互相借用

10. 嘱患者服药时，应避免接触牙的药物是
A. 对乙酰氨基酚
B. 磺胺甲噁唑
C. 硝酸甘油
D. 洋地黄
E. 硫酸亚铁糖浆

11. 宜饭前服用的药物是
A. 胃蛋白酶合剂
B. 颠茄合剂
C. 维生素 C
D. 氨茶碱
E. 溴化铵

12. 指导患者服药，错误的方法是
A. 服铁剂忌饮茶
B. 服酸类药物需用吸水管吸入
C. 服止咳糖浆后不宜饮水
D. 助消化药饭前服
E. 对胃有刺激的药物饭后服

13. 服用止咳糖浆的正确方法是
A. 饭前服，服后立即饮少量水
B. 饭后服，服后立即饮大量水
C. 睡前服，服后立即饮少量水
D. 咳嗽时服，服后立即饮大量水
E. 在其他药物后服，服后不立即饮水

14. 利于黏稠痰液吸出的方法是
A. 体位引流
B. 雾化吸入
C. 增加吸痰次数
D. 缩短吸痰间隔时间
E. 延长每次吸痰时间

15. 下列有关超声雾化吸入的目的，不正确的叙述是
A. 预防感染
B. 解除痉挛
C. 消除炎症
D. 稀释痰液
E. 缓解缺氧

16. 为患者稀释痰液做雾化吸入，药物首选
A. 卡那霉素
B. 地塞米松
C. α-糜蛋白酶
D. 氨茶碱
E. 沙丁胺醇

17. 超声雾化吸入时减轻呼吸道黏膜水肿常用的药物是
A. 地塞米松
B. 氨茶碱
C. 庆大霉素
D. 沙丁胺醇
E. α-糜蛋白酶

18. 需同时注射数种药物时首先应注意药物
A. 有无沉淀
B. 有效期
C. 配伍禁忌
D. 刺激性
E. 作用

19. 皮内注射是将药液注入
A. 表皮
B. 真皮
C. 皮下组织
D. 表皮与真皮间

E. 真皮与皮下组织间

20. 皮内注射法用于药物过敏试验时，正确的做法是
A. 常选择上臂三角肌下缘作为药物过敏试验部位
B. 用2%碘酊消毒1遍，75%乙醇脱碘2遍
C. 进针角度为25°左右
D. 拔针时勿按压
E. 注射器的针尖斜面全部进入真皮下层

21. 用皮内注射法接种卡介苗，正确的步骤是
A. 注射前询问过敏史
B. 进针部位在前臂掌侧上段
C. 进针时针头与皮肤成5°角
D. 注入药物前要抽回血
E. 拔针后用干棉签轻压针刺处

22. 皮下注射的进针角度为
A. 0°~5°
B. 30°~40°
C. 45°
D. 60°
E. 90°

23. 臀大肌注射时患者侧卧的正确姿势是
A. 下腿伸直，上腿稍弯曲
B. 上腿伸直，下腿稍弯曲
C. 两腿伸直
D. 两腿弯曲
E. 双膝向腹部尽量弯曲

24. 静脉注射不正确的步骤是
A. 在穿刺点上方约6cm处扎止血带
B. 常规消毒皮肤后嘱患者握拳
C. 针头与皮肤成20°角进针
D. 见回血后即推注药液
E. 注射后用干棉签按压拔针

25. 股静脉的穿刺部位在
A. 股静脉外侧
B. 股动脉内侧
C. 股神经外侧
D. 股神经内侧
E. 股神经与股动脉之间

26. 股静脉穿刺后，局部按压时间至少为
A. 1分钟
B. 3分钟
C. 5分钟
D. 7分钟
E. 10分钟

27. 各种注射法中，针头与皮肤的角度错误的是
A. 皮内注射：5°
B. 皮下注射：50°
C. 肌内注射：90°
D. 静脉注射：15°~30°
E. 股静脉注射：90°

28. 禁做青霉素过敏试验的患者是
A. 首次使用青霉素
B. 患者有过敏史
C. 有家族过敏史
D. 停药3天后再用
E. 用药中更换药物批号

29. 发生青霉素过敏反应，患者最早出现的症状是
A. 意识丧失
B. 血压下降
C. 面色苍白
D. 喉头水肿、气促
E. 幻觉、谵妄

30. 不符合破伤风抗毒素皮试结果阳性表现的是
A. 局部皮丘红肿扩大
B. 硬结直径为1cm
C. 红晕大于4cm
D. 皮丘周围有伪足、痒感
E. 患者出现气促、发绀、荨麻疹

31. 关于TAT脱敏注射法，正确的是
A. 分2次、量由小到大、每隔20分钟注射1次
B. 分3次、量由小到大、每隔20分钟注射1次
C. 分3次、量平均、每隔20分钟注射1次
D. 分4次、量由小到大、每隔20分钟注射1次
E. 分4次、量平均、每隔20分钟注射1次

32. 破伤风抗毒素脱敏注射时出现轻微反应的处理是
A. 立即停止脱敏注射
B. 立即皮下注射盐酸肾上腺素
C. 待反应消退后减量增次注射
D. 待反应消退后按原量注射
E. 待反应消退后一次注射

33. 注射前必须做皮肤过敏试验的麻醉药物是
A. 普鲁卡因
B. 利多卡因
C. 丁卡因
D. 丁哌卡因
E. 罗哌卡因

34. 关于碘过敏试验，正确的是
A. 静脉注射造影剂前不用做皮内试验
B. 试验方法包括口服法、眼结膜试验法
C. 皮内注射试验时皮丘直径超过2cm即可判断为阳性
D. 口服后出现眩晕、心悸等表现即可判断为

阳性

E. 过敏试验阴性者，造影时不会发生过敏反应

35. 下列皮试液 1ml 含量错误的是

A. 青霉素：500U

B. 链霉素：2500U

C. 破伤风抗毒素：150U

D. 细胞色素 C：7.5mg

E. 普鲁卡因：2.5mg

36. 超声雾化过程中，水槽内蒸馏水的温度是

A. 70℃

B. 60℃

C. 50℃

D. 40℃

E. 30℃

37. 青霉素过敏的首选抢救药物是

A. 0.1%盐酸肾上腺素

B. 阿托品

C. 普萘洛尔

D. 10%葡萄糖酸钙

E. 糖皮质激素

二、A2 型题

（每一道试题是以一个小案例出现，其下面有 A、B、C、D、E 五个备选答案，请从中选择一个最佳答案）

1. 患者，女，33 岁。诊断为 2 型糖尿病。医嘱皮下注射普通胰岛素 8U ac 30 分钟，ac 的执行时间是

A. 早上 8：00

B. 晚上 8：00

C. 临睡前

D. 饭前

E. 必要时

2. 患者，女，50 岁。因患呼吸系统疾病，需同时服用几种药物，最后服用的药物是

A. 维生素 K

B. 罗红霉素

C. 维生素 B_1

D. 复方甘草口服液

E. 乙酰半胱氨酸胶囊

3. 患者，女，50 岁。上呼吸道感染，医嘱口服磺胺类药抗感染，护士嘱其服药后多饮水，目的是

A. 维持血液 pH

B. 增强药物疗效

C. 减轻胃肠道刺激

D. 避免损坏造血系统

E. 加快药物溶解避免结晶析出

4. 患儿，男，6 个月。患佝偻病。医嘱：鱼肝油 6 滴，每日 1 次。取药时，护士杯中放少量温开水的目的是

A. 有利于吞服

B. 减少药量损失

C. 减少药物毒性

D. 避免药物挥发

E. 稀释药物

5. 患者，男，65 岁。上午 10 点行磁共振检查，护士分发口服药时患者未回，此时正确的处理是

A. 交给病友

B. 暂缓发药

C. 置于床头柜

D. 交给患者家属

E. 将药品退回药房

6. 患者，男，48 岁。同时口服下列药物时，宜最后服用的是

A. 地高辛

B. 止咳糖浆

C. 维生素 C

D. 维生素 B_1

E. 复方阿司匹林

7. 患者，女，46 岁。因 COPD 需要做雾化吸入，医嘱使用氨茶碱，其目的是

A. 消除炎症

B. 减轻黏膜水肿

C. 解除支气管痉挛

D. 保持呼吸道湿润

E. 稀释痰液使其易于咳出

8. 患者，女，25 岁。体温 39.3℃，咽痛，诊断为化脓性扁桃体炎。医嘱头孢曲松钠皮试，护士进行皮试时，正确的操作是

A. 选择前臂掌侧下段为注射部位

B. 注射完毕，迅速拔除针头，用棉签按压针眼

C. 注射时，针尖斜面向下

D. 针尖与皮肤成 15°刺入皮内

E. 用碘伏消毒皮肤

9. 患者，女，20 岁。因链球菌感染，护士给予肌内注射苄星青霉素，臀大肌注射部位为

A. 髂前上棘与尾骨连线外上 1/2 处

B. 髂前上棘与尾骨连线内上 1/2 处

C. 髂前上棘与尾骨连线外上 1/3 处

D. 髂前上棘与尾骨连线内上 1/3 处

E. 髂前上棘与尾骨连线内下 1/3 处

10. 患儿，男，1 岁。因淋巴结核住院，医嘱肌内注射数种药物。护士为该患儿肌内注射时，不恰当

的操作是
A. 注射时应固定好肢体，防止折针
B. 宜选用肌肉肥厚的臀大肌
C. 注意药物的配伍禁忌
D. 注意经常更换注射部位
E. 切勿将针梗全部刺入
11. 患者，女，23 岁。注射青霉素过程中觉头晕、胸闷；面色苍白，脉细弱，血压下降。应立即注射的药物是
A. 异丙嗪
B. 尼可刹米
C. 氢化可的松
D. 盐酸肾上腺素
E. 去甲肾上腺素
12. 患者，女，35 岁。诊断为肺结核。在使用链霉素治疗过程中，出现全身麻木抽搐，此时选用治疗的药物是
A. 10%葡萄糖酸钙
B. 0.1%肾上腺素
C. 新斯的明
D. 地塞米松
E. 山莨菪碱
13. 患者，女，32 岁。不慎割破手指，医嘱 TAT 肌内注射，立刻执行。患者行 TAT 过敏试验，结果阳性，正确的做法是
A. 禁用 TAT 注射
B. 备好抢救物品，直接注射 TAT
C. 注射肾上腺素等药物抗过敏
D. 采用脱敏疗法注射 TAT
E. 再做过敏试验并用生理盐水做对照试验
14. 患者，男，40 岁。因足部外伤 30 分钟就诊。清创缝合后遵医嘱 TAT 肌内注射，注射前需做 TAT 过敏试验。皮试液的浓度为
A. 15IU/ml
B. 150IU/ml
C. 1500IU/ml
D. 15 万 IU/ml
E. 150 万 IU/ml
15. 患者，女，17 岁。行破伤风抗毒素过敏试验。20 分钟后结果示局部皮丘红肿，硬结大于 1.5cm，红晕大于 4cm，自述有痒感。应采取的处理措施是
A. 将抗毒素分成 4 等份，分次注射
B. 在对侧前臂做对照试验后再注射
C. 将抗毒素稀释，分 2 次注射
D. 待患者痒感消失后再全量注射
E. 将抗毒素分 4 次逐渐增加剂量注射
16. 患者，男，32 岁。注射青霉素后感到胸闷、气促。护士发现患者面色苍白、冷汗、发绀，血压 60/40mmHg。此时，护士应立即为患者安置
A. 半坐卧位
B. 中凹卧位
C. 头低足高位
D. 头高足低位
E. 截石位

三、A3/A4 型题

（每个案例下设若干道试题。请根据试题所提供的信息，在每一道试题下面的 A、B、C、D、E 五个备选答案中选择一个最佳答案）

（1~2 题共用题干）

患者，女，55 岁。因哮喘发作在医院急诊就医。医嘱氨茶碱 0.2g 入 25%葡萄糖 20ml，iv。

1. 护士为患者行静脉注射时穿刺的角度为
A. 紧贴皮肤
B. 5°~10°
C. 15°~30°
D. 35°~38°
E. 40°~45°
2. 注射过程中发现局部肿胀，抽有回血，患者主诉疼痛明显，可能的原因是
A. 针头堵塞
B. 针头穿透血管壁
C. 针头斜面紧贴血管壁
D. 针头斜面一半在血管外
E. 针头穿刺过深致药物进入组织间隙

（3~5 题共用题干）

患者，男，65 岁。因直肠癌拟行手术治疗。医嘱：青霉素皮内试验，护士配好青霉素皮试液后给患者注射。

3. 注射的剂量应是
A. 1500U
B. 200U
C. 150U
D. 20U
E. 15U
4. 注射前应询问患者的情况不包括
A. 既往是否使用过青霉素
B. 最后一次使用青霉素的时间
C. 有无其他药物或食物过敏
D. 是否对海鲜、花粉等过敏
E. 家属有无青霉素过敏
5. 皮试和注射前须做好急救准备工作，重点需备好

的药物是
A. 盐酸肾上腺素
B. 地塞米松注射剂
C. 氢化可的松注射剂
D. 碳酸氢钠注射液
E. 葡萄糖酸钙注射剂

参考答案与解析

【参考答案】

一、A1 型题

1. A　2. C　3. D　4. A　5. A　6. E　7. A　8. B　9. D　10. E　11. A　12. D　13. E　14. B　15. E　16. C　17. A　18. C　19. D　20. D　21. C　22. B　23. B　24. D　25. B　26. B　27. B　28. B　29. D　30. B　31. D　32. C　33. A　34. D　35. D　36. C　37. A

二、A2 型题

1. D　2. D　3. E　4. B　5. B　6. B　7. C　8. A　9. C　10. B　11. D　12. A　13. D　14. B　15. E　16. B

三、A3/A4 型题

1. C　2. D　3. D　4. B　5. A

【解析】

扫码查看
相关内容

第十三节　静脉输液和输血法

历年高频考点

考点 1：输液速度应根据患者的年龄、病情、药物性质进行调节，一般成人 40～60 滴/分，儿童 20～40 滴/分。高渗盐水、含钾药物、升压药物等输入速度宜慢。

考点 2：循环负荷过重（急性肺水肿）。由于输液速度过快，短时间内输入液体量过多，导致循环血量急剧增加，心脏负荷过重，患者突然出现呼吸困难，咳粉红色泡沫样痰等。

考点 3：空气栓塞临床表现。输液过程中，患者感觉胸部异常不适或胸骨后疼痛，随即出现呼吸困难、严重发绀，伴濒死感，心前区听诊可闻及响亮的、持续的水泡声。

考点 4：库存血。指保存在 4℃ 冰箱内，有效期 2～3 周的血液。大量输注库存血，可导致酸中毒和高钾血症。

考点 5：成分输血是目前临床上常用的输血方法。

考点 6：白细胞浓缩悬液，适用于粒细胞缺乏合并严重感染的患者。

考点 7：血小板浓缩悬液，适用于血小板减少或功能障碍所致的出血患者。

考点 8：白蛋白液。从血浆中提取制成，可提高血浆胶体渗透压、增加血浆蛋白浓度。适用于低蛋白血症患者。

考点 9：备血。静脉输全血、红细胞、白细胞、血小板等血制品必须做血型鉴定和交叉配血试验，输入血浆前须做血型鉴定。

考点 10：需根据医嘱及输血申请单采集血标本，且每次只能为一位患者采集，严禁同时采集两位以上患者的血标本。

经典习题演练

一、A1 型题

（每一道试题下面有 A、B、C、D、E 五个备选答案，请从中选择一个最佳答案）

1. 对严重烧伤、大出血、休克患者采用静脉输液治疗的目的是
A. 补充水分及电解质
B. 补充营养，供给热量

C. 输入药物，治疗疾病
D. 增加循环血量，改善微循环
E. 改善心脏功能

2. 下列不是输液目的的选项是
A. 纠正水电解质失调
B. 增加血容量
C. 输入药物
D. 供给各种凝血因子
E. 利尿消肿

3. 为了给患者补充热量，输液中应选用
A. 各种代血浆
B. 0.9%氯化钠
C. 5%碳酸氢钠
D. 5%~10%葡萄糖溶液
E. 50%葡萄糖注射液

4. 供给电解质的溶液是
A. 5%葡萄糖
B. 复方氯化钠
C. 20%甘露醇
D. 11.2%乳酸钠
E. 脂肪乳剂

5. 对维持血浆胶体渗透压、增加血容量、升高血压有显著效果的溶液是
A. 林格液
B. 生理盐水
C. 5%葡萄糖溶液
D. 10%葡萄糖溶液
E. 中分子右旋糖酐

6. 为了改善患者的微循环，应选用的溶液是
A. 5%葡萄糖溶液
B. 0.9%氯化钠溶液
C. 低分子右旋糖酐
D. 10%葡萄糖溶液
E. 5%碳酸氢钠

7. 胶体溶液的性质不包括
A. 分子量大
B. 具有较高的渗透压
C. 常用于纠正电解质紊乱
D. 有维持循环血量和升压作用
E. 在血管内停留时间较长

8. 静脉留置针输液时，确定穿刺点，在其上方多少厘米处扎止血带
A. 4cm
B. 6cm
C. 8cm
D. 10cm
E. 12cm

9. 颈外静脉输液的最佳穿刺点在
A. 下颌角与锁骨上缘中点连线下 1/3 处
B. 下颌角与锁骨下缘中点连线下 1/3 处
C. 下颌角与锁骨下缘中点连线上 1/3 处
D. 下颌角与锁骨上缘中点连线上 1/3 处
E. 下颌角与锁骨上缘中点连线中 1/3 处

10. 颈外静脉置管后，如发现硅胶管内有回血，应立即用
A. 0.9%氯化钠冲洗
B. 无菌注射用水冲洗
C. 肝素液冲洗
D. 4%碳酸氢钠冲洗
E. 5%葡萄糖氯化钠冲洗

11. 输液速度的调节与下列无关的是
A. 药液的浓度
B. 药液的刺激性
C. 患者的年龄
D. 治疗的要求
E. 输液量的多少

12. 输液过程中导致静脉痉挛的原因是
A. 输液速度过快
B. 液体注入皮下组织
C. 针头阻塞
D. 患者肢体抬举过高
E. 输入的药液温度过低

13. 输液时如何处理因静脉痉挛导致滴注不畅
A. 减慢滴液速度
B. 加压输液
C. 局部热敷
D. 适当更换肢体位置
E. 降低输液瓶位置

14. 静脉输液时，茂菲滴管内的液面自行下降，原因是
A. 输液瓶挂得太高
B. 输液速度过快
C. 环境温度太低
D. 患者肢体摆放不当
E. 滴管或滴管以下导管有漏气

15. 静脉输液引起发热反应的常见原因是输入液体
A. 量过多
B. 速度过快
C. 温度过低
D. 时间过长
E. 制剂不纯

16. 不属于导致静脉炎的原因的是

A. 长期输入高浓度溶液
B. 静脉内留置塑料管时间较长
C. 无菌操作不严格
D. 反复输入刺激性强的药物
E. 输液速度过快

17. 血液病患者最适用的血制品是
A. 新鲜血
B. 库存血
C. 纤维蛋白原
D. 新鲜血浆
E. 冷冻血浆

18. 使用前需放在37℃温水中提温的血液制品是
A. 普通血浆
B. 干燥血浆
C. 冷冻血浆
D. 新鲜血
E. 库存血

19. 直接输血100ml，需加4%枸橼酸钠
A. 5ml
B. 6ml
C. 7ml
D. 8ml
E. 10ml

20. 输血前准备工作，下列错误的是
A. 检查库存血质量，血浆呈红色，不能使用
B. 血液从血库取出后，在室温内放置15分钟再输入
C. 先给患者静脉滴注0.9%氯化钠溶液
D. 两人核对供、受血者的姓名、血型和交叉试验结果
E. 在血中加入异丙嗪25mg，以防过敏反应

21. 发生溶血反应后，为增加血红蛋白在尿中的溶解度，常用
A. 枸橼酸钠
B. 氯化钠
C. 碳酸氢钠
D. 乳酸钠
E. 葡萄糖酸钙

22. 因输血致溶血反应的处理中下列错误的是
A. 立即停止输血
B. 维持静脉通道以便给药
C. 热水袋敷双侧肾区
D. 酸化尿液
E. 密切观察生命体征及尿量

23. 预防溶血反应的措施不包括
A. 严格执行查对制度
B. 做好血液质量检查
C. 输血前肌内注射异丙嗪
D. 血液中勿随意加入药物
E. 血液不能加温、振荡

24. 大量输入库存血时，为防止枸橼酸钠毒性反应可
A. 皮下注射异丙嗪
B. 静脉注射10%葡萄糖酸钙
C. 静脉注射5%地塞米松
D. 皮下注射肾上腺素
E. 静脉滴注5%碳酸氢钠

25. 大量输注库存血后要防止发生
A. 碱中毒和低血钾
B. 碱中毒和高血钾
C. 酸中毒和低血钾
D. 酸中毒和高血钾
E. 低血钾和低血钠

26. 当输血发生溶血反应时，出现黄疸和血红蛋白尿的机制是
A. 红细胞凝集成团，阻塞部分小血管
B. 凝集的红细胞发生溶解，血红蛋白释放入血浆
C. 血红蛋白凝结成结晶体阻塞肾小管
D. 肾小管内皮缺血、缺氧而坏死
E. 红细胞破坏释放凝血物质而引起DIC

二、A2型题

（每一道试题是以一个小案例出现，其下面有A、B、C、D、E五个备选答案，请从中选择一个最佳答案）

1. 患者，女，58岁。确诊为慢性肾小球肾炎10余年，近1周来出现双下肢水肿加重。为其输液治疗应选用的胶体溶液为
A. 浓缩白蛋白注射液
B. 中分子右旋糖酐
C. 低分子右旋糖酐
D. 低分子羟乙基淀粉
E. 水解蛋白注射液

2. 某女性患者，因蛛网膜下腔出血，昏迷3天，经抢救后病情渐稳定，现持续输液，请问静脉输液管的更换时间为
A. qw
B. qd
C. qod
D. biw
E. Bid

3. 患者，男，40岁。患慢性阑尾炎，心肺功能良好。

按医嘱给予头孢曲松钠静脉输注，适宜的滴速为
A. 10~20 滴/分
B. 20~40 滴/分
C. 40~60 滴/分
D. 60~90 滴/分
E. 90~120 滴/分
4. 患者，男，78 岁。因上呼吸道感染诱发慢性阻塞性肺病急性发作，入院后给予抗感染、平喘、祛痰治疗。输液总量为 800ml，计划 5 小时输完，输液器滴系数为 15，每分钟滴数为
A. 30 滴
B. 35 滴
C. 40 滴
D. 45 滴
E. 50 滴
5. 某患者 6 小时内需输液 1500ml，应调节滴速为每分钟
A. 60 滴
B. 62 滴
C. 65 滴
D. 70 滴
E. 72 滴
6. 患者，男，70 岁。需输 1000ml 液体，用滴系数为 15 的输液器，每分钟 40 滴，输完需用
A. 2 小时 15 分钟
B. 2 小时 45 分钟
C. 4 小时 15 分钟
D. 4 小时 45 分钟
E. 6 小时 15 分钟
7. 护士巡视病房，发现患者静脉输液的溶液不滴，挤压时感觉输液管有阻力，松手时无回血，此种情况是
A. 输液压力过低
B. 针头滑出血管外
C. 静脉痉挛
D. 针头斜面紧贴血管壁
E. 针头阻塞
8. 患者，男，65 岁。确诊肺心病 20 余年。今晨因呼吸困难伴喘息加重急诊入院。输液过程中，突然出现胸闷、咳嗽、咳粉红色泡沫样痰。听诊两肺满布湿啰音，心率快且律不齐。该患者可能发生
A. 心绞痛
B. 心肌梗死
C. 过敏反应
D. 肺栓塞
E. 急性肺水肿
9. 患者，女，74 岁。输液过程中发生肺水肿，吸氧时需用 20%~30%乙醇湿化。其目的是
A. 减低肺泡表面张力
B. 消毒吸入的氧气
C. 使患者呼吸道湿润
D. 使痰液湿薄，易咳出
E. 减低肺泡内泡沫表面张力
10. 患者因输液左上肢引起条索状红线，红、肿、热、痛，伴畏寒、发热。下述处理错误的是
A. 用抗生素
B. 95%乙醇湿敷
C. 超短波理疗
D. 抬高患肢
E. 增加患肢活动
11. 患者，女，68 岁。因乳腺癌住院化疗。为其输液过程中，患者出现呼吸困难，听诊心前区有响亮的水泡音，患者可能发生空气栓塞。空气栓塞的部位是在
A. 主动脉入口
B. 肺动脉入口
C. 肺静脉入口
D. 上腔静脉入口
E. 下腔静脉入口
12. 患者，男，66 岁。因病情需要行加压静脉输液。加压输液期间，护士应
A. 根据情况调节滴速
B. 预防性服用抗过敏药
C. 严格控制输液量
D. 守候在患者床旁
E. 预防性服用舒张血管药物
13. 患者，男，45 岁。患十二指肠溃疡，突然出现呕血，面色苍白，脉搏 120 次/分，血压 60/45mmHg，医嘱输血 400ml，目的是补充
A. 抗体
B. 血容量
C. 血小板
D. 凝血因子
E. 血红蛋白
14. 患者，女，32 岁。贫血严重。医嘱为该患者静脉输血，其治疗目的是
A. 补充血容量
B. 增加白蛋白
C. 补充血红蛋白
D. 排出有害物质
E. 补充抗体和补体

15. 患者，女，28岁。手术出血约800ml，现需输入600ml血液。每输完200ml血液，再次输入另一袋血之前，应滴注
A. 5%葡萄糖
B. 复方氯化钠
C. 0.9%氯化钠
D. 3.8%枸橼酸钠
E. 5%葡萄糖氯化钠
16. 患者，女，45岁。因门脉高压大出血入院，医嘱输血1000ml，该患者输血的目的不包括
A. 补充血容量
B. 改善休克症状
C. 预防肝性脑病
D. 补充凝血因子
E. 改善微循环
17. 患者，男，44岁。因食入烙饼，食管静脉破裂出血约1000ml，输入大量库存血后，出现心率缓慢、手足抽搐、血压下降、伤口渗血。出现以上症状的有关因素是
A. 血钙降低
B. 血钙升高
C. 血钾降低
D. 血钾升高
E. 血钠降低
18. 为慢性心力衰竭患者进行输液治疗时，输液速度应控制在
A. 10~20滴/分
B. 20~30滴/分
C. 30~40滴/分
D. 40~50滴/分
E. 50~60滴/分

三、A3/A4型题

(每个案例下设若干道试题。请根据试题所提供的信息，在每一道试题下面的A、B、C、D、E五个备选答案中选择一个最佳答案)

(1~3题共用题干)

患者，男，58岁。因肺癌化疗3天后，注射部位沿静脉走向出现条索状红线，并且有红、肿、热、痛等症状。

1. 根据患者的表现，初步判断患者可能发生了
A. 化学性静脉炎
B. 机械性静脉炎
C. 血栓性静脉炎
D. 化脓性静脉炎
E. 空气栓塞
2. 正确处理的措施是
A. 适当降低患肢高度
B. 增加患肢活动
C. 局部冷敷
D. 减慢输液速度
E. 硫酸镁湿敷
3. 为预防以上情况的发生，在为患者输液过程中应重点注意
A. 选择输液的血管应从近心端开始
B. 有刺激性的药物应用少量液体稀释
C. 输液速度宜快，减少对血管的刺激
D. 有计划地更换输液部位，保护静脉
E. 严格进行查对制度，防止差错发生

(4~5题共用题干)

患者，女，68岁。静脉输液过程中，患者主诉胸骨后疼痛，随即出现呼吸困难，严重发绀，听诊心前区有水泡音。

4. 根据患者临床表现，该患者可能出现
A. 急性肺水肿
B. 心肌梗死
C. 过敏反应
D. 空气栓塞
E. 发热反应
5. 此时应立即停止输液，协助患者取
A. 俯卧位
B. 头高足低位
C. 去枕仰卧位
D. 半坐卧位，床尾抬高
E. 左侧卧位，头低足高

(6~8题共用题干)

患者，女，78岁。输血15分钟后诉头胀痛、胸闷、腰背剧烈疼痛，随后出现酱油色尿。

6. 根据临床表现，该患者可能出现了
A. 急性肺水肿
B. 过敏反应
C. 发热反应
D. 溶血反应
E. 空气栓塞
7. 尿液呈酱油色，是因为尿中含有
A. 红细胞
B. 白细胞
C. 血红蛋白
D. 血小板
E. 胆红素
8. 发生此反应时，护士首先应
A. 吸氧

B. 通知医生
C. 停止输血
D. 腰部封闭治疗
E. 静脉注射碳酸氢钠

（9~10 题共用题干）

患者，女，27 岁。分娩时因大出血，输入大量库存血后心率缓慢，手足抽搐、血压下降、会阴伤口渗血。

9. 该患者可能发生了
A. 休克加重
B. 溶血反应
C. 血清病型反应
D. 急性心力衰竭
E. 枸橼酸钠中毒反应

10. 出现该情况的原因是
A. 血钙升高
B. 血钙降低
C. 血钾升高
D. 血钾降低
E. 血钠降低

参考答案与解析

【参考答案】

一、A1 型题

1. D　2. D　3. D　4. B　5. E　6. C　7. C　8. D　9. D　10. C　11. E　12. E　13. C　14. E　15. E　16. E　17. A　18. C　19. E　20. E　21. C　22. D　23. C　24. B　25. D　26. B

二、A2 型题

1. A　2. B　3. C　4. C　5. B　6. E　7. E　8. E　9. E　10. E　11. B　12. D　13. B　14. C　15. C　16. C　17. A　18. B

三、A3/A4 型题

1. A　2. E　3. D　4. D　5. E　6. D　7. C　8. C　9. E　10. B

【解析】

扫码查看
相关内容

第十四节　标本采集

历年高频考点

考点 1：血培养标本。将血液注入瓶内，轻轻摇匀。一般血培养取血 5ml；亚急性感染性心内膜炎患者，应取血 10~15ml，以提高细菌培养阳性率。

考点 2：全血标本。立即取下针头，将血液沿管壁缓慢注入盛有抗凝剂的试管内，并轻轻摇动以使血液和抗凝剂混合。

考点 3：常规尿标本采集需嘱患者将晨起第 1 次尿液留于标本容器内，量约 100ml。因晨尿浓度较高，未受饮食的影响，检验结果准确，更具有参考意义。

考点 4：女性患者在月经期不宜留取尿标本。

考点 5：粪便常规标本。嘱患者将粪便排于清洁便盆内，用检便匙在粪便中央部分取或取黏液、脓血等异常部分，量约 5g，放入检便盒内。

考点 6：粪潜血标本。嘱患者在检查前 3 天禁食肉类、动物血、肝脏、含铁剂药物及绿色蔬菜，以避免出现假阳性。

考点 7：留痰标本查找癌细胞，应立即送检，或用 10% 甲醛溶液或 95% 乙醇溶液固定后送检。

考点 8：咽拭子标本采集操作重点。取出咽拭子中的无菌长棉签，快速擦拭两侧腭弓和咽、扁桃体的分泌物。

经典习题演练

一、A1 型题

（每一道试题下面有 A、B、C、D、E 五个备选答案，请从中选择一个最佳答案）

1. 采集细菌培养标本时，不正确的做法是
A. 使用抗生素之前采集
B. 放入无菌容器内
C. 培养液应足量
D. 培养液无变质
E. 加入防腐剂

2. 不符合血培养标本采集原则的是
A. 标本容器外贴标签
B. 采集量一般为 3ml
C. 在使用抗生素前采集
D. 采集时严格执行无菌操作
E. 血液注入标本瓶后轻轻摇匀

3. 需用抗凝管采血的检查是
A. 甘油三酯的测定
B. 肝功能检查
C. 血清酶测定
D. 尿素氮测定
E. 血钠测定

4. 采血清标本做肝功能检查，错误的步骤是
A. 空腹采血
B. 用干燥试管
C. 采血后取下针头缓慢注入试管
D. 血液泡沫不能注入试管
E. 血液注入试管后要摇动

5. 有关血标本采集法，错误的是
A. 血气分析应备干燥注射器和肝素
B. 血清标本应放在凝血管内
C. 血培养标本应在使用抗生素前采血
D. 血生化标本应在空腹时采血
E. 输血时应在对侧肢体抽血

6. 尿常规检查时，留取尿标本的时间正确的是
A. 饭前半小时
B. 全天尿液
C. 早晨第 1 次尿
D. 随时收集尿液
E. 饭后半个小时

7. 留取 24 小时尿标本应告知患者从几点开始到几点结束
A. 早 5：00 至晚 5：00
B. 早 7：00 至晚 7：00
C. 早 6：00 至次日晨 6：00
D. 早 8：00 至次日晨 8：00
E. 早 7：00 至次日晨 7：00

8. 对 17-羟类固醇检查的尿标本使用浓盐酸防腐剂的作用是
A. 防止尿中激素被氧化
B. 固定尿中有机成分
C. 保持尿液的化学成分不变
D. 避免尿液被污染变质
E. 防止尿液颜色改变

9. 留 24 小时尿标本时加入甲醛的作用是
A. 固定尿中有机成分
B. 防止尿液中的激素被氧化
C. 防止尿液被污染变质
D. 保持尿液中的化学成分
E. 防止尿液改变颜色

10. 采集粪便标本检查阿米巴原虫前，将便盆加热的目的是
A. 减少污染
B. 保持原虫活力
C. 降低假阳性率
D. 降低假阴性率
E. 使患者舒适

11. 查找癌细胞的痰标本不能及时送检，固定时应选择
A. 10%甲醛
B. 75%乙醇
C. 1%甲醛
D. 5%浓盐酸
E. 10%冰醋酸

12. 甲状腺功能检查前 14 日不能吃
A. 海参
B. 小龙虾
C. 牛蛙
D. 鲫鱼
E. 小黄鱼

二、A2 型题

（每一道试题是以一个小案例出现，其下面有 A、B、C、D、E 五个备选答案，请从中选择一个最佳答案）

1. 患者，女，35 岁。因高热、牙龈出血及多处皮肤

瘀点5天入院。医嘱开具下列检验单。护士采血时，应优先采集的标本是
A. ABO血型
B. 血生化组合
C. 凝血四项
D. 血常规
E. 血培养

2. 患者，女，71岁。患原发性高血压10年。长期服用排钾利尿药控制血压，现因低血钾收入院。护士在患者右手进行静脉穿刺滴入含钾溶液。4小时后遵医嘱抽血复查血钾。不宜选择的穿刺部位是
A. 右肘正中静脉
B. 右股静脉
C. 左手背静脉
D. 左肘正中静脉
E. 左肘静脉

3. 患者，女，28岁。近日晨起呕吐，月经停止，疑为妊娠前期。为确诊需采集尿标本，留取标本时间宜为
A. 饭前
B. 饭后
C. 即刻
D. 睡前
E. 晨起

4. 患者，男，39岁。患亚急性感染性心内膜炎，需抽血做血培养，护士取血量为
A. 2ml
B. 4ml
C. 5ml
D. 8ml
E. 10ml

5. 患者，女，52岁。近期乏力明显，食欲缺乏，巩膜黄染。医嘱查碱性磷酸酶，护士取血的时间是
A. 即刻
B. 饭前
C. 睡前
D. 晨起空腹时
E. 饭后2小时

6. 患者，男，69岁。患肾脏疾病，需做尿蛋白定量检查，为保持尿液的化学成分不变，需在标本中加入
A. 甲醛
B. 甲苯
C. 乙醇
D. 稀盐酸
E. 浓盐酸

7. 患者，女，28岁。1周来晨起眼睑水肿，排尿不适，尿色发红，疑急性肾小球肾炎，需留12小时尿做艾迪计数。为防止尿液久放变质，应在尿液中加入
A. 甲醛
B. 乙醛
C. 己烯雌酚
D. 稀盐酸
E. 浓盐酸

8. 患者，女，24岁。血吸虫感染。现需留取粪便标本做血吸虫孵化检查，护士告知患者标本留取的正确方法是
A. 留取全部粪便并及时送检
B. 将便盆加温再留取少许粪便
C. 用检便匙取脓血处粪便
D. 取少量异常粪便置蜡纸盒送检
E. 进试验饮食后第3日留便送检

9. 患者，男，25岁。需留取粪便标本检查蛲虫，护士应告知患者标本采集的时间为
A. 早餐后立即采集
B. 餐后2小时内
C. 上午9时
D. 午休后2小时内
E. 晚上睡觉前

10. 患者，男，49岁。为查找癌细胞需留痰标本，固定标本的溶液宜选用
A. 40%甲醇
B. 5%苯酚
C. 95%乙醇
D. 40%甲醛
E. 稀盐酸

11. 患者，男，36岁。口腔溃疡1周。采集标本做真菌培养，正确的采集方法是
A. 采集患者24小时痰液
B. 用无菌长棉签擦拭腭弓分泌物
C. 用无菌长棉签擦拭咽部分泌物
D. 用无菌长棉签快速擦拭扁桃体分泌物
E. 用无菌长棉签在口腔溃疡面上取分泌物

三、A3/A4型题

（每个案例下设若干道试题。请根据试题所提供的信息，在每一道试题下面的A、B、C、D、E五个备选答案中选择一个最佳答案）

（1~2题共用题干）

患者，男，67岁。1年前诊断为心绞痛。今日午

后无明显诱因出现心前区疼痛，服硝酸甘油不能缓解。急诊入院，医嘱要求检查 CPK。

1. 采集血标本时，正确的措施是
   A. 取血 1ml
   B. 采血后避免振荡，防止溶血
   C. 采血后更换针头再注入试管内
   D. 可在静脉留置针处取血
   E. 快速将血液注入试管内
2. 试管外标签注明的内容不包括
   A. 科室
   B. 床号
   C. 姓名
   D. 取血量
   E. 送检目的

（3~4 题共用题干）

患者，男，30 岁。因急性肾小球肾炎入院。为协助确诊，医嘱需留 12 小时尿做艾迪计数。

3. 护士告知患者留取 12 小时尿液的正确方法是
   A. 晨 7 时开始留尿，至晚 7 时弃去最后 1 次尿
   B. 晨 7 时排空膀胱后开始留尿，留至晚 7 时最后 1 次尿
   C. 晚 7 时开始留尿，至次晨 7 时弃去最后 1 次尿
   D. 晚 7 时排空膀胱后开始留尿，至次晨 7 时留取最后 1 次尿
   E. 任意取连续 12 小时尿液
4. 集尿瓶中加入的防腐剂是
   A. 10%甲醛
   B. 40%甲醛
   C. 浓盐酸
   D. 0.5%~1.0%甲苯
   E. 1%~2%甲苯

参考答案与解析

【参考答案】

一、A1 型题

1. E　2. B　3. D　4. E　5. B　6. C　7. E　8. A　9. A　10. B　11. A　12. A

二、A2 型题

1. E　2. A　3. E　4. E　5. D　6. B　7. A　8. A　9. E　10. C　11. E

三、A3/A4 型题

1. B　2. D　3. D　4. B

【解析】

扫码查看
相关内容

第十五节　病情观察和危重患者的抢救

历年高频考点

考点 1：急性病容表现——面色潮红、呼吸急促、兴奋不安、口唇干裂、表情痛苦等。慢性病容表现——面色苍白或灰暗、面容憔悴、精神萎靡、双目无神等。

考点 2：体温低于 35.0℃，见于休克和极度衰竭的患者；持续高热、超高热，体温持续不升均表示病情严重。

考点 3：脉率低于 60 次/分或高于 140 次/分以及间歇脉、脉搏短绌、细脉等，均表示病情有变化。

考点 4：保持呼吸道通畅——昏迷患者应将头偏向一侧，并及时用吸引器吸出呼吸道分泌物，以防误吸而导致呼吸困难，甚至窒息。

考点 5：血气分析检查是用氧的客观指标，动脉血氧分压（PaO_2）正常值为 80~100mmHg，当患者 PaO_2 低于 50mmHg 时，应给予吸氧。

考点 6：持续鼻导管给氧的患者，鼻导管应每日更换 2 次以上，双侧鼻孔交替插管。鼻塞给氧应每日更换鼻塞。面罩给氧应 4~8 小时更换一次面罩。

考点 7：吸氧浓度和氧流量的换算法：吸氧浓度（%）= 21+4×氧流量（L/min）。

考点 8：肝硬化伴食管-胃底静脉曲张、近期曾有上消化道出血、胃穿孔的患者，禁忌洗胃。

经典习题演练

一、A1 型题

（每一道试题下面有 A、B、C、D、E 五个备选答案，请从中选择一个最佳答案）

1. 双侧瞳孔缩小见于
   A. 有机磷中毒
   B. 颅压增高
   C. 硬脑膜下血肿
   D. 脑疝早期征象
   E. 以上都不是
2. 正常人瞳孔直径为
   A. 1～2mm
   B. 2～3mm
   C. 2.5～5.0mm
   D. 4～5mm
   E. 5mm 以上
3. 急救室应备的急救器械一般不包括
   A. 呼吸机
   B. 吸氧设备
   C. 心电图机
   D. 电动吸引器
   E. 超声雾化吸入器
4. 当患者的动脉血氧分压低于多少时需给予吸氧
   A. 35mmHg
   B. 42mmHg
   C. 50mmHg
   D. 57mmHg
   E. 65mmHg
5. 对氧气湿化瓶的处理不妥的是
   A. 装入冷开水
   B. 瓶内水量为 2/3 满
   C. 通气管浸入液面下
   D. 雾化吸入时瓶内不放水
   E. 湿化瓶定时更换
6. 无治疗价值的氧气浓度是低于
   A. 25%
   B. 30%
   C. 35%
   D. 40%
   E. 45%
7. 电动吸痰器吸痰的原理是
   A. 正压原理
   B. 负压原理
   C. 虹吸原理
   D. 空吸原理
   E. 静压原理
8. 用吸痰管进行气管内吸痰的方法是
   A. 自上而下抽吸
   B. 自下而上抽吸
   C. 上下移动导管进行抽吸
   D. 左右旋转向上提吸
   E. 固定一处抽吸
9. 气管内吸痰一次吸引时间不宜超过 15 秒，其主要原因是
   A. 吸痰器工作时间过长易损坏
   B. 吸痰管通过痰液过多易阻塞
   C. 引起患者刺激性呛咳造成不适
   D. 引起患者缺氧和发绀
   E. 吸痰用托盘暴露时间过久造成细菌感染
10. 吸痰时，如痰液黏稠，下列处理错误的是
    A. 滴少量生理盐水
    B. 增大负压吸引力
    C. 叩拍胸背部
    D. 协助更换卧位
    E. 雾化吸入
11. 吸痰时痰液黏稠辅助叩背的目的是
    A. 胸壁震荡促进胸肌血液循环
    B. 气管震动促进 IgA 功能
    C. 胸壁震荡提高呼吸肌功能
    D. 促使痰液松动
    E. 胸壁气管震动对抗气管刺激
12. 使用电动吸引器吸痰时，储液瓶内的吸出液应及时倾倒，不应超过瓶的
    A. 3/4
    B. 2/3
    C. 1/2
    D. 1/4
    E. 1/5
13. 洗胃目的不包括
    A. 清除胃内刺激物
    B. 减轻胃黏膜水肿
    C. 用灌洗液中和毒物
    D. 手术或检查前准备
    E. 排除肠道积气
14. 在现场抢救急性中毒患者时，应先采用的排出毒物的方法是

A. 催吐
B. 漏斗洗胃
C. 电动洗胃机洗胃
D. 硫酸镁导泻
E. 造瘘口洗胃

15. 以下患者禁忌洗胃的是
A. 幽门梗阻者
B. 昏迷者
C. 食管静脉曲张者
D. 胆囊炎患者
E. 胃炎患者

16. 乐果中毒禁用
A. 2%～4%碳酸氢钠
B. 1∶15 000～1∶20 000高锰酸钾
C. 0.1%硫酸铜
D. 5%醋酸
E. 牛奶

17. 磷化锌中毒禁用
A. 2%～4%碳酸氢钠
B. 1∶15 000～1∶20 000高锰酸钾
C. 0.1%硫酸铜
D. 5%醋酸
E. 牛奶

18. 成人使用人工呼吸机，潮气量的标准是每千克体重
A. 5ml
B. 6ml
C. 8ml
D. 17ml
E. 12ml

19. 对使用呼吸机的患者应观察其自主呼吸与呼吸机是否同步，通气量合适时患者表现为
A. 胸部起伏，皮肤潮红
B. 血压升高，脉搏加快
C. 多汗，浅表静脉允盈消失
D. 烦躁，生命体征平稳
E. 胸廓起伏规律，肺部呼吸音清晰

20. 患者呼吸困难应用呼吸机辅助通气时，若患者通气过度，通常表现为
A. 皮肤潮红、多汗
B. 抽搐、昏迷
C. 烦躁、脉率快
D. 血压升高
E. 胸部起伏规律

21. 急诊护士在抢救过程中，正确的是
A. 任何情况下，护士不执行口头医嘱
B. 抢救完毕，请医生第2天补写医嘱与处方
C. 输液瓶、输血袋用后及时按医用垃圾处理
D. 急救药品使用后的空安瓿经患者检查后方可丢弃
E. 口头医嘱向医生复述一遍，经双方确认无误后方可执行

22. 下列最能提示抗休克治疗后微循环改善的指标是
A. 尿量每小时达30ml
B. 意识变清楚
C. 脉率减慢
D. 肢端温度上升
E. 肤色转红润

二、A2型题

（每一道试题是以一个小案例出现，其下面有A、B、C、D、E五个备选答案，请从中选择一个最佳答案）

1. 患者，女，25岁。夜间急诊入院。患者表情很痛苦、呼吸急促，伴有鼻翼扇动，口唇有疱疹，面色潮红，测体温39℃。该患者属于
A. 急性病容
B. 慢性病容
C. 病危病容
D. 休克病容
E. 恶性病容

2. 患者，女，73岁。脑出血昏迷1周。护士护理患者时，正确的措施是
A. 用约束带保护，防止坠床
B. 保持病室安静，光线宜暗
C. 测口温时护士扶托体温计
D. 用干纱布盖眼防止发生角膜炎
E. 每隔3小时给患者鼻饲流质饮食

3. 患者，女，77岁。昏迷4天，眼睑不能闭合。护理眼部首选的措施是
A. 滴眼药水
B. 热敷眼部
C. 干纱布遮盖
D. 按摩双眼睑
E. 生理盐水纱布遮盖

4. 患者，男，60岁。患慢性支气管炎，鼻导管吸氧后病情好转。停用氧时首先应
A. 关闭氧气筒总开关
B. 关闭氧气流量表
C. 记录停氧时间
D. 拔出鼻导管
E. 取下湿化瓶

5. 患者，男，81岁。患肺心病。因呼吸困难，行气

管切开。术后患者给氧方法宜采用
A. 头罩法
B. 鼻塞法
C. 漏斗法
D. 面罩法
E. 双侧鼻导管法

6. 患儿，男，5岁。因急性肺炎入院。呼吸急促，肺部听诊有痰鸣音，给予氧气吸入。最适合于患儿的用氧方法是
A. 鼻塞法
B. 单侧鼻导管法
C. 面罩法
D. 头罩法
E. 氧气帐法

7. 患者，女，76岁。高浓度吸氧2天，提示患者可能出现氧中毒的表现是
A. 轻度发绀
B. 显著发绀
C. 三凹征明显
D. 干咳、胸痛
E. 动脉血 $PaCO_2$>90mmHg

8. 某患者正在行氧气疗法，其流量表指示流量为4L/min，该患者的吸入氧浓度是
A. 21%
B. 26%
C. 49%
D. 37%
E. 41%

9. 患者，男，64岁。诊断为肺气肿。吸入氧浓度为33%，应调节氧流量为
A. 1L/min
B. 2L/min
C. 3L/min
D. 4L/min
E. 5L/min

10. 患者，男，56岁。患重症肺炎合并肺型脑病。肺部听诊有痰鸣音，给予持续氧气、雾化吸入，巡视病房时发现患者出现呼吸困难、发绀，这时应采取的措施是
A. 使用呼吸兴奋剂
B. 调大氧流量
C. 加压吸氧
D. 乙醇湿化
E. 吸痰

11. 患儿，女，14岁。1小时前误食毒蘑菇，现恶心、呕吐，神情紧张，意识清楚。立即为其洗胃，最佳方法是
A. 注洗器洗胃
B. 漏斗胃管洗胃
C. 口服催吐洗胃
D. 电动吸引器洗胃
E. 自动洗胃机洗胃

12. 某8岁男童，误服灭鼠药，送到医院洗胃。护士在操作过程中发现有血性液体流出，应立即采取的护理措施是
A. 减低吸引压力
B. 灌入止血剂止血
C. 更换洗胃液重新灌洗
D. 灌入蛋清水保护胃黏膜
E. 立即停止操作并通知医生

13. 患者，女，27岁。因交友情感受挫，自服有机磷农药，被同伴急送医院。护士为中毒者洗胃前先抽取胃内容物再行灌洗的主要目的是
A. 送检毒物测其性质
B. 减少毒物吸收
C. 防止胃管阻塞
D. 预防急性胃扩张
E. 防止灌入气管

14. 急诊室接诊一位中毒患者，已意识模糊，陪同患者就医者不知患者服用何种物质而致中毒，护士应选择的洗胃液是
A. 牛奶
B. 3%过氧化氢
C. 2%~4%碳酸氢钠
D. 1∶15 000高锰酸钾
E. 温开水或生理盐水

15. 患者，男，21岁。5分钟前误服硫酸，目前患者神志清楚。应立即给患者
A. 饮牛奶
B. 口服碳酸氢钠
C. 用硫酸镁导泻
D. 用2%碳酸氢钠洗胃
E. 用1∶15 000高锰酸钾洗胃

16. 患者，女，52岁。与家人争吵后喝下半瓶敌敌畏，洗胃时每次灌入的溶液量应为
A. 100~200ml
B. 200~300ml
C. 300~500ml
D. 400~600ml
E. 500~700ml

17. 患者，男，47岁。因敌百虫中毒急送医院，护士为其洗胃。禁用的洗胃溶液是

A. 高锰酸钾
B. 生理盐水
C. 碳酸氢钠
D. 温开水
E. 牛奶

18. 患者，女，35 岁。误食灭鼠药中毒，被送入急诊室。为患者洗胃首选
A. 温开水
B. 生理盐水
C. 2%碳酸氢钠
D. 4%碳酸氢钠
E. 1∶15 000高锰酸钾溶液

19. 患者，女，74 岁。使用呼吸机以增加机体通气量。对患者进行病情监测的内容不包括
A. 两侧胸廓运动对称情况
B. 血气分析结果
C. 缺氧症状有无改善
D. 呼吸机管路连接有无漏气
E. 患者生命体征平稳与否

20. 患者，男，68 岁。呼吸突然停止，应用呼吸机辅助呼吸，呼吸频率和每分通气量设为
A. 12～16 次/分，10～15L
B. 10～16 次/分，8～10L
C. 10～16 次/分，6～8L
D. 8～12 次/分，6～8L
E. 8～12 次/分，4～6L

21. 患者，男，34 岁。因出车祸致右下肢开放性骨折，大量出血，被送来急诊。在医生未到之前，接诊护士应立即
A. 详细询问车祸发生的原因
B. 向医院有关部门报告
C. 给患者注射镇静药
D. 给患者使用止血药
E. 给患者止血，测量血压，建立静脉通道

22. 张女士，经产妇，26 岁。妊娠 10 个月，急诊检查宫口已开 2cm，住院处护士首先应
A. 办理入院手续
B. 进行沐浴更衣
C. 进行会阴清洗
D. 让产妇步行入病区
E. 用平车送产房待产

23. 患者，女，22 岁。肝硬化 10 年。近 2 日嗜睡，今晨测体温时呼之不应，无自主运动，对声、光刺激无反应，该患者的意识为
A. 嗜睡
B. 意识模糊
C. 昏睡
D. 定向力障碍
E. 昏迷

24. 患者，男，55 岁。因大量呕血、黑便被送来急诊。既往有冠心病、肾动脉硬化。立即给予输血、补液及相应的止血措施。对此患者指导液体入量及输入速度最有意义的参考指标是
A. 中心静脉压
B. 肘静脉压
C. 血压
D. 心率
E. 尿量

三、A3/A4 型题

（每个案例下设若干道试题。请根据试题所提供的信息，在每一道试题下面的 A、B、C、D、E 五个备选答案中选择一个最佳答案）

（1～2 题共用题干）

患者，男，57 岁。因十二指肠溃疡造成幽门梗阻，恶心、呕吐。手术前 3 日用高渗盐水洗胃以减轻胃黏膜水肿和炎症，利于术后恢复。

1. 为幽门梗阻患者洗胃的适宜时间是
A. 饭后 0.5 小时
B. 饭后 1 小时
C. 饭后 2 小时
D. 饭后 3 小时
E. 空腹

2. 适用于幽门梗阻患者的洗胃法是
A. 口服催吐法
B. 漏斗胃管洗胃法
C. 电动吸引器洗胃法
D. 注洗器洗胃法
E. 自动洗胃机洗胃法

（3～4 题共用题干）

患者，男，33 岁。因车祸致颅脑损伤。观察病情时发现患者呼吸突然停止。

3. 应用简易呼吸器辅助患者呼吸，挤压、放松呼吸气囊的频率是
A. 6～8 次/分
B. 8～10 次/分
C. 10～12 次/分
D. 12～14 次/分
E. 16～20 次/分

4. 每次挤压的气体量是
A. 80～100ml
B. 100～150ml

C. 150~200ml
D. 200~400ml
E. 500~1000ml

参考答案与解析

【参考答案】

一、A1 型题

1. A 2. C 3. E 4. C 5. B 6. A 7. B 8. D 9. D 10. B 11. D 12. B 13. E 14. A 15. C 16. B 17. E 18. E 19. E 20. B 21. E 22. A

二、A2 型题

1. A 2. B 3. E 4. D 5. C 6. D 7. D 8. D 9. C 10. E 11. C 12. E 13. B 14. E 15. A 16. C 17. C 18. E 19. D 20. B 21. E 22. E 23. E 24. A

三、A3/A4 型题

1. E 2. D 3. E 4. E

【解析】

扫码查看
相关内容

第十六节 水、电解质、酸碱平衡失调患者的护理

历年高频考点

考点 1：酸碱平衡及调节。人体缓冲系统以 HCO_3^-/H_2CO_3 最为重要，其比值保持于 20∶1。

考点 2：高渗性脱水分为三度——轻度脱水者除口渴外，无其他症状，脱水量为体重的 2%~4%；中度脱水者有极度口渴，乏力、尿少和尿比重增高，脱水量为体重的 4%~6%；重度脱水者除上述症状外，出现躁狂、幻觉、谵妄，甚至昏迷，脱水量超过体重的 6%。

考点 3：实施液体疗法。补液时须严格遵循定量、定性和定时的原则。

考点 4：正常血钾浓度为 3.5~5.5mmol/L，每日需钾 75~100mmol（3~4g）。钾的总含量 2%在细胞外液中，对维持神经肌肉组织兴奋性和心肌功能等具有重要的生理作用。

考点 5：酸碱失调发生后，机体通过代偿机制以减轻酸碱紊乱，尽力使体液（血浆）的 pH 恢复至正常范围（7.35~7.45），如 pH 超过 7.8 或低于 6.8 可致命。代谢性酸中毒在临床上最为常见。

经典习题演练

一、A1 型题

（每一道试题下面有 A、B、C、D、E 五个备选答案，请从中选择一个最佳答案）

1. 成人细胞外液占体重的百分比约是
   A. 35%
   B. 30%
   C. 40%
   D. 20%
   E. 25%
2. 下列溶液中，适合治疗等渗性缺水的是
   A. 平衡盐溶液
   B. 5%葡萄糖
   C. 0.45%氯化钠
   D. 10%葡萄糖
   E. 3%氯化钠
3. 高渗性缺水患者常见的临床表现是
   A. 兴奋、手足麻木
   B. 淡漠、反应迟缓
   C. 口渴、谵妄
   D. 呆滞、嗜睡
   E. 头晕、视力减退
4. 不符合低钾血症临床表现的是
   A. 精神萎靡

B. 心律失常
C. 肠鸣音消失
D. 腹胀
E. 腱反射亢进

5. 不符合高钾血症的常见原因是
A. 急性肾衰竭少尿期
B. 大量输注葡萄糖和胰岛素
C. 缺氧、酸中毒
D. 大量输入库存血
E. 静脉补钾过量、过快、过浓

6. 患者膝腱反射消失，肠鸣音减弱，是发生了
A. 高钾血症
B. 低钾血症
C. 高钙血症
D. 低钙血症
E. 低磷血症

7. 高位肠梗阻易发生的酸碱失衡是
A. 代谢性酸中毒
B. 呼吸性酸中毒
C. 代谢性碱中毒
D. 呼吸性碱中毒
E. 代谢性酸中毒合并呼吸性碱中毒

二、A2 型题

（每一道试题是以一个小案例出现，其下面有 A、B、C、D、E 五个备选答案，请从中选择一个最佳答案）

1. 患者，男，36 岁。慢性上腹痛 12 年，上腹胀、呕吐宿食 3 天。缺失最明显的电解质可能是
A. 钾
B. 钙
C. 铁
D. 磷
E. 铜

2. 患者，男，26 岁。因不洁饮食，出现恶心、呕吐及腹泻，排水样便，伴头晕、四肢乏力。血清钾为 3.1mmol/L。医嘱给予外周静脉输液，5% 葡萄糖氯化钠注射液 500ml 中，最多可加入 10% 氯化钾
A. 10ml
B. 15ml
C. 20ml
D. 25ml
E. 5ml

3. 患者，男，60 岁。患慢性肺源性心脏病，出院后需服用呋塞米，护士进行健康教育时告知其要定期复查血电解质以了解其电解质情况，因为长期服用呋塞米易出现的电解质紊乱为
A. 低钠、高钙
B. 低钠、低钙
C. 低钾、低钠
D. 低钾、高氯
E. 低钾、低氯

参考答案与解析

【参考答案】

一、A1 型题

1. D　2. A　3. C　4. E　5. B　6. B　7. C

二、A2 型题

1. A　2. B　3. C

【解析】

扫码查看
相关内容

第十七节　临终患者的护理

历年高频考点

考点 1：呼吸停止、心脏停搏是传统判断死亡的标准。目前医学界逐步开始主张将脑死亡作为判断死亡的标准。

考点 2：脑死亡的判断标准。①不可逆的深度昏迷。②自主呼吸停止。③脑干反射消失。④脑电波平直。

考点 3：生物学死亡期是死亡过程的最后阶段。此期整个中枢神经系统和机体各器官的新陈代谢相继

终止，出现不可逆变化。

考点4：临终患者的心理反应过程分为5个阶段，即否认期、愤怒期、协议期、忧郁期与接受期。

考点5：确认患者死亡后，由医生开具死亡诊断书，护士应尽快进行尸体护理。

考点6：尸体护理操作时须将床放平，尸体仰卧，头下垫一枕头，以防面部淤血变色。在体温单40~42℃用红笔纵向记录死亡时间。

经典习题演练

一、A1 型题

（每一道试题下面有 A、B、C、D、E 五个备选答案，请从中选择一个最佳答案）

1. 死亡的诊断依据不包括
   A. 反射消失
   B. 呼吸、心搏停止
   C. 四肢冰冷
   D. 瞳孔散大而固定
   E. 心电图呈直线
2. 患者的临终状态又称为
   A. 临床死亡期
   B. 脑死亡期
   C. 生物学死亡期
   D. 濒死期
   E. 代谢衰退期
3. 下列不是临床死亡期的特征的是
   A. 呼吸停止
   B. 心搏停止
   C. 各种反射消失
   D. 延髓处于深度抑制状态
   E. 组织细胞新陈代谢停止
4. 临终患者最后丧失的感觉是
   A. 视觉
   B. 触觉
   C. 味觉
   D. 听觉
   E. 嗅觉
5. 尸斑通常出现在死亡后
   A. 2~4 小时
   B. 4~6 小时
   C. 6~8 小时
   D. 8~10 小时
   E. 10~12 小时
6. 临终关怀的宗旨是
   A. 延长生命
   B. 减少死亡率
   C. 提供姑息疗法，让患者舒适、安详
   D. 放弃特殊治疗
   E. 停止无望的救治
7. 濒死期患者的心理表现第一期是
   A. 否认
   B. 愤怒
   C. 协议
   D. 忧郁
   E. 接受
8. 心理反应处于否认期的临终患者常表现为
   A. 忧郁、悲哀
   B. 表情淡漠、嗜睡
   C. 心情不好对工作人员发脾气
   D. 不承认自己的病情，认为“不可能”
   E. 配合治疗，想尽一切办法延长寿命
9. 临终患者心理反应的最后阶段是
   A. 愤怒期
   B. 否认期
   C. 协议期
   D. 接受期
   E. 忧郁期
10. 临床上进行尸体料理的依据是
    A. 呼吸停止
    B. 各种反射消失
    C. 心脏停搏
    D. 意识丧失
    E. 医生作出“死亡”诊断后
11. 护士给刚病逝者进行尸体料理，头部垫枕头的主要目的是
    A. 易于辨认
    B. 安慰家属
    C. 保持舒适
    D. 防止面部淤血
    E. 保持正确姿势
12. 在医院病故的传染病患者，护士用消毒液清洁尸体后，填塞尸体孔道的棉球应浸有
    A. 1%氯胺溶液
    B. 过氧化氢溶液
    C. 生理盐水

D. 乙醇
E. 碘酊

二、A2 型题

（每一道试题是以一个小案例出现，其下面有 A、B、C、D、E 五个备选答案，请从中选择一个最佳答案）

1. 患者，女，78 岁。多器官衰竭，表现为意识模糊，肌张力消失，心音低钝，血压 70/40mmHg，潮式呼吸。此时患者处于
   A. 濒死期
   B. 临床死亡期
   C. 机体死亡期
   D. 生物学死亡期
   E. 脑死亡期
2. 患者，女，60 岁。宫颈癌末期，常常自语："这不公平，为什么是我！"出现这种心理反应，提示患者处于
   A. 接受期
   B. 否认期
   C. 愤怒期
   D. 协议期
   E. 忧郁期
3. 某癌症晚期患者，处于临终状态，感到恐惧和绝望，当其发怒时，护士应
   A. 热情鼓励，帮助其树立信心
   B. 指导用药，减轻患者痛苦
   C. 说服患者理智面对病情
   D. 理解、陪伴、保护患者
   E. 同情照顾，满足患者要求
4. 一位临终患者向护士叙述："我得病不怪别人。拜托你们尽力治疗，有什么新疗法，可以在我身上先试验。奇迹总是有的啊。"该患者处于心理反应的
   A. 否认期
   B. 愤怒期
   C. 协议期
   D. 忧郁期
   E. 接受期
5. 患者，男，48 岁。确诊为支气管肺癌后，患者表现为沉默、食欲缺乏、夜间入睡困难、易怒。护理工作中最应重视的问题是
   A. 继续加强与患者的沟通交流
   B. 鼓励患者自我表达，宣泄情绪
   C. 可利用治疗效果好的患者现身说法，正面宣教
   D. 防自杀、防伤人、防出走
   E. 家属加强支持与安慰

三、A3/A4 型题

（每个案例下设若干道试题。请根据试题所提供的信息，在每一道试题下面的 A、B、C、D、E 五个备选答案中选择一个最佳答案）

（1~2 题共用题干）

患者，女，33 岁。车祸伤及内脏出现衰竭症状，经抢救无效死亡。

1. 护士进行尸体护理的前提是
   A. 在家属的请求之后
   B. 患者的意识丧失之后
   C. 抢救工作效果不显著时
   D. 患者的呼吸、心搏停止后
   E. 医生作出"死亡"诊断之后
2. 尸体护理时，为了防止面部淤血，易于辨认。护士应采取的护理措施是
   A. 擦洗身体，填塞身体孔道
   B. 头下垫枕头
   C. 洗脸，闭合眼睑
   D. 第 1 张尸体识别卡系于右手腕部
   E. 第 2 张尸体识别卡放在尸单外面的腰部

参考答案与解析

【参考答案】

一、A1 型题

1. C　2. D　3. E　4. D　5. A　6. C　7. A　8. D　9. D　10. E　11. D　12. A

二、A2 型题

1. A　2. C　3. D　4. C　5. B

三、A3/A4 型题

1. E　2. B

【解析】

扫码查看
相关内容

第十八节　医疗和护理文件的书写

历年高频考点

考点1：按规定，患者及家属有权复印体温单、医嘱单、护理记录单。

考点2：医疗护理文件应妥善保存。住院期间由病房负责保管，出院或死亡后，将其整理好交病案室，并按卫生行政部门所规定的保存期限保管。

考点3：医嘱的处理原则——先急后缓，先临时后长期，先执行后抄写。护士应严格执行医嘱，如有疑问，应核对清楚，无误方可执行。

考点4：病室报告是值班护士对病区内患者的动态变化所做的书面交班记录。各班均用蓝墨水笔书写，要求字迹清楚，不得涂改，写完签全名。

考点5：书写交班报告的顺序。按出院、转出、死亡、新入院、转入、手术、分娩、病危、病重等顺序逐项书写，每项依床号顺序排列。

经典习题演练

一、A1 型题

（每一道试题下面有 A、B、C、D、E 五个备选答案，请从中选择一个最佳答案）

1. 患者在住院期间，其医疗护理文件应保管于
   A. 病房
   B. 住院处
   C. 护理部
   D. 医务处
   E. 病案室
2. 出院后医疗护理文件应保管于
   A. 出院处
   B. 住院处
   C. 医务处
   D. 护理部
   E. 病案室
3. 护士在体温单上绘制肛温的符号为
   A. ○（蓝色）
   B. ○（蓝色）
   C. ●（红色）
   D. ×（蓝色）
   E. ●（蓝色）
4. 体温单底栏的填写内容是
   A. 体温
   B. 脉搏
   C. 呼吸
   D. 住院天数
   E. 胃液引流量
5. 不属于医嘱内容的是
   A. 给药途径
   B. 护理级别
   C. 隔离种类
   D. 药物剂量
   E. 测生命体征的方法
6. 医嘱的内容不包括
   A. 医嘱日期
   B. 饮食
   C. 住院天数
   D. 护理级别
   E. 医生签名
7. 下列属于长期备用医嘱的是
   A. 一级护理
   B. 可待因 30mg，q8h，prn
   C. 普食
   D. 氧气吸入
   E. 青霉素 80 万单位 im，q6h
8. 临时备用医嘱的有效期为
   A. 6 小时
   B. 12 小时
   C. 24 小时
   D. 36 小时
   E. 48 小时
9. 护士处理医嘱时，应先执行
   A. 新开的长期医嘱
   B. 长期备用医嘱
   C. 临时备用医嘱
   D. 临时医嘱
   E. 停止医嘱

10. 医生开具“地西泮 5mg，po，sos”属于
   A. 短期医嘱
   B. 长期备用医嘱
   C. 临时医嘱
   D. 临时备用医嘱
   E. 长期医嘱
11. 护士在执行医嘱时不能
   A. 根据需要自行调整医嘱
   B. 严格遵守医嘱执行制度
   C. 有疑问时重新核对医嘱
   D. 患者有不良反应时复核医嘱
   E. 抢救时执行医生的口头医嘱
12. 病室交班报告一般应由
   A. 护士长书写
   B. 主班护士书写
   C. 高年资护士书写
   D. 年轻护士书写
   E. 实习护士书写
13. 护士在书写日间病室交班报告时，首先应写的内容是
   A. 3 床，某某，于上午 10 时入院
   B. 5 床，某某，于下午 3 时转科
   C. 8 床，某某，于上午 9 时手术
   D. 12 床，某某，于下午应招手术
   E. 19 床，某某，病危，治疗护理过程

二、A2 型题

（每一道试题是以一个小案例出现，其下面有 A、B、C、D、E 五个备选答案，请从中选择一个最佳答案）

1. 患者住院治疗已 1 周，卧床未下地活动，护士可以在患者病历首页的体温单上见到
   A. 底栏填写的手术后日数
   B. 眉栏各项用红笔填写的内容
   C. 底栏“体重”一栏中记录为“卧床”
   D. 40~42℃栏内蓝色笔纵行填写手术时间
   E. 底栏用铅笔填写并注明计量单位的内容
2. 患者大便失禁，护士需将此内容用符号形式记录在体温单上，表示便失禁的符号是
   A. “○”
   B. “×”
   C. “・”
   D. “E”
   E. “＊”
3. 患者，女，33 岁。卵巢囊肿摘除术后，疼痛剧烈。医嘱“哌替啶 50mg，im，prn”。此医嘱属于
   A. 临时医嘱
   B. 长期医嘱
   C. 临时备用医嘱
   D. 长期备用医嘱
   E. 特定时间医嘱
4. 患者，女，55 岁。患了宫肌瘤。次日上午手术，患者睡眠不佳，医嘱“地西泮 5mg，肌内注射，sos”，此医嘱属于
   A. 长期医嘱
   B. 临时备用医嘱
   C. 长期备用医嘱
   D. 指定时间的医嘱
   E. 临时医嘱
5. 患者，女，36 岁。子宫全切除术后第 2 天，主诉伤口疼痛无法入睡。医嘱“地西泮 10mg，im，st”，此项医嘱属于
   A. 应立即执行的临时医嘱
   B. 按时执行的长期医嘱
   C. 按时执行的临时医嘱
   D. 需要时可用的临时备用医嘱
   E. 需要时可用的长期备用医嘱
6. 患者，女，34 岁。今早主诉昨晚夜间多梦易醒，下午医生开出医嘱：地西泮 5mg，po，sos。当晚患者睡眠良好，该项医嘱未执行。值班护士应在次日上午，在该项医嘱栏内
   A. 用红笔写上“失效”
   B. 用蓝笔写上“失效”
   C. 用红笔写上“未用”
   D. 用蓝笔写上“未用”
   E. 用红笔写上“作废”
7. 一位患者因胆绞痛入院。患者疼痛剧烈，医嘱“吗啡 5mg，iv”。护士认为医嘱存在错误，去找这位医生沟通，医生拒绝修改。护士的做法不妥的是
   A. 报告给护士长
   B. 报告给上级医生
   C. 按医嘱执行
   D. 暂缓执行医嘱
   E. 报告给科主任
8. 患者，男，40 岁。因急性胰腺炎伴意识模糊入住 ICU。其特护记录单记录的内容不包括
   A. 护理措施
   B. 生命体征
   C. 出入液量
   D. 神志、瞳孔
   E. 患者社会关系
9. 护士小刘在书写日间交班报告时，在下列患者中

首先应写

A. 4 床，患者甲，上午 10 时转呼吸科

B. 18 床，患者乙，上午 9 时入院

C. 21 床，患者丙，上午 8 时手术

D. 25 床，患者丁，下午行胸腔穿刺术

E. 41 床，患者戊，医嘱特级护理

参考答案与解析

【参考答案】

一、A1 型题

1. A 2. E 3. B 4. E 5. E 6. C 7. B 8. B 9. D 10. D 11. A 12. B 13. B

二、A2 型题

1. C 2. E 3. D 4. B 5. A 6. C 7. C 8. E 9. A

【解析】

扫码查看
相关内容

第二章　循环系统疾病患者的护理

第一节　循环系统解剖生理

历年高频考点

考点1：左、右心房之间，左、右心室之间各有肌性房间隔和室间隔相隔。

考点2：心外膜即心包的脏层紧贴于心脏表面，与心包壁层形成心包腔，腔内含少量浆液起润滑作用。

考点3：冠状动脉是营养心脏的血管，起源于主动脉根部。左冠状动脉主要负责左心房、左心室前壁、侧壁及室间隔前2/3部位心肌的血液供应（左、侧、前）。

考点4：心脏传导系统包括窦房结（起搏点，自律性最高）、结间束、房室结、希氏束、左右束支及其分支和浦肯野纤维（传导速度最快），负责心脏正常冲动的形成和传导。

经典习题演练

A1 型题

（每一道试题下面有A、B、C、D、E五个备选答案，请从中选择一个最佳答案）

1. 下列不属于心脏传导系统的是
   A. 窦房结
   B. 房室结
   C. 冠状窦
   D. 希氏束
   E. 结间束
2. 心脏自身的血液供应主要来自
   A. 主动脉
   B. 锁骨下动脉
   C. 冠状动脉
   D. 肺动脉
   E. 肺静脉
3. 不属于心室肌细胞生理特征的是
   A. 兴奋性
   B. 自律性
   C. 传导性
   D. 收缩性
   E. 应激性
4. 三尖瓣的解剖位置在
   A. 左心室和主动脉之间
   B. 右心室和肺动脉之间
   C. 左心房和左心室之间
   D. 右心房和右心室之间
   E. 主动脉和肺动脉之间
5. 阐述循环系统血管功能时，其中动脉又被称为
   A. 阻力血管
   B. 功能血管
   C. 容量血管
   D. 直连血管
   E. 短路血管

参考答案与解析

【参考答案】

A1 型题

1. C 2. C 3. E 4. D 5. A

【解析】

扫码查看
相关内容

第二节 心功能不全患者的护理

历年高频考点

考点1：感染是心力衰竭最常见和最主要的诱因，特别是呼吸道感染。

考点2：左心衰竭主要表现为肺循环淤血，主要症状是呼吸困难。最早出现的是劳力性呼吸困难，经休息后缓解；最典型的是阵发性夜间呼吸困难。

考点3：交替脉是左心衰竭的特征性体征。肺部可闻及湿啰音，急性肺水肿时可出现哮鸣音。

考点4：右心衰竭主要表现为体循环静脉淤血，其症状以食欲缺乏、恶心呕吐、水肿、腹胀、少尿、肝区胀痛等为特征。肝颈静脉回流征阳性为特征性体征。

考点5：洋地黄类药物是临床最常用的强心药物，具有正性肌力和减慢心率作用，不增加心肌氧耗量。

考点6：钙剂和洋地黄不同时使用，若有必要，至少间隔4~6小时。

考点7：急性左心衰竭特征性表现为突发性严重呼吸困难，咳大量粉红色泡沫样痰。

考点8：硝普钠应现用现配，避光滴注，有条件者可用输液泵控制滴速。

经典习题演练

一、A1 型题

（每一道试题下面有A、B、C、D、E五个备选答案，请从中选择一个最佳答案）

1. 冠心病引起心力衰竭的原因是
   A. 长期高脂饮食
   B. 心肌收缩无力
   C. 长期高血糖
   D. 长期吸烟
   E. 高血压
2. 心脏前负荷过重见于
   A. 高血压
   B. 主动脉瓣狭窄
   C. 二尖瓣狭窄
   D. 肺动脉高压
   E. 二尖瓣关闭不全
3. 减轻心脏前负荷的护理措施不包括
   A. 低盐饮食
   B. 低热量饮食
   C. 半卧位
   D. 两腿下垂
   E. 控制输液速度
4. 直接引起心脏后负荷加重的瓣膜病为
   A. 主动脉瓣狭窄
   B. 主动脉瓣关闭不全
   C. 二尖瓣狭窄
   D. 二尖瓣关闭不全
   E. 三尖瓣关闭不全
5. 引起右室压力负荷过重的疾病是
   A. 严重贫血
   B. 肺动脉高压
   C. 肺动脉瓣关闭不全

D. 三尖瓣关闭不全
E. 高血压

6. 左心功能不全最早出现的呼吸困难是
A. 端坐呼吸
B. 夜间阵发性呼吸困难
C. 急性肺水肿
D. 劳力性呼吸困难
E. 心源性哮喘

7. 慢性左心衰竭最典型的临床表现是
A. 劳力性呼吸困难
B. 夜间阵发性呼吸困难
C. 端坐呼吸
D. 咳嗽、咳痰
E. 嗜睡

8. 心源性呼吸困难最严重的为
A. 劳力性呼吸困难
B. 夜间阵发性呼吸困难
C. 端坐呼吸
D. 心源性哮喘
E. 急性肺水肿

9. 左心衰竭的早期脉搏表现是
A. 脉搏短绌
B. 缓脉
C. 奇脉
D. 交替脉
E. 水冲脉

10. 心源性水肿的原因是
A. 左心衰竭
B. 心包炎
C. 右心衰竭
D. 心肌炎
E. 心肌病

11. 心源性水肿常首先表现为
A. 心前区水肿
B. 眼睑水肿
C. 足踝部、胫骨前水肿
D. 胸腔积液或心包积液
E. 腹水

12. 以下属于右心衰竭表现的是
A. 咳嗽
B. 咳痰
C. 交替脉
D. 肝大
E. 肺部湿啰音

13. 下列检查不能反映心功能状态的是
A. X 线检查
B. 超声心动图
C. 胸部 CT
D. 放射性核素检查
E. 有创性血流动力学检查

14. 下列心力衰竭治疗中不属于减轻心脏负荷的措施是
A. 身心休息
B. 低盐饮食、给氧
C. 使用利尿药
D. 应用扩血管药物
E. 使用洋地黄类药物

15. 对心力衰竭患者加强心肌收缩力的药物治疗为
A. 氢氯噻嗪
B. 呋塞米
C. 硝酸甘油
D. 硝普钠
E. 地高辛

16. 洋地黄与钙剂应避免同时应用，如有必要至少应间隔
A. 2 小时
B. 4 小时
C. 7 小时
D. 8 小时
E. 10 小时

17. 下列表现不是洋地黄中毒症状的是
A. 心动过缓
B. 心律失常
C. 恶心、呕吐
D. 头晕、嗜睡
E. 激惹、惊厥

18. 下列不是治疗心力衰竭的正性肌力药物的是
A. 二硝酸异山梨醇酯
B. 地高辛
C. 多巴胺
D. 毛花苷 C
E. 多巴酚丁胺

19. 心力衰竭患者的饮食，下列不妥的是
A. 低盐
B. 高热量
C. 富含维生素
D. 适量纤维素
E. 少量、多餐

20. 心力衰竭患者低盐饮食，主要是为了减轻
A. 左心前负荷
B. 左心后负荷
C. 右心前负荷
D. 右心后负荷

E. 右心前、后负荷

21. 急性左心衰竭的护理诊断首先是
   A. 体液增加
   B. 气体交换受损
   C. 恐惧
   D. 心排血量减少
   E. 主动脉高压
22. 导致左心衰竭症状的原因主要是
   A. 高血压
   B. 肺循环淤血
   C. 体循环淤血
   D. 循环血量减少
   E. 心室重构
23. 下列药物静脉滴注过程中需严密监测血压的是
   A. 利多卡因
   B. 氨茶碱
   C. 胺碘酮
   D. 硝普钠
   E. 呋塞米
24. 对心力衰竭患者输液，应严格限制滴速在每分钟
   A. 20~30 滴
   B. 30~40 滴
   C. 40~50 滴
   D. 不超过 60 滴
   E. 不超过 80 滴
25. 慢性心力衰竭发作最常见的诱因是
   A. 吸烟
   B. 情绪激动
   C. 劳累
   D. 感染
   E. 心律失常
26. 洋地黄类药物使用的禁忌证是
   A. 充血性心力衰竭
   B. 三度房室传导阻滞
   C. 心房颤动
   D. 室上性心动过速
   E. 心房扑动
27. 急性肺水肿患者的给氧方式应采用
   A. 高流量，20%~30%乙醇湿化
   B. 低流量，30%~50%乙醇湿化
   C. 高流量，10%~20%乙醇湿化
   D. 低流量，10%~20%乙醇湿化
   E. 持续低流量给氧

二、A2 型题

（每一道试题是以一个小案例出现，其下面有 A、B、C、D、E 五个备选答案，请从中选择一个最佳答案）

1. 患者，女，65 岁。有高血压病史 10 年。最近骑车上班时感胸闷、乏力、气促，休息后缓解。该患者的心功能为
   A. Ⅰ级
   B. Ⅱ级
   C. Ⅲ级
   D. Ⅳ级
   E. Ⅴ级
2. 患者，女，36 岁。有慢性风湿性心脏病二尖瓣狭窄病史。近日轻度活动即感心悸、气促。经护理评估此患者心功能分级为
   A. Ⅰ级
   B. Ⅱ级
   C. Ⅲ级
   D. Ⅳ级
   E. 不能确定
3. 患者，男，50 岁。既往高血压病史 10 年，1 个月前出现疲乏症状，近日出现劳力性呼吸困难，经休息后缓解。患者最可能出现
   A. 慢性左心衰竭
   B. 急性肺水肿
   C. 高血压危象
   D. 慢性右心衰竭
   E. 急性左心衰竭
4. 患者，女，50 岁。因胸闷、咳嗽、咳痰、呼吸困难、尿少就诊。既往有风湿性心脏病二尖瓣狭窄。考虑患者出现了心力衰竭，在饮食护理上患者要低盐饮食，其原因是
   A. 提高心肌收缩力
   B. 减轻肾脏负担
   C. 减轻肺水肿
   D. 减少液体潴留
   E. 避免肝脏受损
5. 一位长期接受治疗的心力衰竭患者，再次出现乏力、腹胀、心悸等症状，心率 120 次/分，心电图见明显的 U 波。正确的处理措施是
   A. 加大洋地黄用量
   B. 立即静脉推注呋塞米
   C. 静脉滴注碳酸氢钠
   D. 补充氯化钾
   E. 肌内注射硫酸镁
6. 某女患者，有风湿性心脏病史，因心源性水肿给予噻嗪类利尿药治疗时，特别注意预防
   A. 低钾血症

B. 高钠血症
C. 低钠血症
D. 高钾血症
E. 低镁血症

7. 患者，女，70岁。患有风湿性心脏病二尖瓣狭窄、慢性心力衰竭，进行强心、利尿、扩血管治疗。在使用洋地黄药物时，要注意患者有无禁忌证。下列属于应用洋地黄类药物禁忌证的疾病是
A. 充血性心力衰竭
B. 三度房室传导阻滞
C. 心房颤动
D. 室上性心动过速
E. 心房扑动

8. 患儿，男，1岁。诊断动脉导管未闭6个月。3天前出现发热、咳嗽，近1天来咳嗽、呼吸急促，三凹症明显，尿少，遂急诊入院。查体：T 38℃、P 160次/分，R 35次/分，肝肋下5cm。诊断动脉导管未闭合并心力衰竭，服用强心苷时，消化系统的中毒反应有
A. 头晕
B. 视物模糊
C. 心律不齐
D. 腹胀明显
E. 复视、黄绿视

9. 患儿，男，1岁。诊断为室间隔缺损8个月。3天前出现发热、咳嗽，近1天来咳嗽、呼吸急促，三凹症明显，尿少，遂急诊入院。查体：T 38℃、P 160次/分，R 35次/分，肝肋下5cm。诊断室间隔缺损合并心力衰竭，服用强心苷时，循环系统的中毒反应有
A. 室性期前收缩
B. 视物模糊
C. 恶心、呕吐
D. 腹胀明显
E. 复视、黄绿视

10. 患者，女，68岁。入院诊断：慢性心力衰竭。遵医嘱服用地高辛每日0.125mg。某日患者将白墙看成黄墙，提示患者出现
A. 心衰好转征象
B. 心律恢复正常
C. 洋地黄药物中毒
D. 血钾过低
E. 血钠过高

11. 患者，女，50岁。有风湿性心脏病二尖瓣狭窄、心力衰竭，进行强心、利尿、扩血管治疗。用药期间要注意有无洋地黄中毒表现，观察心电图变化，洋地黄中毒引起的心电图改变是
A. ST段压低
B. ST段抬高
C. ST段出现鱼钩样改变
D. 波倒置
E. 出现Q波

12. 患者，女，47岁。患风湿性心脏病二尖瓣狭窄6年余。近日上呼吸道感染后出现心力衰竭表现，乏力，稍事活动便出现心悸、憋气，伴有食欲缺乏，肝区胀痛，双下肢轻度水肿，双肺底湿啰音。心率128次/分。护士应如何指导患者休息
A. 活动不受限制
B. 从事轻体力活动
C. 增加睡眠时间，可起床做轻微活动
D. 卧床休息，限制活动量
E. 严格卧床休息，采取半卧位

13. 某风湿性心脏病患者，卧床4月余。每天需做下肢被动活动和按摩，其目的是
A. 促进末梢循环减少回心血量
B. 防止肢体肌肉萎缩
C. 防止下肢静脉血栓形成
D. 防止足部发生压疮
E. 使患者舒适促进睡眠

14. 患者，女，50岁。因咳嗽、咳痰、尿少、呼吸困难加重入院。既往有风湿性心脏病二尖瓣狭窄、心力衰竭。医生考虑患者有急性左心衰竭，进行强心、利尿、扩血管治疗，利尿药的最佳使用时间是
A. 早晨
B. 中午
C. 下午
D. 傍晚
E. 夜间

15. 患者，女，50岁。有风湿性心脏病二尖瓣狭窄、心力衰竭，进行强心、利尿、扩血管治疗，使用前需测心率的药物是
A. 甲氧氯普胺
B. 地高辛
C. 普萘洛尔
D. 硫糖铝片
E. 肠溶阿司匹林

16. 患者，女，20岁。因心悸、气促伴双下肢水肿3年，加重3天入院。诊断为风湿性心脏病二尖瓣狭窄并主动脉瓣关闭不全，心力衰竭二度（心功能Ⅲ级），给予地高辛等药物治疗。护士在给

地高辛前，下列不需做的是
A. 测血压
B. 询问有无恶心
C. 询问有无呕吐
D. 询问有无色视
E. 测脉搏、心率、心律

17. 患者，女，50 岁。因咳嗽、咳痰、尿少、呼吸困难加重入院。既往有风湿性心脏病二尖瓣狭窄、心力衰竭。医生考虑患者有急性左心衰竭，其咳嗽、咳痰的性质是
A. 白色浆液样痰
B. 偶尔咳嗽，咳粉红色泡沫样痰
C. 频频咳嗽，咳大量粉红色泡沫样痰
D. 偶尔咳嗽，咳白色泡沫样痰
E. 痰中带血丝

18. 患者，女，78 岁。间断胸闷 1 周，1 天前于夜间突然被迫坐起，频繁咳嗽，严重气促，咳大量粉红色泡沫样痰。既往患冠心病 10 年。考虑其发生左心衰竭、急性肺水肿。为减轻呼吸困难首先应采取的护理措施是
A. 高浓度吸氧
B. 利尿，低盐饮食
C. 端坐，双腿下垂
D. 平卧，抬高双腿
E. 皮下注射吗啡

19. 步行 6 分钟走 500 米，出现心悸、气促，心衰程度是
A. Ⅰ级
B. Ⅱ级
C. Ⅲ级
D. Ⅳ级
E. Ⅴ级

20. 心力衰竭患者出现洋地黄毒性反应，首要的处理措施是
A. 停用洋地黄药物
B. 补液，稀释体内药物
C. 电击复律
D. 利多卡因纠正心律失常
E. 利尿，促进排泄

21. 患者，男，39 岁。有慢性风湿性心脏病病史。近日轻度活动即感心悸、气促。经护理评估此患者心功能分级为
A. Ⅰ级
B. Ⅱ级
C. Ⅲ级
D. Ⅳ级
E. 不能确定

三、A3/A4 型题

（每个案例下设若干道试题。请根据试题所提供的信息，在每一道试题下面的 A、B、C、D、E 五个备选答案中选择一个最佳答案）

（1~3 题共用题干）

患者，女，63 岁。因支气管扩张合并肺部感染，左心衰竭入院治疗。入院时体温 39℃，呼吸急促，端坐呼吸。

1. 患者经抗炎利尿，强心治疗后体温降至正常，可平卧，现改用地高辛口服，护士给药时特别注意
A. 应饭后服药
B. 应空腹服药
C. 应准时服药
D. 用药前测脉率
E. 服药后少饮水

2. 患者服用地高辛几天后出现恶心呕吐，视物模糊，护士应立即
A. 报告护士长
B. 给予镇吐药
C. 做心电图检查
D. 做好患者心理护理
E. 停止服药并报告医生

3. 患者以往有骨质疏松，自行长期口服活性钙护士，应嘱咐患者
A. 立即停用
B. 自行间断服用
C. 改服他钙剂
D. 适当减量服用
E. 在医护人员指导下服用

参考答案与解析

【参考答案】

一、A1 型题

1. B　2. E　3. B　4. A　5. B　6. D　7. B　8. E　9. D　10. C　11. C　12. D　13. C　14. E　15. E　16. B　17. E　18. A　19. B　20. C　21. B　22. B　23. D　24. A　25. D　26. B　27. A

二、A2 型题

1. B　2. C　3. A　4. D　5. D　6. A　7. B　8. D　9. A　10. C　11. C　12. D　13. C　14. A　15. B　16. A　17. C　18. C　19. B　20. A　21. C

三、A3/A4 型题

1. D　2. E　3. A

【解析】

扫码查看
相关内容

第三节　心律失常患者的护理

历年高频考点

考点 1：心律失常患者首选的检查是心电图检查。做心电图检查时，单极胸导联 V_1 电极应放在胸骨右缘第四肋间。

考点 2：窦性心动过速频率>100 次/分，窦性心动过缓频率<60 次/分，一般不需特殊治疗。

考点 3：期前收缩是临床上最常见的心律失常。健康人在过度劳累、情绪激动、大量吸烟和饮酒、饮浓茶、进食咖啡因等可引起期前收缩。

考点 4：心房颤动心电图特征为窦性 P 波消失，代之以大小形态及规律不一的 f 波，频率 350～600 次/分，QRS 波群形态正常。心脏听诊第一心音强弱不一致，心律绝对不规则。脉搏表现为快慢不均，强弱不等，发生脉搏短绌现象，称为短绌脉。

考点 5：心室颤动是最严重的心律失常，常见于急性心肌梗死，查体心音消失、脉搏触不到，血压测不到。室颤可致心搏骤停，发生室颤应立即做非同步直流电除颤。

经典习题演练

一、A1 型题

（每一道试题下面有 A、B、C、D、E 五个备选答案，请从中选择一个最佳答案）

1. 窦性心律 P-R 间期的正常范围为
   A. 0.06～0.10 秒
   B. 0.10～0.12 秒
   C. 0.20～0.25 秒
   D. 0.12～0.20 秒
   E. 0.25～0.30 秒
2. 窦性心动过速心电图特征：窦性 P 波规律出现，频率为
   A. 60～80 次/分
   B. 80～100 次/分
   C. 100～150 次/分
   D. 180～200 次/分
   E. 200～220 次/分
3. 窦性心动过速的常见病因是
   A. 睡眠状态
   B. 应用受体阻断药时
   C. 健康运动员
   D. 使用阿托品时
   E. 洋地黄过量时
4. 下列选项不会发生窦性心动过速的是
   A. 发热
   B. 甲状腺功能亢进
   C. 运动
   D. 贫血
   E. 甲状腺功能减退症
5. 频发性室性期前收缩的定义是
   A. 室性期前收缩>60 次/分
   B. 室性期前收缩>30 次/分
   C. 室性期前收缩>20 次/分
   D. 室性期前收缩>10 次/分
   E. 室性期前收缩>5 次/分
6. 以下因素不会诱发期前收缩的是
   A. 过度劳累
   B. 大量饮酒
   C. 高钠饮食
   D. 饮浓茶

E. 情绪激动

7. 临床上最常见的心律失常为

A. 窦性心动过速

B. 窦性心动过缓

C. 窦性心律不齐

D. 期前收缩

E. 心室颤动

8. 房性期前收缩心电图特征中，下列描述正确的是

A. P 波提早出现，形态与窦性 P 波相同

B. P-R 间期大于 0.20 秒

C. 期前收缩的代偿间歇多不完全

D. QRS 波群形态与正常窦性心律的形态不同

E. 房性期前收缩的 P 波后可无 QRS 波群

9. 关于室性期前收缩的心电图表现，叙述正确的是

A. 有提前出现的宽大畸形的 QRS 波

B. T 波与 QRS 主波方向相同

C. QRS 波群前出现倒 P 波

D. 代偿间歇不完全

E. 室性融合波

10. 持久性心房颤动最常见的并发症是

A. 房室传导阻滞

B. 室性期前收缩

C. 肺部感染

D. 感染性心内膜炎

E. 动脉栓塞

11. 心室纤颤最常见的病因是

A. 休克

B. 急性心肌梗死

C. 心肌病

D. 心脏瓣膜病

E. 预激综合征

12. 心室颤动的临床表现不包括

A. 意识丧失

B. 面色苍白

C. 血压测不清

D. 脉搏触不到

E. 心音消失

13. 非同步电复律适用于

A. 心房扑动

B. 心房颤动

C. 心室颤动

D. 室上性心动过速

E. 室性心动过速

14. 可以通过刺激迷走神经而治疗的心律失常是

A. 心房颤动

B. 心室颤动

C. 室性心动过速

D. 室上性心动过速

E. 心房扑动

二、A2 型题

（每一道试题是以一个小案例出现，其下面有 A、B、C、D、E 五个备选答案，请从中选择一个最佳答案）

1. 患者，男，25 岁。因心悸来医院检查。下列检查可明确诊断心律失常的是

A. 心电图

B. 心音图

C. 超声心动图

D. 放射性核素检查

E. 心脏 X 线检查

2. 患者，女，68 岁。因“晕厥 1 次”入院。心电图：心率 38 次/分，P 波与 QRS 波各自独立，互不相干，心房率快，QRS 波形态及时限正常，R-R 间期相等。患者最有可能的诊断是

A. 一度房室传导阻滞

B. 三度房室传导阻滞

C. 交界性逸搏

D. 二度Ⅱ型房室传导阻滞

E. 二度Ⅰ型房室传导阻滞

参考答案与解析

【参考答案】

一、A1 型题

1. D　2. C　3. D　4. E　5. E　6. C　7. D　8. C　9. A　10. E　11. B　12. B　13. C　14. D

二、A2 型题

1. A　2. B

【解析】

扫码查看

相关内容

第四节 先天性心脏病患者的护理

历年高频考点

考点1：胚胎发育2～8周为心脏形成的关键期，先天性心脏畸形的形成主要在这一期，发病率为活产婴儿的5‰～8‰。

考点2：新生儿时期心率120～140次/分；2岁以后小儿收缩压可用（年龄×2+80）mmHg公式计算。

考点3：为预防动脉导管未闭，新生儿生后1周内用吲哚美辛以促进导管关闭。

考点4：法洛四联症以肺动脉狭窄、室间隔缺损、主动脉骑跨和右心室肥厚为主要临床特征。其中肺动脉狭窄为重要畸形。

考点5：法洛四联症缺氧发作的治疗要点：立即予以膝胸体位；吗啡皮下或肌内注射；β受体阻断药普萘洛尔加入10%葡萄糖稀释后缓慢静脉注射。

考点6：先天性心脏病患儿根据病情安排适当活动量，以免加重心脏负荷。

经典习题演练

一、A1型题

（每一道试题下面有A、B、C、D、E五个备选答案，请从中选择一个最佳答案）

1. 先天性心脏病在活产婴儿中的发病率为
   A. 1‰～2‰
   B. 3‰～4‰
   C. 5‰～8‰
   D. 9‰～12‰
   E. 12‰～14‰
2. 左向右分流性心脏病有
   A. 房间隔缺损
   B. 大动脉转位
   C. 主动脉狭窄
   D. 肺动脉狭窄
   E. 法洛四联症
3. 常见的青紫型先天性心脏病是
   A. 室间隔缺损
   B. 房间隔缺损
   C. 动脉导管未闭
   D. 法洛四联症
   E. 动脉瓣狭窄
4. 右向左分流性心脏病有
   A. 房间隔缺损
   B. 室间隔缺损
   C. 动脉导管未闭
   D. 主动脉狭窄
   E. 法洛四联症
5. 房间隔缺损患儿如行胸部X线检查，可发现
   A. 左房明显增大
   B. 主动脉弓抬高
   C. 左室增大
   D. 肺门舞蹈征
   E. 心脏外形无改变
6. 房间隔缺损患儿如需外科手术，手术时机一般选择在
   A. <1岁
   B. 1～3岁
   C. 1～5岁
   D. 3～5岁
   E. 出现持续青紫后
7. 左向右分流型先天性心脏病最常见的并发症是
   A. 脑脓肿
   B. 感染性心内膜炎
   C. 脑栓塞
   D. 脑膜炎
   E. 支气管肺炎
8. 室间隔缺损患儿在剧烈哭闹屏气时，可出现暂时性青紫的原因是
   A. 右心衰竭
   B. 主动脉高压
   C. 左心衰竭
   D. 肺动脉高压
   E. 肺动脉狭窄
9. 为防止青紫型先天性心脏病患儿发生血管栓塞，出现高热时应采取的护理措施是

A. 绝对卧床休息
B. 多喝水或静脉补液
C. 吸氧
D. 减少活动量
E. 避免哭闹

10. 杵状指出现在
A. 法洛四联症
B. 室间隔缺损
C. 房间隔缺损
D. 动脉导管未闭
E. 肺动脉狭窄

二、A2 型题

（每一道试题是以一个小案例出现，其下面有 A、B、C、D、E 五个备选答案，请从中选择一个最佳答案）

1. 患儿，男，1 岁。诊断动脉导管未闭 6 个月。3 天前出现发热、咳嗽，近 1 天来咳嗽明显、呼吸急促，三凹症明显，尿少，遂急诊入院。查体：T 38℃，P 160 次/分，R 35 次/分，胸骨左缘第 2 肋间可闻及粗糙连续性机器样杂音，肝肋下 5cm。该患儿可能是合并了
A. 支气管炎
B. 支气管肺炎
C. 肾衰竭
D. 心力衰竭
E. 肝功能衰竭

2. 患儿，男，4 岁。自幼青紫，生长发育落后，杵状指（趾），喜蹲踞，诊断为法洛四联症。20 分钟前，在剧烈活动后突然发生晕厥，可能为
A. 癫痫
B. 重度贫血
C. 缺氧发作
D. 呼吸衰竭
E. 心力衰竭

3. 患儿，男，3 岁。查体：胸骨左缘第 2 肋间可闻及粗糙的连续性机器样杂音，占整个收缩期和舒张期，向腋下传导，局部可触及震颤。该患儿最可能是
A. 室间隔缺损
B. 动脉导管未闭
C. 法洛四联症
D. 主动脉狭窄
E. 房间隔缺损

参考答案与解析

【参考答案】

一、A1 型题

1. C　2. A　3. D　4. E　5. D　6. D　7. E　8. D　9. B　10. A

二、A2 型题

1. D　2. C　3. B

【解析】

扫码查看
相关内容

第五节　高血压患者的护理

历年高频考点

考点 1：原发性高血压患者为预防或延缓并发症的发生，可根据年龄和身体状况选择运动方式，如慢跑、步行等。

考点 2：血压的测量应在静息的情况下进行，测量血压前应休息 5~10 分钟，测量前 30 分钟内不要吸烟，避免喝浓茶、咖啡及其他刺激性饮料。服完短效降压药后 2~6 小时测血压，此时测效果更好，反映的情况也最真实。

经典习题演练

一、A1 型题

（每一道试题下面有 A、B、C、D、E 五个备选答案，请从中选择一个最佳答案）

1. 目前国际上统一的高血压诊断标准为
   A. BP≥120/80mmHg
   B. BP≥130/85mmHg
   C. BP≥140/90mmHg
   D. BP≥150/95mmHg
   E. BP≥160/100mmHg
2. 同时患高血压和支气管哮喘的患者不能使用的降压药是
   A. 呋塞米
   B. 硝苯地平
   C. 哌唑嗪
   D. 阿替洛尔
   E. 卡托普利
3. 下列属于高血压 3 级的是
   A. BP≥130/85mmHg
   B. BP≥140/90mmHg
   C. BP≥180/110mmHg
   D. BP≥160/100mmHg
   E. BP≥170/105mmHg
4. 不属于原发性高血压导致靶器官受损并发症的靶器官是
   A. 脑
   B. 心
   C. 肾
   D. 血管
   E. 肝
5. 原发性高血压治疗的目的是
   A. 降低颅压
   B. 预防和延缓并发症的发生
   C. 提高疗效
   D. 降低病死率
   E. 推迟动脉硬化
6. 高血压危象药物治疗可首选
   A. 硝普钠
   B. 硝酸甘油
   C. 利尿药
   D. 甘露醇
   E. 美托洛尔（倍他乐克）
7. 高血压急症的特征是
   A. 老年人多见
   B. 持续性头痛
   C. 主动脉瓣区第二心音亢进
   D. 恶心、呕吐
   E. 舒张压持续在 130mmHg 以上
8. 硝苯地平属于
   A. β 受体阻断药
   B. 利尿药
   C. ACEI
   D. 钙通道阻滞药
   E. ARB

二、A2 型题

（每一道试题是以一个小案例出现，其下面有 A、B、C、D、E 五个备选答案，请从中选择一个最佳答案）

1. 患者，女，50 岁。因高血压 3 年反复来医院就诊。患者始终不理解自己为什么会患上高血压，护士为其进行健康教育时，讲解高血压疾病发病因素，其中不包括的因素是
   A. 遗传因素
   B. 年龄增大
   C. 体重超重
   D. 自身免疫缺陷
   E. 脑力活动过于紧张
2. 患者，女，58 岁。因高血压来医院就诊，经用药症状好转后，便不愿坚持用药，护士向其进行宣教说达到正常血压也要坚持治疗。成人正常血压是指
   A. 收缩压<100mmHg，舒张压<70mmHg
   B. 收缩压<110mmHg，舒张压<75mmHg
   C. 收缩压<120mmHg，舒张压<80mmHg
   D. 收缩压<130mmHg，舒张压<85mmHg
   E. 收缩压<140mmHg，舒张压<90mmHg
3. 患者，男，40 岁。有头痛、烦躁、眩晕、心悸、气促、视物模糊、恶心呕吐等症状，同时伴有尿少。既往有高血压史，平时血压没有控制。查体：血压 185/115mmHg。考虑患者有高血压危象。高血压危象发生在高血压疾病的时段是
   A. 早期发生
   B. 晚期发生
   C. 早期与晚期均可发生
   D. 无靶器官损害期

E. 靶器官损害期

4. 患者，女，56岁。因头晕、头痛就医。测血压165/105mmHg。有高血压家族史。诊断为原发性高血压。原发性高血压最严重的并发症是

A. 脑出血

B. 充血性心力衰竭

C. 肾衰竭

D. 冠心病

E. 糖尿病

5. 患者，男，45岁。近日诊断为高血压。饮食护理中食盐摄入量应是

A. <1g/d

B. <3g/d

C. <6g/d

D. <8g/d

E. <10g/d

6. 患者，男，60岁。血压140/90mmHg，诊断为1级高血压，遵医嘱给予非药物治疗。下列不正确的是

A. 合理膳食

B. 减轻体重

C. 保持健康心态

D. 参加举重活动

E. 其他行为疗法

7. 患者，女，58岁。因近日睡眠不好、头晕、有时步态不稳而就诊，发现血压高。既往曾有过高血压情况。医生主张非药物治疗。非药物治疗措施不包括

A. 限制钠盐摄入

B. 运动锻炼

C. 戒烟

D. 给氧

E. 保持健康心态

8. 某高血压病患者，同时患有支气管哮喘，不能使用的降压药物是

A. 呋塞米

B. 阿替洛尔

C. 硝苯地平

D. 卡托普利

E. 哌唑嗪

9. 患者，女，58岁。因近日睡眠不好、头晕、有时步态不稳而就诊，发现血压高，既往曾有过高血压情况，开始进行药物治疗。在下列药物中属于降压药物的是

A. 硝苯地平

B. 利多卡因

C. 地西泮

D. 阿司匹林

E. 普罗帕酮

10. 某企业高管，因工作压力大，长期失眠，为促进睡眠，睡前饮酒，体检时发现高血压，无高血压家族史，导致其高血压的原因是

A. 饮食不规律

B. 工作压力大

C. 生活不规律

D. 睡前饮酒

E. 散步

参考答案与解析

【参考答案】

一、A1型题

1. C 2. D 3. C 4. E 5. B 6. A 7. E 8. D

二、A2型题

1. D 2. C 3. C 4. A 5. C 6. D 7. D 8. B 9. A 10. B

【解析】

扫码查看相关内容

第六节 冠状动脉粥样硬化性心脏病患者的护理

历年高频考点

考点1：硝酸酯类药物是最有效、作用最快的终止心绞痛发作的药物。心绞痛发作时应立即停止活动，同时舌下含服硝酸甘油。

考点2：多数心肌梗死是由于粥样斑块破溃、出

血、管腔内血栓形成，使管腔闭塞，心肌缺血达20~30分钟以上，经休息和含服硝酸甘油不能缓解，心源性休克常于心肌梗死后数小时至1周内发生。

考点3：心肌梗死患者特征性的心电图改变是出现宽而深的病理性Q波，S-T段呈弓背向上抬高。

考点4：心肌梗死患者急性期绝对卧床，尽量避免搬动，避免诱因减少疼痛发作。同时保持环境安静、整齐，减少探视，避免不良刺激，保证睡眠。

经典习题演练

一、A1型题

（每一道试题下面有A、B、C、D、E五个备选答案，请从中选择一个最佳答案）

1. 心绞痛发作的典型部位在
   A. 心尖部
   B. 心前区
   C. 剑突附近
   D. 胸骨体中、上段之后部
   E. 胸骨体中下段之后部
2. 应用硝酸甘油缓解心绞痛，正确的护理是
   A. 药物用温开水送服
   B. 药物置口中，立即咽下
   C. 舌下含化，药物被唾液溶解使吸收减少
   D. 含药时宜平卧以防低血压
   E. 观察头晕，血压偏高表现
3. 要发生心肌梗死，心肌缺血时间需达
   A. 30分钟以上
   B. 15分钟以上
   C. 45分钟以上
   D. 60分钟以上
   E. 120分钟以上
4. 急性心肌梗死后室性心律失常最常发生于
   A. 6小时内
   B. 3小时内
   C. 12小时内
   D. 24小时内
   E. 48小时内
5. 室性心动过速最常见的病因是
   A. 心脏瓣膜病
   B. 冠心病
   C. 心肌病
   D. 心肌炎
   E. 感染性心内膜炎
6. 急性心肌梗死早期（24小时内）的主要死因是
   A. 心律失常
   B. 心室壁瘤
   C. 发热
   D. 心源性休克
   E. 心力衰竭
7. 心绞痛发作的首要护理措施是
   A. 立即描记心电图
   B. 观察疼痛性质
   C. 给予吸氧
   D. 让患者安静坐下或半卧
   E. 建立静脉通道
8. 急性心肌梗死患者入院第1周内，不恰当的护理措施是
   A. 疼痛缓解后可搬入普通病房
   B. 安抚患者紧张情绪，派专人守护
   C. 绝对卧床，不可在床上做肢体活动
   D. 协助生活护理，包括洗漱和床上排便
   E. 可进食清淡半流质饮食
9. 心肌梗死最常见的发生部位是
   A. 右心房
   B. 左心室正后壁
   C. 左心室前壁
   D. 右心室侧壁
   E. 左心房
10. 对急性心肌梗死急性期患者的护理措施，正确的是
    A. 高热量、高蛋白质饮食
    B. 低流量持续吸氧
    C. 协助患者如厕
    D. 预防便秘
    E. 指导患者尽早下地运动

二、A2型题

（每一道试题是以一个小案例出现，其下面有A、B、C、D、E五个备选答案，请从中选择一个最佳答案）

1. 患者，男，60岁。因胸痛就诊。既往有心绞痛10年。鉴别急性心肌梗死与心绞痛，症状的主要区别是
   A. 疼痛持续时间不同
   B. 疼痛表现不同

C. 疼痛部位不同
D. 疼痛性质不同
E. 引起诱因不同

2. 患者，男，50 岁。因胸痛就诊。诊断为心绞痛。发生心绞痛的主要病因是
A. 主动脉瓣狭窄
B. 主动脉瓣关闭不全
C. 心动过速
D. 心动过缓
E. 冠脉管腔狭窄和痉挛

3. 患者，女，65 岁。肥胖。有高血脂及高血压史。血压 180/100mmHg，近日心前区发生疼痛。如考虑为心绞痛，胸痛性质应是
A. 隐痛持续整
B. 锻炼后可减轻
C. 阵发针刺样痛
D. 刀割样痛
E. 压迫、发闷或紧缩感

4. 患者，男，62 岁。诊断为急性心肌梗死。本病最早、最突出的症状是
A. 烦躁不安
B. 胸前区疼痛
C. 胸前区憋闷
D. 疲乏无力
E. 心率快

5. 患者，男，60 岁。因做家务时突发心前区疼痛，伴胸闷憋气来院就诊。诊断为急性心肌梗死，收入院治疗。进行电监护，以防突发心律失常。急性心肌梗死患者预示室颤发生的心律失常是
A. 心房颤动
B. 室性心动过速
C. 室上性心动过速
D. 窦性心动过缓
E. 一度房室传导阻滞

6. 患者，男，65 岁。患冠心病 10 年。半月来频繁发作心前区不适，含服硝酸甘油无效，疑为急性心肌梗死。最具诊断意义的检查是
A. 血常规
B. 尿常规
C. 红细胞沉降率
D. 超声波
E. 心电图

7. 患者，男，60 岁。因胸痛就诊。既往有心绞痛 10 年。鉴别急性心肌梗死与心绞痛，心电图的主要区别是
A. ST 段抬高
B. ST 段压低
C. T 波倒置
D. T 波低平
E. 出现异常深而宽的 Q 波

8. 患者，男，60 岁。因持续胸前区疼痛 2 小时入院。心电图检查示Ⅱ、Ⅲ、aVF 导联 ST 段抬高。为证实是否患有心肌梗死，抽血进行实验室检查，下列指标特异性最高的是
A. 血脂
B. 血糖
C. 血白细胞
D. 血肌酸磷酸激酶
E. 红细胞沉降率

9. 患者，男，62 岁。突然出现心前区疼痛伴大汗 3 小时，急诊就医。心电图示：V1 ~ V5 导联出现 Q 波，且 ST 段弓背向上抬高。诊断为急性心肌梗死。应用尿激酶治疗，其作用在于
A. 疏通心肌微循环
B. 增强心肌收缩力
C. 溶解冠脉内血栓
D. 促进心肌能量代谢
E. 减轻心脏前负荷

10. 患者，男，66 岁。因胸痛 2 小时就诊。诊断为急性心肌梗死。给予急诊溶栓治疗。下列对直接诊断冠脉再通最有价值的是
A. 胸痛 2 小时内基本消失
B. 出现心律失常
C. 心电图抬高 ST 段回降>50%
D. 血清心肌酶峰值提前
E. 冠脉造影示闭塞动脉再通

11. 患者，女，60 岁。患急性心肌梗死。经溶栓治疗后，疼痛缓解，但出现缓慢性心律失常。可用的药物是
A. 硝酸甘油
B. 呋塞米
C. 硝酸异山梨酯
D. 美托洛尔
E. 阿托品

12. 患者，女，65 岁。突然出现心前区疼痛伴大汗 3 小时，急诊就医。诊断为急性心肌梗死。此患者首先的护理问题是
A. 自理缺陷
B. 恐惧
C. 有便秘的危险
D. 疼痛
E. 知识缺乏

13. 患者，男，40 岁。冠心病病史 5 年。近年来反复发生心力衰竭。其疾病发生发展的基本机制是
    A. 心肌肥厚
    B. 心房重塑
    C. 心室重塑
    D. 心肌缺血
    E. 心肌坏死
14. 患者，女，75 岁。因“冠心病，不稳定型心绞痛”入院，为了解患者的心功能，护士需特别关注的辅助检查是
    A. 胸部 X 线检查
    B. 心电图
    C. 超声心动图
    D. 心脏 CT
    E. 急诊生化检查
15. 患者，女，56 岁。有稳定型心绞痛病史，今与邻居争吵时突然发生心前区压榨样疼痛，自行舌下含服硝酸甘油，其药理作用是
    A. 增强心肌收缩力
    B. 增强心脏做功
    C. 增加外周血管阻力
    D. 扩张外周血管
    E. 扩张静脉系统
16. 老年人在做健身操时突发心绞痛，立即含硝酸甘油 2 片（0.6mg），1 分钟后眼前发黑、恶心、手心发凉。此时应指导其
    A. 活动四肢
    B. 喝热开水
    C. 躺下平卧
    D. 再含一片硝酸甘油
    E. 站立不动，待自行恢复
17. 患者，男，68 岁，离退休工人。既往有心绞痛发作史。4 小时前因体育锻炼后出现心前区剧烈疼痛，含服硝酸甘油无效，急诊入院。患者入院后应先做下列哪项检查
    A. 心脏 X 线检查
    B. 心电图
    C. 心肌酶学检查
    D. 血压
    E. 超声心动图
18. 患者，男，88 岁。情绪激动后突感剧烈压榨性胸痛、呕吐伴窒息感 2 小时入院。护士在执行医嘱时应提出质疑和进一步核对的是
    A. 毛花苷 C 缓慢滴注
    B. 吗啡静脉注射
    C. 绝对卧床休息
    D. 给予氧气吸入
    E. 密切监护生命体征
19. 某急性心肌梗死患者发病 2 小时后心电图随访显示Ⅱ、Ⅲ、aVF 导联出现病理性 Q 波，提示心肌梗死的部位可能是
    A. 后壁
    B. 前壁
    C. 下壁
    D. 右侧壁
    E. 左侧壁
20. 患者既往有冠心病病史，活动后突发心肌梗死。下列药物可以使冠脉再通的是
    A. 阿司匹林
    B. 肝素
    C. 复方丹参
    D. 尿激酶
    E. 硝酸甘油

参考答案与解析

【参考答案】

一、A1 型题

1. D　2. D　3. D　4. D　5. B　6. A　7. D　8. A　9. C　10. D

二、A2 型题

1. A　2. E　3. E　4. B　5. B　6. E　7. E　8. D　9. C　10. E　11. E　12. D　13. D　14. C　15. D　16. C　17. B　18. A　19. C　20. D

【解析】

扫码查看
相关内容

第七节 心脏瓣膜病患者的护理

历年高频考点

考点1：风湿性心瓣膜病与A族乙型溶血性链球菌反复感染有关，最常受累的是二尖瓣。

考点2：二尖瓣狭窄最常出现的早期症状是劳力性呼吸困难，可出现“二尖瓣面容”，即面部两颧绀红、口唇轻度发绀。心尖部可闻及舒张期隆隆样杂音，是最重要的体征。

考点3：超声心动图是二尖瓣狭窄明确诊断的可靠方法。

考点4：劳力性呼吸困难、心绞痛、晕厥是主动脉瓣狭窄典型的三联症。晕厥多数发生于直立、运动中或运动后即刻。

考点5：充血性心力衰竭是风湿性心瓣膜病首要的并发症，也是就诊和致死的主要原因。心房颤动是风湿性心瓣膜病最常见的心律失常。

考点6：二尖瓣狭窄伴有心房颤动的患者，血栓脱落引起周围动脉栓塞，以脑动脉栓塞常见。

考点7：在拔牙、内镜检查、导尿、分娩、人工流产等手术前，应告诉医生自己有风湿性心瓣膜病病史，便于预防性使用抗生素。

经典习题演练

一、A1型题

（每一道试题下面有A、B、C、D、E五个备选答案，请从中选择一个最佳答案）

1. 慢性风湿性心瓣膜病最常受累的瓣膜是
   A. 二尖瓣
   B. 三尖瓣
   C. 肺动脉瓣
   D. 主动脉瓣
   E. 静脉瓣
2. 二尖瓣狭窄最早出现的症状是
   A. 水肿
   B. 咯血
   C. 劳力性呼吸困难
   D. 咳嗽
   E. 端坐呼吸
3. 二尖瓣狭窄患者痰中带血丝的可能原因是
   A. 支气管静脉曲张破裂
   B. 急性肺水肿
   C. 肺梗死
   D. 支气管内膜毛细血管破裂
   E. 支气管小动脉破裂
4. 风湿性心脏病二尖瓣狭窄心电图表现正确的是
   A. P波消失，代之以大小、形态不一的f波
   B. P波消失，代之以锯齿状f波
   C. P波变窄，P波宽度<0.12秒
   D. 二尖瓣型P波，P波宽度>0.12秒
   E. P波提早出现，形态与窦性不同
5. 二尖瓣关闭不全最有意义的体征是
   A. 心尖部舒张期隆隆样杂音
   B. 心尖部收缩期吹风样杂音
   C. 第一心音减弱
   D. 第一心音增强
   E. 心尖部舒张期叹气样杂音
6. 主动脉瓣狭窄最重要的体征是
   A. 细迟脉
   B. 主动脉瓣区响亮、粗糙的收缩期吹风样杂音
   C. 主动脉瓣第二听诊区响亮、粗糙的收缩期吹风样杂音
   D. 主动脉瓣区舒张早期叹气样杂音
   E. 主动脉瓣第二听诊区舒张早期叹气样杂音
7. 不属于周围血管征表现的是
   A. 脉压增大
   B. 大动脉枪击音
   C. 毛细血管搏动征
   D. 水冲脉
   E. 细迟脉
8. 临床上最常见的联合瓣膜病是
   A. 三尖瓣关闭不全合并主动脉瓣关闭不全
   B. 二尖瓣狭窄合并主动脉瓣关闭不全
   C. 二尖瓣狭窄合并主动脉瓣狭窄
   D. 二尖瓣狭窄合并肺动脉瓣关闭不全

E. 二尖瓣狭窄合并三尖瓣狭窄

9. 主动脉瓣狭窄杂音听诊的位置是
A. 二尖瓣区
B. 肺动脉瓣区
C. 主动脉瓣区
D. 主动脉瓣第二听诊区
E. 肺动脉瓣区

10. 主动脉瓣关闭不全的杂音听诊位置是
A. 二尖瓣区
B. 肺动脉瓣区
C. 主动脉瓣区
D. 主动脉瓣第二听诊区
E. 肺动脉瓣区

11. 胸部 X 线检查心影呈梨形，提示
A. 心包积液
B. 三尖瓣关闭不全
C. 二尖瓣关闭不全
D. 二尖瓣狭窄
E. 主动脉瓣狭窄

二、A2 型题

（每一道试题是以一个小案例出现，其下面有 A、B、C、D、E 五个备选答案，请从中选择一个最佳答案）

1. 患者，女，50 岁。有风湿性心脏病二尖瓣狭窄，与此病发病有密切关系的细菌是
A. 乙型溶血性链球菌
B. 金黄色葡萄球菌
C. 表皮葡萄球菌
D. 革兰阴性杆菌
E. 大肠埃希菌

2. 患者，女，18 岁。诊断为风湿热 1 年，医生考虑此患者病变已侵犯到心脏。风湿性心瓣膜病最常见的并发症是
A. 充血性心力衰竭
B. 贫血
C. 心源性休克
D. 室性心律失常
E. 下肢静脉血栓

3. 患者，女，70 岁。有风湿性心脏病二尖瓣狭窄，反复住院治疗。此次住院治疗效果不佳，病情不稳定而死亡。风湿性心瓣膜病最主要的致死原因是
A. 充血性心力衰竭
B. 心律失常
C. 亚急性感染性心内膜炎
D. 栓塞
E. 急性肺水肿

4. 患者，女，30 岁。因患慢性风湿性心瓣膜病、二尖瓣狭窄收入院。患者近来症状严重，医生要求护士观察心律变化，及时发现心律失常的发生。湿性心瓣膜病伴二尖瓣狭窄最常见的心律失常是
A. 心房颤动
B. 窦性心动过速
C. 窦性心动过缓
D. 室性期前收缩
E. 房室传导阻滞

5. 患者，女，59 岁。湿性心瓣膜病伴二尖瓣狭窄 6 年，伴心房颤动 5 年。无明显原因突然出现意识障碍，最可能的原因是
A. 发生心室颤动
B. 心排血量减少，脑供血不足
C. 心房血栓脱落，脑栓塞
D. 高凝状态，脑血栓形成
E. 发生心房颤动

6. 患者，女，32 岁。体力劳动后会出现呼吸困难，面部两颧绀红、口唇轻度发绀，心尖部可闻及舒张期隆隆样杂音，心尖部可触及舒张期震颤，则其最可能患的疾病为
A. 主动脉瓣狭窄
B. 二尖瓣关闭不全
C. 二尖瓣狭窄
D. 主动脉瓣关闭不全
E. 三尖瓣关闭不全

7. 患者，女，60 岁。诊断为“风湿性心脏瓣膜病、二尖瓣狭窄、心房颤动”。遵医嘱给予华法林治疗，其治疗的目的是
A. 抗风湿治疗
B. 预防血栓形成
C. 预防感染
D. 转复律
E. 控制心室率

参考答案与解析

【参考答案】

一、A1 型题

1. A 2. C 3. D 4. D 5. B 6. B 7. E 8. B 9. C 10. D 11. D

二、A2 型题

1. A 2. A 3. A 4. A 5. C 6. C 7. B

【解析】

扫码查看
相关内容

第八节 感染性心内膜炎患者的护理

历年高频考点

考点 1：亚急性感染性心内膜炎由甲型溶血性链球菌感染最常见；急性感染性心内膜炎主要由金黄色葡萄球菌引起。

考点 2：发热是感染性心内膜炎最常见的症状，病程后期可发生动脉栓塞。脑栓塞的发生率最高。在由左向右分流的先天性心血管病或右心内膜炎时，肺循环栓塞常见。

考点 3：血培养是诊断菌血症和感染性心内膜炎最有价值的方法。近期未接受过抗生素治疗的患者血培养阳性率可高达 95% 以上。超声心动图发现赘生物、瓣周并发症等支持心内膜炎的证据，对明确感染性心内膜炎诊断有重要价值。

考点 4：对于未开始治疗的亚急性感染性心内膜炎患者应在第 1 日每间隔 1 小时采血 1 次，共 3 次。已用过抗生素患者，应停药 2～7 天后采血。每次取静脉血 10～20ml，做需氧和厌氧培养，至少应培养 3 周。

经典习题演练

一、A1 型题

（每一道试题下面有 A、B、C、D、E 五个备选答案，请从中选择一个最佳答案）

1. 急性感染性心内膜炎最常见的致病菌是
   A. 甲型溶血性链球菌
   B. 金黄色葡萄球菌
   C. 淋病奈瑟菌
   D. 肺炎链球菌
   E. 肠球菌
2. 自体瓣膜感染性心内膜炎的主要致病菌是
   A. 淋病奈瑟菌
   B. 甲型溶血性链球菌
   C. 肺炎链球菌
   D. 葡萄球菌
   E. 流感嗜血杆菌
3. 主要见于急性感染性心内膜炎的是
   A. Osler 结节
   B. Janeway 损害
   C. 瘀点
   D. 瘀斑
   E. Roth 斑
4. 视网膜的卵圆形出血斑称
   A. Osler 结节
   B. Janeway 损害
   C. 瘀点
   D. 瘀斑
   E. Roth 斑
5. 风湿性心瓣膜病并发感染性心内膜炎时，最支持感染性心内膜炎诊断的是
   A. 体温 38.5℃
   B. 胸痛并有胸膜摩擦音
   C. 超声心动图显示有赘生物
   D. 白细胞增多

E. 心电图 ST-T 改变

6. 感染性心内膜炎最重要的诊断方法为
   A. 心电图
   B. 超声心动图
   C. X 线检查
   D. 血培养
   E. C 反应蛋白

7. 下列有关感染性心内膜炎的叙述，正确的是
   A. 心肌内部的炎症
   B. 以左心室扩张为主
   C. 心包的微生物感染
   D. 心包内有赘生物的形成
   E. 心肌内膜表面的微生物感染

8. 亚急性感染性心内膜炎患者，为确诊进行血培养，血标本应采集
   A. 1~2ml
   B. 2~5ml
   C. 5~10ml
   D. 10~15ml
   E. 20ml 以上

二、A2 型题

（每一道试题是以一个小案例出现，其下面有 A、B、C、D、E 五个备选答案，请从中选择一个最佳答案）

1. 患者，女，30 岁。持续发热 2 周。有先天性心脏病病史。入院查体：贫血貌，胸骨左缘第 3~4 肋间闻及 4/6 级粗糙收缩期杂音伴震颤，脾肋下 2cm，血培养 2 次阳性。入院后 3 天突感呼吸困难、胸痛，咯血多次。最可能的诊断是
   A. 室间隔缺损合并急性心力衰竭
   B. 感染性心内膜炎合并急性肺栓塞
   C. 感染性心内膜炎合并肺部感染
   D. 室间隔缺损合并肺部感染
   E. 室间隔缺损合并支气管扩张

2. 患者，女，40 岁。发现室间隔缺损 38 年。3 个月前拔牙后持续发热至今。查体：体温 37.6℃，睑结膜苍白、有瘀点，胸骨左缘第 3 肋间可闻及全收缩期杂音，脾肋下可触及。最有助于确诊的检查是
   A. 腹部 B 超
   B. 血常规
   C. 血培养
   D. 血清铁
   E. 尿蛋白

3. 患者，男，54 岁。发热 2 周余，体温为 37.2~38.2℃。未用抗生素治疗。有风湿性二尖瓣狭窄合并关闭不全病史。超声心动图提示二尖瓣上有赘生物。入院第 1 天应为该患者做血培养
   A. 1 次
   B. 2 次
   C. 3 次
   D. 4 次
   E. 5 次

4. 一风湿性心脏病二尖瓣狭窄的 25 岁患者，因左下第一磨牙龋齿，需要拔掉。为防止亚急性感染性心内膜炎的发生，正确的做法是
   A. 术前休息 1 天，术后给予青、链霉素肌内注射 3 天
   B. 术前 1 天开始肌内注射青、链霉素至术后 3 天停药
   C. 术后口服头孢氨苄
   D. 术后给以庆大霉素肌内注射 3 天
   E. 术后给予青霉素静脉滴注 3 天

5. 患者，男，45 岁。因“感染性心内膜炎”入院治疗。住院期间心脏超声提示巨大赘生物，为预防栓塞，责任护士对该患者进行健康教育，不正确的是
   A. 卧床休息，适当活动
   B. 突发胸痛、气促，考虑外周动脉栓塞的可能
   C. 出现肢体突然剧烈疼痛，考虑外周动脉栓塞的可能
   D. 出现腰痛、血尿，考虑肾栓塞的可能
   E. 出现失语、吞咽困难，考虑脑血管栓塞

参考答案与解析

【参考答案】

一、A1 型题

1. B　2. B　3. B　4. E　5. C　6. D　7. E　8. D

二、A2 型题

1. B　2. C　3. C　4. B　5. B

【解析】

扫码查看
相关内容

第九节 心肌疾病患者的护理

历年高频考点

考点1：扩张型心肌病的主要特征是单侧或双侧心腔扩大，肥厚型心肌病的改变为非对称性室间隔肥厚，心室腔变小。

考点2：扩张型心肌病心电图表现为不同程度的房室传导阻滞。

经典习题演练

一、A1 型题

（每一道试题下面有 A、B、C、D、E 五个备选答案，请从中选择一个最佳答案）

1. 扩张型心肌病超声心动图示
   A. 心脏室间隔非对称性肥厚
   B. 心脏室间隔对称性肥厚
   C. 心脏增大，以左心为著
   D. 心脏增大，以右心为著
   E. 心脏赘生物>2mm
2. 肥厚型心肌病超声心动图示
   A. 心脏室间隔非对称性肥厚
   B. 心脏室间隔对称性肥厚
   C. 心脏增大，以左心为著
   D. 心脏增大，以右心为著
   E. 心脏赘生物>2mm
3. 扩张型心肌病最主要的临床表现为
   A. 充血性心力衰竭
   B. 猝死
   C. 栓塞
   D. 食欲缺乏
   E. 肺部感染
4. 可使梗阻性肥厚型心肌病患者心脏杂音减弱的药物是
   A. 硝酸甘油
   B. 地高辛
   C. 异丙肾上腺素
   D. 亚硝酸异戊酯
   E. 普萘洛尔
5. 对诊断梗阻性肥厚型心肌病最有意义的是
   A. 心电图出现深而宽的病理性 Q 波
   B. 胸骨左缘第 3、4 肋间有响亮的收缩期杂音
   C. 用力时心前区闷痛及晕厥史
   D. 超声心动图发现舒张期室间隔左室后壁的厚度之比≥1.3，伴二尖瓣前叶收缩期向前运动
   E. 可闻及第三心音及第四心音
6. 病毒性心肌炎患者心肌损害时常见的心电图改变不包括
   A. T 波倒置
   B. 心肌缺血
   C. 预激综合征
   D. 室性心律失常
   E. 房室传导阻滞
7. 治疗扩张型心肌病需要慎用的药物是
   A. 利多卡因
   B. 地高辛
   C. 呋塞米
   D. β 受体阻断药
   E. 辅酶 Q10
8. 引起病毒性心肌炎最常见的病毒是
   A. 风疹病毒
   B. 呼吸道合胞病毒
   C. 流感病毒
   D. 单纯疱疹病毒
   E. 柯萨奇 B 组病毒
9. 病毒性心肌炎患者的治疗要点不包括
   A. 预防心力衰竭
   B. 抗生素治疗
   C. 抗病毒治疗
   D. 急性期卧床休息
   E. 防治心律失常

二、A2 型题

（每一道试题是以一个小案例出现，其下面有 A、B、C、D、E 五个备选答案，请从中选择一个最佳

答案）

1. 患者，女，29岁。约10天前感冒发热，后一直有疲劳感，昨日起感心悸、胸闷。心电图示二度Ⅱ型房室传导阻滞。通过实验室检查结果，临床考虑为病毒性心肌炎。下列实验室检查对诊断患者疾病最有价值的是
   A. 高敏C反应蛋白增高
   B. 血液白细胞计数增多
   C. 血清病毒特异性中和抗体滴度第二次较第一次升高4倍以上
   D. 肌红蛋白、肌酸激酶及其同工酶增高
   E. 红细胞沉降率加快
2. 患者，女，20岁，大学生。“重感冒”2周后出现胸闷、心悸、乏力症状。查体：心率102次/分，血压150/90mmHg。实验室检查示肌钙蛋白增高，拟诊病毒性心肌炎收住院治疗。患者紧张焦虑，为缓解其病情，护士应该告知患者
   A. 目前可下地活动
   B. 出院后即可上体育课
   C. 出院后即可复学
   D. 该病可治愈，不会有任何后遗症
   E. 症状消失，血液指标恢复正常后增加活动量

参考答案与解析

【参考答案】

一、A1型题

1. C 2. A 3. A 4. E 5. D 6. C 7. B 8. E 9. B

二、A2型题

1. C 2. E

【解析】

扫码查看
相关内容

第十节 心包疾病患者的护理

历年高频考点

考点1：急性心包炎是心包脏层与壁层间的急性炎症，我国目前最常见的急性心包炎的病因是结核。

考点2：呼吸困难是心包积液时最突出的症状。心浊音界向两侧增大，心音低钝、遥远；积液量大时可出现心包积液征（Ewart征）。

考点3：心包积液快速增加可引起急性心脏压塞，出现气促、心动过速、血压下降、大汗淋漓、四肢冰凉、颈静脉怒张、静脉压升高、奇脉。

考点4：奇脉是大量心包积液患者触诊时，桡动脉搏动吸气时显著减弱或消失，呼气时又复原的现象。也可通过血压测量来诊断，即吸气时动脉收缩压下降10mmHg或更多。

经典习题演练

一、A1型题

（每一道试题下面有A、B、C、D、E五个备选答案，请从中选择一个最佳答案）

奇脉常见于
A. 主动脉瓣关闭不全
B. 心包积液
C. 右心衰竭
D. 冠心病
E. 房室传导阻滞

二、A2型题

（每一道试题是以一个小案例出现，其下面有A、B、C、D、E五个备选答案，请从中选择一个最佳答案）

1. 患者，男，40岁。1个月前诊断为急性心包炎，近2周呼吸困难严重，心率加快。查体发现患者有奇脉，奇脉的表现是

A. 脉搏搏动吸气时显著减弱，呼气时消失
B. 脉搏搏动吸气时显著消失，呼气时减弱
C. 脉搏搏动呼气时显著减弱或消失，吸气时减弱或有停顿
D. 脉搏搏动呈呼气时显著减弱或消失，吸气时又复原
E. 脉搏搏动呈吸气时显著减弱或消失，呼气时又复原

2. 患者，男，40 岁。1 个月前诊断为急性心包炎，近 2 周呼吸困难严重，心率加快。查体发现患者有颈静脉怒张、奇脉，心浊音界向两侧增大，皆为绝对浊音区，左肩胛骨下叩诊浊音并闻及支气管呼吸音。医生考虑本患者出现大量心包积液。诊断心包积液迅速、可靠的方法是
A. 心电图
B. 心包镜
C. 心包穿刺
D. X 线检查
E. 超声心动图

3. 患者，男，40 岁。患急性心包炎、心包积液 2 个月余，近几日出现咳嗽、活动后气促，有心绞痛样胸痛。查体：有颈静脉怒张、肝大、腹水、下肢水肿、心率增快，可见 Kussmaul 征。考虑诊断为
A. 急性心包炎
B. 缩窄性心包炎
C. 亚急性心包炎
D. 渗出性心包炎
E. 纤维蛋白性心包炎

4. 患者，男，53 岁。诊断为“大量心包积液”入院。治疗给予安置心包引流管。对该患者的护理措施，错误的是
A. 若患者出现血压下降，心率增快，应警惕患者出现心包填塞
B. 若心包引流液小于 50ml/d，则可以考虑拔出心包引流管
C. 保持心包引流管通畅，避免折叠
D. 引流袋要低于心包穿刺点，避免反流
E. 第一次引流心包积液不宜超过 300ml

参考答案与解析

【参考答案】

一、A1 型题

B

二、A2 型题

1. E　2. E　3. B　4. B

【解析】

扫码查看
相关内容

第十一节　周围血管疾病患者的护理

历年高频考点

考点 1：下肢静脉曲张以大隐静脉曲张多见，主要表现为下肢浅静脉曲张、蜿蜒扩张、迂曲。静脉壁软弱、静脉瓣膜缺陷以及浅静脉内压力持续升高是引起浅静脉曲张的主要原因。

考点 2：血栓闭塞性脉管炎主要侵袭四肢的小动脉，小静脉也常受累。好发于男性青壮年。主动或被动吸烟是参与本病发生和发展的重要环节。

考点 3：血栓闭塞性脉管炎局部缺血期以血管痉挛为主，典型症状为间歇性跛行；营养障碍期足背及胫后动脉搏动消失，出现静息痛（休息痛）。

考点 4：肢体抬高试验（Buerger 试验）。患者平卧，患肢抬高 70°～80°，持续 60 秒，若出现麻木、疼痛、苍白或蜡黄色者为阳性，提示动脉供血不足。

考点 5：指导患者进行 Buerger 运动，以促进侧支循环，提高活动耐力。

考点 6：血栓闭塞性脉管炎患者术后注意观察肢体远端血运情况，双侧足背动脉搏动、皮肤温度、皮肤颜色及感觉。

经典习题演练

一、A1 型题

（每一道试题下面有 A、B、C、D、E 五个备选答案，请从中选择一个最佳答案）

1. 原发性下肢静脉曲张的病因是
   A. 深静脉阻塞
   B. 下肢深静脉瓣膜功能不全
   C. 下肢浅静脉瓣膜发育不良
   D. 先天性深静脉瓣缺如综合征
   E. 先天性动静脉瘘
2. 原发性下肢静脉曲张的典型表现为
   A. 久立后有酸胀感
   B. 足背部水肿、色素沉着
   C. 皮肤脱屑、瘙痒
   D. 游走性浅静脉炎
   E. 下肢浅静脉曲张、迂曲
3. 静脉曲张晚期的临床表现中，最主要的是
   A. 皮肤厚硬
   B. 小腿水肿
   C. 色素沉着
   D. 小腿下 1/3 内侧溃疡
   E. 局部瘙痒
4. 诊断下肢静脉曲张最可靠的方法是
   A. 下肢静脉造影
   B. 下肢静脉压测定
   C. 多普勒超声检查
   D. CT 检查
   E. MRI 检查
5. 血栓闭塞性脉管炎常见的病变部位是
   A. 上肢的动脉
   B. 上肢的静脉
   C. 下肢的大动脉
   D. 下肢的中小动静脉，以动脉为主
   E. 下肢的中小动静脉，以静脉为主
6. 患者平卧，患肢抬高 70°~80°，持续 60 秒，若出现麻木、疼痛、苍白或蜡黄色，提示
   A. Pratt 试验阳性
   B. Buerger 试验阳性
   C. Trendelenburg 试验阳性
   D. Perthes 试验阳性
   E. 腰交感神经阻滞试验阳性
7. 血管闭塞性脉管炎的病因不包括
   A. 长期大量吸烟
   B. 气候寒冷
   C. 神经内分泌紊乱
   D. 下肢活动减少
   E. 免疫功能异常
8. 间歇性跛行是由于
   A. 肌无力
   B. 静脉血栓形成
   C. 动脉栓塞
   D. 动脉痉挛、供血不足
   E. 维生素 C 缺乏
9. 血管闭塞性脉管炎营养障碍期表现为
   A. 间歇性跛行
   B. 患肢怕冷、发凉、麻木感
   C. 浅静脉游走性静脉炎
   D. 足趾可有坏死溃疡
   E. 患肢持续性疼痛，夜间、卧床尤甚
10. 下肢静脉曲张的人群不包括
    A. 警察
    B. 运动员
    C. 空姐
    D. 医生
    E. 护士

二、A2 型题

（每一道试题是以一个小案例出现，其下面有 A、B、C、D、E 五个备选答案，请从中选择一个最佳答案）

1. 某深静脉血栓形成患者，护士指导其在急性期应绝对卧床休息 10~14 天，床上活动时避免动作幅度过大，禁止按摩患肢，目的是
   A. 防止血栓脱落
   B. 预防出血
   C. 促进静脉回流
   D. 缓解疼痛
   E. 防止再次血栓形成
2. 嘱某患者平卧，患肢抬高 70°~80°，持续 60 秒，若出现麻木、疼痛、苍白或蜡黄色，提示
   A. Pratt 试验阳性
   B. Buerger 试验阳性
   C. Trendelenburg 试验阳性
   D. Perthes 试验阳性
   E. 腰交感神经阻滞试验阳性
3. 患者，男，38 岁。右小腿持续剧烈疼痛，不能行

走，到医院就诊。检查：右小腿皮肤苍白，肌萎缩，足背动脉搏动消失。诊断为血栓闭塞性脉管炎。目前患者最主要的护理诊断是

A. 组织灌注量改变

B. 潜在皮肤完整性受损

C. 有外伤出血的危险

D. 疼痛

E. 知识缺乏

4. 患者，女，27 岁。妊娠 37 周，近日诉左下肢酸胀、疼痛，小腿内侧出现团块状隆起，晨起时消失，该患者出现了

A. 血栓闭塞性脉管炎

B. 深静脉血栓

C. 下肢静脉曲张

D. 妊娠所致的钙缺乏

E. 下肢软组织感染

5. 工人，长期在冷库工作，近日出现下肢肿胀、疼痛，足背动脉搏动消失，应考虑为

A. 大隐静脉曲张

B. 小隐静脉曲张

C. 血栓闭塞性脉管炎

D. 下肢静脉曲张

E. 下肢深静脉曲张

三、A3/A4 型题

（每个案例下设若干道试题。请根据试题所提供的信息，在每一道试题下面的 A、B、C、D、E 五个备选答案中选择一个最佳答案）

（1~4 题共用题干）

患者，女，36 岁。近年来，感觉双下肢沉重、酸胀，易疲乏，休息后症状减轻。就诊时可见双下肢内侧静脉明显隆起，蜿蜒成团，Trendelenburg 试验阳性。

1. 可能的诊断是

A. 下肢静脉曲张

B. 动静脉瘘

C. 深静脉血栓形成

D. 血栓闭塞性脉管炎

E. 动脉硬化闭塞

2. 治疗的根本方法是

A. 穿弹性袜

B. 局部血管注射硬化剂

C. 中医中药治疗

D. 加强行走锻炼

E. 手术治疗

3. 若决定手术治疗，还必须做的检查是

A. Pratt 试验

B. Buerger 试验

C. Trendelenburg 试验

D. Perthes 试验

E. 腰交感神经阻滞试验

4. 目前最主要的护理诊断是

A. 焦虑

B. 自理缺陷

C. 活动无耐力

D. 潜在并发症：出血

E. 组织完整性受损

参考答案与解析

【参考答案】

一、A1 型题

1. C　2. E　3. D　4. A　5. D　6. B　7. D　8. D　9. E　10. B

二、A2 型题

1. A　2. B　3. D　4. C　5. C

三、A3/A4 型题

1. A　2. E　3. D　4. C

【解析】

扫码查看
相关内容

第十二节 心搏骤停患者的护理

历年高频考点

考点1：成人心搏骤停最常见的原因是冠心病。

考点2：由于脑细胞对缺氧十分敏感，一般循环停止4~6分钟，大脑将发生不可逆损害。

考点3：判断在心肺复苏中极其重要，判断过程要求在10秒内完成。

考点4：建立人工循环时通常采用胸外心脏按压法，按压部位为胸骨中下1/3交界处。按压频率为100~120次/分，成人按压深度5~6cm。无论是单人心肺复苏还是双人心肺复苏，胸外心脏按压与人工呼吸之比均为30：2。

考点5：心肺复苏（CPR）CAB三个步骤中，A指气道通畅，B指恢复呼吸，C指人工循环。

经典习题演练

一、A1型题

（每一道试题下面有A、B、C、D、E五个备选答案，请从中选择一个最佳答案）

1. 心搏骤停最主要的病因是
   A. 心肌病
   B. 急性心肌炎
   C. 主动脉瓣狭窄
   D. 冠心病及其并发症
   E. 溺水
2. 心跳、呼吸骤停时心电图表现可为
   A. 心房扑动
   B. 二度房室传导阻滞
   C. 房性心动过速
   D. 病理性Q波
   E. 心室颤动
3. 心肺复苏时，判断及评价呼吸的时间不得超过
   A. 5秒
   B. 6秒
   C. 8秒
   D. 10秒
   E. 15秒
4. 为成年人进行人工呼吸的吹气量为
   A. 100~200ml
   B. 300~400ml
   C. 500~600ml
   D. 700~1100ml
   E. 1200~1300ml
5. 简易呼吸气囊的按压频率是
   A. 10~20次/分
   B. 20~30次/分
   C. 8~12次/分
   D. 16~18次/分
   E. 12~18次/分
6. 心室颤动时电除颤的能量选择应为
   A. 单相波120J
   B. 单相波360J
   C. 双相波100J
   D. 单相波300J
   E. 单相波200J

二、A2型题

（每一道试题是以一个小案例出现，其下面有A、B、C、D、E五个备选答案，请从中选择一个最佳答案）

1. 患者，男，52岁。因四肢乏力12小时，加重伴呼吸困难2小时入院。实验室检查：血K^+ 2.11mmol/L，CO_2 20.3mmol/L。出现呼吸、心搏骤停。可能的病因是
   A. 药物中毒
   B. 低钾血症
   C. 冠心病
   D. 贫血
   E. 窒息
2. 患者，男，47岁。突然神志丧失，呼吸不规则，即刻进行心肺复苏。判断心脏按压是否有效的主要方法是
   A. 测血压
   B. 呼喊患者看其是否清醒
   C. 触及桡动脉搏动

D. 触及颈动脉搏动
E. 胸部起伏

3. 患者，女，54岁。近几日持续出现胸前区疼痛，就诊过程中患者突然发生意识模糊，面色苍白，血压测不出。医护人员立即为其进行心肺复苏（CPR）。护士评估患者的重点内容是
A. 表情
B. 尿量
C. 肌张力
D. 大动脉搏动
E. 中心静脉压

4. 患者，男，59岁。患冠心病20年。今日突然神志丧失，呼吸不规则，即刻进行心肺复苏。心脏按压的频率是
A. 60次/分
B. 80次/分
C. 100~120次/分
D. 110次/分
E. 120次/分

5. 患者，女，70岁。护士巡视时发现其突然意识丧失伴抽搐，呼吸断续，瞳孔散大。在对其进行心肺复苏时，胸外按压与人工呼吸的比例应为
A. 15：1
B. 15：2
C. 30：1
D. 30：2
E. 30：4

6. 患者，男，59岁。患冠心病20年。昨日突然神志丧失，呼吸不规则，即刻进行心肺复苏。心脏按压时下压胸骨的深度是
A. 1~3cm
B. 4~5cm
C. 5~6cm
D. 6~7cm
E. 7~8cm

7. 患者，男，58岁。既往有冠心病病史。开会中突然倒地，疑心搏骤停。查体：颈动脉搏动消失，呼吸停止，口腔无异常。立即给予心肺复苏。表明患者心肺复苏有效的指标不包括
A. 有呼吸动作
B. 摸到规律的颈动脉搏动
C. 血压恢复正常
D. 口唇、甲床转为红色
E. 瞳孔由大变小

8. 患者，男，45岁。因冠心病住院治疗。住院期间突然发生室颤，责任护士立即赶到床边，确认患者心搏骤停后立即电除颤。患者意识未恢复，此时抢救的首选药物是
A. 利多卡因
B. 可拉明
C. 阿托品
D. 碳酸氢钠
E. 肾上腺素

三、A3/A4型题

（每个案例下设若干道试题。请根据试题所提供的信息，在每一道试题下面的A、B、C、D、E五个备选答案中选择一个最佳答案）

（1~3题共用题干）

患者，女，26岁。因出血性休克、宫外孕急诊手术。入手术室时，神志清楚，T 37.2℃，P 92次/分，BP 100/60mmHg。硬膜外麻醉成功后，突然出现意识丧失，面色苍白，口唇四肢末梢严重发绀，脉搏、心音、血压均测不出，血氧饱和度迅速下降至20%。

1. 该患者可能发生了以下哪种情况
A. 心搏骤停
B. 出血性休克
C. 呼吸衰竭
D. 心源性休克
E. 窒息

2. 对该患者的诊断依据是
A. 意识丧失，脉搏、心音、血压均测不出
B. 面色苍白
C. 口唇四肢末梢严重发绀
D. 血氧饱和度迅速下降至20%
E. 意识丧失

3. 应该立即对患者进行
A. 补充血容量
B. 心肺复苏
C. 心电监护
D. 吸氧
E. 观察

参考答案与解析

【参考答案】

一、A1 型题

1. D　2. E　3. D　4. D　5. C　6. B

二、A2 型题

1. B　2. D　3. D　4. C　5. D　6. C　7. C　8. E

三、A3/A4 型题

1. A　2. A　3. B

【解析】

扫码查看
相关内容

第三章　消化系统疾病患者的护理

第一节　消化系统解剖生理

历年高频考点

考点1：食管上连咽部，下端在膈下与贲门相连接，长约25cm，上颌中切牙距食管起点约15cm。食管三处较为狭窄，常为瘢痕性狭窄、憩室、肿瘤等病变的好发区域。

考点2：小肠的功能——小肠是消化食物和吸收营养的主要部位。

考点3：大肠的运动形式——混合运动（袋状往返运动）和推进运动（蠕动和集团运动）。在空腹时最常见是袋状往返运动。

考点4：直肠与肛管周围有数个间隙，常见的有骨盆直肠间隙、坐骨肛管间隙和肛门周围间隙，其内充满脂肪结缔组织，是容易发生感染的部位。

考点5：肝是人体最大的实质性脏器。肝小叶是肝脏最基本的结构单位。

考点6：母乳喂养儿肠内菌以双歧杆菌为主，人工喂养儿以大肠埃希菌为主。

考点7：新生儿出生10～12小时内排胎粪，2～3天即可排净过渡到正常粪便，若超过24小时仍无胎便排出，应检查有无消化道畸形（如肛门闭锁）。

经典习题演练

A1型题

（每一道试题下面有A、B、C、D、E五个备选答案，请从中选择一个最佳答案）

1. 成人上颌中切牙距食管起点的长度平均约
   A. 10cm
   B. 15cm
   C. 18cm
   D. 20cm
   E. 25cm
2. 结肠的主要功能是
   A. 吸收水分和盐类
   B. 吸收胆盐和维生素B_{12}
   C. 吸收脂肪的水解产物
   D. 分泌消化液
   E. 产生排便反射
3. 不属于肝脏功能的是
   A. 分泌胆汁
   B. 调节水、电解质平衡
   C. 参与代谢
   D. 解毒功能
   E. 参与凝血功能
4. 婴儿发生溢乳的原因是
   A. 胃排空快
   B. 胃容量小
   C. 胃较垂直
   D. 幽门括约肌发育好，贲门肌发育差
   E. 幽门括约肌发育差，贲门肌发育好
5. 分泌碱性黏液，保护胃黏膜的细胞是
   A. 主细胞
   B. 胃黏液细胞
   C. 胃腺壁细胞
   D. 胃窦部G细胞
   E. 胃壁平滑肌细胞
6. 分泌胆汁的内脏是
   A. 肝脏
   B. 胆囊
   C. 胰腺
   D. 胃
   E. 十二指肠
7. 关于婴儿消化系统免疫特点的叙述，正确的是
   A. 胃内酸度偏高，杀菌能力强
   B. 胃肠道IgM含量较高
   C. 胃肠道SIgA含量较高

D. 胃肠道 IgG 含量较低

E. 胃肠道 SIgA 含量较低

参考答案与解析

【参考答案】

A1 型题

1. B　2. A　3. B　4. D　5. B　6. A　7. E

【解析】

扫码查看
相关内容

第二节　口炎患者的护理

历年高频考点

考点 1：疱疹性口腔炎由单纯疱疹病毒感染所致，多见于 1～3 岁小儿，传染性强。起病时发热，体温可达 38～40℃，牙龈、舌、唇、颊黏膜等处出现散在或成簇的小疱疹，局部疼痛，出现流涎、烦躁、拒食，下颌下淋巴结常肿大。

考点 2：柯萨奇病毒引起的疱疹性咽峡炎，常发生于夏秋季，疱疹主要在咽部和软腭，不累及牙龈和颊黏膜，下颌下淋巴结不肿大。

考点 3：溃疡性口腔炎多见于婴幼儿，常发生于急性感染、长期腹泻等抵抗力下降时。全身表现为患儿哭闹、烦躁、拒食、流涎，常有发热，体温可达 39～40℃，下颌下淋巴结肿大。

考点 4：减轻口炎患者的疼痛。以微凉流质或半流质为宜，避免酸、咸、辣、热、粗、硬等刺激性食物。

考点 5：防止口炎患者继发感染及交叉感染。鹅口疮患儿使用过的奶瓶、水瓶及奶头应放于 5%碳酸氢钠溶液浸泡 30 分钟后洗净再煮沸消毒。

经典习题演练

一、A1 型题

（每一道试题下面有 A、B、C、D、E 五个备选答案，请从中选择一个最佳答案）

1. 疱疹性口炎的病原体是
   A. 链球菌
   B. 白念珠菌
   C. 单纯疱疹病毒
   D. 柯萨奇病毒
   E. 腺病毒
2. 下列护理措施中，哪项适用于各种口炎
   A. 鼓励多饮水清洁口腔
   B. 注意隔离
   C. 2%碳酸氢钠清洁口腔
   D. 制霉菌素液涂口腔
   E. 使用过的奶瓶奶头先用 5%碳酸氢钠浸泡 30 分钟
3. 为鹅口疮患儿清洁口腔时应选择的溶液是
   A. 2%碳酸氢钠溶液
   B. 白开水
   C. 生理盐水
   D. 0.1%依沙吖啶溶液
   E. 3%过氧化氢溶液

二、A2 型题

（每一道试题是以一个小案例出现，其下面有 A、B、C、D、E 五个备选答案，请从中选择一个最佳答案）

1. 患儿，男，6 个月。因间歇发热、咳嗽半个月就诊。拟诊支气管炎，给予口服头孢拉啶治疗，近 2 天发现口腔有白色点片状如凝乳块样物，不易拭去。护士在为患儿进行口腔护理时，宜选择的溶液是

A. 来苏水
B. 生理盐水
C. 0.1%依沙吖啶
D. 2%碳酸氢钠
E. 3%过氧化氢

2. 患者，女，51岁。因淋巴瘤入院接受化疗。护士在评估患者时发现其口腔黏膜有乳白色分泌物，给予口腔护理时首选的溶液是
A. 复方硼砂溶液
B. 1%~4%的碳酸氢钠溶液
C. 0.1%的醋酸溶液
D. 1%~3%的过氧化氢溶液
E. 生理盐水

3. 患儿，男，1岁。患疱疹性口腔炎。护士在口腔涂药后应协助患儿闭口
A. 5分钟
B. 10分钟
C. 15分钟
D. 20分钟
E. 25分钟

4. 患者，女，36岁。以重型再生障碍性贫血入院。查体：四肢皮肤散在瘀斑，口腔多处溃疡，最大直径1.1~1.5cm，触痛，牙龈渗血，咽部轻度充血。针对目前情况，预防口腔感染的护理措施是
A. 住单人病房
B. 嘱患者戴上口罩
C. 根据pH选择消毒液漱口，每日3次
D. 每日刷牙3次以上
E. 暂时不要外出活动

三、A3/A4型题

（每个案例下设若干道试题。请根据试题所提供的信息，在每一道试题下面的A、B、C、D、E五个备选答案中选择一个最佳答案）

（1~2题共用题干）

患儿，男，1岁半。患口炎，食欲缺乏，口腔黏膜有乳状物。

1. 患儿进食时口腔疼痛，护士应指导家长进食前为患儿涂
A. 0.1%依沙吖啶
B. 2%利多卡因
C. 3%过氧化氢
D. 5%金霉素鱼肝油
E. 10万U/ml制霉菌素鱼肝油

2. 护士给家长做健康指导，不恰当的是
A. 勤喂水
B. 进普食
C. 避免擦拭口腔
D. 注意保持口周皮肤干燥
E. 涂药时应用棉签在溃疡面上滚动式涂药

（3~5题共用题干）

患儿，男，20天。因发热应用抗生素治疗10余天，今日护士见其口腔颊黏膜有凝乳块样附着物，不易擦掉，强行擦去，下面有红色创面。

3. 护士为患儿做口腔护理时应选用的溶液是
A. 温开水
B. 生理盐水
C. 0.1%依沙吖啶溶液
D. 2%碳酸氢钠溶液
E. 3%过氧化氢溶液

4. 护士为患儿做口腔护理的时间应是
A. 餐后立即
B. 餐后15分钟
C. 餐后30分钟
D. 餐后60分钟
E. 餐后2小时

5. 护士处理患儿使用过的奶具时，应选何种溶液浸泡后再煮沸消毒
A. 乙醇浸泡
B. 含氯消毒液浸泡
C. 1%过氧乙酸
D. 3%过氧化氢溶液
E. 5%碳酸氢钠溶液

参考答案与解析

【参考答案】

一、A1 型题

1. C　2. A　3. A

二、A2 型题

1. D　2. B　3. B　4. C

三、A3/A4 型题

1. B　2. B　3. D　4. D　5. E

【解析】

扫码查看
相关内容

第三节　慢性胃炎患者的护理

历年高频考点

考点 1：慢性胃窦炎最常见，约 90% 由幽门螺杆菌感染引起，多无明显症状，主要表现为上腹部饱胀不适、隐痛、胃灼痛等。胃镜检查是最可靠的确诊方法。

考点 2：根除幽门螺杆菌感染。目前多采用的治疗方案为一种胶体铋剂或一种质子泵抑制剂加上两种抗生素，如常用枸橼酸铋钾与阿莫西林及甲硝唑三药联用，2 周为 1 个疗程。

考点 3：有胃动力学改变者，可服用多潘立酮、西沙必利等胃肠动力药，药物应在饭前服用，不宜与阿托品等解痉剂合用。

考点 4：慢性胃炎急性发作期患者可给予无渣、半流质的温热饮食，如患者有少量出血可给予牛奶、米汤等，以中和胃酸，利于黏膜的恢复。

考点 5：宜餐前服用的药物：胃黏膜保护药如硫糖铝；胃肠动力药如多潘立酮或西沙必利；抗生素如阿莫西林、头孢克洛、阿奇霉素，因食物会影响其吸收。

经典习题演练

一、A1 型题

（每一道试题下面有 A、B、C、D、E 五个备选答案，请从中选择一个最佳答案）

1. 关于慢性胃炎的叙述，正确的是
   A. 多好发于青壮年
   B. 自身免疫性胃炎可伴有贫血
   C. 常有特征性腹部疼痛特点
   D. 均应进行抗幽门螺杆菌治疗
   E. 萎缩性胃炎随年龄增长症状可逐渐减轻
2. 慢性胃炎临床表现一般不包括
   A. 食欲缺乏
   B. 餐后腹胀
   C. 恶心呕吐
   D. 反酸嗳气
   E. 规律性上腹痛
3. 慢性胃炎三联疗法包括
   A. 利福平+异烟肼+乙胺丁醇
   B. 阿莫西林+甲硝唑+次枸橼酸铋
   C. 卡那霉素+红霉素+青霉素
   D. 氯霉素+红霉素+青霉素
   E. 小檗碱+呋喃唑酮+链霉素
4. 宜餐前服用的药物是
   A. 阿奇霉素
   B. 西咪替丁
   C. 阿司匹林
   D. 维生素 C
   E. 氨茶碱
5. 下列慢性胃炎保健指导中，不妥的是
   A. 养成细嚼慢咽的进食习惯
   B. 戒烟，忌酒
   C. 腹痛时口服阿司匹林
   D. 上腹饱胀、胃灼痛时口服多潘立酮
   E. 避免使用泼尼松及利血平

6. 关于慢性浅表性胃炎的叙述，错误的是
   A. 消化性溃疡的发生率增高
   B. 症状酷似消化性溃疡
   C. 易出现嗳气、反酸、腹胀等症状
   D. 胃酸偏低
   E. 可以引起恶性贫血
7. 下列药物中均为幽门螺杆菌治疗方案的是
   A. 奥美拉唑+克拉霉素+阿莫西林+枸橼酸铋钾
   B. 红霉素+奥美拉唑+阿莫西林+枸橼酸铋钾
   C. 硫酸镁+奥美拉唑+克拉霉素+枸橼酸铋钾
   D. 多潘立酮+奥美拉唑+克拉霉素+枸橼酸铋钾
   E. 青霉素+克拉霉素+甲硝唑+枸橼酸铋钾

二、A2 型题

（每一道试题是以一个小案例出现，其下面有 A、B、C、D、E 五个备选答案，请从中选择一个最佳答案）

1. 患者，男，27 岁。因上腹部不适，食欲缺乏就诊。诊断为慢性胃炎。护士对其进行宣教时，应告知其与慢性胃炎发病相关的细菌是
   A. 大肠埃希菌
   B. 沙门菌
   C. 幽门螺杆菌
   D. 空肠弯曲菌
   E. 嗜盐杆菌
2. 患者，男，52 岁。因反复上腹部隐痛伴嗳气、食欲缺乏 3 个月就诊。经检查诊断为“慢性胃窦炎”。下列项目中，最有诊断意义的是
   A. 消化道症状
   B. 胃液分析
   C. 胃镜检查
   D. 血清学检查
   E. 胃肠钡餐 X 线检查
3. 患者，男，58 岁。行动不便。3 天来反复上腹痛，进餐后发作或加重，伴胃灼痛、嗳气。电话咨询社区护士其应进行哪项检查，社区护士的建议是
   A. 腹部平片
   B. B 超
   C. CT
   D. 胃镜
   E. MRI
4. 慢性胃炎患者腹痛发作时，可以缓解腹痛的护理措施不包括
   A. 腹部捂热水袋
   B. 增加肺活量
   C. 转移注意力
   D. 播放轻音乐
   E. 腹部按摩
5. 患者，男，63 岁。患慢性胃炎，查幽门螺杆菌（+），需要采用抗菌药物治疗。其用药原则是
   A. 剂量宜大
   B. 宜静脉给药
   C. 联合用药
   D. 宜长期使用
   E. 药物种类不受限制
6. 患者，女，46 岁。上腹部饱胀不适 2 年，拟诊慢性胃炎，最有意义的检查是
   A. 胃镜
   B. B 超
   C. X 线钡餐透视
   D. 粪潜血检验
   E. 食管 pH 检测
7. 患者腹胀，消化不良，医嘱多潘立酮片治疗用药注意事项是
   A. 饭前服用
   B. 饭后服用
   C. 与牛奶同服
   D. 饭后多喝水
   E. 饭后少喝水

参考答案与解析

【参考答案】

一、A1 型题

1. B　2. E　3. B　4. A　5. C　6. E　7. A

二、A2 型题

1. C　2. C　3. D　4. B　5. C　6. A　7. A

【解析】

扫码查看
相关内容

第四节 消化性溃疡患者的护理

历年高频考点

考点1：胃酸和胃蛋白酶。在损害因素中，胃蛋白酶的蛋白水解作用和胃酸都对胃和十二指肠黏膜有侵蚀作用，胃酸的作用占主导地位。

考点2：出血是消化性溃疡最常见的并发症，穿孔是最严重的并发症，都常发生于十二指肠溃疡。穿孔主要表现为腹部剧痛和具有急性腹膜炎的体征。

考点3：幽门梗阻主要表现为餐后上腹部饱胀，频繁呕吐宿食，严重时可引起水和电解质紊乱，并有营养不良和体重减轻症状。

考点4：癌变发生于胃溃疡，若胃溃疡患者粪潜血试验持续阳性，应考虑有癌变的可能。

考点5：枸橼酸铋钾具有抗酸和抗幽门螺杆菌的作用，不良反应有舌苔发黑、便秘、粪便呈黑色、神经毒性，宜餐前半小时口服，用吸管直接吸入，不宜长期使用。

经典习题演练

一、A1 型题

（每一道试题下面有 A、B、C、D、E 五个备选答案，请从中选择一个最佳答案）

1. 与消化性溃疡发病相关的因素是
   A. 幽门螺杆菌感染
   B. 十二指肠肠壁薄弱
   C. 习惯性便秘
   D. 十二指肠黏膜萎缩
   E. 家族遗传
2. 下列不属于胃肠黏膜损害因素的是
   A. 非甾体抗炎药
   B. 前列腺素
   C. 吸烟
   D. 精神过度紧张
   E. 幽门螺杆菌
3. 消化性溃疡发病患者有家族聚集现象是由于
   A. 全家饮食高热量
   B. 全家都饮酒
   C. 全家都吸烟
   D. 幽门螺杆菌有传染性
   E. 一家食谱相同
4. 消化性溃疡的主要症状是
   A. 恶心
   B. 呕吐
   C. 胃灼痛
   D. 嗳气
   E. 上腹痛
5. 胃溃疡疼痛的一般规律为
   A. 进食—疼痛—缓解
   B. 进食—缓解—疼痛
   C. 疼痛—进食—缓解
   D. 疼痛—缓解—进食
   E. 无明显规律
6. 十二指肠溃疡的好发部位是
   A. 球部
   B. 降部
   C. 水平部
   D. 升部
   E. 降部和升部
7. 消化性溃疡最常见的并发症是
   A. 穿孔
   B. 出血
   C. 幽门梗阻
   D. 癌变
   E. 感染
8. 消化性溃疡合并穿孔常见于
   A. 胃溃疡
   B. 十二指肠溃疡
   C. 急性糜烂性胃炎
   D. 急性腐蚀性胃炎
   E. 慢性萎缩性胃炎
9. 消化性溃疡大出血患者护理措施不包括
   A. 迅速建立静脉通道
   B. 冰盐水洗胃
   C. 应用双气囊三腔管

D. 暂禁食
E. 观察粪便颜色及量

10. 消化性溃疡患者进餐应有规律，主食应以何为主
A. 流质
B. 半流质
C. 普通饮食
D. 面食
E. 杂粮

11. 消化性溃疡患者饮食宜少量多餐，其意义是
A. 减少对胃的刺激
B. 中和胃酸
C. 减轻腹痛
D. 避免胃窦部过度扩张
E. 促进消化

12. 抗酸药合理的服药时间是
A. 饭前 2 小时
B. 饭前 1 小时
C. 饭后 1 小时
D. 饭后 2 小时
E. 疼痛发作时

13. 以下药物抑制胃酸分泌最强的是
A. 奥美拉唑
B. 法莫替丁
C. 氢氧化铝镁
D. 枸橼酸铋钾
E. 硫酸铝

14. 幽门梗阻患者术前 3 天洗胃应用
A. 高渗盐水
B. 温等渗盐水
C. 温开水
D. 5%葡萄糖溶液
E. 等渗碳酸氢钠溶液

15. 消化性溃疡患者出现全腹压痛、反跳痛及腹肌板样强直，表明有
A. 食管-胃底静脉曲张破裂
B. 癌变
C. 穿孔
D. 幽门梗阻
E. 出血

16. 治疗 Hp 阳性消化性溃疡患者最有效的护理措施是
A. 保持乐观的情绪
B. 避免过度劳累
C. 注意合理饮食
D. 根除幽门螺杆菌治疗
E. 禁用损伤胃黏膜的药物

二、A2 型题

（每一道试题是以一个小案例出现，其下面有 A、B、C、D、E 五个备选答案，请从中选择一个最佳答案）

1. 患者，男，41 岁。有消化性溃疡病史 4 年。1 天来胃痛明显，无恶心、呕吐。今晨觉头晕、乏力、黑矇，排尿排便 1 次。对于该患者，除腹痛外，护士还应重点询问
A. 排便习惯
B. 粪便颜色
C. 尿液颜色
D. 尿量
E. 有无眩晕

2. 患者，男，42 岁。患消化性溃疡，近来感上腹饱胀，疼痛于餐后加重，且反复大量呕吐。该患者可能出现了
A. 营养不良
B. 穿孔
C. 癌变
D. 幽门梗阻
E. 出血

3. 患者，女，32 岁。3 年来常出现左上腹痛，常在进食后疼痛，曾先后呕血 3 次，胃肠钡餐检查未发现明显异常，查体仅有上腹压痛。该患者最有可能的诊断是
A. 慢性胃炎
B. 胃癌
C. 胃溃疡
D. 肠梗阻
E. 十二指肠溃疡

4. 患者，女，32 岁。上腹部间歇性疼痛 3 年。空腹及夜间痛明显，进食后可缓解。3 天前出现黑便。患者出现黑便的原因最可能是
A. 肠道感染
B. 胃溃疡出血
C. 十二指肠溃疡出血
D. 胃癌
E. 应激性溃疡

5. 患者，男，37 岁。有消化性溃疡病史。中午饱餐后，出现上腹剧烈疼痛，伴恶心、呕吐、腹肌紧张，出冷汗，休克。首先应考虑的并发症是
A. 癌变
B. 感染
C. 大出血
D. 急性穿孔

E. 幽门梗阻

6. 患者，男，26岁。1个月前出现进食后上腹部胀痛，夜间常痛醒，进食后可以缓解，今日进食后感上腹饱胀，频繁呕吐宿食。初步诊断为
A. 胃溃疡伴出血
B. 十二指肠溃疡伴幽门梗阻
C. 胃癌
D. 急性胃炎
E. 慢性胃炎

7. 患者，女，28岁。因消化性溃疡入院。出院时咨询有关食用汤类中对她较适宜的是
A. 咖喱牛肉汤
B. 菜末蛋花汤
C. 榨菜肉丝汤
D. 老母鸡汤
E. 竹笋肉汤

8. 患者，男，50岁。胃溃疡病史20余年，近1个月出现腹部疼痛不似以前规律，无恶心、呕吐、体重减轻现象。入院检查粪潜血试验阳性，考虑胃溃疡伴消化道出血。下列生活指导正确的是
A. 禁食
B. 多饮肉汤
C. 高蛋白高纤维饮食
D. 温热、清淡无刺激性流食
E. 增加体育锻炼

9. 患者，男，36岁。诊断为消化性溃疡，经治疗即将出院。责任护士指导其回家后应注意的问题不包括
A. 生活规律，劳逸结合
B. 避免进食刺激性食物
C. 保护胃黏膜药宜在餐前1小时服用
D. 抗酸药宜在饭后和睡前服用
E. 上腹部疼痛时要及时服用索米痛片镇痛

10. 患者，男，34岁。患胃溃疡5年，规律用药但反复发作。护士在收集资料时发现患者饮食极不规律，常暴饮暴食，每日饮酒量约500ml。对其行健康指导时应着重给患者讲解的是
A. 药物的不良反应
B. 胃溃疡的并发症
C. 合理饮食的重要性
D. 胃溃疡的发病机制
E. 保持情绪稳定的重要性

11. 患者，女，39岁。餐后3小时突觉上腹部持续性刀割样剧痛，伴恶心入急诊。急诊护士查体：腹式呼吸消失，移动性浊音阳性，全腹压痛、反跳痛、肌紧张，上腹为甚。考虑为
A. 胃、十二指肠溃疡急性穿孔
B. 胃溃疡出血
C. 十二指肠溃疡出血
D. 胃溃疡癌变
E. 胆囊炎

12. 患者，男，50岁。消化性溃疡病史10年。今凌晨出现持续性腹痛，自服奥美拉唑后不能缓解，且向背部放射，来医院就诊，提示该患者最有可能出现了
A. 消化道出血
B. 癌变
C. 失血性周围循环衰竭
D. 穿孔
E. 幽门梗阻

13. 患者，男，22岁，消化性溃疡患者给予胶体次枸橼酸铋+克拉霉素+呋喃西林三联治疗期间出现黑便，担心病情加重，行粪便潜血，实验报告呈阴性，此时应向患者解释其黑便的原因是
A. 溃疡出血
B. 溃疡癌变
C. 胶体次枸橼酸铋不良反应
D. 克拉霉素不良反应
E. 呋喃西林不良反应

三、A3/A4型题

（每个案例下设若干道试题。请根据试题所提供的信息，在每一道试题下面的A、B、C、D、E五个备选答案中选择一个最佳答案）

（1~2题共用题干）

患者，男，32岁。反复间歇性上腹痛2年，诊断为十二指肠球部溃疡。

1. 指导患者缓解腹痛的正确措施是
A. 睡前加餐
B. 腹部热敷
C. 取平卧体位
D. 服用镇痛药物
E. 尽早手术治疗

2. 患者Hp检测阳性，医生给予枸橼酸铋钾+克拉霉素+呋喃西林三联治疗，次日出现黑便，但潜血试验阴性。此时应向患者解释其黑便的原因是
A. 溃疡出血
B. 溃疡癌变
C. 呋喃西林不良反应
D. 克拉霉素不良反应
E. 枸橼酸铋钾不良反应

参考答案与解析

【参考答案】

一、A1 型题

1. A 2. B 3. D 4. E 5. A 6. A 7. B 8. B 9. C 10. D 11. D 12. C 13. A 14. B 15. C 16. D

二、A2 型题

1. B 2. D 3. C 4. C 5. D 6. B 7. B 8. D 9. E 10. C 11. A 12. D 13. C

三、A3/A4 型题

1. A 2. E

【解析】

扫码查看
相关内容

第五节 溃疡性结肠炎患者的护理

历年高频考点

考点 1：溃疡性结肠炎好发于直肠、乙状结肠，主要临床表现是腹泻、大便有黏液脓血、腹痛及里急后重，有疼痛—便意—便后缓解的规律。

考点 2：轻、中型溃疡性结肠炎患者首选柳氮磺吡啶；肾上腺糖皮质激素适用于暴发型或重型患者。

考点 3：急性发作期溃疡性结肠炎患者应进食无渣流质或半流质饮食，病情严重者应禁食，使肠道得以休息，利于减轻炎症，控制其症状。

考点 4：对于采用灌肠疗法的溃疡性结肠炎患者，应指导患者左侧卧位，尽量抬高臀部，以达到延长药物在肠道内停留时间的目的。

经典习题演练

一、A1 型题

（每一道试题下面有 A、B、C、D、E 五个备选答案，请从中选择一个最佳答案）

1. 关于溃疡性结肠炎的叙述，正确的是
   A. 病因明确，能够治愈
   B. 急性发作或病情严重时，患者均可正常活动
   C. 排便正常，无痛苦
   D. 治疗效果好，症状消失后就可停药
   E. 病因不明确，反复发作，迁延不愈
2. 轻、中度溃疡性结肠炎首选的治疗药物是
   A. 糖皮质激素
   B. 青霉素
   C. 柳氮磺吡啶
   D. 头孢菌素
   E. 环磷酰胺

二、A2 型题

（每一道试题是以一个小案例出现，其下面有 A、B、C、D、E 五个备选答案，请从中选择一个最佳答案）

1. 患者，男，18 岁。腹泻近 1 月，每天 3~4 次，有黏液，常有里急后重，伴腹部疼痛，便后疼痛减轻。查体：左下腹轻压痛，余无特殊。进一步确诊有重要价值的检查是
   A. 粪潜血试验
   B. 血液检查
   C. X 线钡剂灌肠
   D. 结肠镜检查
   E. 药物治疗
2. 患者，女，45 岁。间断发作下腹部疼痛伴腹泻近 3 年。每天排便 4~5 次，常有里急后重感，并且排便后疼痛能够缓解。下列检查中与本病无关

的是
A. 血液检查
B. 粪便检查
C. X 线钡剂灌肠
D. B 超检查
E. 结肠镜检

3. 患者，女，41 岁。诊断为“溃疡性结肠炎”收入院，每天腹泻 5~6 次，有少量脓血便。对此类患者饮食护理应注意
A. 给予易消化、富含纤维素饮食
B. 低蛋白饮食
C. 进食无渣流质或半流质饮食
D. 多进食新鲜水果
E. 多吃蔬菜

4. 患者，女，32 岁。患溃疡性结肠炎 3 年，急性加重 2 周入院。入院后护士评估患者的粪便形态最可能发现的是
A. 米泔水样便
B. 柏油便
C. 黏液脓血便
D. 白陶土样便
E. 黄色软便

5. 患者，男，30 岁。黏液脓血便伴里急后重 2 年，诊断为溃疡性结肠炎。近 1 周腹痛加重伴发热入院治疗。护士遵医嘱为患者保留灌肠治疗，患者应采取的体位是
A. 右侧卧位
B. 左侧卧位
C. 仰卧位
D. 俯卧位
E. 半卧位

6. 患者，女，26 岁。半年前开始出现腹泻、腹痛、排黏液脓便，疑诊溃疡性结肠炎，拟行肠镜检查。门诊护士告知患者检查前的注意事项，正确的是
A. 前 4 小时可进食
B. 前一天晚餐后禁食
C. 前两天停服铁剂
D. 前两天清洁灌肠
E. 前三天停用阿司匹林类药物

参考答案与解析

【参考答案】

一、A1 型题

1. E　2. C

二、A2 型题

1. D　2. D　3. C　4. C　5. B　6. B

【解析】

扫码查看
相关内容

第六节　小儿腹泻的护理

历年高频考点

考点 1：秋冬季节的婴幼儿腹泻 80% 以上是由病毒感染所致，以轮状病毒感染最为常见。轮状病毒肠炎粪便为蛋花样、无腥臭味。

考点 2：轻型腹泻和重型腹泻的重要区别是有无明显的脱水、电解质紊乱、酸碱失衡及全身中毒症状。

考点 3：低钾血症主要表现为神经肌肉兴奋性降低，如肌无力、腱反射减弱或消失，腹胀、肠鸣音减弱或消失，心电图出现 U 波等。

考点 4：真菌性肠炎常为白念珠菌感染所致，粪便可见豆腐渣样细块、泡沫多。金黄色葡萄球菌肠炎多继发于使用大量抗生素以后，典型大便为暗绿色，全身中毒症状明显。

考点 5：口服补液盐（ORS）一般用于轻、中度缺水无明显呕吐者，传统配方张力约为 2/3 张，低渗配方张力约为 1/2 张。

考点 6：腹泻患儿选用抗生素治疗的指征为黏液、脓血便，不能滥用抗生素。

考点 7：若补液后患儿出现眼睑水肿，可能是电解质溶液比例过高，应及时通知医生调整补液。

经典习题演练

一、A1 型题

（每一道试题下面有 A、B、C、D、E 五个备选答案，请从中选择一个最佳答案）

1. 小儿迁延性腹泻的病程是
   A. 1~4 周
   B. 2~4 周
   C. 1~8 周
   D. 2~8 周
   E. 3~12 周
2. 小儿腹泻重症区别于轻症的要点是
   A. 蛋花汤样大便
   B. 大便腥臭有黏液
   C. 每日大便可达 10 余次
   D. 大便镜检有大量脂肪球
   E. 有水、电解质紊乱和酸中毒
3. 重度脱水的失水量占体重的
   A. >5%
   B. >10%
   C. >15%
   D. >20%
   E. >25%
4. 等渗性脱水时，血清钠浓度是
   A. 100~120mmol/L
   B. 110~130mmol/L
   C. 120~140mmol/L
   D. 130~150mmol/L
   E. 150~170mmol/L
5. 当补液纠正脱水和酸中毒时，患儿突然发生惊厥，可能是
   A. 低血钾
   B. 低血钠
   C. 低血钙
   D. 低血镁
   E. 低血糖
6. 轮状病毒肠炎患儿的大便性状是
   A. 黏液便
   B. 果酱样便
   C. 脓血便
   D. 柏油便
   E. 蛋花汤样便
7. 不属于轮状病毒肠炎特点的是
   A. 多见于 6 个月至 2 岁小儿
   B. 多见于秋季
   C. 常伴有上呼吸道感染
   D. 全身中毒症状不明显
   E. 大便有腥臭味
8. 小儿感染性腹泻的治疗原则不包括
   A. 调整饮食
   B. 加强护理
   C. 控制感染
   D. 用止泻药
   E. 纠正脱水
9. 下列符合口服补液的适应证为
   A. 休克
   B. 轻度脱水，无呕吐者
   C. 肾功能不全
   D. 心功能不全
   E. 明显腹胀
10. 静脉补钾的浓度一般不超过
    A. 0.03%
    B. 0.3%
    C. 3%
    D. 2%
    E. 1%
11. 属于等张液体的是
    A. 5%碳酸氢钠溶液
    B. 0.9%氯化钠溶液
    C. 1∶1 液
    D. 10%葡萄糖溶液
    E. 口服补液盐（ORS）溶液
12. 小儿腹泻其脱水性质不明时，第一天补液可选用
    A. 1/4 张
    B. 1/3 张
    C. 1/2 张
    D. 2/3 张
    E. 等张
13. 小儿腹泻导致中度脱水，第一天的补液总量为
    A. 60~90ml/kg
    B. 90~120ml/kg
    C. 120~150ml/kg
    D. 150~180ml/kg
    E. 180~210ml/kg
14. 脱水患儿经补液后血容量已恢复的主要临床表现是
    A. 皮肤弹性恢复

B. 血压恢复正常
C. 眼眶凹陷恢复
D. 口舌湿润，无口渴
E. 尿量增加

二、A2 型题

（每一道试题是以一个小案例出现，其下面有 A、B、C、D、E 五个备选答案，请从中选择一个最佳答案）

1. 患儿，女，9 个月。呕吐、腹泻 3 天，眼窝轻度凹陷，口唇略干，皮肤弹性稍差，尿量略少，血清钠 145mmol/L。判断该患儿的脱水程度是
A. 无脱水
B. 轻度脱水
C. 中度脱水
D. 重度脱水
E. 极重度脱水
2. 患儿，男，3 个月。腹泻 2 天，每天 10 余次，稀水便，呕吐，尿少，前囟凹陷，精神萎靡，呼吸深快，口唇樱桃红。考虑该患儿腹泻伴有
A. 休克
B. 酸中毒
C. 败血症
D. 低钾血症
E. 中毒性脑病
3. 患儿，女，1 岁。腹泻伴中度脱水、酸中毒，经补液及纠酸治疗后出现腹胀，心音低钝，四肢腱反射减弱。考虑患儿最可能是
A. 高钠血症
B. 低钠血症
C. 低钾血症
D. 低钙血症
E. 低血糖症
4. 患儿，女，1 岁。今日发热、咳嗽、呕吐并出现腹泻，每日 10 余次，大便为黄色蛋花汤样，量多，无腥臭味。尿少，前囟、眼窝稍凹陷。根据该患儿的临床表现，考虑最可能的病原体是
A. 侵袭性大肠埃希菌
B. 白念珠菌
C. 空肠弯曲菌
D. 轮状病毒
E. 耶尔森菌
5. 患儿，男，1 岁。腹泻 5 天，大便 4~5 次/天，为黄色稀水便，含脓血及黏液。查体：体温 38.7℃，皮肤弹性尚可，心肺正常。大便镜检：大量红白细胞。考虑该患儿腹泻的原因可能是
A. 肠内细菌感染
B. 轮状病毒感染
C. 肠道菌群失调
D. 消化酶分泌减少
E. 肠道外感染导致
6. 患儿，7 个月。腹泻，排黄绿色稀水样便 2 天，每日 4~5 次，精神状态好。为预防脱水给予的口服补液的张力是
A. 1/5 张
B. 1/4 张
C. 1/3 张
D. 2/3 张
E. 1/2 张
7. 患儿，男，1 岁。因腹泻引起脱水需静脉补液，250ml 葡萄糖溶液中加 10%氯化钾溶液，最多不得超过的量是
A. 6ml
B. 6.5ml
C. 7ml
D. 7.5ml
E. 8ml
8. 患儿，男，11 个月。呕吐、腹泻 3 天，补液治疗后患儿出现低血钾症状，护士遵医嘱为患儿补钾，下列处理不正确的是
A. 患儿有尿后再进行补钾
B. 必要时可将含钾液缓慢静脉注射
C. 静脉补钾的浓度不超过 0.3%
D. 最好用输液泵控制输液速度
E. 滴注速度不可过快
9. 患儿，男，1 岁。因呕吐、腹泻 5 天，4 小时无尿入院。查体：重度脱水貌，四肢凉。护士遵医嘱为患儿快速滴入 2∶1 等张含钠液，正确的配制方法是
A. 2 份 10%葡萄糖溶液，1 份生理盐水
B. 2 份生理盐水，1 份 10%葡萄糖溶液
C. 2 份生理盐水，1 份 1.4%碳酸氢钠溶液
D. 2 份 1.4%碳酸氢钠溶液，1 份生理盐水
E. 2 份 10%葡萄糖溶液，1 份 1.4%碳酸氢钠溶液
10. 患儿，男，11 个月。因呕吐、腹泻中度脱水。估计其累积损失量为
A. 30~50ml/kg
B. 50~70ml/kg
C. 50~100ml/kg
D. 100~120ml/kg
E. 120~150ml/kg
11. 患儿，女，11 个月。腹泻，等渗性脱水。第一天

补液时应选择的含钠液体是
A. 1/5 张~1/4 张
B. 1/4 张~1/3 张
C. 1/3 张~1/2 张
D. 1/2 张~2/3 张
E. 2/3 张至等张

12. 患儿，男，1 岁。腹泻、呕吐 4~5 天，12 小时无尿。查体：神志模糊，面色苍白，口唇樱桃红，呼吸深快，前囟、眼窝深凹，无泪，皮肤弹性差，四肢冷、脉搏细弱。护士应协助医生给予的紧急治疗是
A. 1∶1 含钠液，20ml/kg，静脉推注
B. 3∶2∶1 含钠液，180ml/kg，静脉滴注
C. 3∶1 含钠液，150ml/kg，静脉滴注
D. 2∶1 等张含钠液，20ml/kg，静脉推注
E. 4%$NaHCO_3$，50ml/kg，静脉推注

13. 患儿，女，7 个月。腹泻 2 天，稀水便，每日 5~6 次，呕吐 2 次。医生建议口服补液，护士指导家长正确的喂服方法是
A. 少量多次
B. 1 次全量
C. 配制后再加糖
D. 服用期间不饮水
E. 用等量水稀释

14. 患儿，男，2 岁。因腹泻脱水、电解质紊乱入院治疗。已补液 6 小时，护士巡视时发现患儿出现眼睑水肿。最可能的原因是
A. 补液量不足
B. 血容量未恢复
C. 酸中毒未纠正
D. 输入葡萄糖液过多
E. 输入电解质溶液过多

15. 患儿，女，10 个月。因腹泻、呕吐频繁，医嘱禁食，护士告诉家长患儿需要禁食的时间是
A. 2~4 小时
B. 4~6 小时
C. 6~8 小时
D. 8~10 小时
E. 10~12 小时

16. 患儿，男，1 岁。腹泻 3 日，每日 4~5 次，伴有轻度呕吐，皮肤弹性稍差。给予家长饮食管理的指导不正确的是
A. 暂禁食 4~6 小时
B. 减少食量，停止不当饮食
C. 调整原则为由少到多，由稀到稠
D. 患儿可继续母乳喂养，暂停辅食
E. 根据患儿的耐受情况对饮食进行调整

17. 患儿，男，6 个月。腹泻 3 天，稀便每天 20 次左右，无尿，体重下降。查体：精神萎靡不振，皮肤黏膜干燥、弹性下降，前囟凹陷，眼窝凹陷无泪，呼吸急促，心率加快，血压下降，周围血管收缩。其脱水程度是
A. 低渗性脱水
B. 重度脱水
C. 中度脱水
D. 不脱水
E. 轻度脱水

18. 患儿，男，3 个月。因腹泻入院，脱水纠正后，患儿突然发生惊厥，考虑患儿发生惊厥的原因是
A. 补液过多
B. 低血钙
C. 低血钾
D. 高血钾
E. 低血镁

三、A3/A4 型题

（每个案例下设若干道试题。请根据试题所提供的信息，在每一道试题下面的 A、B、C、D、E 五个备选答案中选择一个最佳答案）

（1~4 题共用题干）

患儿，男，10 个月。腹泻 3 天，大便为蛋花汤样带黏液，无腥臭味。无尿 8 小时。眼窝凹陷极明显。血钠 125mmol/L。诊断为小儿秋季腹泻。

1. 该患儿感染的病原体主要是
A. 肠致病性大肠埃希菌
B. 柯萨奇病毒
C. 轮状病毒
D. 金黄色葡萄球菌
E. 变形杆菌

2. 患儿脱水的程度和性质为
A. 重度高渗性脱水
B. 中度等渗性脱水
C. 重度等渗性脱水
D. 重度低渗性脱水
E. 中度低渗性脱水

3. 护士晨起观察到患儿四肢厥冷、脉弱、血压下降的情况，提示可能出现了
A. 低钙血症
B. 休克
C. 低钾血症
D. 贫血
E. 继发感染

4. 首要的处理措施是
   A. 应用抗生素
   B. 记出入量
   C. 静脉补液
   D. 限制饮食
   E. 利尿

（5~7 题共用题干）

患儿，男，9 个月。因呕吐、腹泻 3 天来院，初步诊断为婴儿腹泻伴重度等渗脱水。

5. 补充累积损失应选用下列哪种液体
   A. 等张含钠液
   B. 1/5 张含钠液
   C. 1/4 张含钠液
   D. 1/3 张含钠液
   E. 1/2 张含钠液

6. 患儿经输液 6 小时后，脱水情况好转，开始排尿，但又出现精神萎靡，心音低钝，腹胀，肠鸣音减弱，这时应首先考虑为
   A. 酸中毒未纠正
   B. 低血镁
   C. 低血钾
   D. 低血钙
   E. 中毒性肠麻痹

7. 如患儿需要补钾，应把氯化钾稀释至何种浓度而后缓慢静脉滴注
   A. 0.2%~0.3%
   B. 0.3%~0.4%
   C. 0.5%~0.8%
   D. 1.0%~1.5%
   E. 1.5%~3.0%

参考答案与解析

【参考答案】

一、A1 型题

1. D 2. E 3. B 4. D 5. C 6. E 7. E 8. D 9. B 10. B 11. B 12. C 13. C 14. E

二、A2 型题

1. B 2. B 3. C 4. D 5. A 6. A 7. D 8. B 9. C 10. C 11. D 12. D 13. A 14. E 15. B 16. A 17. B 18. B

三、A3/A4 型题

1. C 2. D 3. B 4. C 5. E 6. C 7. A

【解析】

扫码查看
相关内容

第七节 肠梗阻患者的护理

历年高频考点

考点 1：机械性肠梗阻最常见。粘连性肠梗阻属于机械性肠梗阻，常由腹腔内手术、炎症、创伤、出血、异物等引起，一般采用非手术治疗。

考点 2：小肠扭转多见于青壮年，常在饱食后剧烈运动时而发病，表现为突发脐周剧烈绞痛，极易发生绞窄性肠梗阻，故应及时手术治疗。

考点 3：肠套叠多见于 2 岁以内的儿童，以回肠末端套入结肠最多见，特异性表现为果酱样血便，腹部可扪及腊肠形肿块，并有压痛。早期可用空气或钡剂灌肠复位。

考点 4：肠梗阻的症状主要有腹痛、呕吐、腹胀、肛门停止排便、排气。立位或侧卧位腹部平片可见多个阶梯状排列液气液平面。

考点 5：肠梗阻患者术后早期下床活动，以促进肠蠕动恢复，预防粘连。

经典习题演练

一、A1 型题

（每一道试题下面有 A、B、C、D、E 五个备选答案，请从中选择一个最佳答案）

1. 单纯性肠梗阻与绞窄性肠梗阻的主要区别是
   A. 梗阻的病因
   B. 梗阻的时间
   C. 梗阻的严重程度
   D. 肠管壁有无血运障碍
   E. 有无并发症
2. 高位小肠梗阻除腹痛外最主要症状是
   A. 腹胀明显
   B. 呕吐频繁
   C. 叩诊呈鼓音
   D. 停止排便、排气
   E. 腹部包块
3. 有关肠梗阻的说法下列选项中错误的是
   A. 单纯性肠梗阻为阵发性绞痛
   B. 高位肠梗阻呕吐出现早而频繁
   C. 低位肠梗阻呕吐物为胆汁
   D. 高位肠梗阻腹胀轻
   E. 低位肠梗阻腹胀明显
4. 肛门停止排便、排气提示有
   A. 肠梗阻
   B. 结肠癌
   C. 肠麻痹
   D. 腹膜炎
   E. 肠套叠
5. 绞窄性肠梗阻的表现不包括
   A. 持续性剧烈腹痛
   B. 早期出现休克
   C. 腹膜刺激征
   D. 肠鸣音活跃
   E. 腹腔穿刺抽出血性液体
6. 急性肠梗阻患者采取非手术治疗时，正确的措施为
   A. 去枕平卧位
   B. 胃肠减压
   C. 及早进食
   D. 吗啡镇痛
   E. 高压灌肠
7. 腹腔手术后，预防肠粘连的主要护理措施是
   A. 保持腹腔引流通畅
   B. 遵医嘱使用抗生素
   C. 及时拔除腹腔引流管
   D. 鼓励患者早期活动
   E. 保持有效的胃肠减压
8. 以下不是肠梗阻患者围手术期的常见并发症的是
   A. 吸入性肺炎
   B. 腹腔感染
   C. 肠瘘
   D. 肠粘连
   E. 倾倒综合征
9. 消化道疾病手术后，提示患者肠蠕动恢复的有效指征是
   A. 腹胀减轻
   B. 肛门排气
   C. 患者有饥饿感
   D. 患者有便意
   E. 胃管的引流量较前减少

二、A2 型题

（每一道试题是以一个小案例出现，其下面有 A、B、C、D、E 五个备选答案，请从中选择一个最佳答案）

1. 患者，男，35 岁。1 天前饱餐后参加剧烈运动时突发腹痛、腹胀，呈持续性，伴阵发性绞痛，并有频繁呕吐，无肛门排气。4 小时前病情加重并昏倒。查体：T 35.6℃，P 126 次/分，BP 80/50mmHg，急性病容，四肢发绀，全身冷汗；全腹肌紧张，有压痛和反跳痛，肠鸣音消失。腹穿抽出血性液体。该患者所患疾病最主要的病理生理改变是
   A. 细胞外液容量迅速减少
   B. 心排血量低，外周阻力高
   C. 左心室功能不全
   D. 短时大量出血
   E. 下腔静脉回流障碍
2. 患者，女，30 岁。胃溃疡穿孔行“毕Ⅰ式胃大部切除术”。术后 4 天，诉腹部胀痛、恶心，停止排气、排便。查体：全腹膨隆，未见肠型，全腹压痛，以中上腹最为显著，轻度肌紧张，肠鸣音消失；T 37.8℃，P 90 次/分，BP 112/78mmHg。血常规：WBC 12×10^9/L，N 0.86。腹部 X 线平片见肠腔积气及小液气平面。以下护理措施错误的是
   A. 禁食、胃肠减压
   B. 可适当用 654-2 镇痛

C. 协助患者取低半坐位
D. 及时、准确记录出入水量
E. 应用抗菌药预防感染

3. 患儿，女，6个月。因阵发性哭闹，右上腹触及腊肠样包块，怀疑为肠套叠。该患儿首选的检查治疗是
A. 结肠镜检
B. 空气灌肠
C. 直肠活检
D. 腹部 CT
E. 钡剂灌肠

4. 患者，男，28 岁，因肠扭转入院，经手术治疗后病情痊愈出院。护士在告诉患者预防肠扭转最重要的措施是避免
A. 腹部受凉
B. 进食高脂饮食
C. 进食辛辣饮食
D. 进食高蛋白饮食
E. 饱餐后剧烈运动

5. 患者，男，58 岁。胃穿孔修补术后。为预防发生粘连性肠梗阻，应指导患者
A. 保持排便通畅
B. 早期下床活动
C. 早期进食
D. 早期取半卧位
E. 多饮水

6. 患者，男，35 岁。午餐后感脐周疼痛 3 小时，呈阵发性加重，腹胀伴恶心、呕吐，呕吐物为血性，发病后肛门无排便。患者有阑尾炎手术史。护士对其进行评估时，评估内容不包括
A. 腹痛、腹胀的特点
B. 活动耐力
C. 呕吐量、颜色及性质
D. 心理状态
E. 有无手术史

三、A3/A4 型题

（每个案例下设若干道试题。请根据试题所提供的信息，在每一道试题下面的 A、B、C、D、E 五个备选答案中选择一个最佳答案）

（1~2 题共用题干）

患者，男，45 岁。暴饮暴食后出现上腹阵发性疼痛，并伴有腹胀、恶心、呕吐。呕吐物为宿食，停止肛门排气，患者半年前曾做过阑尾切除术。查体：腹胀、软，见肠型，轻度压痛，肠鸣音亢进。

1. 下列检查最有意义的是
A. 腹部 CT
B. 腹部穿刺
C. 钡剂灌肠
D. 腹部 X 线平片
E. 纤维结肠镜检查

2. 该患者出现肠梗阻，最可能的原因为
A. 肠粘连
B. 肿瘤
C. 粪块堵塞
D. 肠扭转
E. 肠麻痹

3. 目前该患者发生的肠梗阻类型，不可能是
A. 急性肠梗阻
B. 完全性肠梗阻
C. 绞窄性肠梗阻
D. 单纯性肠梗阻
E. 机械性肠梗阻

4. 下列护理措施错误的是
A. 取半卧位
B. 胃肠减压
C. 禁饮食
D. 可给吗啡镇痛
E. 防治感染和中毒

参考答案与解析

【参考答案】

一、A1 型题

1. D　2. B　3. C　4. A　5. D　6. B　7. D　8. E　9. B

二、A2 型题

1. A　2. B　3. B　4. E　5. B　6. B

三、A3/A4 型题

1. D　2. A　3. C　4. D

【解析】

扫码查看
相关内容

第八节　阑尾炎患者的护理

历年高频考点

考点1：阑尾周围脓肿先使用抗生素控制症状，一般3个月后再行手术切除阑尾。

考点2：切口感染是阑尾炎术后最常见的并发症，表现为术后3~5天体温升高，切口疼痛且局部有红肿、压痛或波动感。

考点3：阑尾炎术后并发腹腔脓肿表现为术后5~7天体温升高，或下降后又上升，并有腹痛、腹胀、腹部包块或排便排尿改变，其中盆腔脓肿有里急后重表现。

考点4：鼓励阑尾炎术后患者早期床上或下床活动，促进肠蠕动恢复，防止发生肠粘连。

经典习题演练

一、A1型题

（每一道试题下面有A、B、C、D、E五个备选答案，请从中选择一个最佳答案）

1. 急性阑尾炎发生的最重要原因
   A. 阑尾管腔梗阻
   B. 阑尾损伤
   C. 胃肠道功能紊乱
   D. 全身感染
   E. 神经反射
2. 急性阑尾炎典型的症状为
   A. 右下腹痛
   B. 右下腹痛并伴有轻度胃肠功能紊乱
   C. 腹膜刺激征
   D. 右下腹固定性压痛性包块
   E. 转移性右下腹痛
3. 急性阑尾炎腹痛起始于脐周或上腹的机制是
   A. 胃肠功能紊乱
   B. 内脏神经反射
   C. 躯体神经反射
   D. 阑尾位置不固定
   E. 阑尾管壁痉挛
4. 急性阑尾炎时，最有诊断意义的体征是
   A. 腹肌紧张
   B. 腰大肌试验阳性
   C. 结肠充气试验阳性
   D. 闭孔肌试验阳性
   E. 阑尾点固定性压痛
5. 麦氏点位于
   A. 左髂前上棘与脐连线中外1/3交界处
   B. 右髂前上棘与脐连线中外1/3交界处
   C. 左髂前上棘与脐连线中内1/3交界处
   D. 右髂前上棘与脐连线中内1/3交界处
   E. 右髂前上棘与脐连线中外2/3交界处
6. 下列查体不提示阑尾炎的是
   A. 结肠充气试验阳性
   B. 腰大肌试验阳性
   C. 麦氏点压痛
   D. 阑尾压痛
   E. 墨菲征阳性
7. 阑尾炎症时可引起
   A. 小肠脓肿
   B. 结肠脓肿
   C. 胰腺脓肿
   D. 门静脉炎和肝脓肿
   E. 脾脓肿
8. 下列不是急性阑尾炎术后给予半卧位的主要目的的是
   A. 利于呼吸
   B. 减轻切口张力
   C. 预防肠粘连
   D. 利于腹腔引流
   E. 腹腔渗液积聚于盆腔
9. 阑尾切除术后伤口感染体温升高表现在
   A. 2~3日
   B. 3~5日
   C. 5~7日
   D. 9日
   E. 14日
10. 急性阑尾炎发生坏死、穿孔的主要原因是

A. 阑尾开口小
B. 阑尾淋巴丰富
C. 阑尾蠕动慢而弱
D. 阑尾动脉为终末动脉
E. 阑尾系膜短

二、A2 型题

（每一道试题是以一个小案例出现，其下面有 A、B、C、D、E 五个备选答案，请从中选择一个最佳答案）

1. 患者，男，36 岁。1 天前右下腹有转移性腹痛，麦氏点有固定的压痛。诊断为阑尾炎，采取保守治疗。现腹痛缓解后突然加重，范围扩大，应考虑是
A. 单纯性阑尾炎
B. 化脓性阑尾炎
C. 坏疽性阑尾炎
D. 阑尾周围脓肿
E. 阑尾穿孔
2. 患者，男，35 岁。诊断为阑尾周围脓肿，行阑尾切除的时间应在体温正常后
A. 1 个月
B. 2 个月
C. 3 个月
D. 4 个月
E. 5 个月
3. 患者，男，38 岁。阑尾穿孔合并腹膜炎手术后第 7 天，体温 39℃，伤口无红肿，大便次数增多，混有黏液，伴里急后重。该患者可能并发了
A. 肠炎
B. 肠粘连
C. 盆腔脓肿
D. 膈下脓肿
E. 细菌性痢疾
4. 患者，男，70 岁。2 天前因急性阑尾炎行阑尾切除术，现诉腹胀，未排气、排便。下列护理措施错误的是
A. 评估患者腹胀情况
B. 给予阿托品肌内注射
C. 鼓励患者床上多翻身
D. 必要时给予肛管排气
E. 鼓励患者下地活动
5. 患者，男，38 岁。突发右下腹剧痛 1 小时，腹痛剧烈辗转不安，自我诊断为“急性阑尾炎”，其不配合检查，以下做法恰当的是
A. 立刻进行术前准备
B. 与患者沟通解释
C. 注射哌替啶镇痛
D. 责令患者安静等待
E. 告知患者不是阑尾炎

三、A3/A4 型题

（每个案例下设若干道试题。请根据试题所提供的信息，在每一道试题下面的 A、B、C、D、E 五个备选答案中选择一个最佳答案）

（1~3 题共用题干）

患者，女，21 岁。自诉疼痛开始于上腹及脐周，位置不定，以后疼痛位置转移到右下腹部，并出现全腹持续性疼痛。查体：体温 39.2℃，脉搏 124 次/分，血压 105/65mmHg；右下腹压痛，肌紧张，有反跳痛，肠鸣音消失。WBC 12.5×10^9/L，N 0.82。腹部 X 线平片可见盲肠扩张和气液平面。行急诊手术治疗，术后第 3 天患者体温为 38.9℃，切口红肿、压痛。

1. 入院时应考虑
A. 急性单纯性阑尾炎
B. 急性化脓阑尾炎
C. 坏疽性阑尾炎
D. 穿孔性阑尾炎
E. 急性胰腺炎
2. 该患者术后发生
A. 腹腔内出血
B. 切口感染
C. 腹腔感染
D. 盆腔感染
E. 腹腔脓肿
3. 手术第 3 天后，下列护理措施最关键的是
A. 继续静脉补液
B. 做好引流管护理
C. 及时更换被渗液污染的敷料
D. 做好生活护理
E. 康复知识教育

参考答案与解析

【参考答案】

一、A1 型题

1. A 2. E 3. B 4. E 5. B 6. E 7. D 8. C 9. B 10. D

二、A2 型题

1. E 2. C 3. C 4. B 5. B

三、A3/A4 型题

1. D 2. B 3. C

【解析】

扫码查看
相关内容

第九节 腹外疝患者的护理

历年高频考点

考点 1：腹外疝以腹股沟斜疝的发病率最高，典型的腹外疝由疝环、疝囊、疝内容物和疝外被盖组成。疝内容物是进入疝囊的腹内脏器或组织，以小肠最为多见。

考点 2：腹外疝的病因。①腹壁强度降低：造成腹壁强度减弱的原因有先天性结构缺陷和发育异常及后天性腹壁肌功能丧失和缺损。②腹内压增高：慢性咳嗽、便秘、排尿困难（如前列腺增生症）、腹水、妊娠、举重、婴儿经常啼哭等。

考点 3：绞窄性疝发生肠壁坏死，其肠壁动脉血流障碍是区别嵌顿性疝的主要表现。

考点 4：腹外疝患者活动出院后逐渐增加活动量，3 个月内应避免重体力劳动或提举重物。

经典习题演练

一、A1 型题

（每一道试题下面有 A、B、C、D、E 五个备选答案，请从中选择一个最佳答案）

1. 腹外疝最常见的疝内容物是
   A. 大网膜
   B. 小肠
   C. 结肠
   D. 膀胱
   E. 阑尾
2. 最常见的腹外疝是
   A. 脐疝
   B. 股疝
   C. 切口疝
   D. 腹股沟斜疝
   E. 腹股沟直疝
3. 腹外疝最重要的发病原因是
   A. 慢性咳嗽
   B. 长期便秘
   C. 排尿困难
   D. 腹壁有薄弱点或腹部缺损
   E. 经常从事导致腹腔内压增高的工作
4. 关于腹股沟直疝的叙述不正确的是
   A. 容易嵌顿
   B. 多见于老年男性，常双侧发生
   C. 疝块呈半球形
   D. 绝大多数为后天性
   E. 疝囊从腹壁下动脉内侧腹股沟三角区突出
5. 对腹外疝患者进行出院指导，正确的内容是
   A. 1 个月内避免重体力劳动
   B. 3 个月内避免重体力劳动
   C. 半年内避免重体力劳动
   D. 术后不会复发，可任意活动
   E. 少吃富含高维生素的食物

二、A2 型题

（每一道试题是以一个小案例出现，其下面有 A、B、C、D、E 五个备选答案，请从中选择一个最佳答案）

1. 患者，男，40 岁。6 小时前负重物时，右侧斜疝被嵌顿。提示疝内容物已发生缺血坏死，应做好急诊手术前准备的临床表现是
   A. 疝块增大，不能回纳
   B. 局部有剧烈疼痛
   C. 疝块紧张发硬，有触痛
   D. 阵发性腹痛伴呕吐
   E. 全腹有压痛，肌紧张
2. 腹外疝术后对患者正确的要求是
   A. 24 小时后可床边活动
   B. 2 天后可户外散步
   C. 半个月后可恢复轻体力工作
   D. 不从事体力劳动
   E. 3 个月内不宜从事重体力劳动
3. 患者，女，19 岁。在硬膜外麻醉下行左腹股沟斜疝修补术。恰当的术后饮食护理是
   A. 术后应禁食 48 小时
   B. 术后即进普通饮食
   C. 术后应胃肠减压
   D. 术后应静脉供给营养 3 天
   E. 若术后 6 小时无恶心即可进流质饮食
4. 患者，男，38 岁。腹股沟斜疝术后取仰卧位，腘窝部垫枕，最主要的目的是
   A. 防止疝复发
   B. 减少阴囊血肿发生的机会
   C. 促进肠蠕动恢复、预防肠粘连
   D. 减轻切口疼痛，利于切口愈合
   E. 预防麻醉后头痛
5. 患儿，男，5 个月。啼哭时出现腹部肿块，护士在向其亲属解释小儿脐疝时，正确的是
   A. 2 岁前可采取非手术治疗
   B. 容易嵌顿和绞窄
   C. 多为难复性疝
   D. 属于后天性疾病
   E. 不能自行闭锁
6. 患儿，3 个月，因哭闹时脐部隆起就医，诊断为脐疝，患儿家属很担心，护士对家长进行健康教育，不妥的是
   A. 解释脐疝的发病原因及临床特点
   B. 嘱其保持患儿大便通畅，防止便秘
   C. 疝块还纳后，局部可用大于脐环并外包纱布的硬币压迫
   D. 建议尽早手术治疗
   E. 定期来院复查

参考答案与解析

【参考答案】

一、A1 型题

1. B　2. D　3. D　4. A　5. B

二、A2 型题

1. E　2. E　3. E　4. D　5. A　6. D

【解析】

扫码查看
相关内容

第十节　痔患者的护理

历年高频考点

考点 1：混合痔，因直肠上、下静脉丛互相吻合，由齿状线上、下静脉丛同时曲张而形成。

考点 2：局部热敷或温水坐浴，可有效改善局部微循环，减轻疼痛症状。必要时用 1∶5000 高锰酸钾溶液温水坐浴。

考点 3：术后 24 小时内，每 4~6 小时嘱患者排尿一次，避免因手术、麻醉、疼痛等因素造成术后尿潴留。

考点 4：术后 24 小时内，患者在床上适当活动四

肢、翻身等，但不宜过早下床，以免伤口疼痛及出血。

经典习题演练

一、A1 型题

（每一道试题下面有 A、B、C、D、E 五个备选答案，请从中选择一个最佳答案）

1. 内痔的早期症状是
   A. 排便时出血
   B. 痔核脱出
   C. 排便时疼痛
   D. 肛门瘙痒
   E. 里急后重
2. 成人排便时肛门滴血，有痔核脱出，便后自行回纳。属于
   A. Ⅰ度内痔
   B. Ⅱ度内痔
   C. Ⅲ度内痔
   D. 嵌顿性内痔
   E. 血栓性外痔
3. 直肠肛管疾病患者非手术治疗期间宜采用何种饮食
   A. 流质
   B. 少渣半流质
   C. 富含膳食纤维的普食
   D. 普食
   E. 禁食
4. 不宜对患者进行直肠指检的疾病是
   A. 内外痔
   B. 肛裂
   C. 肛瘘
   D. 直肠癌
   E. 直肠息肉

二、A2 型题

（每一道试题是以一个小案例出现，其下面有 A、B、C、D、E 五个备选答案，请从中选择一个最佳答案）

1. 在开展社区护理时，某女性患者诉其患内痔多年，经常便秘。护士对她的健康指导中，不妥的措施是
   A. 鼓励多喝水
   B. 多食水果蔬菜
   C. 坚持每日定时排便
   D. 每日服用泻药
   E. 坚持适当体育活动
2. 患者，女，46 岁，反复出现排便后肛门疼痛，时有瘙痒 4 年余，站立或行走过久时肿胀感，昨日突发便后肛门剧烈疼痛，咳嗽时疼痛加剧。查体见肛门处有一紫红色肿块，有触痛感。诊断为血栓性外痔。患者行手术治疗。术后正确的护理措施是
   A. 术后 48 小时内控制排便
   B. 术后当天下床活动
   C. 术后当天可进普食
   D. 术后尽量减少或不使用镇痛药
   E. 术后每天用 1∶5000 的高锰酸钾溶液坐浴

参考答案与解析

【参考答案】

一、A1 型题

1. A　2. B　3. C　4. B

二、A2 型题

1. D　2. D

【解析】

扫码查看
相关内容

第十一节 肛瘘患者的护理

历年高频考点

考点 1：肛瘘是指直肠下部或肛管与肛周皮肤间形成的慢性感染性管道，常为直肠肛管周围脓肿的后果，可由脓肿自行溃破或切开引流后形成。

考点 2：影像学检查。做碘油瘘管造影检查可明确瘘管分布。

考点 3：为防止肛门狭窄，术后 5~10 天内可用示指扩肛，每日一次，肛门括约肌松弛者，术后 3 天起指导患者进行提肛运动。

经典习题演练

一、A1 型题

（每一道试题下面有 A、B、C、D、E 五个备选答案，请从中选择一个最佳答案）

1. 引起肛瘘最常见的原发病是
   A. 痔疮
   B. 直肠息肉
   C. 肛裂
   D. 直肠肛管周围脓肿
   E. 直肠癌
2. 可明确肛瘘瘘管分布情况的检查是
   A. 直肠指诊
   B. 肛门镜
   C. 血常规检查
   D. 碘油瘘管造影
   E. B 超
3. 表现为"排便时疼痛-间歇期-括约肌挛缩痛"的疾病是
   A. 直肠肛管周围脓肿
   D. 肛瘘
   C. 肛裂
   D. 外痔
   E. 结肠癌

二、A2 型题

（每一道试题是以一个小案例出现，其下面有 A、B、C、D、E 五个备选答案，请从中选择一个最佳答案）

1. 患者，女，29 岁。因肛瘘行瘘管切除术。下列正确的护理措施是
   A. 忌辛辣食物，多进新鲜果蔬
   B. 为避免术后疼痛，术后 3 天内应禁食以减少排便
   C. 术后 3 天内未排便者可给予灌肠
   D. 局部皮肤瘙痒时可用指甲抓
   E. 术后为避免局部刺激，禁忌坐浴
2. 患者，男，45 岁。肛瘘切除术后行温水坐浴和换药，正确的步骤是
   A. 先换药，再大便，后坐浴
   B. 先坐浴，再大便，后换药
   C. 先大便，再换药，后坐浴
   D. 先坐浴，再换药，后大便
   E. 先大便，再坐浴，后换药

三、A3/A4 型题

（每个案例下设若干道试题。请根据试题所提供的信息，在每一道试题下面的 A、B、C、D、E 五个备选答案中选择一个最佳答案）

（1~3 题共用题干）

患者，男，61 岁。2 个月前出现肛门周围疼痛，肛门左侧皮肤出现发红、肿胀及触痛，偶有黄色分泌物排出。查体：胸膝位 9 点、距肛门 3cm 处见一红色乳头状突起，略红肿，压之有少量脓性分泌物排出。直肠指诊：在直肠左壁可扪及一硬结及条索样管状物。

1. 应考虑该患者患有
   A. 肛裂
   B. 肛瘘
   C. 内痔
   D. 外痔
   E. 肛旁疖肿
2. 引起该病的最常见原因是
   A. 直肠肛管周围脓肿
   B. 直肠肛管外伤

C. 直肠肛管恶性肿瘤
D. 肛垫下移
E. 直肠肛管结核
3. 根据所述病情，该患者目前主要的护理诊断为
A. 体温过高
B. 疼痛
C. 便秘
D. 焦虑
E. 个人应对无效

参考答案与解析

【参考答案】

一、A1 型题

1. D 2. D 3. C

二、A2 型题

1. A 2. E

三、A3/A4 型题

1. B 2. A 3. C

【解析】

扫码查看
相关内容

第十二节 直肠肛管周围脓肿患者的护理

历年高频考点

考点 1：直肠指检对直肠肛管周围脓肿有重要意义。病变位置表浅时可触及压痛性肿块，甚至波动感；深部脓肿则可有患侧深压痛，有时可扪及局部隆起。

考点 2：指导直肠肛管周围脓肿患者用1∶5000高锰酸钾溶液 3000ml 坐浴，温度为 43～46℃，每日 2～3 次，每次 20～30 分钟。

经典习题演练

一、A1 型题

（每一道试题下面有 A、B、C、D、E 五个备选答案，请从中选择一个最佳答案）

1. 多见的直肠肛管周围脓肿是
A. 肛周皮下脓肿
B. 坐骨肛管间隙脓肿
C. 骨盆直肠间隙脓肿
D. 直肠后间隙脓肿
E. 直肠黏膜下脓肿
2. 关于肛门坐浴，以下正确的是
A. 1∶1000 高锰酸钾
B. 溶液量约 1000ml
C. 水温 60℃
D. 便前坐浴，以解痉、促进排便
E. 坐浴时间 20～30 分钟
3. 肛门坐浴的作用不包括
A. 增进局部血液循环
B. 促进炎症吸收
C. 缓解肛门括约肌痉挛
D. 清洁作用
E. 有止血作用
4. 直肠肛管周围脓肿患者肛门坐浴的水温应为
A. 23～26℃
B. 33～36℃
C. 43～46℃
D. 53～56℃
E. 63～66℃
5. 以下微生物中较少引起直肠肛管周围脓肿
A. 大肠埃希菌
B. 类杆菌
C. 结核杆菌
D. 葡萄球菌
E. 梭状芽孢杆菌

二、A2 型题

（每一道试题是以一个小案例出现，其下面有 A、B、C、D、E 五个备选答案，请从中选择一个最佳答案）

1. 患者，女，19 岁。肛管直肠手术后医嘱高锰酸钾坐浴。不正确的坐浴方法是
   A. 坐浴盆用前应消毒
   B. 高锰酸钾溶液浓度为 1∶5000
   C. 坐浴时间 20 分钟
   D. 水温 30~32℃
   E. 感觉头晕不适立即停止坐浴
2. 患者，男，55 岁。肛门常有瘙痒不适，少量便血。护士指导其温水坐浴的水温是
   A. 32~35℃
   B. 37~39℃
   C. 40~45℃
   D. 45~49℃
   E. 50~56℃

三、A3/A4 型题

（每个案例下设若干道试题。请根据试题所提供的信息，在每一道试题下面的 A、B、C、D、E 五个备选答案中选择一个最佳答案）

（1~2 题共用题干）

患者，男，70 岁。较长时间大便干燥，近 2 周来，排便时疼痛伴出血。经检查，肛管皮肤全层裂开，形成溃疡。诊断为肛裂。采用坐浴等非手术治疗。

1. 该患者做直肠肛管检查时最合适的体位是
   A. 蹲位
   B. 左侧卧位
   C. 右侧卧位
   D. 膝胸位
   E. 截石位
2. 该患者肛门坐浴的水温应为
   A. 23~26℃
   B. 33~36℃
   C. 43~46℃
   D. 53~56℃
   E. 63~66℃

参考答案与解析

【参考答案】

一、A1 型题

1. A　2. E　3. E　4. C　5. C

二、A2 型题

1. D　2. C

三、A3/A4 型题

1. B　2. C

【解析】

扫码查看
相关内容

第十三节　肝硬化患者的护理

历年高频考点

考点 1：肝硬化最主要原因是病毒性肝炎，最基本的病理改变是假小叶形成。

考点 2：肝硬化肝功能减退的表现：肝病面容、消化道症状、出血倾向和贫血、内分泌紊乱。

考点 3：由于肝功能减退对雌激素灭活能力减退，在患者面部、颈、上胸、肩背、上肢等上腔静脉引流部位可见蜘蛛痣和/或血管扩张。

考点 4：上消化道出血为肝硬化患者最常见的并发症，为食管-胃底静脉曲张破裂所致。肝性脑病是晚期肝硬化最严重的并发症，亦是常见死亡原因。

考点 5：肝硬化腹水者应限制钠、水的摄入，限制盐在 1~2g/d，进水量限制在 1000ml/d 左右。

经典习题演练

一、A1 型题

（每一道试题下面有 A、B、C、D、E 五个备选答案，请从中选择一个最佳答案）

1. 在我国引起肝硬化的主要病因是
   A. 病毒性肝炎
   B. 酒精中毒
   C. 胆汁淤积
   D. 遗传和代谢性疾病
   E. 化学毒物或药物
2. 肝硬化门静脉高压最突出的临床表现为
   A. 厌油腻
   B. 消瘦乏力
   C. 牙龈出血
   D. 腹水
   E. 黄疸
3. 对门静脉高压症的诊断最有价值的表现是
   A. 脾大，脾功能亢进
   B. 黄疸、腹水
   C. 上消化道大出血
   D. 食管-胃底静脉曲张
   E. 肝功能不全
4. 肝硬化患者进食时应细嚼慢咽，必要时药物应研成粉末服用，其目的是
   A. 易消化
   B. 以免引起食管-胃底静脉曲张破裂出血
   C. 以防耗氧增加，诱发肝性脑病
   D. 以免加重腹水
   E. 便于下咽
5. 肝硬化者选用
   A. 高热量、高蛋白、高维生素、易消化饮食
   B. 低动物脂肪、低胆固醇、少糖少盐
   C. 高热量、高维生素、高效价低蛋白
   D. 低盐、高维生素、低蛋白质饮食
   E. 高热量、低脂低盐、低蛋白质饮食
6. 肝硬化腹水患者，每日进水量宜限制在
   A. 300ml
   B. 500ml
   C. 800ml
   D. 1000ml
   E. 1500ml
7. 对顽固性腹水的治疗。较好的方法是
   A. 应用利尿药
   B. 甘露醇导泻
   C. 腹腔穿刺放腹水
   D. 定期输新鲜血
   E. 腹水浓缩回输
8. 肝硬化腹水患者最可能出现的腹部外形是
   A. 舟状腹
   B. 局部膨隆
   C. 腹部饱满
   D. 蛙腹
   E. 腹部平坦
9. 护士评估肝硬化患者的皮肤改变时可发现蜘蛛痣，一般不出现蜘蛛痣的部位是
   A. 手臂
   B. 胸部
   C. 面颈部
   D. 腹部
   E. 肩背部
10. 下列疾病中，以假小叶形成为主要病理改变的是
   A. 慢性肝淤血
   B. 弥漫性肝癌
   C. 急性重型肝炎
   D. 肝硬化
   E. 亚急性重型肝炎

二、A2 型题

（每一道试题是以一个小案例出现，其下面有 A、B、C、D、E 五个备选答案，请从中选择一个最佳答案）

1. 患者，男，67 岁。酗酒 30 多年，每日约 250ml 白酒。查体：肝肋下 3cm，脾肋下 4cm，面颈部见蜘蛛痣。实验室检查外周血三系均减少。其减少的主要原因应是
   A. 骨髓移植
   B. 病毒感染
   C. 脾功能亢进
   D. 消化道大量出血
   E. 肠道吸收障碍
2. 患者，男，52 岁。酗酒近 30 年，每日 250ml 白酒。查体：肝肋下 3cm，脾肋下 4cm，面颈部见蜘蛛痣。患者出现蜘蛛痣可能的原因是
   A. 雄激素减少
   B. 雌激素增多
   C. 糖皮质激素减少

D. 继发性醛固酮增多
E. 抗利尿激素增多

3. 患者，男，45 岁。为肝硬化大量腹水患者，突然出现不明原因的发热、腹痛，触诊发现腹肌紧张，有压痛，并伴轻度反跳痛。此时该患者最可能的并发症是
A. 上消化道出血
B. 自发性腹膜炎
C. 肝性脑病
D. 穿孔
E. 肝肾综合征

4. 患者，男，56 岁。肝硬化病史 7 年。近 1 个月来出现肝进行性增大及持续性肝区疼痛，腹水呈血性。该患者最可能的并发症为
A. 上消化道出血
B. 感染
C. 活动性肝炎
D. 原发性肝癌
E. 肝脓肿

5. 患者，男，54 岁。有长期的酗酒史，因肝硬化多次住院。此次因腹水和黄疸再次入院。查体：体温 36.8℃，脉搏 96 次/分，呼吸 24 次/分，血压 130/90mmHg。为他提供适当的液体摄入时，不宜静脉输入的液体是
A. 5%GS
B. 5%GNS
C. 10%GS
D. 0.9%NaCl 溶液
E. 清蛋白

6. 患者，女，58 岁。有慢性肝炎病史 15 年，肝硬化 7 年，曾多次住院。此次因为出现腹水和黄疸再次入院。查体：T 36.4℃，P 88 次/分，R 22 次/分，BP 130/80mmHg。目前该患者最主要的护理问题是
A. 焦虑
B. 恐惧
C. 知识缺乏
D. 活动无耐力
E. 体液过多

7. 患者，男，45 岁。因肝硬化大量腹水住院治疗。以下对该患者的护理措施正确的是
A. 患者取平卧位，增加肝、肾血流量
B. 每日进水量限制在 1200ml
C. 腹腔放液后应放松腹带，防止腹压增高
D. 利尿药应用以每天体重减轻不超过 1kg 为宜
E. 腹穿后缚紧腹带，防止腹内压骤降

三、A3/A4 型题

（每个案例下设若干道试题。请根据试题所提供的信息，在每一道试题下面的 A、B、C、D、E 五个备选答案中选择一个最佳答案）

（1~3 题共用题干）

患者，女，65 岁。有肝硬化病史 5 年，因饮食不当出现呕血、黑便 1 天入院，呕吐暗红色液体 3 次，量约 800ml，解黑便 2 次，量约 500g。查体：体温 37.8℃，脉搏 120 次/分，呼吸 22 次/分，血压 85/60mmHg，精神萎靡，面色苍白，四肢湿冷。医嘱予以输血 800ml。

1. 该患者出血最可能的原因为
A. 胃溃疡
B. 十二指肠球部溃疡
C. 急性糜烂出血性胃炎
D. 食管-胃底静脉曲张破裂
E. 胃癌

2. 该患者目前最主要的护理问题是
A. 体液不足
B. 营养失调：低于机体需要量
C. 体温升高
D. 焦虑
E. 活动无耐力

3. 最有可能出现的并发症为
A. 肝肾综合征
B. 肝肺综合征
C. 肝性脑病
D. 消化道出血
E. 水、电解质、酸碱平衡紊乱

参考答案与解析

【参考答案】

一、A1 型题

1. A 2. D 3. D 4. B 5. A 6. D 7. E 8. D 9. D 10. D

二、A2 型题

1. C 2. B 3. B 4. D 5. D 6. E 7. E

三、A3/A4 型题

1. D 2. A 3. C

【解析】

扫码查看相关内容

第十四节 细菌性肝脓肿患者的护理

历年高频考点

考点 1：细菌性肝脓肿最常见致病菌为大肠埃希菌和金黄色葡萄球菌，胆道系统是最主要的入侵途径和最常见的病因，寒战和高热是最常见的早期症状。

考点 2：细菌性肝脓肿最常见为肝区压痛和肝大，右下胸部和肝区有叩击痛。严重者可出现黄疸。病程较长者，常有贫血。

考点 3：肝脓肿系消耗性疾病，应鼓励患者多食高蛋白、高热量、富含维生素和膳食纤维的食物，保证足够的液体摄入量。

经典习题演练

一、A1 型题

（每一道试题下面有 A、B、C、D、E 五个备选答案，请从中选择一个最佳答案）

1. 关于细菌性肝脓肿，下列叙述正确的是
   A. 大部分是胆源性肝脓肿
   B. 致病菌多为 G^+ 球菌
   C. 脓液多为棕褐色
   D. 多由于溃疡性结肠炎所致
   E. 手术引流是唯一有效的方法
2. 细菌性肝脓肿的主要临床症状为
   A. 恶心、呕吐
   B. 寒战、高热，肝大伴疼痛
   C. 局部皮肤凹陷性水肿
   D. 出现黄疸
   E. 可见右膈升高、运动受限
3. 为预防细菌性肝脓肿患者脱水，除需控制入水量者，应保证高热患者每天至少摄入的液体量为
   A. 500ml
   B. 1000ml
   C. 2000ml
   D. 3000ml
   E. 4000ml

二、A2 型题

（每一道试题是以一个小案例出现，其下面有 A、B、C、D、E 五个备选答案，请从中选择一个最佳答案）

患者，女，48 岁。细菌性肝脓肿，护士在收集患者既往健康状况时，应重点询问的内容是
   A. 是否合并冠心病
   B. 饮食习惯
   C. 有无胆石症病史
   D. 日常活动
   E. 是否合并糖尿病

参考答案与解析

【参考答案】

一、A1 型题

1. A　2. B　3. C

二、A2 型题

C

【解析】

扫码查看
相关内容

第十五节　肝性脑病患者的护理

历年高频考点

考点 1：肝硬化后上消化道出血是肝性脑病明显的诱因，血液经胃肠道细菌分解后，产生大量的氨，由肠壁扩散至血液循环，引起血氨升高，从而促发肝性脑病。

考点 2：大量排钾利尿、放腹水可引起低钾性碱中毒，碱性环境促使 NH_3 透过血-脑脊液屏障，进入脑细胞产生氨中毒。

考点 3：慢性肝性脑病有血氨升高，脑电图检查典型的改变为节律变慢。

考点 4：肝性脑病患者口服抗生素如甲硝唑、新霉素等，抑制肠内细菌生长，促进乳酸杆菌繁殖，减少氨的形成和吸收。

考点 5：口服乳果糖，在结肠中被细菌分解为乳酸和醋酸，使肠内呈酸性，从而减少氨的产生、吸收。

考点 6：对于肝性脑病患者躁动不安者需加床档，必要时宜用保护带，以防坠床。

经典习题演练

一、A1 型题

（每一道试题下面有 A、B、C、D、E 五个备选答案，请从中选择一个最佳答案）

1. 血氨升高是肝性脑病的发病机制之一，氨吸收的主要部位在
   A. 胃
   B. 十二指肠
   C. 小肠
   D. 结肠
   E. 直肠
2. 肝性脑病前驱期的主要表现是
   A. 性格和行为改变
   B. 扑翼样震颤
   C. 电解质和酸碱平衡失调
   D. 血氨增高
   E. 脑电图异常
3. 诊断肝性脑病最有价值的辅助检查是
   A. 血肌酐
   B. 血尿素
   C. 血氨
   D. 肌红蛋白
   E. 动脉血气分析
4. 肝性脑病患者禁用的灌肠液是
   A. 弱酸性溶液
   B. 高渗盐水
   C. 肥皂水
   D. 水合氯醛
   E. 低渗盐水
5. 肝性脑病合并碱中毒时应选用
   A. 谷氨酸
   B. 精氨酸
   C. 鸟氨酸
   D. 色氨酸

E. 半胱氨酸
6. 在肝性脑病的治疗中，禁止使用的药物是
A. 西咪替丁
B. 地西泮
C. 谷氨酸钾
D. 精氨酸
E. 硫酸镁
7. 肝性脑病者选用
A. 高热量、高蛋白、高维生素、易消化饮食
B. 低动物脂肪、低胆固醇、少糖少盐饮食
C. 高热量、高维生素、高效价低蛋白饮食
D. 低盐、高维生素、低蛋白质饮食
E. 高热量、低脂、低盐饮食，忌蛋白质饮食
8. 肝性脑病患者经治疗神志恢复后可逐渐给予蛋白质饮食，最适宜选择
A. 动物蛋白质
B. 蔬菜、水果
C. 碳水化合物
D. 植物蛋白质
E. 每日蛋白质在40g以上
9. 给肝性脑病患者做脑电图检查，最可能的改变是
A. 无异常改变
B. 波形正常，节律变慢
C. 波形正常，节律变快
D. 出现每秒1~3次的δ波
E. 出现每秒4~7次的δ波
10. 肝性脑病患者禁用的维生素是
A. 维生素A
B. 维生素E
C. 维生素C
D. 维生素B_1
E. 维生素B_6

二、A2型题

（每一道试题是以一个小案例出现，其下面有A、B、C、D、E五个备选答案，请从中选择一个最佳答案）

1. 患者，男，56岁。肝硬化病史7年，此次因腹水入院治疗。某日大量利尿放腹水后出现肝性脑病。导致该患者肝性脑病最主要的诱因是
A. 上消化道出血
B. 高蛋白饮食
C. 缺钾性碱中毒
D. 感染
E. 药物
2. 患者，男，60岁。肝硬化5年，少量腹水，口服利尿药；近日为补充营养，口服蛋白粉。今日家属发现其表情淡漠，回答问题准确，但吐字不清，有双手扑翼样震颤。初步诊断为肝性脑病。其发病诱因为
A. 上消化道出血
B. 高蛋白饮食
C. 感染
D. 大量排钾利尿
E. 放腹水
3. 患者，男，65岁。因“肝硬化伴上消化道大出血”入院。现出现性格改变、行为异常，有扑翼样震颤。该患者可能出现的并发症为
A. 原发性肝癌
B. 中枢神经系统感染
C. 肝性脑病
D. 肝肾综合征
E. 肝肺综合征
4. 患者，男，55岁。患肝病，有嗜睡现象，于今晨测体温时，呼之不应，但压迫眶上神经有痛苦表情。应判断为
A. 昏迷
B. 嗜睡
C. 浅昏迷
D. 深昏迷
E. 意识模糊
5. 患者，女，54岁。患肝硬化8年，近日出现大部分时间昏睡，可唤醒，有扑翼样震颤，肌张力增加，脑电图异常，锥体束征阳性。此时该患者处于并发症的
A. 前驱期
B. 昏迷前期
C. 昏睡期
D. 浅昏迷期
E. 深昏迷期
6. 患者，男，65岁。有慢性肝炎病史10年，患肝硬化5年。近日出现大部分时间昏睡，可唤醒，有扑翼样震颤，肌张力增加，脑电图异常。目前该患者最主要的护理问题是
A. 焦虑
B. 恐惧
C. 知识缺乏
D. 活动无耐力
E. 有受伤的危险
7. 某患者因肝癌晚期入院治疗，入院后患者出现肝性脑病，烦躁不安、躁动。为了保证患者的安全，下列措施中正确的是

A. 纱布包裹压舌板，放于上下后牙之间
B. 加床档、用约束带约束患者
C. 室内取暗光线，避免刺激患者
D. 工作人员动作要轻，避免刺激患者
E. 减少外界刺激

8. 患者，男，49岁。肝硬化病史5年，今日患者出现双手震颤，多动，诊断为肝性脑病早期。对患者进行健康教育时，嘱其保持大便通畅的目的是
A. 促进消化吸收功能
B. 避免因便秘增加心脏负担
C. 增进食欲
D. 减少腹胀不适
E. 减少肠道毒物的吸收

9. 患者，男，52岁。肝硬化病史10年。因肝性脑病入院治疗。实验室检查：血钾2.8mmol/L，血钠135mmol/L，血氯110mmol/L，血氨230μmmol/L，pH 7.36。首选的治疗药物是
A. 谷氨酸钠
B. 谷氨酸钾
C. 支链氨基酸
D. 氟马西尼
E. 精氨酸

三、A3/A4型题

（每个案例下设若干道试题。请根据试题所提供的信息，在每一道试题下面的A、B、C、D、E五个备选答案中选择一个最佳答案）

（1~2题共用题干）

患者，男，50岁。因“神志不清、行为异常5天，昏迷1天”入院。既往有肝硬化病史8年。入院查体：呼之不应，压眶反射无反应，皮肤可见蜘蛛痣。实验室检查：血氨145μg/dl。脑电图显示三项波每秒3次。诊断为肝硬化、肝性脑病。

1. 患者入院后制订的护理措施不恰当的是
A. 取仰卧位，头偏向一侧
B. 鼻饲25%葡萄糖供给热量
C. 如有便秘及时用肥皂水灌肠
D. 每日入液量以尿量加1000ml为标准
E. 必要时使用约束带

2. 患者经积极治疗后好转，神志清楚，此时适宜的饮食是
A. 绝对禁食蛋白质饮食
B. 限制碳水化合物的摄入
C. 逐步增加蛋白质饮食，以植物蛋白为主
D. 逐步增加蛋白质饮食，以动物蛋白为主
E. 增加脂肪的摄入，以保证热量的供给

参考答案与解析

【参考答案】

一、A1型题

1. D　2. A　3. C　4. C　5. B　6. B　7. E　8. D　9. B　10. E

二、A2型题

1. C　2. B　3. C　4. C　5. C　6. E　7. B　8. E　9. B

三、A3/A4型题

1. C　2. C

【解析】

扫码查看
相关内容

第十六节　胆道感染患者的护理

历年高频考点

考点1：急性胆囊炎表现为右上腹阵发性绞痛，常在饱餐、进食油腻食物后或夜间发作，疼痛可放射至右肩及右肩下部，腹部触诊Murphy征阳性。80%由胆囊结石引起，主要致病菌为革兰阴性杆菌。

考点2：急性梗阻性化脓性胆管炎最多见于胆总

管下段，主要是在 Charcot 三联征（腹痛、寒战高热、黄疸）的基础上，又出现休克和神经精神症状（Reynolds 五联征）。治疗原则为紧急手术解除胆道梗阻并减压。

经典习题演练

一、A1 型题

（每一道试题下面有 A、B、C、D、E 五个备选答案，请从中选择一个最佳答案）

1. 急性胆囊炎引起的腹痛常发生于
   A. 睡眠时
   B. 剧烈运动时
   C. 空腹时
   D. 油腻性餐后
   E. 紧张工作时
2. 普查和诊断胆道疾病的首选检查方法是
   A. X 线平片
   B. B 超
   C. CT
   D. MRI
   E. ERCP
3. B 超检查胆囊前应常规禁食
   A. 3 小时
   B. 4 小时
   C. 6 小时
   D. 8 小时
   E. 12 小时
4. 急性胆囊炎在非手术治疗期间若出现胆囊穿孔，最主要的护理措施是
   A. 做好紧急手术的准备
   B. 药物镇痛
   C. 非药物镇痛
   D. 物理降温
   E. 药物降温
5. 急性梗阻性化脓性胆管炎最常见的梗阻因素是
   A. 胆道息肉
   B. 胆管结石
   C. 胆道蛔虫
   D. 壶腹部肿瘤
   E. 原发性硬化性胆管炎
6. 急性梗阻性化脓性胆管炎（AOSC）的临床表现为
   A. Charcot 三联征
   B. Reynolds 五联征
   C. MODS
   D. Murphy 征
   E. Mirizzi 综合征
7. 经皮肝穿刺胆道（PTC）术后应平卧
   A. 2~3 小时
   B. 4~6 小时
   C. 8~10 小时
   D. 10~12 小时
   E. 24~36 小时
8. 急性梗阻性化脓性胆管炎的治疗原则是
   A. 禁食抗炎解痉镇痛
   B. 解痉镇痛中药溶石
   C. 输液使用有效抗生素
   D. 抗休克同时手术行胆管减压
   E. 先抗休克，病情缓解后手术

二、A2 型题

（每一道试题是以一个小案例出现，其下面有 A、B、C、D、E 五个备选答案，请从中选择一个最佳答案）

1. 患者，男，42 岁。因“急性梗阻性化脓性胆管炎”急诊入院。患者寒战、高热，体温高达 41℃，脉搏 112 次/分，血压 85/65mmHg。其休克类型是
   A. 感染性休克
   B. 低血容量性休克
   C. 心源性休克
   D. 神经性休克
   E. 过敏性休克
2. 患者，男，40 岁。急诊入院，神志不清，出冷汗，脉搏细数，血压 80/45mmHg。诊断为“急性梗阻性化脓性胆管炎”。其体位应取
   A. 半坐卧位
   B. 坐位
   C. 中凹卧位
   D. 头高足低位
   E. 任意卧位
3. 患者，女，50 岁，胆道蛔虫病 1 天，体温 39℃，巩膜黄染，B 超示胆总管结石。为警惕急性重症胆管炎，病情观察中要特别注意
   A. 体温、面色
   B. 血压、神志
   C. 腹部体征

D. 恶心、呕吐
E. 血白细胞计数

4. 患者，女，62 岁。剑突下刀割样疼痛 4 小时，寒战、高热伴黄疸。既往有类似发作史。查体：神志淡漠，体温 39.5 ℃，血压 80/60mmHg，脉搏 130 次/分，剑突下压痛，肌紧张，肝区叩击痛。WBC 26×10^9/L，中性粒细胞 0.95。应考虑
A. 急性胰腺炎
B. 胆道蛔虫病
C. 急性胆管炎
D. 急性梗阻性化脓性胆管炎
E. 溃疡病穿孔

参考答案与解析

【参考答案】

一、A1 型题

1. D　2. B　3. D　4. A　5. B　6. B　7. B　8. D

二、A2 型题

1. A　2. C　3. B　4. D

【解析】

扫码查看
相关内容

第十七节　胆道蛔虫病患者的护理

历年高频考点

考点 1：胆道蛔虫病的特点是剧烈的腹部绞痛与不相称的轻微腹部体征，即症状与体征不符。典型症状为突发性剑突下阵发性“钻顶样”剧烈绞痛，间歇期宛如正常人。B 超检查是本病的首选检查方法。

考点 2：驱虫药应于清晨空腹或晚上睡前服用，服药后注意观察大便中是否有蛔虫排出。

经典习题演练

一、A1 型题

（每一道试题下面有 A、B、C、D、E 五个备选答案，请从中选择一个最佳答案）

1. 下列疾病患者常出现症状与体征不相符的是
A. 胆囊结石
B. 胆道结石
C. 胆道蛔虫病
D. 胆管癌
E. 胆囊癌

2. 胆道蛔虫病腹痛的特点是
A. 阵发性腹部绞痛
B. 持续性腹部胀痛
C. 持续性绞痛伴阵发性加重
D. 阵发性钻顶样绞痛
E. 刀割样腹痛

二、A2 型题

（每一道试题是以一个小案例出现，其下面有 A、B、C、D、E 五个备选答案，请从中选择一个最佳答案）

1. 患儿，男，12 岁。因突发性腹部钻顶样疼痛 2 小时来院。大汗淋漓，辗转不安；疼痛停止时又平息如常。查体：剑突偏右方有压痛，无腹肌紧张及反跳痛。为明确诊断，应采取的检查是
A. 腹部 B 超
B. 十二指肠引流液检查
C. 右上腹 X 线平片
D. 测血清淀粉酶
E. ERCP

2. 患儿，男，8 岁。被诊断为“胆道蛔虫病”，经非手术治疗后症状缓解。医嘱给予患儿驱虫药治疗

（每日 1 次）。该患儿服用驱虫药的时间应是

A. 早餐后

B. 午餐前

C. 午餐后

D. 晚餐后

E. 晚上睡前

3. 患儿，7 岁。因阵发性剑突下“钻顶样”疼痛伴恶心、呕吐半天入院。查体：剑突下压痛，无腹肌紧张。急诊护士应首先考虑

A. 肝内胆管结石

B. 肝外胆管结石

C. 急性阑尾炎

D. 急性胰腺炎

E. 胆道蛔虫病

4. 患儿，男，13 岁。以“胆道蛔虫病”收治入院，经解痉镇痛后病情缓解，给予驱虫药哌嗪治疗。指导患儿正确的服药时间为

A. 清晨空腹或晚上临睡前

B. 进餐时服用

C. 餐前半小时

D. 餐后 1 小时

E. 腹痛时

三、A3/A4 型题

（每个案例下设若干道试题。请根据试题所提供的信息，在每一道试题下面的 A、B、C、D、E 五个备选答案中选择一个最佳答案）

（1~2 题共用题干）

患者，男，21 岁。因突发剑突下钻顶样剧烈疼痛而入院。自诉疼痛呈间歇性，发作时疼痛剧烈，辗转不安，大汗淋漓，可突然自行缓解，缓解期无任何症状。查体示剑突下有轻度深压痛。WBC 11.5×10^9/L。

1. 为明确诊断，应首选的检查是

A. X 线腹部平片

B. CT

C. B 超

D. MRI

E. PTC

2. 血常规检查可见

A. 嗜碱性粒细胞比例升高

B. 嗜酸性粒细胞比例升高

C. 中性粒细胞比例升高

D. 淋巴细胞比例升高

E. 血小板计数增多

参考答案与解析

【参考答案】

一、A1 型题

1. C　2. D

二、A2 型题

1. A　2. E　3. E　4. A

三、A3/A4 型题

1. C　2. B

【解析】

扫码查看
相关内容

第十八节　胆石症患者的护理

历年高频考点

考点 1：胆囊结石主要的临床表现是腹痛，起病常在饱餐、进油腻食物后。右上腹有压痛、反跳痛和肌紧张，Murphy 征阳性（深压胆囊区，嘱患者深吸气，可有触痛反应）。

考点 2：胆管结石继发感染时可致典型的胆管炎症状：急腹痛、寒战高热和黄疸，成为 Charcot 三联征。

考点 3：T 管引流主要目的是引流胆汁、引流残余结石、支撑胆道。注意观察是否管道扭曲、压迫，如有阻塞，可用手由近向远挤压引流管或用少量无菌生理盐水缓慢冲洗，切勿用力推注。

考点 4：T 管引流拔管一般在术后 12~14 天，拔管指征：黄疸消退，无腹痛、发热。拔管前先在饭前、饭后各夹管 1 小时，拔管前 1~2 天全日夹管。

考点 5：胆道手术后患者应注意养成正确的饮食习惯，进低脂易消化食物，宜少量多餐多饮水。

经典习题演练

一、A1 型题

（每一道试题下面有 A、B、C、D、E 五个备选答案，请从中选择一个最佳答案）

1. 胆道疾病首选的辅助检查方法是
   A. X 线检查
   B. B 超检查
   C. CT 检查
   D. 磁共振检查
   E. 核素显像扫描
2. 形成胆红素结石的主要原因是
   A. 代谢异常
   B. 反复胆道感染
   C. 胆囊功能异常
   D. 致石基因
   E. 环境因素
3. 典型的 Charcot 三联征为腹痛、寒战高热及
   A. 呕吐
   B. 腹泻
   C. 黄疸
   D. 腹水
   E. 胸痛
4. 胆总管下端有阻塞时，T 管引出的胆汁为
   A. 量过多
   B. 量过少，色深
   C. 浑浊
   D. 量少而色淡
   E. 棕色稠厚而清
5. 胆道手术后，T 管一般留置的时间是
   A. 5 天
   B. 7 天
   C. 14 天
   D. 20 天
   E. 30 天
6. 胆道术后患者在 T 管拔管前，下列措施必不可少的是
   A. 无菌盐水冲洗
   B. B 超检查
   C. 应用抗生素
   D. 试验性夹管 1~2 天
   E. 检查血胆红素
7. 胆道疾病手术后，患者饮食要求为
   A. 低蛋白、低脂饮食
   B. 低糖、低盐、低脂饮食
   C. 低盐、低蛋白、低脂饮食
   D. 高蛋白、低脂饮食
   E. 高蛋白、低盐、低脂饮食
8. 胆道手术后，发现胆漏的主要依据为
   A. 腹膜刺激症状
   B. 急腹症表现
   C. 发热、腹痛、黄疸
   D. 急性腹膜炎表现
   E. 腹腔引流管引出液的性质和胆红素含量
9. 胆总管结石现在什么多见
   A. 胆固醇结石
   B. 胆色素结石
   C. 草酸钙结石
   D. 尿酸结石
   E. 磷酸盐结石
10. 胆总管下端有阻塞时，T 型管引出的胆汁为
    A. 量过多
    B. 量过少，色深
    C. 混浊
    D. 量少而色淡
    E. 棕色稠厚而清

二、A2 型题

（每一道试题是以一个小案例出现，其下面有 A、B、C、D、E 五个备选答案，请从中选择一个最佳答案）

1. 患者，女，55 岁。行胆总管切开取石、T 管引流术后，护士告诉患者在坐位或站立时引流袋的位置应是
   A. 不可高于腹部手术切口
   B. 不可高于腋中线
   C. 不可高于腋前线
   D. 不可高于腋后线
   E. 可在任意位置
2. 患者，女，45 岁。行胆总管切开取石、T 管引流术后，T 管引流液每天均在 2000ml 左右，提示
   A. 胆汁量过少
   B. 胆汁量正常
   C. 胆管下端梗阻
   D. 胆管上端梗阻
   E. 胆管中部梗阻
3. 患者，男，39 岁。行胆总管切开取石、T 管引流

术。术后第3天，护士查房时发现T管无胆汁流出，患者诉腹部胀痛。首先应
A. 用无菌生理盐水冲洗T管
B. 检查T管是否受压扭曲
C. 用注射器抽吸T管
D. 准备T管造影
E. 继续观察，暂不处理

三、A3/A4型题

（每个案例下设若干道试题。请根据试题所提供的信息，在每一道试题下面的A、B、C、D、E五个备选答案中选择一个最佳答案）

（1~3题共用题干）

患者，男，65岁。诊断为胆道泥沙样结石，拟行胆总管空肠Roux-en-Y吻合术。WBC 11.5×10^9/L，中性粒细胞0.75，血清总胆红素162μmol/L，谷丙转氨酶215U/L，凝血酶原时间（PT）18秒。

1. 在抗感染的基础上，下列措施最有针对性的是
A. 应用清蛋白
B. 补充电解质
C. 肌内注射维生素K
D. 增加营养
E. 输血

2. 术前多久开始口服肠道抗生素
A. 1日
B. 3日
C. 5日
D. 7日
E. 10日

3. 患者口服灌肠液的时间为
A. 术前5日晚
B. 术前4日晚
C. 术前3日晚
D. 术前2日晚
E. 术前1日晚

（4~7题共用题干）

患者，男，36岁。反复右上腹痛、寒战、黄疸5年，此次发病后黄疸持续不退。查体：体温39.5℃，脉搏122次/分，血压125/85mmHg；右上腹压痛，肌紧张。实验室检查：WBC 15.5×10^9/L，中性粒细胞0.85；血清总胆红素132/μmol/L，谷丙转氨酶175U/L。B超提示肝外胆管扩张，内有强光团伴声影。

4. 导致该患者腹痛的原因是
A. 胆囊剧烈收缩
B. 结石梗阻致胆总管痉挛和压力增高
C. 结石直接损伤胆囊
D. 结石直接损伤胆总管
E. 胃及十二指肠痉挛

5. 该患者的黄疸程度取决于
A. 梗阻的程度
B. 肝功能情况
C. 结石的种类
D. 有无并发症
E. 患者的肤色

6. 该患者已出现功能受损的器官是
A. 肾
B. 肝
C. 心
D. 脑
E. 胃

7. 以下对该患者的护理诊断不妥的是
A. 疼痛
B. 体温过高
C. 营养失调
D. 知识缺乏
E. 有皮肤完整性受损的危险

（8~10题共用题干）

患者，男，41岁。反复上腹疼痛10余年，因症状加重伴皮肤、巩膜黄染，畏寒、发热2天入院。查体：神志淡漠，体温39.5℃，脉搏125次/分，血压80/50mmHg；上腹压痛，肌紧张。实验室检查：WBC 25×10^9/L，中性粒细胞0.95。血清总胆红素209μmol/L，谷丙转氨酶310U/L。B超提示肝外胆管扩张，内有强光团伴声影。

8. 该患者目前最重要的护理诊断或问题是
A. 组织灌注量改变
B. 体温过高
C. 营养失调
D. 知识缺乏
E. 活动无耐力

9. 若对该患者拟行手术治疗，术前护理措施的关键在于
A. 观察病情
B. 有效镇痛
C. 肠道准备
D. 抗休克治疗
E. 皮肤准备

10. 引起该患者感染的最可能的病原菌为
A. 金黄色葡萄球菌
B. 链球菌
C. 肠道病毒

D. 胆管病毒

E. 大肠埃希菌

参考答案与解析

【参考答案】

一、A1 型题

1. B　2. B　3. C　4. A　5. C　6. D　7. D　8. E　9. B　10. A

二、A2 型题

1. A　2. C　3. B

三、A3/A4 型题

1. C　2. B　3. E　4. B　5. A　6. B　7. D　8. A　9. D　10. E

【解析】

扫码查看
相关内容

第十九节　急性胰腺炎患者的护理

历年高频考点

考点 1：低血压或休克常见于出血坏死型胰腺炎患者，这与胰蛋白酶激活（在肠激酶作用下）各种血管活性物质如缓激肽致使血管扩张、并发消化道出血、血容量不足有关。

考点 2：出血坏死型胰腺炎患者常有脱水和代谢性酸中毒，并常伴有低血钾、低血镁、低血钙。低钙血症引起手足抽搐，为预后不佳的表现。

考点 3：出血坏死型胰腺炎患者应禁食和胃肠减压，抑制或减少胰液分泌，减轻呕吐与腹胀。

考点 4：胰腺炎患者可用阿托品解痉镇痛并减少胃酸分泌，疼痛剧烈患者可用哌替啶 50～100mg 肌内注射。但因吗啡可引起 Oddi 括约肌痉挛，加重疼痛，因此禁用吗啡。

经典习题演练

一、A1 型题

（每一道试题下面有 A、B、C、D、E 五个备选答案，请从中选择一个最佳答案）

1. 在我国引起急性胰腺炎的最常见病因为
   A. 大量饮酒和暴饮暴食
   B. 手术创伤
   C. 胆道疾病
   D. 并发于流行性腮腺炎
   E. 高钙血症
2. 急性胰腺炎的首发症状是
   A. 恶心
   B. 发热
   C. 腹痛
   D. 休克
   E. 呕吐
3. 急性胰腺炎产生休克的主要原因是
   A. 低血容量休克
   B. 心源性休克
   C. 疼痛引起神经性休克
   D. 失血性休克
   E. 过敏性休克
4. 评估急性胰腺炎患者的病情，最能说明预后不佳的是
   A. 体温 39℃
   B. 黄疸
   C. 合并代谢性中毒
   D. 全腹压痛、腹肌紧张
   E. 手足抽搐
5. 最能提示急性出血坏死性胰腺炎的实验室检查结果是
   A. 低血磷

B. 低血糖
C. 低血钙
D. 血清淀粉酶显著增高
E. 白细胞计数明显增高

6. 急性胰腺炎，首先升高的是
A. 血淀粉酶
B. 尿淀粉酶
C. 血脂肪酶
D. 血糖
E. 血钙

7. 急性胰腺炎血清淀粉酶开始升高的时间是发病后
A. 1~2 小时
B. 6~12 小时
C. 15~20 小时
D. 20~24 小时
E. 24~48 小时

8. 急性胰腺炎腹痛明显者需禁食、禁水多长时间为宜
A. 1~3 小时
B. 6~12 小时
C. 12~36 小时
D. 1~3 天
E. 1~3 周

9. 急性胰腺炎患者禁用的药物是
A. 阿托品
B. 山莨菪碱
C. 哌替啶
D. 吗啡
E. 施他宁

10. 急性胰腺炎患者，为减轻疼痛，可协助其采取的卧位是
A. 去枕平卧
B. 俯卧
C. 屈膝侧卧
D. 头低足高
E. 半坐卧位

二、A2 型题

（每一道试题是以一个小案例出现，其下面有 A、B、C、D、E 五个备选答案，请从中选择一个最佳答案）

1. 患者，男，47 岁。因急性腹痛 2 天就诊。诊断为急性胰腺炎。血淀粉酶 2500U/L，血钙 1.6mmol/L。主要症状表现为
A. 上腹部持续性疼痛，阵发性剧痛，反射至左肩部
B. 上腹胀痛伴呕吐、腹泻
C. 间歇性心窝部剧痛伴嗳气
D. 上腹中间或稍偏左疼痛伴脂肪泻
E. 进食后上腹胀痛伴反酸、嗳气

2. 患者，男，40 岁。于饱餐、饮酒后突然发生中上腹持久剧烈疼痛，伴有反复恶心，呕吐出胆汁。护理查体：上腹部压痛，腹壁轻度紧张。测血清淀粉酶明显增高。若考虑为单纯水肿型胰腺炎不应有的表现是
A. 腹痛
B. 腹胀
C. 休克
D. 呕吐
E. 发热

3. 患者，男，28 岁。酗酒后突发剧烈上腹部绞痛 10 小时伴呕吐、出冷汗、面色苍白入院。查体：T 39.1℃，P 110 次/分，BP 83/60mmHg；腹上区压痛及反跳痛阳性，腹肌紧张，Grey-Turner 征阳性。实验室检查：血清淀粉酶升高，血钙降低。最可能的诊断是
A. 急性水肿型胰腺炎
B. 出血坏死型胰腺炎
C. 急性胃穿孔
D. 胃溃疡
E. 胆石症

4. 患者，女，41 岁。既往有胆结石，晚餐后突然出现中上腹痛，阵发性加剧，频繁呕吐，呕吐物含胆汁，呕吐后腹痛未减轻，实验室检查血淀粉酶为 2500U/L，于今日住院治疗。饮食护理应为
A. 禁食
B. 少食多餐
C. 高脂饮食
D. 低蛋白饮食
E. 低纤维饮食

5. 患者，男，40 岁。因餐后腹痛住院，拟诊为急性水肿性胰腺炎行保守治疗。护士告知患者行胃肠减压的主要目的是
A. 防止胰液逆流
B. 防止恶心、呕吐
C. 减少胰液分泌
D. 预防感染
E. 减轻腹胀

6. 患者，女，42 岁。诊断为急性胰腺炎，经治疗后腹痛、呕吐基本消失，开始进食时应给予
A. 普食
B. 低脂低蛋白流质饮食

C. 高脂高蛋白流质饮食

D. 高脂低蛋白流质饮食

E. 低脂高蛋白饮食

7. 患者，男，38 岁。与朋友聚餐大量饮酒、吃肉后出现上腹持续性刀割样疼痛，阵发性加剧，伴恶心、呕吐、发热，体温 38.5 ℃。急查血清淀粉酶超过正常值 4 倍，诊断为急性胰腺炎。急诊收入院后，护士收集的患者资料中与急性胰腺炎的发病有关的是

A. 睡眠欠佳

B. 有胆绞痛史

C. 青霉素过敏史

D. 20 岁时曾患甲型肝炎

E. 父母双方均有高血压病史

参考答案与解析

【参考答案】

一、A1 型题

1. C　2. C　3. A　4. E　5. C　6. A　7. B　8. D　9. D　10. C

二、A2 型题

1. A　2. C　3. B　4. A　5. C　6. B　7. B

【解析】

扫码查看
相关内容

第二十节　上消化道大出血患者的护理

历年高频考点

考点 1：上消化道大出血是指在数小时内失血量超过 1000ml 或占循环血容量的 20%，主要表现为呕血和/或黑便，临床最常见的病因是消化性溃疡。

考点 2：上消化道出血特征性表现为呕血与黑便。出血部位在幽门以上者常有呕血和黑便，在幽门以下者仅表现为黑便。呕血提示胃内积血量为 250~300ml。

考点 3：内镜检查是上消化道出血病因诊断的首选检查措施。一般在上消化道出血后 24~48 小时内进行急诊内镜检查，不但可以明确病因，还可做紧急止血治疗。

考点 4：上消化道出血伴休克时，首要的治疗措施是立即建立有效静脉通道、立即配血、迅速补充血容量。肝硬化患者需输新鲜血，因库存血含氨多易诱发肝性脑病。

经典习题演练

一、A2 型题

（每一道试题是以一个小案例出现，其下面有 A、B、C、D、E 五个备选答案，请从中选择一个最佳答案）

1. 患者，女，46 岁。诊断为肝硬化，入院 2 天后突然出现呕血，提示胃内积血量为

A. 50~70ml

B. 70~100ml

C. 100~150ml

D. 150~250ml

E. 250~300ml

2. 患者，男，26 岁。有十二指肠溃疡病史 5 年，3 天前大量饮酒后，上腹疼痛持续不缓解，服法莫替丁无效。8 小时前突然疼痛消失，但自觉头晕、眼花、无力，继而呕吐暗红色血约 1200ml。家人送入院途中又呕血约 400ml。查体：脉搏 120 次/分，血压 80/58mmHg；面色苍白，四肢湿冷，周身大汗，呼吸急促，略烦躁不安；腹部平软，剑突下有轻压痛，肝脾肋下未触及，肠鸣音亢进。鉴于目前患者情况考虑可能发生了

A. 继发感染

B. 低血糖

C. 休克

D. 氮质血症
E. 肝性脑病
3. 患者，男，46岁。诊断为“上消化道出血”收住院。为明确出血病因，首选的检查方法是
A. 粪潜血试验
B. X线钡剂造影
C. 内镜检查
D. 血常规检查
E. B超检查
4. 患者，女，60岁。有溃疡病史十余年。突然出现呕血约500ml，伴有黑便，急诊入院。查体：神志清楚，血压100/60mmHg，心率110次/分。以下护理措施中正确的是
A. 平卧位，头部略抬高
B. 三腔双囊管压迫止血
C. 呕吐时头偏向一侧，防止误吸和窒息
D. 快速滴入血管加压素
E. 暂时给予流质饮食
5. 患者，男，52岁。有溃疡病史10年。最近1周中上腹持续性胀痛。较以往严重，伴恶心、呕吐。今日呕血一次，量约800ml，呕血后气促明显，血压100/75mmHg。该患者目前潜在的护理问题是
A. 疼痛
B. 恐惧
C. 活动无耐力
D. 有体液不足的危险
E. 营养失调
6. 患者，男，50岁。胃溃疡病史20余年，近1个月出现腹部疼痛不似以前规律，无恶心、呕吐、体重下降现象。入院检查粪潜血试验阳性，考虑胃溃疡伴消化道出血。下列生活指导正确的是
A. 禁食
B. 多饮肉汤
C. 高蛋白高纤维饮食
D. 偏凉、清淡无刺激性流食
E. 增加体育锻炼

二、A3/A4型题

（每个案例下设若干道试题。请根据试题所提供的信息，在每一道试题下面的A、B、C、D、E五个备选答案中选择一个最佳答案）

（1~2题共用题干）

患者，男，52岁。因上消化道出血使用三腔双囊管为其止血，压迫2天后出血停止。

1. 该患者三腔双囊管压迫止血持续压迫时间最长应不超过
A. 10小时
B. 12小时
C. 24小时
D. 36小时
E. 72小时
2. 现在考虑拔管，此时需留管再观察的时间是
A. 6小时
B. 8小时
C. 12小时
D. 24小时
E. 48小时

参考答案与解析

【参考答案】

一、A2型题

1. E 2. C 3. C 4. C 5. D 6. D

二、A3/A4型题

1. E 2. D

【解析】

扫码查看
相关内容

第二十一节 慢性便秘患者的护理

历年高频考点

考点1：便秘的病因有肠道病变、全身性疾病和神经系统病变，其中肠易激综合征，为常见的便秘

原因。

考点 2：便秘患者应多饮开水，多食含粗纤维丰富的食物，如芹菜、豆角、白菜等。另外水果或其他多渣食物也利于通便。并养成定时排便的习惯。进行适当的腹部按摩，顺结肠走行方向做环行按摩，刺激肠蠕动，帮助排便。

考点 3：指导便秘患者正确使用缓泻药，如润滑性泻药液状石蜡能软化粪便，但应告之患者长期使用缓泻药的危害，即会使肠道失去自行排便的功能，甚至造成患者对药物生理、心理上的依赖。

考点 4：便秘患者需预防意外的发生，有高血压、心脑血管疾患的老年人要避免用力排便，防止发生意外。

经典习题演练

A1 型题

（每一道试题下面有 A、B、C、D、E 五个备选答案，请从中选择一个最佳答案）

1. 引起便秘的常见病因是
   A. 肠道病变
   B. 全身性疾病
   C. 神经系统病变
   D. 肠易激综合征
   E. 镇痛药物
2. 慢性便秘患者最主要的临床表现是
   A. 缺乏便意、排便艰难
   B. 腹痛
   C. 里急后重感
   D. 恶心、呕吐
   E. 腹部下坠感
3. 下列缓解便秘措施，错误的是
   A. 高纤维素饮食
   B. 坚持长期服用缓泻药
   C. 增加饮水量
   D. 提供隐蔽的排便环境
   E. 腹部环形按摩
4. 不属于功能性便秘发生机制的是
   A. 食物中缺乏维生素
   B. 精神紧张
   C. 活动量少
   D. 长期滥用泻药
   E. 腹腔肿瘤压迫
5. 护士指导慢性便秘患者在排便时用手沿着结肠解剖位置进行腹部按摩的方法，正确的是
   A. 自右向左顺时针环形按摩
   B. 自下而上向上按摩
   C. 自左向右逆时针环形按摩
   D. 自上而下向下垂直按摩
   E. 自左向右再自右向左交替环形按摩

参考答案与解析

【参考答案】

A1 型题

1. D　2. A　3. B　4. E　5. A

【解析】

扫码查看
相关内容

第二十二节　急腹症患者的护理

历年高频考点

考点 1：阑尾炎是外科最常见的急腹症。腹痛是急腹症的主要临床症状。

考点 2：消化道穿孔患者 X 线检查可见膈下游离气体；机械性肠梗阻时立位腹部平片可见肠管内存在多个气液平面，胆结石或尿路结石时于腹部 X 线片可见阳性结石影。

考点 3：对诊断尚未明确的急腹症患者，必要时可用阿托品解痉，因为此药不会掩盖症状。

考点 4：老年急腹症患者由于机体反应能力低下，患急腹症时其症状、体征较轻，体温及白细胞改变不明显，给病情观察带来一定困难，因此对患者要细致观察，及早发现问题，协助医生尽早明确诊断。

经典习题演练

一、A1 型题

（每一道试题下面有 A、B、C、D、E 五个备选答案，请从中选择一个最佳答案）

1. 急腹症最突出的表现为
   A. 腹痛
   B. 败血症
   C. 休克
   D. 恶心、呕吐
   E. 腹泻
2. 对诊断腹腔内实质性器官破裂最有价值的辅助检查是
   A. B 超
   B. 腹部 X 线检查
   C. CT/MRI
   D. 腹腔穿刺
   E. 血、尿淀粉酶
3. 对诊断尚未明确的急腹症患者，可以采取的措施是
   A. 用吗啡镇痛
   B. 用阿托品解痉
   C. 给患者灌肠
   D. 使用泻药
   E. 用热水袋热敷
4. 对诊断不明的急腹症患者禁用泻药的主要原因是
   A. 易致感染扩散
   B. 减少肠道蠕动
   C. 易致血压下降
   D. 影响肠道消化吸收
   E. 易致水电解质失衡
5. 给予消化道穿孔的急腹症患者禁食、胃肠减压的主要目的是
   A. 减轻腹胀
   B. 避免消化液和食物残渣继续流入腹腔
   C. 减轻腹胀和腹痛
   D. 减轻腹痛
   E. 有利于穿孔闭合
6. 继发性腹膜炎最常见的病原菌是
   A. 溶血性链球菌
   B. 铜绿假单胞菌
   C. 大肠埃希菌
   D. 葡萄球菌
   E. 肺炎链球菌

二、A2 型题

（每一道试题是以一个小案例出现，其下面有 A、B、C、D、E 五个备选答案，请从中选择一个最佳答案）

1. 患者，男，30 岁。有消化性溃疡病史。突发上腹部剧痛 5 小时，伴大汗淋漓、烦躁不安，服用制酸剂不能缓解，考虑有溃疡病穿孔的可能。下列选项中最有助于判断穿孔的体征是
   A. 腹肌紧张
   B. 肠鸣音消失
   C. 腹部移动性浊音阳性
   D. 腹式呼吸减弱
   E. 腹部叩诊鼓音
2. 患者，男，40 岁。腹部叩及移动性浊音，提示腹水量为
   A. 200ml 以上
   B. 500ml 以上
   C. 800ml 以上
   D. 1000ml 以上
   E. 2000ml 以上
3. 患者，男，45 岁。因突发性中上腹剧痛 12 小时来院急诊。查体发现板状腹，生命体征尚平稳。腹部立位平片示膈下有游离气体。既往有消化性溃疡病和不规则服药史。对该患者目前首先应采取的必要措施为
   A. 高浓度吸氧
   B. 使用镇痛药
   C. 立即输血
   D. 禁食并胃肠减压
   E. 立即使用抗生素

4. 患者，男，35 岁。左上腹外伤后出现面色苍白，四肢冰冷，血压下降，全腹轻度压痛、反跳痛，伴肌紧张，腹部叩诊有移动性浊音。该患者最可能发生了
   A. 小肠破裂
   B. 结肠破裂
   C. 脾破裂
   D. 肝破裂
   E. 胃破裂

三、A3/A4 型题

（每个案例下设若干道试题。请根据试题所提供的信息，在每一道试题下面的 A、B、C、D、E 五个备选答案中选择一个最佳答案）

（1~3 题共用题干）

患者，男，40 岁。近几天来上腹部疼痛不适反复发作，2 小时前在睡眠中突感上腹刀割样剧痛，继之波及全腹。既往有十二指肠溃疡病史。根据临床表现和辅助检查结果，拟诊为十二指肠溃疡。

1. 肠穿孔的重要诊断依据为
   A. 既往病史
   B. 腹膜炎和腹水体征
   C. B 超示腹腔液性暗区
   D. X 线片示膈下游离气体
   E. 患者自觉症状
2. 该患者先试行非手术治疗，其措施不包括
   A. 禁食
   B. 胃肠减压
   C. 静脉补液
   D. 腹腔引流
   E. 应用抗生素
3. 该患者最恰当的体位是
   A. 平卧位
   B. 半卧位
   C. 膝胸卧位
   D. 侧卧位
   E. 头低足高位

参考答案与解析

【参考答案】

一、A1 型题

1. A　2. D　3. B　4. A　5. B　6. C

二、A2 型题

1. C　2. B　3. D　4. C

三、A3/A4 型题

1. D　2. D　3. B

【解析】

扫码查看
相关内容

第四章 呼吸系统疾病患者的护理

第一节 呼吸系统解剖生理

历年高频考点

考点1：气管在隆突处（位于胸骨角）分为左右两主支气管，在肺门处分为肺叶支气管，进入肺叶。

考点2：小儿肺组织尚未发育完善，弹性组织发育差，血管丰富，间质发育旺盛，肺泡数量较少，使其含血量相对多而含气量少易于感染，并易引起间质性肺炎、肺不张及肺气肿等。

考点3：婴幼儿体内的免疫球蛋白含量低，尤以分泌型 IgA（SIgA）为低，且肺泡巨噬细胞功能不足，故易患呼吸道感染。

经典习题演练

A1 型题

（每一道试题下面有 A、B、C、D、E 五个备选答案，请从中选择一个最佳答案）

1. 不能进行气体交换的部位是
   A. 终末细支气管
   B. 肺泡囊
   C. 肺泡管
   D. 呼吸性细支气管
   E. 肺泡
2. 小儿呼吸浅快的解剖生理基础不包括
   A. 每分通气量小
   B. 气道管腔小、阻力大
   C. 肺容量小
   D. 呼吸肌力量弱
   E. 胸廓呈桶状
3. 婴幼儿易患呼吸道感染的免疫因素是
   A. SIgE 低
   B. SIgM 低
   C. SIgA 低
   D. SIgG 低
   E. 清蛋白活性低
4. 小儿肺部易发生感染的主要内因是
   A. 呼吸中枢不健全
   B. 黏膜纤毛运动差
   C. 胸腔小而肺相对较大
   D. 肺含血量丰富，含气量少
   E. 肋骨呈水平位，呼吸运动度小
5. 关于胸膜腔正常解剖生理的叙述，正确的是
   A. 胸膜腔为潜在密闭性腔隙
   B. 胸膜腔是一个潜在的开放腔隙
   C. 吸气时胸膜腔内正压增大
   D. 正常人胸膜腔内也有多量液体起润滑作用
   E. 胸膜腔内压是抑制胸腔内静脉血和淋巴液回流的重要因素
6. 影响急性呼吸窘迫综合征（ARDS）患者肺换气功能的主要因素不包括
   A. 肺泡膜的厚度和通透性
   B. 气体与血流接触时间
   C. 肺泡面积
   D. 肺泡膜内外的气体分压差
   E. 胸腔内外的压力差
7. 小气道是指细支气管直径为
   A. 2mm
   B. 4mm
   C. 6mm
   D. 8mm
   E. 10mm
8. 不属于壁胸膜的是
   A. 纵隔胸膜
   B. 胸膜顶底
   C. 肺胸膜
   D. 肋胸膜
   E. 膈胸膜

参考答案与解析

【参考答案】

A1 型题

1. A 2. B 3. C 4. D 5. A 6. E 7. A 8. C

【解析】

扫码查看
相关内容

第二节 急性感染性喉炎患者的护理

历年高频考点

考点 1：急性感染性喉炎以犬吠样咳嗽、声音嘶哑、吸气性喉鸣和吸气性呼吸困难为特征，多发生于冬春季节，婴幼儿多见。

考点 2：急性感染性喉炎用肾上腺皮质激素雾化吸入，可消除黏膜水肿；严重缺氧或有Ⅲ度以上喉梗阻者，应立即进行气管切开术。

经典习题演练

一、A1 型题

（每一道试题下面有 A、B、C、D、E 五个备选答案，请从中选择一个最佳答案）

1. 吸气性呼吸困难多见于
   A. 支气管哮喘
   B. 慢性阻塞性肺气肿
   C. 气胸
   D. 气管异物
   E. 重症肺炎
2. 小儿急性感染性喉炎的症状不包括
   A. 声嘶
   B. 喉鸣
   C. 三凹征
   D. 犬吠样咳嗽
   E. 呼气性呼吸困难
3. 引起小儿上呼吸道感染中的疱疹性咽峡炎的病原是
   A. 腺病毒
   B. 流感病毒
   C. 风疹病毒
   D. 柯萨奇病毒
   E. 溶血性链球菌

二、A2 型题

（每一道试题是以一个小案例出现，其下面有 A、B、C、D、E 五个备选答案，请从中选择一个最佳答案）

1. 患儿，男，1 岁。2 天前受凉后，出现发热、犬吠样咳嗽、声音嘶哑、烦躁不安。查体：T 37.9℃，安静时有吸气性喉鸣和三凹征，双肺可闻及喉传导音或管状呼吸音，心率加快。护士应提出的护理诊断是
   A. 体温过高
   B. 体液不足
   C. 低效性呼吸型态
   D. 气体交换受损
   E. 清理呼吸道无效
2. 患儿，女，6 岁。诊断为“喉头异物”入院。查体：面色青紫，呼吸费力，伴明显的三凹征。其呼吸类型属于
   A. 深度呼吸
   B. 潮式呼吸
   C. 吸气性呼吸困难
   D. 呼气性呼吸困难
   E. 混合性呼吸困难

3. 患儿，4个月，人工喂养。近日反复出现发作性吸气困难，伴有吸气时喉鸣音，急诊入院。查血钙1.7mmol/L，其余正常。首先考虑该患儿出现了
   A. 中毒性肺炎
   B. 喉痉挛
   C. 气管异物
   D. 惊厥
   E. 支气管哮喘

参考答案与解析

【参考答案】

一、A1型题

1. D 2. E 3. D

二、A2型题

1. C 2. C 3. B

【解析】

扫码查看
相关内容

第三节 急性支气管炎患者的护理

历年高频考点

考点1：急性支气管炎是指由于各种致病原引起的支气管黏膜的急性炎症，气管常同时受累，故又称为急性气管支气管炎，婴幼儿多见。

考点2：急性支气管炎以咳嗽为主，初为干咳，以后有痰，婴幼儿全身症状较明显，可闻及不固定的散在干、湿啰音。病毒感染者白细胞计数正常或偏低，细菌感染者白细胞计数增高。胸部X线检查多无异常改变，或有肺纹理增粗，肺门阴影增深。

考点3：婴幼儿可发生一种特殊类型的支气管炎，称为哮喘性支气管炎，又称喘息性支气管炎，泛指一组以喘息为突出表现的婴幼儿急性支气管感染。

经典习题演练

一、A2型题

（每一道试题是以一个小案例出现，其下面有A、B、C、D、E五个备选答案，请从中选择一个最佳答案）

1. 患者，男，55岁。吸烟史30余年。咳嗽，咳黄色黏痰且不易咳出2天，以“急性气管-支气管炎”收入院。查体：双肺呼吸音粗。胸片示双肺纹理粗。主要的护理问题是
   A. 清理呼吸道无效
   B. 气体交换受损
   C. 低效性呼吸型态改变
   D. 活动无耐力
   E. 舒适的改变
2. 患者，男，75岁。因发热、反复咳嗽并伴有脓痰2周入院。诊断为急性支气管炎。易加重病情的药物是
   A. 可待因
   B. 溴己新
   C. 复方甘草合剂
   D. 复方氯化铵
   E. 沐舒坦
3. 患儿，男，10个月。因“发热、咳嗽3天”诊断支气管炎入院，入院当天患儿突然烦躁哭闹不安，呼吸62次/分，心率182次/分，心音低钝，肝肋下3.5cm。出现上述表现的主要原因是由于
   A. 弥散性血管内凝血
   B. 痰液黏稠，气管堵塞
   C. 循环充血和高血压
   D. 末梢循环衰竭和心肌水肿
   E. 肺动脉高压和中毒性心肌炎

二、A3/A4 型题

（每个案例下设若干道试题。请根据试题所提供的信息，在每一道试题下面的 A、B、C、D、E 五个备选答案中选择一个最佳答案）

（1～2 题共用题干）

患儿，女，6 个月。因咳嗽、咳痰 2 天，喘息伴发绀 1 小时入院。入院体温 37.9℃，心率 150 次/分，呼吸 68 次/分，呼吸困难，口周发绀，鼻翼扇动、三凹征明显，双肺可闻及大量的细湿啰音；X 片示双肺大小不等的片状阴影。

1. 护士提出的最主要的护理问题是
   A. 体液不足
   B. 活动无耐力
   C. 低效性呼吸型态
   D. 气体交换受损
   E. 清理呼吸道无效
2. 护士首先应给予的护理措施是
   A. 立即降温
   B. 少食多餐
   C. 雾化吸入
   D. 氧气吸入
   E. 病室内空气流通，温、湿度适宜

参考答案与解析

【参考答案】

一、A2 型题

1. A　2. A　3. E

二、A3/A4 型题

1. D　2. D

【解析】

扫码查看
相关内容

第四节　肺炎患者的护理

历年高频考点

考点 1：肺炎链球菌不产生毒素，不引起原发性组织坏死或形成空洞，其致病力是由于多糖荚膜对组织的侵袭作用。

考点 2：肺炎链球菌肺炎病变以纤维素渗出为主，按发展过程分为充血水肿期、红色肝样变期、灰色肝样变期、溶解消散期四期。

考点 3：肺炎链球菌肺炎首选青霉素治疗，抗生素疗程一般为 7 天，或热退后 3 天即可停药。

考点 4：肺炎链球菌肺炎患者应卧床休息，胸痛时嘱患者患侧卧位。给予高蛋白质、高热量、高维生素、易消化的流质或半流质，鼓励多饮水，每日饮水量在 1500～2000ml。

考点 5：支气管肺炎为小儿常见的肺炎，以发热、咳嗽、气促、呼吸困难及肺部固定湿啰音为特征。重症肺炎除呼吸系统症状和全身中毒症状外，常有循环、神经和消化系统受累的表现。

考点 6：肺炎支原体肺炎以刺激性干咳为突出的表现，金黄色葡萄球菌肺炎中毒症状明显，易并发脓胸、脓气胸。

考点 7：各型肺炎首选胸部 X 线检查，支原体肺炎患儿血清冷凝集试验可呈阳性。

考点 8：小儿支气管肺炎一般采用鼻导管给氧，氧流量为 0.5～1.0L/min，氧浓度不超过 40%，氧气应湿化，以免损伤呼吸道黏膜。

经典习题演练

一、A1 型题

（每一道试题下面有 A、B、C、D、E 五个备选答案，请从中选择一个最佳答案）

1. 肺炎最常见的病原体是
   A. 细菌

B. 病毒
C. 支原体
D. 衣原体
E. 军团菌
2. 细菌性肺炎最常见的病原菌是
A. 葡萄球菌
B. 大肠埃希菌
C. 肺炎链球菌
D. 铜绿假单胞菌
E. 克雷伯菌
3. 下列不属于肺炎病因学分类的是
A. 细菌性肺炎
B. 间质性肺炎
C. 病毒性肺炎
D. 非典型病原体肺炎
E. 真菌性肺炎
4. 异常支气管呼吸音常见于
A. 肺炎
B. 肺气肿
C. 胸腔积液
D. 自发性气胸
E. 支气管哮喘
5. 下列细菌感染常见铁锈色痰的是
A. 肺炎链球菌
B. 肺炎克雷伯菌
C. 铜绿假单胞菌
D. 支原体
E. 厌氧菌
6. 肺炎链球菌肺炎高热患者不宜过早采用的降温措施是
A. 温水擦身
B. 乙醇擦浴
C. 退热药
D. 大血管区放置冰袋
E. 多饮水
7. 肺炎出现下列症状提示有中毒型肺炎可能的是
A. 体温 38.5~39.5℃
B. 血压多在 80/60mmHg 以下
C. 脉搏>90 次/分
D. 四肢温暖、潮湿
E. 白细胞计数 10×10^9/L
8. 休克型肺炎最突出的表现是
A. 血压降低
B. 高热
C. 意识障碍
D. 少尿
E. 四肢厥冷
9. 休克型肺炎患者取
A. 头低足高位，头偏向一侧
B. 去枕平卧位
C. 平卧位，头偏向一侧
D. 端坐位
E. 患侧卧位
10. 按病理分类婴幼儿最常见的肺炎是
A. 大叶性肺炎
B. 支气管肺炎
C. 间质性肺炎
D. 干酪性肺炎
E. 原虫性肺炎
11. 慢性肺炎的病程为
A. <1 个月
B. 1 个月
C. 2 个月
D. 1~3 个月
E. >3 个月
12. 关于小儿肺炎肺部啰音的特征，错误的说法是
A. 啰音较固定
B. 中、粗湿啰音
C. 啰音以双肺下方为主
D. 背部及脊柱两旁也易听到
E. 深吸气末更明显
13. 婴儿心力衰竭的诊断指征为心率
A. >180 次/分
B. >160 次/分
C. >140 次/分
D. >120 次/分
E. >100 次/分
14. 区别轻症肺炎与重症肺炎的重要依据是
A. 发热程度
B. 年龄大小
C. 呼吸困难程度
D. 肺部啰音的多少
E. 有其他系统受累的表现
15. 小儿肺炎合并心衰的表现不包括
A. 呼吸加快（>60 次/分）
B. 心率增快（>160~180 次/分）
C. 肝脏迅速增大
D. 突然极度烦躁不安
E. 突然咳粉红色泡沫痰
16. 婴幼儿肺炎给氧的主要指征是
A. 发热、咳嗽
B. 合并脓气胸

C. 合并中毒性心肌炎
D. 烦躁、气促、唇周发绀
E. 双肺有大量中小水泡音

17. 重症肺炎患儿发生腹胀是由于
A. 低钠血症
B. 消化不良
C. 中毒性肠麻痹
D. 低钾血症
E. 低钙血症

18. 肺炎支原体肺炎的首选抗生素是
A. 大环内酯类
B. β-内酰胺类
C. 氨基糖苷类
D. 喹诺酮类
E. 磺胺类

19. 下列哪项不是腺病毒肺炎的特点
A. 多见于 6 个月至 2 岁小儿
B. 起病急骤
C. 中毒症状重
D. 肺部啰音出现较早
E. 病程长，恢复缓慢

20. 肺炎患者咳大量黄色脓痰，最有可能提示的感染是
A. 肺炎链球菌
B. 金黄色葡萄球菌
C. 冠状病毒
D. 白念珠菌
E. 肺炎支原体

21. 对小儿轻型肺炎与重型肺炎的健康评估中，最关键的区别点是
A. 呼吸频率
B. 心率的快慢
C. 咳嗽程度
D. 有无呼吸系统外的表现
E. 发热程度

22. 大叶性肺炎的首选治疗药物是
A. 青霉素 G
B. 阿奇霉素
C. 庆大霉素
D. 红霉素
E. 多西环素

23. 治疗小儿支原体肺炎首选的抗生素是
A. 青霉素
B. 氨苄西林
C. 头孢噻肟
D. 庆大霉素
E. 阿奇霉素

二、A2 型题

（每一道试题是以一个小案例出现，其下面有 A、B、C、D、E 五个备选答案，请从中选择一个最佳答案）

1. 患者，男，28 岁。因受凉后出现高热 2 天，咳铁锈色痰就诊。治疗后突然出现意识模糊。查体：体温 36.8℃，脉搏 120 次/分，呼吸 30 次/分，口唇发绀。目前患者最主要的护理诊断或合作性问题是
A. 体温过高
B. 气体交换受损
C. 潜在并发症：感染性休克
D. 疼痛：胸痛
E. 肺脓肿

2. 患者，男，68 岁。诊断为肺炎入院，经 2 日抗感染及对症治疗，病情未见好转。平素体弱。为防止病情恶化，应特别注意观察
A. 血压变化
B. 体温变化
C. 肺部体征变化
D. 血白细胞变化
E. 呼吸系统症状变化

3. 患者，男，36 岁。平素体健。淋雨后发热、咳嗽 2 天，右上腹痛伴气促、恶心 1 天。为明确诊断，应进行的检查是
A. 血常规
B. 血细胞涂片
C. 血气分析
D. 痰涂片或培养
E. 肺功能测定

4. 患者，男，40 岁。因寒战高热、咳嗽、胸痛来院急诊。胸透右上肺有云絮状阴影。查痰肺炎链球菌（+）。该患者血象应为
A. 嗜酸性粒细胞增多
B. 淋巴细胞增多
C. 中性粒细胞增多
D. 大单核细胞增多
E. 嗜碱性粒细胞增多

5. 患者，男，25 岁。因受凉后突然畏寒、高热伴右胸部疼痛 1 天入院。胸部透视，见右中肺有大片浅淡的阴影。诊断为“右下肺炎”入院治疗，给予抗生素治疗，疗程一般为
A. 3 天
B. 退热后就停药

C. 4天
D. 7天
E. 1天

6. 患者，女，33岁。因发热、胸痛、咳痰2日入院。查体：体温40℃，右下肺闻及湿啰音。血白细胞计数12.0×10^9/L。入院诊断为："发热待查：肺炎?"该患者的护理问题是
A. 发热待查
B. 肺炎
C. 体温过高
D. 肺部啰音
E. 白细胞计数增高

7. 患者，男，25岁。因受凉后突然畏寒、高热伴右胸部疼痛1天入院。胸部透视见右中肺有大片浅淡的阴影。诊断为右下肺炎入院治疗。其饮食原则是给予
A. 低盐饮食
B. 普食
C. 高蛋白质、高热、高维生素、易消化的流质或半流质
D. 低脂饮食
E. 少渣半流质饮食

8. 患者，男，25岁。因受凉后突然畏寒、高热伴右胸部疼痛1天入院。胸部透视，见右中肺有大片浅淡的阴影。住院后经青霉素肌内注射，3天后体温接近正常，患者尚有轻度咳嗽、咳痰，稍感憋气。目前对该患者的主要护理措施是
A. 遵医嘱应用解热镇痛药
B. 卧床休息为主，适当下床活动必要时给予氧气吸入
C. 绝对卧床休息
D. 体位引流
E. 遵医嘱应用镇痛药

9. 患儿，女，1岁。3天前因受凉出现发热、咳嗽、轻度喘憋、食欲缺乏。查体：体温39.5℃，心率160次/分，呼吸72次/分，口周发绀，鼻翼扇动，腹胀明显，腹部听诊肠鸣音消失。护士考虑该患儿最可能发生的是
A. 低钾血症
B. 低钠血症
C. 坏死性小肠炎
D. 消化功能紊乱
E. 中毒性肠麻痹

10. 患儿，女，1岁。发热、咳嗽3天，气促明显，精神不振，双肺听诊有固定的中、细湿啰音。对其诊断最有意义的检查是
A. 血培养
B. 肺功能测定
C. 冷凝集试验
D. 胸部X线检查
E. 结核菌素试验

11. 患儿，女，1岁。3天前因受凉出现发热、咳嗽、轻度喘憋，食欲缺乏。查体：体温37.5℃，心率140次/分，呼吸58次/分，口周发绀，鼻翼扇动。肺部听诊有中量湿啰音。护士应为患儿鼻导管吸氧，吸氧的流量是
A. 0.5~1.0L/min
B. 1.5~2.0L/min
C. 2.0~3.0L/min
D. 3.0~4.0L/min
E. 4L/min以上

12. 患儿，女，5个月。呛奶、咳嗽，有痰咳不出3天。T 37.9℃，面色发绀，呼吸急促，双肺可闻及散在的干、湿啰音。该患儿目前最需要解决的护理问题是
A. 营养失调
B. 体液不足
C. 气体交换受损
D. 清理呼吸道无效
E. 低效性呼吸型态

13. 患儿，男，7岁。发热、咳嗽、咳痰6天，痰液黏稠，不易咳出。查体：体温37.5℃，呼吸24次/分。肺部听诊有少量湿啰音。最恰当的护理措施是
A. 立即物理降温
B. 给予镇咳药
C. 面罩吸氧
D. 对患儿及家长进行健康指导
E. 超声雾化吸入，保持呼吸道通畅

14. 某6个月肺炎患儿，精神不振，食欲缺乏，对该患儿饮食指导错误的是
A. 继续母乳
B. 少量多餐
C. 尽量少饮水
D. 耐心喂养防呛咳
E. 给予营养丰富半流质饮食

15. 患儿，女，1岁。因细菌性肺炎入院。目前患儿烦躁不安、呼吸困难。医嘱：吸氧。适宜该患儿的吸氧方式为
A. 单侧鼻导管法
B. 面罩法
C. 鼻塞法

D. 漏斗法
E. 头罩法

16. 某肺炎链球菌肺炎患者，在常规应用青霉素治疗下，病程延长且退热后又畏寒、发热，白细胞计数增多，应首先考虑的是
A. 青霉素剂量不足
B. 支持疗法不力
C. 机体抵抗力差
D. 发生了并发症
E. 细菌产生耐药性

17. 患儿，男，1岁半。发热、咳嗽4天，曾用青霉素肌内注射治疗无效。昨天起拒食、呕吐、尿量少。入院查体：体温39.8℃，脉搏180次/分，呼吸65次/分，精神不振，烦躁不安，口唇发绀，鼻翼扇动，两肺散在细湿啰音，肝右肋下3cm。实验室检查：血白细胞2.5×10^9/L，中性粒细胞0.9。该患儿最可能的诊断是
A. 肺炎合并脓胸
B. 肺炎合并中毒性脑病
C. 肺炎合并肺脓肿
D. 肺炎合并心力衰竭
E. 肺炎合并肺大疱

18. 患儿，女，8岁。因咳嗽、咳痰、高热3天就诊。X线胸片示右肺片状阴影。诊断为肺炎，住院治疗。经治疗后目前仍有低热。正确的出院指导是
A. 室温维持在25℃左右
B. 避免活动
C. 体温正常后即可停药
D. 继续维持抗生素至疗程结束
E. 少饮水减轻心脏负担

三、A3/A4型题

（每个案例下设若干道试题。请根据试题所提供的信息，在每一道试题下面的A、B、C、D、E五个备选答案中选择一个最佳答案）

（1~2题共用题干）

患儿，男，2岁。发热，T 39.5℃，咳嗽、食欲缺乏、乏力，初为干咳，现有少量的痰。查体：双肺呼吸音粗，可闻及散在的干、湿啰音。胸片示双肺大小不等的片状阴影。

1. 护士首先提出的护理问题应是
A. 营养失调
B. 体液不足
C. 体温过高
D. 活动无耐力
E. 清理呼吸道无效

2. 护士首先应给予的护理措施是
A. 立即降温
B. 少食多餐
C. 雾化吸入
D. 氧气吸入
E. 静脉补充高营养

（3~4题共用题干）

患者，男，28岁。外出活动时遇暴雨，淋湿全身，当晚出现全身乏力，全身肌肉酸痛，测体温39℃，自服“抗病毒冲剂”后效果不佳，凌晨开始感胸痛并咳嗽，咳铁锈色痰。

3. 目前该患者最主要的护理问题是
A. 疼痛
B. 清理呼吸道无效
C. 自理能力下降
D. 体温过高
E. 知识缺乏

4. 护士应首先采取的护理措施是
A. 药物镇痛
B. 物理降温
C. 协助生活护理
D. 雾化吸入促进排痰
E. 鼓励多饮水

（5~7题共用题干）

患儿，女，1岁。3天前因受凉出现发热、咳嗽、喘憋、食欲缺乏。遵医嘱给予静脉补液后，突然出现咳粉红色泡沫痰。查体：体温39.5℃，心率160次/分，呼吸78次/分，极度呼吸困难，肺部听诊有大量细湿啰音。

5. 护士考虑此患儿为
A. 心力衰竭
B. 肺气肿
C. 急性肺水肿
D. 支气管哮喘
E. 支气管异物

6. 护士应给患儿采取的卧位是
A. 平卧
B. 俯卧
C. 半卧位
D. 仰卧屈膝位
E. 坐位，双腿下垂

7. 护士应立即给予患儿的治疗是
A. 间歇吸入20%~30%乙醇湿化的氧气
B. 持续吸入20%~30%乙醇湿化的氧气
C. 间歇吸入5%~10%乙醇湿化的氧气

D. 持续吸入5%~10%乙醇湿化的氧气
E. 持续吸入50%乙醇湿化的氧气

(8~10题共用题干)

患者，女，24岁。连续熬夜加班后出现咳嗽、咳痰伴发热入院。查体：T 38.9℃，P 102次/分，R 26次/分，BP 125/76mmHg。患者自诉左胸痛，咳嗽或者深呼吸时更加明显。胸部X线片：右下肺斑片状阴影。以“右下肺炎”收入院。

8. 导致患者右下胸痛最可能的原因是
A. 胸膜炎
B. 自发性气胸
C. 肋间神经痛
D. 肋软骨炎
E. 呼吸肌疲劳

9. 患者肺部感染的病原体最可能是
A. 肺炎链球菌
B. 肺炎克雷伯菌
C. 支原体
D. 铜绿假单胞菌
E. 金黄色葡萄球菌

10. 为患者查体时，不可能出现的是
A. 右侧呼吸音减弱
B. 右下肺叩诊鼓音
C. 右侧胸部触及胸膜摩擦感
D. 右下肺闻及湿啰音
E. 支气管呼吸音增强

参考答案与解析

【参考答案】

一、A1 型题

1. A 2. C 3. B 4. A 5. A 6. C 7. B 8. A 9. C 10. B 11. E 12. B 13. A 14. E 15. E 16. D 17. C 18. A 19. E 20. B 21. D 22. A 23. E

二、A2 型题

1. B 2. A 3. A 4. C 5. D 6. C 7. C 8. B 9. E 10. D 11. A 12. C 13. E 14. C 15. E 16. D 17. D 18. D

三、A3/A4 型题

1. C 2. A 3. D 4. B 5. C 6. E 7. B 8. A 9. A 10. B

【解析】

扫码查看
相关内容

第五节 支气管扩张患者的护理

历年高频考点

考点1：支气管扩张症临床上以慢性咳嗽、大量脓痰和反复咯血为特征。婴幼儿期有过麻疹、百日咳等感染是支气管扩张最常见的原因。

考点2：反复咯血为支气管扩张症最主要的特点，固定而持久的局限性湿啰音为支气管扩张特征性体征。大量咯血为>500ml/d或1次咯血量>300ml。大量脓痰是指痰量>150ml/d。

考点3：支气管扩张症首选高分辨率CT检查(HRCT)，可显示管壁增厚的柱状扩张或成串成簇的囊性改变。

考点4：支气管扩张症应根据痰培养及药物敏感试验选用合适抗生素，选择的抗生素应能覆盖假单胞菌，常需第三代头孢菌素加氨基糖苷类药联合静脉用药。

经典习题演练

一、A1 型题

(每一道试题下面有A、B、C、D、E五个备选答案，请从中选择一个最佳答案)

1. 支气管扩张最常见的原因是
A. 肺结核

B. 肿瘤压迫
C. 肺囊性纤维化
D. 严重的支气管-肺感染和支气管阻塞
E. 支气管内结石

2. 支气管扩张的早期病理改变是
A. 柱状扩张
B. 气管扭曲
C. 气管坏死
D. 气管穿孔
E. 空洞形成

3. 大量咳痰是指
A. 24小时咳痰量大于50ml
B. 24小时咳痰量大于100ml
C. 24小时咳痰量大于150ml
D. 24小时咳痰量大于200ml
E. 24小时咳痰量大于250ml

4. 干性支气管扩张的唯一症状是
A. 慢性咳嗽
B. 大量脓痰
C. 咯血
D. 咳痰与体位变化有关
E. 呼吸困难

5. 支气管扩张患者在施行体位引流时，错误的护理是
A. 引流在晚间睡前进行
B. 根据病变部位选择体位
C. 引流时鼓励患者深呼吸
D. 引流时间每次30分钟以上
E. 引流完毕后给予漱口

6. 对支气管扩张的患者进行口腔护理是为了
A. 去除口臭
B. 促进唾液分泌
C. 减少感染机会
D. 增进食欲
E. 减少痰量

7. 为减少支气管扩张患者肺部继发感染和全身中毒症状，最关键的措施是
A. 加强痰液引流
B. 选择广谱抗生素
C. 使用呼吸兴奋剂
D. 使用支气管扩张药
E. 注射流感疫苗

8. 支气管扩张多发生在肺的哪一部分
A. 左上肺
B. 右上肺
C. 双上肺
D. 右下肺
E. 左下肺

二、A2型题

（每一道试题是以一个小案例出现，其下面有A、B、C、D、E五个备选答案，请从中选择一个最佳答案）

1. 患者，男，56岁。诊断为支气管扩张，咯血100ml后突然出现胸闷气促、张口瞠目、两手乱抓、大汗淋漓、牙关紧闭。此时患者应取
A. 头低足高位，头偏向一侧
B. 去枕平卧位
C. 平卧位，头偏向一侧
D. 端坐位
E. 患侧卧位

2. 某支气管扩张患者，胸片提示病变位于左肺下叶外底段，体位引流选择的合适体位是
A. 坐位或健侧卧位
B. 左侧卧位
C. 右侧卧位
D. 左侧卧位，床脚抬高30~50cm
E. 右侧卧位，床脚抬高30~50cm

3. 患者，女，36岁。诊断为支气管扩张。咳嗽、咳痰，痰量60ml/d。最应采取的护理措施是
A. 提供通风良好的病室环境
B. 指导患者大量饮水
C. 采取体位引流
D. 机械吸痰
E. 鼓励患者进行有效咳嗽

4. 患者，男，48岁。诊断为支气管扩张，咯血100ml后突然出现胸闷气促、张口瞠目、两手乱抓、大汗淋漓、牙关紧闭。对大咯血出现窒息征象者的护理措施正确的是
A. 患者取头高足低俯卧位
B. 迅速清除口鼻血凝块
C. 不可将头偏向一侧
D. 鼓励其将血咽下，减少失血
E. 无效时给予面罩给氧解除呼吸道阻塞

5. 患者，女，22岁。因咳嗽、痰中带血3日，以“支扩”收住院。今晨突然大咯血100ml。该患者最主要的护理诊断或合作性问题是
A. 焦虑
B. 活动无耐力
C. 潜在的并发症：窒息
D. 知识缺乏
E. 有感染的危险

6. 患者，男，55岁。患支气管扩张20年。近年来手指末端增生、肥厚，指甲从根部到末端拱形隆起呈杵状。该患者出现这种变化的主要原因是
A. 慢性缺氧
B. 营养不良
C. 反复感染
D. 睡眠不足
E. 运动过量
7. 患者，男，45岁。诊断为支气管扩张症。咳嗽、咳痰，每日痰量在50ml左右，偶有咯血。经治疗后，病情好转，准备出院。护士对该患者进行健康指导，正确的内容是
A. 低蛋白饮食，每日蛋白40g
B. 咯血时保持镇静，尽量将血咯出
C. 多去人群聚集的地方
D. 经常进行剧烈运动
E. 少饮水，每日500ml左右
8. 患者支气管扩张5年。近日病情加重，咳大量黄色脓痰。胸部X线片显示病变位于左肺下叶。体位引流时护士应指导患者采取
A. 半坐卧位
B. 左侧卧位，头高足低
C. 左侧卧位，头低足高
D. 右侧卧位，头高足低
E. 右侧卧位，头低足高
9. 患者，男，23岁。支气管扩张8年。近日因上呼吸道感染咳嗽剧烈，有大量黄色脓痰。胸部X线片显示病变位于右肺下叶。体位引流时护士应指导患者采取
A. 左侧卧位，头高足低
B. 左侧卧位，头低足高
C. 右侧卧位，头高足低
D. 右侧卧位，头低足高
E. 半坐卧位
10. 患者，男，34岁。患支气管扩张，病变部位为右肺叶下段，体位引流时应采取的卧位是
A. 左侧卧位
B. 右侧卧位
C. 端坐位
D. 仰卧位
E. 俯卧位

三、A3/A4型题

（每个案例下设若干道试题。请根据试题所提供的信息，在每一道试题下面的A、B、C、D、E五个备选答案中选择一个最佳答案）

（1~3题共用题干）

患者，男，23岁。患支气管扩张症，间断咯血，近日来因受凉，咳大量黄色脓痰，入院治疗。

1. 导致本患者支气管扩张的可能因素是幼年时患过
A. 百日咳
B. 猩红热
C. 水痘
D. 腮腺炎
E. 风疹
2. 根据病情患者目前最主要的护理诊断是
A. 气体交换受损
B. 低效性呼吸型态
C. 清理呼吸道无效
D. 营养失调：低于机体需要量
E. 潜在并发症：窒息
3. 护士指导患者做体位引流时应避免
A. 在饭后1小时进行
B. 引流前做生理盐水超声雾化
C. 引流同时作胸部叩击
D. 引流后可给予治疗性雾化吸入
E. 每次引流15~20分钟

（4~5题共用题干）

患者，男，65岁。患支气管扩张，今日劳作后出现恶心、胸闷，反复咯血，24小时出血量约800ml。

4. 该患者的咯血程度属于
A. 痰中带血丝
B. 微小量咯血
C. 小量咯血
D. 中等量咯血
E. 大量咯血
5. 目前患者饮食应
A. 禁食
B. 流质饮食
C. 半流质饮食
D. 软质饮食
E. 普通饮食

参考答案与解析

【参考答案】

一、A1 型题

1. D　2. A　3. C　4. C　5. D　6. C　7. A　8. E

二、A2 型题

1. A　2. E　3. C　4. B　5. C　6. A　7. B　8. E　9. B　10. A

三、A3/A4 型题

1. A　2. E　3. A　4. E　5. A

【解析】

扫码查看
相关内容

第六节　慢性阻塞性肺疾病患者的护理

历年高频考点

考点 1：慢性阻塞性肺疾病是一种具有气流受限为特征的肺部疾病，气流受限不完全可逆，呈进行性发展。慢性支气管炎和慢性阻塞性肺气肿都有气流受阻的现象，称为慢性阻塞性肺疾病，简称 COPD。

考点 2：慢支引起的慢性阻塞性肺气肿是由于慢性炎症蔓延至气道远端，主要炎症细胞为中性粒细胞，其释放蛋白溶解酶使肺泡融合成肺大疱，肺泡壁弹性减弱或破坏。

考点 3：典型肺气肿体征——桶状胸，胸部呼吸活动减弱；语颤减弱；叩诊呈过清音，心浊音界缩小，肝上界下移；听诊呼吸音减弱，呼气延长，心音遥远。晚期患者因呼吸困难，可表现为身体前倾，呈缩唇呼气。

考点 4：COPD 的并发症——自发性气胸、肺部感染、呼吸衰竭等。

考点 5：慢性阻塞性肺气肿患者应通过长期氧疗以改变疾病的自然病程，改善生活质量。一般低流量吸氧 1～2L/min，吸氧时间>15h/d。

经典习题演练

一、A1 型题

（每一道试题下面有 A、B、C、D、E 五个备选答案，请从中选择一个最佳答案）

1. 慢性支气管炎最常见的并发症是
   A. 老年性肺气肿
   B. 代偿性肺气肿
   C. 阻塞性肺气肿
   D. 间质性肺气肿
   E. 局灶性肺气肿
2. 慢性阻塞性肺气肿最常继发于
   A. 支气管哮喘
   B. 慢性纤维空洞型肺结核
   C. 慢性支气管炎
   D. 原发性支气管肺癌
   E. 肺源性心脏病
3. 肺源性心脏病肺动脉高压形成的主要因素是
   A. 缺氧
   B. 血容量增加
   C. 血液黏稠度增加
   D. 继发性红细胞增多
   E. 肺毛细血管小栓子形成
4. 慢性支气管炎并发肺气肿时，除慢支症状外，主要症状为
   A. 突发性呼吸困难
   B. 夜间阵发性呼吸困难
   C. 逐渐加重的呼吸困难，以活动后为重
   D. 发绀
   E. 心悸
5. 慢性支气管炎急性发作的最常见原因是

A. 吸烟
B. 感染
C. 大气污染
D. 气温下降
E. 过敏

6. COPD 患者发生肺心病、呼吸衰竭等并发症的主要诱因是
A. 精神应激
B. 过度劳累
C. 呼吸道感染
D. 输液过快
E. 营养不良

7. 符合慢性阻塞性肺气肿的体征是
A. 叩诊呈鼓音
B. 单侧语颤减弱
C. 单侧呼吸运动减弱
D. 气管偏移
E. 呼气时间延长

8. 持续低浓度吸氧，吸氧浓度一般为
A. 5%~10%
B. 15%~20%
C. 25%~30%
D. 35%~40%
E. 45%~50%

9. 慢性阻塞性肺疾病患者，进行呼吸功能锻炼的方法是
A. 加强胸式呼吸，用鼻吸气，经口用力快速呼气
B. 加强腹式呼吸，用鼻深吸，经口缓呼，呼气时口唇收拢
C. 加强腹式呼吸，用鼻吸气，经口用力快速呼气
D. 加强胸式呼吸，经鼻用力呼气
E. 同时加强胸式和腹式呼吸

10. 预防慢性阻塞性肺疾病急性发作的措施不包括
A. 戒烟
B. 防止感冒
C. 合理膳食
D. 适当运动
E. 冬季停止一切户外活动

11. 慢性阻塞性肺疾病（COPD）的病变部位不包括
A. 气管
B. 肺泡囊
C. 呼吸性细支气管
D. 肺泡管
E. 肺泡

12. 提示慢性支气管肺炎发展为慢性阻塞性肺疾病的突出症状是
A. 进行性加剧的反复咳嗽
B. 逐渐加重的呼吸困难
C. 发热
D. 反复感染、咳大量脓痰
E. 咯血

13. 慢性阻塞性肺疾病的标志性症状是
A. 气短
B. 咯血
C. 咳嗽
D. 咳痰
E. 发热

14. 关于慢性阻塞性肺疾病患者的体征，正确的叙述是
A. 叩诊浊音
B. 视诊呈桶状胸
C. 触诊语颤增强
D. 视诊呼吸变深
E. 听诊两肺呼吸音增强

15. 慢性支气管炎急性加重的主要原因是
A. 吸烟
B. 感染
C. 大气污染
D. 气温下降
E. 过敏

二、A2 型题

（每一道试题是以一个小案例出现，其下面有 A、B、C、D、E 五个备选答案，请从中选择一个最佳答案）

1. 某慢性阻塞性肺气肿患者，剧烈咳嗽后突然出现右侧剧烈胸痛、呼吸困难加重，右胸叩诊呈鼓音。应考虑的并发症为
A. 慢性肺心病
B. 肺炎
C. 自发性气胸
D. 肺不张
E. 胸膜炎

2. 患者，女，65 岁。被人用轮椅推入医院，接诊护士看见其面色发绀，呼吸困难，询问病史得知其有慢性阻塞性肺疾病史。给予吸氧流量应是
A. 1~2L/min
B. 2~4L/min
C. 4~6L/min
D. 6~8L/min
E. 8~10L/min

3. 患者，男，86 岁。有 COPD 病史 30 年。平素体

弱。3 天前受凉后再次出现咳嗽咳痰，痰白质黏量多，伴有气促。此时患者应避免使用

A. 溴己新
B. 氨茶碱
C. 可待因
D. 盐酸氨溴索
E. 沙丁胺醇气雾剂

4. 患者，女，60 岁。慢性病面容，因自发性气胸入院。为了解发病原因，护士应着重收集的信息是

A. 是否长期卧床
B. 是否有上呼吸道感染
C. 是否长期接触粉尘
D. 是否有慢性阻塞性肺病
E. 是否长期吸烟

5. 患者，男，68 岁。被人搀扶着步入医院，接诊护士看见其面色发绀，口唇呈黑紫色，呼吸困难，询问病史得知其有慢性阻塞性肺疾病史。需立即对其进行的处理是

A. 为患者挂号
B. 不做处理，等待医生到来
C. 鼻塞法吸氧
D. 电击除颤
E. 人工呼吸

6. 患者，男，66 岁。因慢性阻塞性肺疾病，肺部感染住院治疗。经吸氧抗炎平喘治疗后，患者拟近日出院。护士对其进行腹式呼吸指导，其中正确的是

A. 呼与吸时间比为 2∶1~3∶1
B. 呼与吸时间比为 1∶1~2∶1
C. 呼与吸时间比为 1∶3~1∶2
D. 呼与吸时间比为 1∶1~3∶1
E. 呼与吸时间比为 1∶2~1∶1

7. 患者，女，70 岁。慢性支气管炎病史 30 年。1 周前感冒后再次出现咳嗽、咳痰。痰白质黏，伴有呼吸困难、乏力。以慢性支气管炎合并慢性阻塞性肺气肿入院治疗。指导患者加强腹式呼吸的原因是

A. 有利于痰液排出
B. 增加肺泡张力
C. 借助腹肌进行呼吸
D. 使呼吸阻力减低，增加肺泡通气量
E. 间接增加肋间肌活动

8. 患者，女，70 岁。诊断为慢性阻塞性肺疾病。最适合的饮食是

A. 低盐低脂饮食
B. 清淡易消化饮食
C. 低盐饮食
D. 高热量、高蛋白饮食
E. 少渣半流食

9. 患者，男，67 岁。慢性肺气肿病史 30 多年。2 周前感冒，后出现发热、咳嗽，咳大量黏液脓痰，近 3 日来咳嗽无力，痰不易咳出，气促、发绀。不可采取的护理措施是

A. 湿化呼吸道
B. 胸部叩击
C. 体位引流
D. 指导有效咳嗽
E. 按医嘱用祛痰药

10. 患者，女，66 岁。有慢性咳喘史 10 年。2 日前上呼吸道感染使病情加重，昨夜间咳嗽加重，痰量增多。查体：神志清楚，口唇轻度发绀，桶状胸，双肺叩诊过清音，呼吸音低。动脉血气分析：PaO_2 70mmHg，$PaCO_2$ 42mmHg。经治疗后病情缓解。护士进行健康教育，嘱患者回家后首先应做到

A. 加强腹式呼吸
B. 适度行走锻炼
C. 长期家庭氧疗
D. 避免吸入有害气体
E. 保持室内适当的温、湿度

11. 患者，男，80 岁。有慢性支气管炎病史 20 年。1 周前受凉后再次出现咳嗽、咳痰，痰白质黏，伴有呼吸困难、胸闷、乏力。以慢性支气管炎合并慢性阻塞性肺气肿收入院治疗。该患者适宜的体位是

A. 仰卧位
B. 侧卧位
C. 头高足低位
D. 半卧位
E. 俯卧位

12. 患者，男，70 岁。患慢性阻塞性肺疾病，出院后拟进行长期家庭氧疗，护士应告知患者每日吸氧的时间是不少于

A. 5 小时
B. 8 小时
C. 10 小时
D. 12 小时
E. 15 小时

13. 患者，女，60 岁。慢性咳嗽、咳痰 30 年，下肢水肿 1 年。近半个月咳嗽加重，痰量增多，为黄色脓痰。呼吸困难，腹胀明显，食欲缺乏。诊断为慢性肺源性心脏病，呼吸衰竭。对患者进行的

健康教育，不妥的内容是

A. 鼓励患者进行耐寒锻炼，如坚持用冷水洗脸
B. 避免吸入刺激性气体
C. 尽量少去人群拥挤的公共场所，减少呼吸道感染的机会
D. 可以长期应用抗生素预防呼吸道感染
E. 积极改善膳食结构，加强营养

14. 患者，男，60岁。有慢性阻塞性肺疾病史。近年来多次在冬季发生肺炎。为减少患病概率，可以嘱患者在易发病季节

A. 注射免疫球蛋白
B. 接种卡介苗
C. 接种流感疫苗
D. 服用抗生素
E. 在家中不要外出

三、A3/A4 型题

（每个案例下设若干道试题。请根据试题所提供的信息，在每一道试题下面的 A、B、C、D、E 五个备选答案中选择一个最佳答案）

（1~2 题共用题干）

患者，男，70岁。因慢性阻塞性肺气肿入院治疗。今晨护理查房时发现患者躁动不安，有幻觉，对自己所处的位置、目前的时间无法作出正确判断。

1. 医嘱给予吸氧。最适合该患者的吸氧流量为

A. 2L/min
B. 4L/min
C. 6L/min
D. 8L/min
E. 12L/min

2. 该患者目前的意识状态属于

A. 嗜睡
B. 意识模糊
C. 昏睡
D. 浅昏迷
E. 深昏迷

（3~4 题共用题干）

患者，女，68岁。慢性阻塞性肺疾病10年。因咳嗽、咳痰加重，伴发热、喘息3天入院，给予氨茶碱等治疗。

3. 对该患者进行胸部评估时，可发现的体征是

A. 胸廓不对称隆起
B. 呼气延长
C. 呼吸频率减慢
D. 支气管偏向一侧
E. 可闻及湿啰音

4. 应用氨茶碱治疗的目的是

A. 控制细菌感染
B. 减少支气管分泌物
C. 稀释痰液
D. 松弛支气管平滑肌
E. 降低体温

（5~7 题共用题干）

患者，男性，76岁。慢性支气管炎24年。主诉发热，咳嗽，咳黄色黏痰5天，自觉咳嗽无力，痰液黏稠，不易咳出。吸烟40年，每天20支，难以戒除。查体：精神萎靡，皮肤干燥，体温38.7℃，肺部听诊可闻及干湿啰音。

5. 属于主观资料的是

A. 皮肤干燥
B. 痰液黏稠
C. 体温38.7℃
D. 无力咳嗽
E. 肺部干湿啰音

6. 该患者的主要护理问题是

A. 清理呼吸道无效，与呼吸道炎症痰液黏稠、咳嗽无力有关
B. 体温异常，呼吸道炎症导致
C. 活动无耐力，因呼吸道炎症氧供减少引起
D. 知识缺乏
E. 组织灌流量不足与发热、皮肤干燥有关

7. 针对确定的护理诊断，预期目标是

A. 患者3天内体温下降
B. 患者3天内炎症控制，自行咳出痰液
C. 指导患者叙述有关呼吸道疾病的预防保健
D. 患者患病期间得到良好休息，体力得以恢复
E. 遵医嘱静脉输液，增加患者组织灌流

参考答案与解析

【参考答案】

一、A1 型题

1. C 2. C 3. A 4. C 5. B 6. C 7. E 8. C 9. B 10. E 11. A 12. B 13. A 14. B 15. B

二、A2 型题

1. C 2. A 3. C 4. D 5. C 6. A 7. D 8. D 9. C 10. C 11. D 12. E 13. D 14. C

三、A3/A4 型题

1. A 2. B 3. B 4. D 5. D 6. A 7. B

【解析】

扫码查看
相关内容

第七节 支气管哮喘患者的护理

历年高频考点

考点 1：β_2 受体激动药是控制症状的首选药物，如沙丁胺醇、特布他林、福莫特罗等口服或气雾制剂，用药方法首选吸入法。

考点 2：抗胆碱能药物如异丙托溴铵具有舒缓支气管、减少分泌物分泌的作用，与 β 受体激动药联合应用有协同作用，对于夜间哮喘、痰多的患者尤其适用。

考点 3：糖皮质激素是当前控制哮喘最有效的抗炎药物，主要通过抑制气道变应性炎症，降低气道高反应性。

考点 4：支气管哮喘患者应避免花草、地毯、皮毛、烟及尘埃飞扬等诱因，尽量不用可能诱发哮喘的药物，如阿司匹林、吲哚美辛、普萘洛尔等；发作时取端坐位；鼓励患者多饮水，饮水量>2500ml/d。吸入糖皮质激素后应立即漱口、洗脸，以防口咽部真菌感染。

经典习题演练

一、A1 型题

（每一道试题下面有 A、B、C、D、E 五个备选答案，请从中选择一个最佳答案）

1. 以呼气性呼吸困难为主要表现的是
   A. 急性喉炎
   B. 肺炎
   C. 慢性支气管炎
   D. 支气管哮喘和肺气肿
   E. 胸腔积液
2. 与支气管哮喘发作有关的免疫球蛋白是
   A. IgA
   B. IgG
   C. IgE
   D. IgD
   E. IgM
3. 支气管哮喘最主要的激发因素是
   A. 变应原吸入
   B. 感染
   C. 食物
   D. 气候变化
   E. 剧烈运动
4. 支气管哮喘的主要临床表现是
   A. 吸气性呼吸困难伴三凹征
   B. 发作性呼吸困难伴窒息感
   C. 反复发作带哮鸣音的呼气性呼吸困难
   D. 带哮鸣音的混合型呼吸困难
   E. 呼吸困难伴哮鸣音
5. 哮喘持续状态是指严重哮喘持续时间达
   A. 6 小时
   B. 10 小时
   C. 24 小时
   D. 48 小时
   E. 12 小时

6. 支气管哮喘长期反复发作，最常见的并发症是
A. 上呼吸道感染
B. 肺结核
C. 阻塞性肺气肿
D. 肺不张
E. 自发性气胸

7. 缓解支气管哮喘症状的首选药是
A. β受体激动药
B. 糖皮质激素
C. 抗胆碱能药物
D. 茶碱类
E. 肥大细胞膜稳定剂

8. 通过兴奋 β_2 肾上腺素受体缓解支气管痉挛的药物是
A. 氨茶碱
B. 麻黄碱
C. 阿托品
D. 肾上腺素
E. 沙丁胺醇

9. 糖皮质激素用于治疗哮喘的主要作用是
A. 降低痰液黏稠度
B. 抑制气道炎症反应
C. 舒张支气管平滑肌
D. 抑制咳嗽中枢
E. 兴奋呼吸中枢

10. 可以减少支气管哮喘发作次数的药物是
A. β_2 受体激动药
B. 肾上腺糖皮质激素
C. 敏感抗生素
D. 抗胆碱药
E. 茶碱

11. 支气管哮喘特异性的血清免疫球蛋白是
A. IgA
B. IgM
C. IgE
D. IgG
E. IgD

二、A2 型题

（每一道试题是以一个小案例出现，其下面有 A、B、C、D、E 五个备选答案，请从中选择一个最佳答案）

1. 患者，男，48 岁。患有哮喘 20 年，1 天前凌晨因感冒受凉再次发作，经口服氨茶碱、支气管扩张药仍不能控制，下午来医院急诊。气促明显，口唇发绀，鼻翼扇动，不能平卧，应拟诊为
A. 外源性哮喘
B. 内源性哮喘
C. 混合性哮喘
D. 心源性哮喘
E. 哮喘持续状态

2. 某重症哮喘患者突然出现胸痛、极度呼吸困难、发绀、大汗、四肢厥冷。左侧肺部哮鸣音消失。考虑并发
A. 休克
B. 呼吸衰竭
C. 心力衰竭
D. 自发性气胸
E. 肺不张

3. 患者，女，36 岁。支气管哮喘患者因哮喘急性发作，医嘱氨茶碱慢速滴注，这是因为快速静脉注射氨茶碱后常见的副作用是
A. 口干和皮疹
B. 心律失常和低血压
C. 腹绞痛和腹泻
D. 耳鸣和高血压
E. 红斑和视物模糊

4. 患者，女，25 岁。因春游赏花，出现咳嗽、咳痰伴喘息，呼气性呼吸困难。查体：喘息貌，口唇发绀，在肺部可闻及广泛哮鸣音。医疗诊断为支气管哮喘。下面最有效的抗炎药物是
A. 氨茶碱
B. 糖皮质激素
C. 色甘酸钠
D. 氯苯那敏
E. 沙丁胺醇

5. 患者，男，48 岁。患有哮喘 20 年，1 天前凌晨因感冒受凉再次发作，经口服氨茶碱、支气管扩张药仍不能控制，下午来医院急诊。气促明显，口唇发绀，鼻翼扇动，不能平卧。诊断为哮喘持续状态。护理重症哮喘患者时，错误的是
A. 守护在床边，加强心理护理
B. 安排舒适的半卧位或坐位
C. 给予低流量鼻导管吸氧
D. 限制水的摄入
E. 痰多黏稠者可行药物雾化吸入

6. 患者，男，18 岁。因发作性呼气性呼吸困难 1 小时入院。既往有类似病史。查体：呼吸 28 次/分，双肺可闻哮鸣音，心率 95 次/分。为缓解病情，首选
A. 色甘酸钠
B. 地塞米松
C. 多饮水

D. 持续吸氧
E. 翻身、拍背

7. 患者，女，38 岁。春暖花开季节，哮喘易发作，昨天看电影时银幕上出现满园春色，该患者突然哮喘发作。主要的护理措施应是
A. 休息
B. 湿化呼吸道
C. 氧气吸入
D. 使用支气管舒张药
E. 心理护理

8. 患者，女，55 岁。因发作性胸闷、咳嗽就诊。诊断为支气管哮喘。医嘱予糖皮质激素吸入治疗。下列用药指导中正确的是
A. 吸入激素的主要作用是快速缓解
B. 如果哮喘症状缓解，即可停止用药
C. 吸入激素不会有任何副作用
D. 吸入激素后要漱口
E. 如果要进行运动，可在此前预防性吸入激素

三、A3/A4 型题

（每个案例下设若干道试题。请根据试题所提供的信息，在每一道试题下面的 A、B、C、D、E 五个备选答案中选择一个最佳答案）

（1~3 题共用题干）

患者，女，56 岁。患支气管哮喘 10 年。因受凉后憋喘加重，呼吸困难，夜间不能平卧，自行吸入 β_2 受体激动药效果不佳，患者紧张不已。血气分析：PaO_2 70mmHg。

1. 患者可能出现了
A. 吸气性呼吸困难
B. 呼气性呼吸困难
C. 混合性呼吸困难
D. 心源性呼吸困难
E. 神经精神性呼吸困难

2. 患者目前哮喘程度为
A. 轻度
B. 中度
C. 重度
D. 危重
E. 极危重

3. 正确的处理措施是
A. 给予镇静药
B. 给予支气管舒张药
C. 低流量吸氧
D. 给予抗生素
E. 静脉使用糖皮质激素

参考答案与解析

【参考答案】

一、A1 型题

1. D 2. C 3. A 4. C 5. C 6. C 7. A 8. E 9. B 10. B 11. C

二、A2 型题

1. E 2. D 3. B 4. B 5. D 6. B 7. E 8. D

三、A3/A4 型题

1. B 2. B 3. C

【解析】

扫码查看
相关内容

第八节 慢性肺源性心脏病患者的护理

历年高频考点

考点 1：肺心病主要由慢支并发阻塞性肺气肿引起。缺氧、高碳酸血症和呼吸性酸中毒使肺血管收缩、痉挛，其中缺氧是肺动脉高压形成的最重要因素。

考点 2：慢性阻塞性肺疾病（COPD）发展为慢性肺源性心脏病（简称慢性肺心病）最重要的环节是肺动脉高压。以右心衰竭为主，即肝大且有压痛，肝颈静脉回流征阳性，下肢水肿等。肺性脑病是慢性

肺心病死亡的首要原因。

考点3：肺心病患者烦躁不安时，应警惕呼吸衰竭、电解质紊乱等情况发生，切勿随意使用安眠、镇静药，以免诱发或加重肺性脑病。

经典习题演练

一、A1 型题

（每一道试题下面有 A、B、C、D、E 五个备选答案，请从中选择一个最佳答案）

1. 慢性肺源性心脏病发生的关键环节是
   A. 肺动脉高压
   B. 左心室扩大
   C. 右心室扩大
   D. 体循环淤血
   E. 心功能不全
2. 下面哪种疾病是慢性肺源性心脏病最常见的原发病
   A. 支气管哮喘
   B. 胸廓畸形
   C. 肺结核
   D. 慢性支气管炎并发阻塞性肺气肿
   E. 支气管扩张
3. 诊断肺心病的主要依据是
   A. 肺动脉高压及右心室肥厚
   B. 肺性脑病
   C. 肺气肿体征
   D. 长期慢支及肺部疾患史
   E. 心电图见“肺型 P 波”
4. 肺性脑病不能用高浓度吸氧，主要是因为
   A. 缺氧不是主要因素
   B. 可引起氧中毒
   C. 可解除颈动脉窦的兴奋性
   D. 促使二氧化碳排出过快
   E. 诱发代谢性碱中毒
5. 慢性肺源性心脏病急性加重期患者应慎用
   A. 镇静药
   B. 祛痰药
   C. 解痉平喘药
   D. 呼吸兴奋剂
   E. 抗感染药物
6. 肺源性心脏病降低肺动脉高压的首选治疗是
   A. 氧疗
   B. 血管扩张药
   C. 利尿药
   D. 强心药
   E. 呼吸兴奋剂

二、A2 型题

（每一道试题是以一个小案例出现，其下面有 A、B、C、D、E 五个备选答案，请从中选择一个最佳答案）

1. 患者，男，70 岁。患肺心病，下肢水肿，哮喘严重并呈端坐呼吸。为警惕患者肺性脑病的发生，护理人员应注意观察
   A. 体温
   B. 饮食状况
   C. 姿势和步态
   D. 意识状态
   E. 皮肤、黏膜
2. 患者，男，62 岁。咳嗽 30 年，近日咳大量脓痰，气短，下肢水肿。最主要的治疗原则是
   A. 扩张支气管
   B. 低浓度吸氧
   C. 消除肺部感染
   D. 治疗心力衰竭
   E. 应用祛痰药
3. 患者，男，80 岁。有慢性支气管炎病史 20 年。1 周前受凉后再次出现咳嗽、咳痰，痰白质黏，伴有呼吸困难、胸闷、乏力。查体：口唇发绀，颈静脉怒张，双肺散在湿啰音；心率 120 次/分，律齐；肝肋下 3cm，双下肢可见凹陷性水肿。对该患者的护理措施正确的是
   A. 给予高浓度、低流量吸氧
   B. 给予低热量、低蛋白、高维生素饮食
   C. 适当使用镇静药、催眠药，缓解患者紧张情绪
   D. 严密观察有无并发症发生
   E. 嘱加强体育锻炼
4. 患者，女，80 岁。慢性阻塞性肺疾病 20 余年。今因咳嗽、咳痰加重住院，夜间因烦躁难以入眠，自服地西泮 5mg 后入睡，晨起呼之不应，呼吸浅促。出现上述表现的最可能原因是
   A. 地西泮的镇静作用
   B. 地西泮过敏
   C. 地西泮抑制呼吸中枢
   D. 地西泮中毒
   E. 地西泮的镇咳作用

5. 患者，男，55 岁。肺心病并发Ⅱ型呼吸衰竭，遵医嘱给予吸氧。该患者为快速缓解症状，自行调大氧流量，30 分钟后大量出汗，烦躁不安，肌肉震颤，间歇抽搐。考虑该患者最可能并发了
   A. 氧中毒
   B. 肺性脑病
   C. 低钙血症
   D. 低镁血症
   E. 低钾血症
6. 患者，男，40 岁。慢性肺源性心脏病 5 年，近 3 周来出现呼吸困难加重，气促、心悸、食欲下降、腹胀，饮食方式是
   A. 高蛋白、高热量、高维生素饮食
   B. 高盐、高热量、低维生素饮食
   C. 高蛋白、高热量饮食
   D. 低蛋白、高热量、高维生素饮食
   E. 低盐、低热量、高维生素饮食
7. 患者，女，68 岁。肺心病病史 15 年，患大叶性肺炎，咳嗽、咳痰 2 周，自服抗生素，未见明显效果。今日感呼吸困难，伴烦躁，神志恍惚。查体：体温 37.4 ℃，脉搏 110 次/分，血压 98/68mmHg，口唇发绀，颈静脉充盈，两肺底闻及细湿啰音，双下肢水肿。尿蛋白阳性，粪潜血试验阳性。患者最可能出现的并发症是
   A. 呼吸衰竭
   B. 肾功能衰竭
   C. 急性脑出血
   D. 急性心力衰竭
   E. 上消化道出血

三、A3/A4 型题

（每个案例下设若干道试题。请根据试题所提供的信息，在每一道试题下面的 A、B、C、D、E 五个备选答案中选择一个最佳答案）

（1~2 题共用题干）

患者，男，70 岁。患肺心病，下肢水肿，哮喘严重并呈端坐呼吸。

1. 护理人员应重点观察
   A. 体温
   B. 尿量
   C. 呼吸、血压、脉搏的变化
   D. 输液滴注情况
   E. 患者的饮食状况
2. 为警惕患者肺性脑病的发生，还应注意观察
   A. 体温
   B. 饮食状况
   C. 姿势和步态
   D. 意识状态
   E. 皮肤、黏膜

（3~5 题共用题干）

患者，男，62 岁，咳嗽 30 年。近日咳大量脓痰，气短，下肢水肿。

3. 首先应考虑什么病
   A. 支气管扩张
   B. 慢性阻塞性肺疾病
   C. 支气管哮喘
   D. 慢性肺脓肿
   E. 肺癌感染
4. 下肢水肿应考虑的原因是
   A. 肺心病合并右心衰竭
   B. 低蛋白血症
   C. 摄盐过多
   D. 下肢静脉血栓
   E. 合并肾炎
5. 本病最主要的治疗原则是
   A. 扩张支气管
   B. 消除肺部感染
   C. 低浓度吸氧
   D. 治疗心力衰竭
   E. 祛痰药

参考答案与解析

【参考答案】

一、A1 型题

1. A　2. D　3. A　4. C　5. A　6. A

二、A2 型题

1. D　2. C　3. D　4. C　5. B　6. A　7. D

三、A3/A4 型题

1. C　2. D　3. B　4. A　5. B

【解析】

扫码查看
相关内容

第九节　血气胸患者的护理

历年高频考点

考点1：气胸最常见症状是胸痛。开放性气胸胸壁伤口处能听到空气出入胸膜腔的吹风声。张力性气胸最特异的改变有皮下气肿。

考点2：X线检查是诊断气胸的重要方法，胸腔穿刺检查有高压气体冲出来可以诊断张力性气胸。

考点3：胸腔闭式引流的拔管指征、方法及注意事项。24小时引流液少于50ml，脓液小于10ml，X线检查肺膨胀良好，可拔除引流管。拔管时患者坐在床边缘或躺向健侧，嘱患者深吸气后屏气拔管，并迅速用凡士林纱布覆盖，再盖上纱布，胶布固定。

考点4：大量血胸是指积血量1000ml以上。安置胸腔闭式引流情况下，每小时引流量超过200ml，连续3小时，说明为进行性血胸。

经典习题演练

一、A1型题

（每一道试题下面有A、B、C、D、E五个备选答案，请从中选择一个最佳答案）

1. 自发性气胸最常见症状是
   A. 呕吐
   B. 心悸
   C. 发热
   D. 胸痛
   E. 咳嗽
2. 开放性气胸患者呼吸困难最主要的急救措施是
   A. 吸氧
   B. 输血补液
   C. 气管插管行辅助呼吸
   D. 立即剖胸探查
   E. 迅速封闭胸部伤口
3. 能迅速致死的危急重症是
   A. 脓胸
   B. 血气胸
   C. 闭合性气胸
   D. 开放性气胸
   E. 张力性气胸
4. 自发性气胸的治疗措施中首要的是
   A. 消除病因
   B. 防治感染
   C. 预防复发
   D. 预防并发症
   E. 使肺尽早复张
5. 胸膜腔闭式引流的引流管脱出时应首先
   A. 通知医生紧急处理
   B. 给患者吸氧
   C. 嘱患者缓慢呼吸
   D. 将脱出的引流管重新置入
   E. 用手指捏闭引流口周围皮肤
6. 拔除胸腔闭式引流管时，应嘱患者
   A. 深吸气后屏气
   B. 浅吸气后屏气
   C. 正常呼吸
   D. 浅呼气后屏气
   E. 深呼气后屏气
7. 气胸患者痊愈后，不宜剧烈运动的时间为
   A. 2个月
   B. 1个月
   C. 4个月
   D. 3个月
   E. 5个月
8. 血气胸患者行胸腔闭式引流术，剖胸探查的指征是
   A. 连续3小时内引流出血性液300ml
   B. 连续3小时内引流出血性液超过200ml/h
   C. 连续3小时内引流出血性液超过100ml/h
   D. 连续6小时内引流出血性液超过200ml/h
   E. 连续6小时内引流出血性液超过300ml/h
9. 胸腔闭式引流瓶内放的是什么溶液
   A. 高渗性碱水
   B. 低渗性盐水
   C. 生理盐水
   D. 平衡盐液

E. 林格液

二、A2 型题

（每一道试题是以一个小案例出现，其下面有 A、B、C、D、E 五个备选答案，请从中选择一个最佳答案）

1. 患儿，女，1 岁。被诊断为肺炎。今日突然出现烦躁不安、呼吸困难、发绀。呼吸 65 次/分，心率 160 次/分，右肺叩诊鼓音，听诊呼吸音减低，肝肋下 2.5cm。X 线示纵隔向左移位。护士判断该患儿最可能发生了
   A. 脓胸
   B. 肺不张
   C. 心力衰竭
   D. 张力性气胸
   E. 支气管异物
2. 患者，男，18 岁。晨跑后感左侧胸闷、胀痛，气促出冷汗。查体：神清，面色苍白，口唇发绀，呼吸 30 次/分，左上肺叩呈鼓音，呼吸音消失，心率 110 次/分，律齐。为明确诊断，最佳辅助检查是
   A. 血常规
   B. 胸部 CT
   C. 胸部 X 线
   D. ECG
   E. 血气分析
3. 患者，女，20 岁。胸外伤导致血气胸。护士判断其出血是否持续存在的重要信息是
   A. 经输血补液治疗后血压回升
   B. 血红蛋白、红细胞计数升高
   C. 胸腔闭式引流每小时引流量超过 200ml
   D. 体温升高
   E. 白细胞计数升高
4. 患者，女，32 岁。车祸 30 分钟后，因极度呼吸困难送来急诊。查体：右胸部饱满，呼吸音消失，叩诊呈鼓音；右胸部有骨擦音，皮下气肿。首要的急救措施是
   A. 胸壁固定
   B. 镇静、吸氧
   C. 输血、输液
   D. 剖胸探查
   E. 胸腔穿刺排气
5. 某慢性阻塞性肺疾病合并自发性气胸患者，经过治疗准备出院。为减少气胸复发，护士应告知患者需特别注意的是
   A. 坚持低蛋白饮食
   B. 不能喝牛奶
   C. 不能快步行走
   D. 保持大便通畅
   E. 避免进食生冷食物
6. 患者，男，25 岁。肋骨骨折后合并血气胸，急诊行胸腔闭式引流术。对胸腔闭式引流护理，错误的是
   A. 嘱患者无折叠、扭曲、压迫管道
   B. 嘱患者翻身时勿牵拉引流管
   C. 保持水封瓶长管没入水中 6~8cm
   D. 指导患者多做深呼吸运动
   E. 更换引流瓶时应双重夹闭引流管
7. 患者，男，28 岁。胸外伤后出现呼吸困难、发绀、脉快，查体时见胸壁有一长约 3cm 的伤口，呼吸时伤口处有气体进出，伤侧呼吸音消失。首先考虑为
   A. 肋骨骨折
   B. 闭合性气胸
   C. 开放性气胸
   D. 张力性气胸
   E. 血胸
8. 患者，男，20 岁。车祸后呼吸困难。查体：胸部可见约 3cm 长开放性伤口，胸部叩诊呈鼓音，呼吸时伤口处发出“嘶嘶”声。首先考虑为
   A. 闭合性气胸
   B. 开放性气胸
   C. 张力性气胸
   D. 损伤性气胸
   E. 机化性血胸
9. 患者，女，49 岁。胸部外伤致开放性气胸，出现呼吸困难和发绀。给予立即封闭胸壁伤口，行闭式胸膜腔引流术治疗。行闭式胸膜腔引流时，导管安放位置应是患侧的
   A. 锁骨中线第 2 肋间处
   B. 腋中线第 7、8 肋间处
   C. 腋前线第 6、7 肋间处
   D. 腋中线第 5、6 肋间处
   E. 腋后线第 9、10 肋间处

三、A3/A4 型题

（每个案例下设若干道试题。请根据试题所提供的信息，在每一道试题下面的 A、B、C、D、E 五个备选答案中选择一个最佳答案）

（1~3 题共用题干）

患者，男，28 岁。左胸外伤后肋骨骨折，极度呼吸困难，发绀、烦躁不安。查体：脉搏细速，血压

84/62mmHg，皮肤湿冷，气管右移，颈静脉充盈，头颈部和右胸皮下气肿，左胸廓饱满、肋间隙增宽、呼吸幅度降低，叩诊呈鼓音，右肺呼吸音消失。

1. 最可能的诊断是
 A. 闭合性气胸
 B. 开放性气胸
 C. 张力性气胸
 D. 创伤性气胸
 E. 血气胸伴失血性休克

2. 首要的急救措施是
 A. 高流量给氧
 B. 快速输血补液
 C. 剖胸探查
 D. 排气减压
 E. 气管切开辅助呼吸

3. 此时患者的主要护理问题是
 A. 潜在并发症：休克
 B. 知识缺乏
 C. 恐惧
 D. 营养失调：低于机体需要量
 E. 清理呼吸道无效

（4~5 题共用题干）

患者，男，21 岁。因“刀刺伤 1 小时”入院，胸部 X 线片显示胸腔内积液，胸腔穿刺抽出不凝固的血液。经补血补液治疗后血压不回升或回升后又迅速下降。

4. 应首先考虑的护理问题是
 A. 进行性血胸
 B. 损伤性气胸
 C. 血气胸
 D. 胸部皮肤裂伤
 E. 肺与支气管损伤

5. 胸腔穿刺抽出不凝固血液的原因是
 A. 肺和膈肌运动的去纤维蛋白作用
 B. 胸腔内渗出液的稀释作用
 C. 胸膜具有去纤维蛋白的作用
 D. 血液中凝血因子减少
 E. 胸膜产生抗凝物质

参考答案与解析

【参考答案】

一、A1 型题

1. D 2. E 3. E 4. E 5. E 6. A 7. D 8. B 9. C

二、A2 型题

1. D 2. C 3. C 4. E 5. D 6. C 7. C 8. B 9. A

三、A3/A4 型题

1. C 2. D 3. A 4. A 5. A

【解析】

扫码查看
相关内容

第十节 呼吸衰竭患者的护理

历年高频考点

考点 1：当动脉血氧分压（PaO_2）< 60mmHg 和/或动脉血二氧化碳分压（$PaCO_2$）>50 mmHg 时，即为呼吸衰竭。

考点 2：Ⅰ型呼衰，仅有 PaO_2 下降，PaO_2 < 60mmHg，$PaCO_2$ 降低或正常；Ⅱ型呼衰，$PaCO_2$ 升高，同时有 PaO_2 下降。动脉血气分析为 PaO_2<60mmHg 和/或动脉血二氧化碳分压 $PaCO_2$>50mmHg。

考点 3：急性呼吸衰竭临床表现主要是低氧血症所致的呼吸困难和多脏器功能障碍。呼吸困难是呼吸衰竭最早出现的症状，发绀是呼吸衰竭患者缺氧的典型表现。

考点 4：三凹征是指胸骨上窝、锁骨上窝和肋间隙在吸气时明显下陷。

考点 5：应用呼吸兴奋剂后，若出现颜面潮红、面部肌肉颤动、烦躁不安等现象，表示过量，应减慢滴速或停用。

经典习题演练

一、A1 型题

（每一道试题下面有 A、B、C、D、E 五个备选答案，请从中选择一个最佳答案）

1. 呼吸衰竭患者最早、最突出的表现是
   A. 发绀
   B. 呼吸困难
   C. 心率加快
   D. 血压下降
   E. 肝肾功能损害
2. 吸气性呼吸困难严重者可出现三凹征，三凹征是指
   A. 胸骨上窝、锁骨上窝和肋间隙在吸气时明显下陷
   B. 胸骨上窝、锁骨上窝和肋间隙在呼气时明显下陷
   C. 胸骨上窝、锁骨下窝和肋间隙在吸气时明显下陷
   D. 胸骨下窝、锁骨上窝和肋间隙在吸气时明显下陷
   E. 胸骨上窝、锁骨下窝和肋间隙在呼气时明显下陷
3. 纠正缺 O_2 和 CO_2 潴留最重要的措施是
   A. 氧气疗法
   B. 保持气道的通畅
   C. 增加通气量
   D. 纠正酸碱平衡失调
   E. 提高呼吸系统兴奋性
4. 呼吸衰竭患者出现下列哪种情况可考虑使用呼吸兴奋剂
   A. 吸氧后仍有呼吸困难
   B. 吸氧后仍有嗜睡、神志恍惚现象
   C. 吸氧后心率增快、血压下降明显
   D. 吸氧后呼吸明显受到抑制，通气量不足时
   E. 导致呼吸衰竭的原发病因为 COPD
5. 慢性阻塞性肺疾病是几型呼吸衰竭
   A. Ⅰ型呼吸衰竭，应给予低流量低浓度持续吸氧
   B. Ⅱ型呼吸衰竭，应给予低浓度间断吸氧
   C. Ⅱ型呼吸衰竭，应给予高浓度持续吸氧
   D. Ⅰ型呼吸衰竭，应给予低浓度吸氧
   E. Ⅱ型呼吸衰竭，应给予低浓度持续吸氧

二、A2 型题

（每一道试题是以一个小案例出现，其下面有 A、B、C、D、E 五个备选答案，请从中选择一个最佳答案）

1. 患者，男，76 岁。COPD 病史 5 年。因受凉并发肺部感染，咳嗽、咳痰入院。血气分析：PaO_2 50mmHg，$PaCO_2$ 55mmHg，pH 7.35。该患者最可能的诊断是
   A. 支气管哮喘
   B. 支气管肺炎
   C. 支气管扩张
   D. Ⅰ型呼吸衰竭
   E. Ⅱ型呼吸衰竭
2. 患者，男，68 岁。因近日咳嗽、咳痰、气促明显，神志不清、发绀而入院。既往有肺气肿病史。动脉血气分析：pH 7.13，PaO_2 52mmHg，$PaCO_2$ 61mmHg。应考虑
   A. 肺心病
   B. 肺炎
   C. 左心衰竭
   D. 呼吸衰竭
   E. 肺癌
3. 患者，男，60 岁。有慢性支气管炎、阻塞性肺气肿病史 10 余年。近 3 年来反复双下肢水肿，此次病情加重，口唇发绀，神志恍惚。双下肺闻干、湿啰音，心率 120 次/分，有期前收缩。确定该患者有无呼吸衰竭，下列最有意义的是
   A. 动脉血气分析
   B. 发绀
   C. 神志变化
   D. 心律失常
   E. 呼吸困难
4. 患者，男，82 岁。患肺心病，近半个月来咳嗽、咳痰，今晨呼吸困难加重，神志恍惚，烦躁不安。查体：体温 36.4℃，脉搏 120 次/分，血压 130/80mmHg，呼吸 38 次/分，口唇发绀，双肺底闻及湿啰音。患者最可能出现的并发症是
   A. 心力衰竭
   B. 上消化道出血
   C. 急性肾衰竭
   D. 呼吸衰竭
   E. DIC
5. 患者，男，65 岁。因慢性支气管炎、肺部感染、呼吸衰竭入院。查体：气促，不能平卧，痰黏呈黄色，不易咳出。测血气分析氧分压 40mmHg，血二氧化

碳分压 80mmHg。给其氧疗时氧浓度和氧流量应为
A. 29%，2L/min
B. 33%，3L/min
C. 37%，4L/min
D. 41%，5L/min
E. 45%，6L/min

6. 患者，男，63 岁。因呼吸衰竭入院。应用辅助呼吸和呼吸兴奋剂过程中，出现恶心、呕吐、烦躁、面颊潮红、肌肉震颤现象。考虑为
A. 肺性脑病先兆
B. 呼吸兴奋剂过量
C. 痰液堵塞
D. 通气量不足
E. 呼吸性酸中毒

7. 患者，男，75 岁。诊断为Ⅱ型呼吸衰竭，表现为呼吸困难，发绀明显。血气分析结果为 PaO_2 50mmHg、$PaCO_2$ 76mmHg，该患者的氧疗方式是
A. 2~4L/min 鼻导管吸氧
B. 2~4L/min 间歇吸氧
C. 1~2L/min 持续鼻导管吸氧
D. 低流量间歇吸氧
E. 4~6L/min 乙醇湿化吸氧

8. 患者，男，80 岁。慢性支气管炎肺气肿病史 30 年。近 1 周来出现咳嗽，咳大量黏液脓痰，伴心悸、气喘。查体：呼吸急促、发绀明显，颈静脉怒张、下肢水肿。该患者氧疗时，给氧浓度和氧流量应为
A. 29%，2L/min
B. 33%，3L/min
C. 37%，4L/min
D. 41%，5L/min
E. 45%，6L/min

参考答案与解析

【参考答案】

一、A1 型题

1. B 2. A 3. B 4. D 5. E

二、A2 型题

1. E 2. D 3. A 4. D 5. A 6. B 7. C 8. A

【解析】

扫码查看
相关内容

第十一节 急性呼吸窘迫综合征患者的护理

历年高频考点

考点 1：急性呼吸窘迫综合征（ARDS）多指在严重创伤、感染、休克、大手术等严重疾病的过程中继发的一种以进行性呼吸困难和难以纠正的低氧血症为特征的急性呼吸衰竭。病理生理改变以肺容积减少、肺顺应性降低和严重通气/血流比例失调为主。

考点 2：急性呼吸窘迫综合征（ARDS）主要表现为严重低氧血症和急性进行性呼吸窘迫，最早出现的症状是呼吸加快，并呈进行性加重的呼吸困难、发绀。

考点 3：迅速纠正低氧血症是抢救 ARDS 最重要的措施。遵医嘱给予高浓度（>50%）、高流量（4~6L/min）氧以提高氧分压，在给氧过程中氧气应充分湿化，防止气道黏膜干裂受损。

经典习题演练

一、A1 型题

（每一道试题下面有 A、B、C、D、E 五个备选答案，请从中选择一个最佳答案）

1. 急性呼吸窘迫综合征的病理基础是
A. 低氧血症

B. 肺动脉高压
C. 碱中毒
D. 肺淤血
E. 高碳酸血症

2. 对 ARDS 的诊断和病情判断有重要意义的检查的是
A. 血气分析
B. CT
C. 血流动力学监测
D. X 线片
E. 24 小时尿流动力学监测

3. ARDS 初期的临床特点是
A. 有严重低氧血症
B. 发绀
C. 有明显肺部体征
D. 呼吸困难
E. 深昏迷

4. 急性呼吸窘迫综合征早期的病理变化不包括
A. 肺间质水肿
B. 肺泡萎陷
C. 肺泡内透明膜形成
D. 肺充血
E. 肺泡纤维化

二、A2 型题

（每一道试题是以一个小案例出现，其下面有 A、B、C、D、E 五个备选答案，请从中选择一个最佳答案）

1. 患者，女，32 岁。因感染性休克入院。护士在观察病情时，下列症状提示其发生急性呼吸窘迫综合征的可能是
A. 动脉氧分压下降
B. 肺部湿啰音
C. 躁动不安
D. 呼吸音减弱
E. 呼吸困难迅速加重

2. 患者，男，70 岁。因急性呼吸窘迫综合征入住 ICU。经机械通气、抗感染等积极治疗后，病情好转，拟于今日拔除气管插管。护士在进行拔管后的指导，不恰当的是
A. 拔管后鼓励患者咳嗽、咳痰
B. 拔管后如有胸闷、憋气等不适及时通知医生及护士
C. 进食时抬高床头避免误吸
D. 拔管时协助患者取坐位或半坐卧位
E. 拔管后鼓励患者尽早进食恢复胃肠功能

三、A3/A4 型题

（每个案例下设若干道试题。请根据试题所提供的信息，在每一道试题下面的 A、B、C、D、E 五个备选答案中选择一个最佳答案）

（1~3 题共用题干）

患者，女，25 岁。发热 3 天，今晨起呼吸困难，鼻导管吸氧未见好转。查体：体温 39℃，脉搏 110 次/分，呼吸 28 次/分，血压 110/70mmHg。双肺闻及细湿啰音及管状呼吸音。动脉血气分析：PaO_2 50mmHg，$PaCO_2$ 45mmHg。胸部 X 线：双肺可见密度增高的大片状阴影。临床诊断为急性呼吸窘迫综合征。

1. 该患者的最主要的护理诊断是
A. 气体交换受损
B. 清理呼吸道无效
C. 焦虑
D. 活动无耐力
E. 知识缺乏

2. 给患者氧疗时应采取
A. 吸入高浓度高流量氧
B. 低浓度、低流量间断给氧
C. 低浓度、低流量持续给氧
D. 短期高压给氧
E. 不需给氧

3. 最有效的通气方式是
A. 间歇正压通气
B. 间歇指令通气
C. 压力支持通气
D. 持续气道正压通气
E. 呼气末正压通气

参考答案与解析

【参考答案】

一、A1 型题

1. A　2. A　3. D　4. E

二、A2 型题

1. A　2. D

三、A3/A4 型题

1. A　2. A　3. E

【解析】

扫码查看
相关内容

第五章　传染病患者的护理

第一节　传染病概述

历年高频考点

考点1：传染病的基本特征：①有病原体：检出病原体是确诊传染病的重要依据。②有传染性。③有流行病学特征：流行性、地方性、季节性。④有感染后免疫。

考点2：传染病的分类。甲类（2种）：鼠疫和霍乱。乙类（26种）：严重急性呼吸综合征、艾滋病、病毒性肝炎、脊髓灰质炎、人感染高致病性禽流感、人感染H7N9禽流感、麻疹、流行性出血热、狂犬病、流行性乙型脑炎、登革热、炭疽、细菌性和阿米巴性痢疾、肺结核、伤寒和副伤寒、流行性脑脊髓膜炎、百日咳、白喉、新生儿破伤风、猩红热、布鲁菌病、淋病、梅毒、钩体病、血吸虫病、疟疾。丙类（11种）：黑热病、丝虫病、包虫病、麻风病、流行性感冒（甲型H1N9流感纳入流感管理）、流行性腮腺炎、流行性和地方性斑疹伤寒、风疹、急性出血性结膜炎，除霍乱、阿米巴痢疾、伤寒和副伤寒以外的感染性腹泻，手足口病。按甲类处理的乙类：严重急性呼吸综合征、肺炭疽。

经典习题演练

一、A1型题

（每一道试题下面有A、B、C、D、E五个备选答案，请从中选择一个最佳答案）

1. 需要进行强制管理的传染病是
   A. 炭疽
   B. 麻风病
   C. 艾滋病
   D. 霍乱
   E. 血吸虫病
2. 需要采取甲类传染病的预防、控制措施的疾病不包括
   A. 非典型肺炎
   B. 霍乱
   C. 肺炭疽
   D. 猩红热
   E. 人感染高致病性禽流感

二、A2型题

（每一道试题是以一个小案例出现，其下面有A、B、C、D、E五个备选答案，请从中选择一个最佳答案）

患者，男，65岁。以霍乱收治入院。护士在向患者及家属做入院宣教时，错误的内容是
   A. 患者不能走出病室
   B. 双休日家属可探视
   C. 剩饭需煮沸后倾倒
   D. 排泄物需严格消毒
   E. 通向走廊的门窗需关闭

参考答案与解析

【参考答案】

一、A1 型题

1. D 2. D

二、A2 型题

B

【解析】

扫码查看
相关内容

第二节 流行性感冒患者的护理

历年高频考点

考点 1：流行性感冒患者的临床表现及诊断：潜伏期一般为 1~3 天，最短数小时，最长 4 天。单纯型流感：突然发病，畏寒发热、头痛、全身肌肉关节酸痛、极度乏力、食欲缺乏等，病程 3~4 天。病毒分离是确诊的重要依据。常见并发症：支气管肺炎。

考点 2：流行性感冒患者的隔离及预防。对疑似和确诊患者做好呼吸道隔离。患者隔离至热退后 48 小时；室内加强通风；易感人群接种流感疫苗，免疫时间持续 6~10 个月。

经典习题演练

一、A1 型题

（每一道试题下面有 A、B、C、D、E 五个备选答案，请从中选择一个最佳答案）

1. 流行性感冒确诊的主要依据是
   A. 病毒分离
   B. 呼吸道症状轻微而全身中毒症状重
   C. 免疫荧光或免疫酶染法检测抗原
   D. 血凝抑制试验
   E. 病毒核酸检测
2. 在对一位急性上呼吸道感染患者进行健康教育中，护士的下列说法中不当的是
   A. 避免过度劳累
   B. 避免到人多拥挤的场所
   C. 保持环境整洁空气清新
   D. 坚持规律的体格锻炼
   E. 接种疫苗后可终生免疫

二、A2 型题

（每一道试题是以一个小案例出现，其下面有 A、B、C、D、E 五个备选答案，请从中选择一个最佳答案）

患者，男，18 岁。3 天前开始出现咳嗽、咽干，继而出现喷嚏、流清水样鼻涕，伴轻度头痛、低热，无明显咳痰。查体见鼻黏膜充血。该患者最可能出现了
A. 疱疹性咽喉炎
B. 急性感染性喉炎
C. 急性细菌性扁桃体炎
D. 急性气管炎
E. 流行性感冒

参考答案与解析

【参考答案】

一、A1 型题

1. A 2. E

二、A2 型题

E

【解析】

扫码查看
相关内容

第三节 麻疹患者的护理

历年高频考点

考点 1：传播途径——麻疹患者是唯一的传染源。出疹前 5 天至出疹后 5 天均有传染性，如合并肺炎，传染性可延长至出疹后 10 天。主要通过呼吸道飞沫传播，密切接触者可经污染病毒的手传播。

考点 2：临床表现。麻疹患者从发热至出疹，一般 3~4 天，以发热、上呼吸道感染和麻疹黏膜斑为主要特征，出疹顺序为耳后发际、颈部，渐至面部、躯干、四肢及手心足底。最常见的并发症是支气管肺炎。

考点 3：治疗原则。麻疹无特异疗法，卧床休息至皮疹消退、体温正常。高热时需兼顾透疹，不宜用药物或物理方法强行降温，尤其禁用乙醇擦浴、冷敷。

经典习题演练

一、A1 型题

（每一道试题下面有 A、B、C、D、E 五个备选答案，请从中选择一个最佳答案）

1. 关于麻疹的流行病学正确的说法是
   A. 患者是唯一的传染源
   B. 以消化道传播为主
   C. 病后可获暂时性免疫力
   D. 发病以夏季为主
   E. 恢复期患者存在携带病毒现象
2. 关于麻疹的叙述，以下不正确的是
   A. 患者是唯一的传染源
   B. 只通过呼吸道传染
   C. 凡未患过麻疹或未接种过麻疹疫苗者为易感者
   D. 感染后可终身免疫
   E. 潜伏期末 2~3 天至出疹后 5 天有传染性
3. 下列表现中对麻疹具有早期诊断意义的是
   A. 发热
   B. 麻疹黏膜斑
   C. 典型皮疹
   D. 淋巴结肿大
   E. 检测到麻疹 IgG 型抗体
4. 典型麻疹的出疹顺序为
   A. 四肢—躯干—面部—颈部
   B. 上肢—躯干—下肢—头面部
   C. 面部—躯干—四肢
   D. 手足—躯干—面部
   E. 耳后发际—面部—躯干—四肢
5. 有关麻疹的皮疹特点正确的是
   A. 皮疹为充血性疱疹
   B. 疹间皮肤正常
   C. 压之色不退
   D. 相互不可融合
   E. 大小均匀一致
6. 麻疹最常见的并发症
   A. 肺炎
   B. 脑炎
   C. 心肌炎
   D. 睾丸炎
   E. 胰腺炎

7. 麻疹患儿合并肺炎者具有传染性的时段是
   A. 出疹期
   B. 出疹前 10 天至出疹后 5 天
   C. 出疹前 10 天至出疹后 10 天
   D. 出疹前 5 天至出疹后 5 天
   E. 出疹前 5 天至出疹后 10 天
8. 下列麻疹治疗护理的注意事项中，错误的是
   A. 隔离休息
   B. 及早使用抗生素预防并发症
   C. 居室通风良好，保持适宜的温湿度
   D. 注意口咽鼻的护理
   E. 病程发热期间应给予清淡易消化饮食
9. 麻疹早期的特征性体征是
   A. 高热
   B. 上呼吸道感染
   C. 淡红色斑丘疹
   D. 皮肤瘀点
   E. 麻疹黏膜斑

二、A2 型题

（每一道试题是以一个小案例出现，其下面有 A、B、C、D、E 五个备选答案，请从中选择一个最佳答案）

1. 患儿，男，2 岁。麻疹恢复期，体温突然再次升高，出现嗜睡、惊厥等症状。护士考虑该患儿可能并发了
   A. 肺炎
   B. 喉炎
   C. 脑炎
   D. 心肌炎
   E. 支气管炎
2. 某患儿被诊断为麻疹，护士做健康教育时，错误的指导是
   A. 多饮开水
   B. 勤剪指甲，防止抓伤皮肤
   C. 病房通风换气进行空气消毒
   D. 及时清除鼻痂，保持呼吸道通畅
   E. 发热时可应用物理或药物方法为患儿迅速降温
3. 患儿，女，7 岁。发热 3 天后于头颈部出现淡红色充血性斑丘疹，体温上升至 39.2℃。护士可采取的护理措施是
   A. 乙醇擦浴
   B. 冰袋冷敷
   C. 冰盐水灌肠降温
   D. 阿司匹林口服
   E. 让患儿卧床休息，多饮温开水
4. 患儿，女，5 岁。因患麻疹在家隔离治疗。社区护士指导家长消毒隔离措施不正确的是
   A. 房间应经常通风换气
   B. 隔离至出疹后 5 天
   C. 患儿衣被及玩具等在阳光下暴晒 2 小时
   D. 家长护理患儿后，需在流动空气中停留 30 分钟以上，才能去邻居家
   E. 接触的易感儿需隔离观察 7 天
5. 患儿，男，4 岁。其幼儿园同班一儿童前 1 日被确诊为麻疹，家长非常紧张，护士给予家长健康指导正确的是
   A. 接种麻疹疫苗
   B. 隔离检疫 10 天
   C. 饮用板蓝根冲剂
   D. 每日室外活动 1 小时
   E. 可注射人血丙种球蛋白
6. 患儿，男，1 岁半。发热 4 天，伴咳嗽、流涕、眼结膜充血、流泪，半天前发现患儿耳后、颈部、发缘有稀疏的不规则红色丘疹，疹间皮肤正常。体温 40℃，心肺正常。护士告诉家长患儿疹退后的皮肤改变，正确的是
   A. 无色素沉着，无脱屑
   B. 有色素沉着，无脱屑
   C. 无色素沉着，有脱屑
   D. 有色素沉着，有脱屑
   E. 有色素沉着，有瘢痕

参考答案与解析

【参考答案】

一、A1 型题

1. A　2. B　3. B　4. E　5. B　6. A　7. E　8. B　9. E

二、A2 型题

1. C　2. E　3. E　4. E　5. E　6. D

【解析】

扫码查看相关内容

第四节　水痘患者的护理

历年高频考点

考点1：传播途径。水痘是由水痘-带状疱疹病毒引起的急性传染病。经飞沫或直接接触传播，出疹前1~2日至疱疹结痂为止均有传染性。皮肤病变仅限于表皮棘细胞层，愈后不留瘢痕。

考点2：发病特点。不同性状的皮疹同时存在是水痘皮疹的重要特征，皮疹呈向心性分布，躯干多，四肢少。常见的并发症为皮肤继发性细菌感染。

考点3：健康教育。无并发症的水痘患儿多在家隔离治疗，隔离至疱疹全部结痂或出疹后7日止。易感儿接触后应隔离观察3周。

经典习题演练

一、A1型题

（每一道试题下面有A、B、C、D、E五个备选答案，请从中选择一个最佳答案）

1. 水痘的传染源是
   A. 受感染的动物
   B. 病原携带者
   C. 患者
   D. 土壤
   E. 污染的食物
2. 关于水痘的叙述，以下不正确的是
   A. 水痘是由水痘-带状疱疹病毒引起的疾病
   B. 以全身出现水疱疹为特征
   C. 感染水痘后一般可持久免疫，但可发生带状疱疹
   D. 水痘只通过飞沫传染
   E. 四季可发病，冬春季为高发
3. 水痘患者作为唯一的传染源，其具有传染性的时段为
   A. 潜伏期
   B. 出疹期
   C. 出疹前10天至出疹后5天
   D. 出疹前5天至第一批疹退
   E. 出疹前1~2天至全部疱疹结痂
4. 对水痘的临床症状描述正确的是
   A. 口周苍白圈
   B. 疹退留有色素沉着
   C. 潜伏期为1~12天
   D. 水痘为自限性，7日左右自愈
   E. 皮疹分批出现，同一部位可见不同性状皮疹
5. 无并发症的水痘患儿应隔离至
   A. 体温正常
   B. 发病后1周
   C. 出疹后3天
   D. 疱疹开始结痂
   E. 疱疹全部结痂

二、A2型题

（每一道试题是以一个小案例出现，其下面有A、B、C、D、E五个备选答案，请从中选择一个最佳答案）

1. 患儿，女，2岁。诊断为水痘，在家隔离治疗，因皮疹瘙痒，哭闹不安，护士给予家长正确的指导是
   A. 局部涂2%碘酊
   B. 局部涂液状石蜡
   C. 局部涂地塞米松霜
   D. 局部涂炉甘石洗剂
   E. 局部涂金霉素鱼肝油
2. 患儿，女，8岁。确诊为水痘，现处于出疹期，自述皮疹瘙痒难忍。护士给予患儿的护理措施正确的是
   A. 指导其可隔衣物挠抓皮疹患处
   B. 皮疹完全消退前不可洗澡，以防感染
   C. 局部可涂抹地塞米松霜
   D. 遵医嘱口服抗组胺药物
   E. 皮疹处不可涂抹炉甘石洗剂
3. 患儿，女，7岁。以“高热2天，皮疹1天”入院。查体：T 38℃，咽痛；皮疹呈向心性分布，为粉红色小斑疹，躯干多，四肢少。患儿应隔离至
   A. 出疹后5天

B. 出疹后 8 天
C. 出疹后 7 天
D. 出疹后 6 天
E. 皮疹全部结痂为止

参考答案与解析

【参考答案】

一、A1 型题

1. C 2. D 3. E 4. E 5. E

二、A2 型题

1. D 2. D 3. E

【解析】

扫码查看
相关内容

第五节 流行性腮腺炎患者的护理

历年高频考点

考点 1：发病特点。流行性腮腺炎好发于 5~15 岁的儿童及青少年，主要通过飞沫、直接接触传播，腮腺肿大常是疾病的首发体征。潜伏期 14~25 天，平均 18 天。腮腺炎病毒常侵入神经系统、其他腺体或器官而引起脑膜脑炎、睾丸炎、胰腺炎等并发症。

考点 2：健康教育。无并发症的流行性腮腺炎患儿一般在家中隔离治疗，采取呼吸道隔离，隔离至腮肿大完全消退后 3 天为止。

经典习题演练

一、A1 型题

（每一道试题下面有 A、B、C、D、E 五个备选答案，请从中选择一个最佳答案）

流行性腮腺炎应隔离至
A. 体温恢复正常
B. 腮肿完全消退后 3 天
C. 腮肿完全消退，再观察 7 天
D. 腮肿完全消退，再观察 9 天
E. 发病后 3 周

二、A2 型题

（每一道试题是以一个小案例出现，其下面有 A、B、C、D、E 五个备选答案，请从中选择一个最佳答案）

1. 患儿，女，6 岁。患流行性腮腺炎第 3 天，高热不退，头痛、呕吐。护士考虑该患儿可能并发了
A. 喉炎
B. 胰腺炎
C. 心肌炎
D. 脑膜脑炎
E. 支气管炎

2. 患儿，女，7 岁。诊断为流行性腮腺炎，护士指导家长为女儿选择食品正确的是
A. 鼓励患儿多饮水
B. 可每日给适量干果
C. 可选择高纤维食品
D. 可选择高热量的牛肉
E. 选择刺激唾液分泌的酸味食物

3. 患儿，男，7 岁。诊断为流行性腮腺炎，护士健康指导不正确的是
A. 鼓励患儿多饮水
B. 睾丸肿痛时可用丁字带
C. 忌酸、辣、硬而干燥的食物
D. 本病为自限性疾病，无特殊疗法
E. 如合并脑膜脑炎，则应长期口服肾上腺皮质激素

三、A3/A4 型题

（每个案例下设若干道试题。请根据试题所提供

的信息，在每一道试题下面的 A、B、C、D、E 五个备选答案中选择一个最佳答案）

（1~2 题共用题干）

患儿，男，6 岁。发热伴右耳下疼痛 3 天、腹痛半天入院。查体：体温 40℃；右腮腺肿胀，压痛明显；右上腹压痛，无反跳痛。

1. 护士考虑该患儿可能是
   A. 腮腺炎并发脑膜炎
   B. 腮腺炎并发胰腺炎
   C. 腮腺炎并发睾丸炎
   D. 腮腺炎并发卵巢炎
   E. 腮腺炎并发胃肠炎
2. 为进一步诊断应立即协助医生做的检查是
   A. 尿常规
   B. 血常规
   C. 血、尿淀粉酶
   D. 便常规
   E. 脑脊液

参考答案与解析

【参考答案】

一、A1 型题

B

二、A2 型题

1. D 2. A 3. E

三、A3/A4 型题

1. B 2. C

【解析】

扫码查看
相关内容

第六节 病毒性肝炎患者的护理

历年高频考点

考点 1：传播途径。甲型及戊型主要表现为急性肝炎，主要经粪-口途径传播，乙型肝炎、丙型肝炎及丁型肝炎主要经血液途径传播。

考点 2：临床表现。急性肝炎主要表现为食欲缺乏、厌油腻等消化系统症状，急性黄疸型肝炎黄疸期尿色加深如浓茶样，巩膜和皮肤黄染。

考点 3：辅助检查。在肝功能检测中丙氨酸氨基转移酶（ALT）最为常用，是判定肝细胞损害的重要指标。

考点 4：免疫学特点。HBsAg 阳性见于乙肝病毒（HBV）感染者，抗-HBs 阳性主要见于预防接种乙型肝炎疫苗后或过去感染 HBV 并产生免疫力的恢复者，HBeAg 阳性提示 HBV 复制活跃，传染性较强。

经典习题演练

一、A1 型题

（每一道试题下面有 A、B、C、D、E 五个备选答案，请从中选择一个最佳答案）

甲肝传播途径
   A. 血液体液
   B. 飞沫
   C. 呼吸
   D. 粪-口
   E. 共用针头

二、A2 型题

（每一道试题是以一个小案例出现，其下面有 A、B、C、D、E 五个备选答案，请从中选择一个最佳答案）

1. 患者，男，37 岁。因近 2 周食欲缺乏、上腹部不适、疲乏无力就诊。查体：肝肋下 2cm，有轻度触痛。为明确诊断首先应检查的项目是
   A. 尿胆红素
   B. 血清胆红素

C. 血清蛋白
D. 血清谷丙转氨酶
E. 血清谷草转氨酶

2. 患者，女，25 岁。既往体健。体检时发现肝功能正常，抗-HBs 阳性，反复查 HBV 其他血清标志物均为阴性。表示此患者为
A. 乙型肝炎有传染性
B. 乙型肝炎病情稳定
C. 乙型肝炎病毒携带者
D. 乙型肝炎恢复期
E. 对乙型肝炎病毒有免疫力

3. 患者，男，50 岁。近 1 周食欲缺乏、呕吐、疲乏无力，尿黄。自昨日起烦躁不安，呼气中有腥臭味，巩膜及皮肤黄染，皮肤可见瘀斑，肝未扪及，腹水征阳性。目前最主要的护理问题是
A. 体液过多
B. 活动无耐力
C. 皮肤完整性受损
D. 营养失调：低于机体需要量
E. 潜在并发症：肝性脑病

4. 某护士在给 HBsAg 阳性的慢性肝炎患者采血时，不慎刺破左手拇指，此时急需采取的重要措施是
A. 立即注射乙肝疫苗
B. 立即进行乙醇消毒
C. 定期复查肝功能和 HBV-IgM
D. 立即注射高效价乙肝免疫球蛋白和查血 HBsAg 及 HBeAg
E. 立即接种乙肝疫苗，1 周内注射高效价乙肝免疫球蛋白

5. 急性重型肝炎早期与亚急性、慢性重型肝炎相鉴别，最有诊断意义的是
A. 黄疸迅速加深
B. 出血倾向加重
C. 中枢神经系统症状
D. 严重恶心、呕吐
E. 出现腹水

6. 患者因食用不洁食物而导致甲型肝炎，应进行的隔离是
A. 空气隔离
B. 消化道隔离
C. 保护性隔离
D. 飞沫隔离
E. 接触隔离

三、A3/A4 型题

（每个案例下设若干道试题。请根据试题所提供的信息，在每一道试题下面的 A、B、C、D、E 五个备选答案中选择一个最佳答案）

（1~3 题共用题干）

孕妇，29 岁。既往体健，近 1 年来发现 HBsAg 阳性，但无任何症状，肝功能正常。

1. 此孕妇目前病情所处状态是
A. 无症状 HBsAg 携带者
B. 轻度慢性乙型肝炎
C. 中度慢性乙型肝炎
D. HBV 既往感染
E. 急性无黄疸型乙型肝炎

2. 为阻断母婴传播，对新生儿最适宜的预防方法是
A. 乙肝疫苗
B. 丙种球蛋白
C. 乙肝疫苗+丙种球蛋白
D. 高效价乙肝免疫球蛋白
E. 乙肝疫苗+高效价乙肝免疫球蛋白

3. 分娩后，医生对此新生儿进行预防注射，切断的传播途径是
A. 注射途径
B. 母婴传播
C. 消化道传播
D. 血液、体液传播
E. 日常生活密切接触

参考答案与解析

【参考答案】

一、A1 型题

B

二、A2 型题

1. D 2. E 3. E 4. D 5. A 6. B

三、A3/A4 型题

1. A 2. E 3. E

【解析】

扫码查看
相关内容

第七节 艾滋病患者的护理

历年高频考点

考点1：传播途径。患者和HIV无症状病毒携带者是艾滋病的传染源，病毒主要存在于血液、精液、子宫和阴道分泌物中。性接触传染是艾滋病的主要传播途径，血液传播和母婴传播也较为常见。

考点2：发病特点。艾滋病潜伏期一般为2~10年，$CD4^+T$淋巴细胞计数下降，$CD8^+T$淋巴细胞计数升高，$CD4^+/CD8^+<1.0$。典型临床表现有全身淋巴结肿大。最常见机会性感染是肺孢子菌肺炎。

考点3：对艾滋病期患者应在执行血液等体液隔离的同时实施保护性隔离。使用后的锐器应当直接放入耐刺、防渗漏的利器盒。

经典习题演练

一、A1型题

（每一道试题下面有A、B、C、D、E五个备选答案，请从中选择一个最佳答案）

1. AIDS传染源是
   A. AIDS患者
   B. HIV携带者
   C. AIDS患者及HIV携带者
   D. 正常人
   E. 医生
2. 可通过母婴传播的传染病是
   A. 甲型病毒性肝炎
   B. 艾滋病
   C. 流行性乙型脑炎
   D. 疟疾
   E. 狂犬病
3. 艾滋病患者肺部机会性感染最常见的病原体是
   A. 白念珠菌
   B. 结核杆菌
   C. 疱疹病毒
   D. 巨细胞病毒
   E. 肺孢子菌
4. HIV感染后对免疫系统造成损害，主要的机制是损害哪类细胞
   A. 中性粒细胞
   B. B淋巴细胞
   C. $CD4^+T$淋巴细胞
   D. $CD8^+T$淋巴细胞
   E. 自然杀伤（NK）细胞
5. 艾滋病患者肺部机会性感染最常见的病原体是
   A. 白念珠菌
   B. 结核分枝杆菌
   C. 疱疹病毒
   D. 巨细胞病毒
   E. 肺孢子菌

二、A2型题

（每一道试题是以一个小案例出现，其下面有A、B、C、D、E五个备选答案，请从中选择一个最佳答案）

1. 患者，男，35岁。低热、乏力、腹泻2月余。体重下降约5kg。查体：体温37.4℃；颈、腋淋巴结肿大、无压痛，活动好；心肺（-），肝肋下2cm。诊断为艾滋病。下列哪项病史无助于诊断
   A. 反复输血
   B. 蚊虫叮咬
   C. 吸毒
   D. 同性恋
   E. 双性恋
2. 患者，男，37岁。因发热、咳嗽，伴间断腹泻、食欲缺乏及明显消瘦就诊。既往有静脉吸毒史。查血清抗-HIV（+），诊断为艾滋病。能反映此病预后和疗效的检查项目是
   A. $CD4^+/CD8^+$比值
   B. 血清抗-HIV检测
   C. 骨髓检查
   D. 血培养
   E. 淋巴结活检
3. 患者，男，38岁。发热、咳嗽2周，伴胸痛、气短、极度乏力。拟诊为艾滋病。查体：体温38℃，

双侧颊黏膜散在溃疡，并有白色分泌物；双肺听诊可闻及湿啰音。血白细胞 4.0×10^9/L，$CD4^+$/$CD8^+$比值<1。X 线提示双肺间质性肺炎。不恰当的护理是

A. 严格执行消毒隔离措施

B. 多与患者沟通，鼓励患者树立战胜疾病的信心

C. 给予高热量、高蛋白、高维生素的清淡、易消化饮食

D. 提供患者与家属、亲友沟通的机会，获得更多心理支持

E. 安置患者于隔离病室内，病室外挂黄色标志进行严密隔离

参考答案与解析

【参考答案】

一、A1 型题

1. C　2. B　3. E　4. C　5. E

二、A2 型题

1. B　2. A　3. E

【解析】

扫码查看
相关内容

第八节　流行性乙型脑炎患者的护理

历年高频考点

考点 1：流行病学特点。流行性乙型脑炎是由乙型脑炎病毒引起脑实质变质性炎症。主要病变的中枢神经系统急性传染病，猪是乙脑主要传染源及中间宿主，蚊虫是乙脑主要传播媒介。易感人群为 10 岁以下小儿，夏秋季易于流行。

考点 2：流行性乙型脑炎极期最严重的三种症状是高热、惊厥、呼吸衰竭。

考点 3：高热患儿的护理措施——有效降温（物理、药物降温或亚冬眠疗法）。

经典习题演练

一、A1 型题

（每一道试题下面有 A、B、C、D、E 五个备选答案，请从中选择一个最佳答案）

1. 乙型脑炎（简称乙脑）的主要传染源是

A. 猪

B. 乙脑病毒携带者

C. 乙脑患者

D. 蚊虫

E. 野鼠

2. 可用于流行性乙型脑炎早期诊断的实验室检查是

A. 补体结合试验

B. 血凝抑制试验

C. 中和试验

D. 特异性 IgM 抗体检测

E. 病毒分离

3. 流行性乙型脑炎极期最严重的三种症状是

A. 高热、意识障碍、呼吸衰竭

B. 意识障碍、呼吸衰竭、循环衰竭

C. 高热、惊厥、呼吸衰竭

D. 高热、惊厥、循环衰竭

E. 惊厥、呼吸衰竭、循环衰竭

4. 某社区护士拟向社区居民宣传乙脑预防知识，在强调接种乙脑疫苗的同时，还应动员社区居民做好

A. 家禽管理

B. 家畜管理

C. 灭蝇工作

D. 灭蚊工作

E. 灭鼠工作

二、A2 型题

（每一道试题是以一个小案例出现，其下面有 A、B、C、D、E 五个备选答案，请从中选择一个最佳答案）

1. 患儿，男，10 岁。以发热、体温达 40.2℃收入院，诊断为乙脑。针对该患儿的高热，护理措施是
   A. 严格限制钠盐的摄入
   B. 早期足量给予脱水治疗
   C. 以药物降温为主，无效时给予物理降温
   D. 以物理降温为主，可用小量阿司匹林或肌内注射安乃近
   E. 密切观察低钾的表现
2. 患儿，女，3 岁。突发高热、惊厥，体温 39.8℃。经检查诊断为流行性乙型脑炎。患儿经常处于睡眠状态，但可唤醒，并伴有短期抽搐，该患儿属于
   A. 普通型乙脑
   B. 重型乙脑
   C. 轻型乙脑
   D. 暴发型乙脑
   E. 极重型乙脑

参考答案与解析

【参考答案】

一、A1 型题

1. A　2. D　3. C　4. D

二、A2 型题

1. D　2. A

【解析】

扫码查看
相关内容

第九节　猩红热患者的护理

历年高频考点

考点 1：猩红热是由 A 组乙型溶血性链球菌引起的急性传染病，临床以发热、咽峡炎、草莓样舌、全身弥漫性鲜红色皮疹和退疹后片状蜕皮为特征。皮疹多在发热后第 2 日出现；常见并发症为急性肾小球肾炎。

考点 2：猩红热患儿的护理。脱皮时可涂凡士林或液状石蜡，有大片脱皮时嘱患儿不要用手强行撕脱，需用消毒剪刀剪掉，以防感染。

考点 3：猩红热患儿的病情观察。应密切观察尿量、尿色变化，警惕急性肾炎的发生。隔离至症状消失后 1 周，连续咽拭子培养 3 次阴性。密切接触者需观察 7 天。

经典习题演练

一、A1 型题

（每一道试题下面有 A、B、C、D、E 五个备选答案，请从中选择一个最佳答案）

1. 猩红热的病原体为
   A. 甲型溶血性链球菌
   B. 金黄色葡萄球菌
   C. 表皮葡萄球菌
   D. A 组乙型溶血性链球菌
   E. 白念珠菌
2. 猩红热的主要传染源是
   A. 患者及带菌者
   B. 恢复期患者
   C. 链球菌携带者
   D. 家畜
   E. 蚊蝇
3. 治疗猩红热时抗生素首选
   A. 头孢曲松

B. 青霉素
C. 阿米卡星
D. 万古霉素
E. 庆大霉素

4. 治疗猩红热首选的抗菌药物是
A. 头孢菌素
B. 庆大霉素
C. 红霉素
D. 青霉素
E. 链霉素

5. 猩红热患儿特有的体征是
A. 口周苍白圈
B. 躯干糠皮样脱屑
C. 皮疹多在发热 2 天后出现
D. 疹间无正常皮肤
E. 多为持续性高热

二、A2 型题

（每一道试题是以一个小案例出现，其下面有 A、B、C、D、E 五个备选答案，请从中选择一个最佳答案）

患儿，男，5 岁。猩红热病后 20 天，出现眼睑水肿，尿呈茶色，血压 130/100mmHg。护士考虑该患儿可能发生了
A. 喉炎
B. 肾炎
C. 心肌炎
D. 风湿热
E. 支气管炎

三、A3/A4 型题

（每个案例下设若干道试题。请根据试题所提供的信息，在每一道试题下面的 A、B、C、D、E 五个备选答案中选择一个最佳答案）

（1~3 题共用题干）

患儿，男，6 岁。发热 2 天，体温 39℃，咽痛，咽部有脓性分泌物，周身可见针尖大小的皮疹，全身皮肤鲜红。

1. 护士考虑该患儿可能是
A. 麻疹
B. 水痘
C. 猩红热
D. 脓疱疹
E. 腮腺炎

2. 护士健康指导正确的是
A. 高热时可乙醇擦浴
B. 病原菌为带状疱疹病毒
C. 脱皮时可涂凡士林或液状石蜡
D. 大片脱皮时可让患儿用手撕掉
E. 隔离至咽拭子培养阴性

3. 猩红热患者应隔离到
A. 体温正常
B. 症状消失
C. 青霉素治疗后 10 天
D. 咽拭子培养 3 次阴性后
E. 症状完全消失 1 周，咽拭子培养 3 次阴性后

参考答案与解析

【参考答案】

一、A1 型题
1. D　2. A　3. B　4. D　5. A

二、A2 型题
B

三、A3/A4 型题
1. C　2. C　3. E

【解析】

扫码查看
相关内容

第十节　中毒性细菌性痢疾患者的护理

历年高频考点

考点 1：细菌性痢疾发病特点。细菌性痢疾是由志贺菌属引起的肠道传染病。临床以突发高热、嗜睡、反复惊厥、迅速发生休克和昏迷为特征。

考点 2：大便培养分离出痢疾杆菌是确诊的最直

接证据。送检标本应做到尽早、新鲜，选取黏液脓血部分多次送检，以提高检出率。

经典习题演练

一、A1 型题

（每一道试题下面有 A、B、C、D、E 五个备选答案，请从中选择一个最佳答案）

中毒性痢疾病多见于

A. 新生儿

B. 婴幼儿

C. 儿童

D. 青年

E. 成人

二、A2 型题

（每一道试题是以一个小案例出现，其下面有 A、B、C、D、E 五个备选答案，请从中选择一个最佳答案）

1. 某小儿中毒性细菌性痢疾全身症状重，肠道反应轻。确诊该病最直接的证据为

A. 黏液脓血便

B. 有相关接触史

C. 血常规检查白细胞计数升高

D. 大便标本培养出痢疾杆菌

E. 大便镜检可见大量脓细胞

2. 患儿，男，3 岁。以突然高热、进行性呼吸困难入院。怀疑为中毒性痢疾。为早日检出痢疾杆菌，护士留取大便正确的做法是

A. 标本多次采集，集中送检

B. 可用开塞露灌肠取便

C. 患儿无大便时口服泻药留取大便

D. 如标本难以采集，可取其隔日大便送检

E. 选取大便黏液脓血部分送检

3. 患儿，男，7 岁。被诊断为细菌性痢疾，经治疗目前临床症状已消失，家长询问何时可以上学

A. 目前即可

B. 临床症状消失后 3 天

C. 1 次大便培养阴性

D. 连续 2 次便培养阴性

E. 连续 3 次便培养阴性

4. 患者，女，43 岁。因“反复呕吐、腹泻 2 天”拟诊为细菌性痢疾收入院。该患者应采取的隔离种类是

A. 飞沫传播的隔离

B. 保护性隔离

C. 生物媒介传播的隔离

D. 接触传播的隔离

E. 空气传播的隔离

参考答案与解析

【参考答案】

一、A1 型题

C

二、A2 型题

1. D　2. E　3. E　4. D

【解析】

扫码查看相关内容

第十一节　流行性脑脊髓膜炎患者的护理

历年高频考点

考点 1：临床以起病急、突起高热、头痛、呕吐、皮肤黏膜瘀点、瘀斑及脑膜刺激征为主要表现。

考点 2：临床症状轻重悬殊，可分为普通型、暴发型、轻型和慢性败血症型 4 种类型。

经典习题演练

一、A1 型题

（每一道试题下面有 A、B、C、D、E 五个备选答案，请从中选择一个最佳答案）

1. 引起流行性脑脊髓膜炎的病原属于
   A. 葡萄球菌属
   B. 奈瑟菌属
   C. 链球菌属
   D. 隐球菌属
   E. 念珠菌属
2. 流行性脑脊髓膜炎（流脑）的传播方式为
   A. 呼吸道传播
   B. 消化道传播
   C. 接触传播
   D. 蚊虫传播
   E. 血液传播
3. 流行性脑脊髓膜炎的主要病变部位在
   A. 大脑皮质
   B. 丘脑及基底节
   C. 硬脑膜
   D. 蛛网膜
   E. 脑室内
4. 流行性脑脊髓膜炎与其他化脓性脑膜炎鉴别诊断最有意义的体征是
   A. 颈抵抗
   B. Babinski 征阳性
   C. 皮肤瘀点、瘀斑
   D. 末梢循环皮肤发凉
   E. 克尼格征阳性

二、A2 型题

（每一道试题是以一个小案例出现，其下面有 A、B、C、D、E 五个备选答案，请从中选择一个最佳答案）

患儿，男，7 岁。因发热、头痛半日于急诊就诊。就诊前曾呕吐数次，为胃内容物。患者青霉素过敏（曾用药后出现皮疹）。查体：体温 39.6℃，胸腹及四肢皮肤可见大小不等的瘀点，颈抵抗（±），克尼格征（-）。该患者治疗宜首选
A. 氯霉素
B. 环丙沙星
C. 红霉素
D. 磺胺嘧啶
E. 头孢曲松

参考答案与解析

【参考答案】

一、A1 型题

1. B　2. A　3. C　4. C

二、A2 型题

E

【解析】

扫码查看
相关内容

第十二节　结核病患者的护理

历年高频考点

考点 1：结核杆菌属于分枝杆菌，革兰染色阳性，抗酸染色呈红色。我国结核病主要由人型结核杆菌引起。主要经呼吸道传播，也可通过污染食物或食具感染。结核菌侵入人体后 4~8 周，身体组织对结核菌及其代谢产物所发生的反应称为过敏反应。

考点 2：原发型肺结核是小儿肺结核的主要类型，包括原发复合征和支气管淋巴结结核。

考点 3：辅助检查及临床意义。痰结核菌检查是确诊肺结核最特异的方法，痰菌阳性说明病灶是开放

的，具有传染性。胸部 X 线检查是早期诊断肺结核的主要方法。

考点 4：结核菌素试验。阳性仅表示曾有结核感染，并不一定患病。3 岁以下强阳性反应者，应视为有新近感染的活动性结核病，须予治疗。

考点 5：嘱结核病患者不要随地吐痰，将痰吐在纸上用火焚烧。

考点 6：肺结核是一种慢性消耗性疾病，饮食宜高热量、富含维生素、高蛋白质，多食牛奶、豆浆、鸡蛋、鱼、肉、水果及蔬菜等。

考点 7：糖和氯化物均降低是结核性脑膜炎的典型改变。脑脊液中找到结核杆菌可确诊。

经典习题演练

一、A1 型题

（每一道试题下面有 A、B、C、D、E 五个备选答案，请从中选择一个最佳答案）

1. 肺结核最主要的传播途径是
   A. 飞沫
   B. 尘埃
   C. 食物和水
   D. 皮肤接触
   E. 毛巾或餐具
2. 儿童肺结核的主要类型是
   A. 急性粟粒性肺结核
   B. 纤维空洞型肺结核
   C. 原发型肺结核
   D. 结核性脑膜炎
   E. 肠结核
3. 肺结核诊断最可靠的依据是
   A. 结核菌素试验
   B. 红细胞沉降率
   C. 胸部 X 线片
   D. 痰结核菌检查
   E. 肺部 CT 检查
4. 早期发现肺结核的最主要方法是
   A. 询问病史
   B. 胸部 X 线检查
   C. 痰菌检查
   D. 红细胞沉降率检查
   E. 结核菌素试验
5. 结核菌素试验注射后，观察结果的时间为
   A. 12 小时
   B. 12~24 小时
   C. 24~48 小时
   D. 48~72 小时
   E. 72 小时后
6. 判断结核菌素试验结果的最重要指标是
   A. 红斑直径
   B. 风团大小
   C. 硬结直径
   D. 发疹时间
   E. 有无水疱
7. 应用抗结核物短程治疗的时间是
   A. 1~3 个月
   B. 3~6 个月
   C. 6~9 个月
   D. 9~12 个月
   E. 12~18 个月
8. 结核病作为慢性消耗性疾病，饮食护理应
   A. 高热量、高蛋白、低维生素饮食
   B. 高热量、高蛋白、高维生素饮食
   C. 低热量、低蛋白、低维生素饮食
   D. 高热量、低蛋白、高维生素饮食
   E. 低热量、高蛋白、高维生素饮食
9. 对肺结核大咯血患者的护理措施，不妥的是
   A. 暂禁食
   B. 静卧休息
   C. 心理安慰
   D. 屏气以止血
   E. 取患侧卧位
10. 小儿结核性脑膜炎的早期临床表现主要是
    A. 性情的改变
    B. 持续性头痛
    C. 喷射性呕吐
    D. 脑膜刺激征明显
    E. 反复惊厥
11. 结核性脑膜炎进入晚期的特征是
    A. 昏迷、半昏迷或强直性惊厥频繁发作
    B. 脑膜刺激征
    C. 脑神经受损
    D. 腹壁反射消失
    E. 嗜睡
12. 诊断结核性脑膜炎的可靠依据是
    A. 发热、盗汗、乏力、消瘦，脑膜刺激征

B. 脑脊液中找到结核杆菌
C. 脑脊液生化糖、氯均降低
D. 发现肺部原发病灶
E. 结核菌素实验呈阳性

13. 抢救肺结核咯血窒息患者时，患者应采取的体位是
A. 平卧位
B. 端坐位
C. 俯卧位
D. 头低足高位
E. 患侧卧位

14. 对于被结核菌污染的纸张，最简单的灭菌方法是
A. 深埋
B. 消毒液浸泡
C. 投入废物篓统一处理
D. 将痰吐在纸上焚烧
E. 高压灭菌

15. 脊柱结核以下哪项最多见
A. 骶椎
B. 腰椎
C. 胸椎
D. 颈椎
E. 尾椎

16. 肺结核患者便盆怎么消毒
A. 浸泡
B. 喷洒
C. 日光暴晒
D. 消毒液擦拭
E. 清洗

二、A2 型题

（每一道试题是以一个小案例出现，其下面有 A、B、C、D、E 五个备选答案，请从中选择一个最佳答案）

1. 患儿，男，8 岁。确诊为原发型肺结核。护士对其家属实施健康教育，不恰当的是
A. 定期复查
B. 避免患儿与其他急性传染病患儿接触
C. 给予高热量、高蛋白、高维生素饮食
D. 全程正规服药，出现毒副作用亦不可停用或减量
E. 对患儿的呼吸道分泌物、餐具、痰杯应消毒处理

2. 患儿，男，1 岁半。PPD 试验硬结直径 20mm，未接种过卡介苗。护士考虑该患儿可能是
A. 免疫功能低下
B. 体内有新的结核病灶
C. 非典型结核分枝杆菌感染
D. 原发免疫缺陷病
E. 既往有结核感染

3. PPD 试验结果可直接判断为强阳性的是皮肤红硬平均直径在
A. 3~5mm
B. 6~9mm
C. 12~14mm
D. 15~19mm
E. >20mm

4. 肺结核患者在家疗养，但痰中有结核菌，最简便有效的处理痰的方法是
A. 煮沸
B. 深埋
C. 焚烧
D. 乙醇浸泡
E. 消毒灵浸泡

三、A3/A4 型题

（每个案例下设若干道试题。请根据试题所提供的信息，在每一道试题下面的 A、B、C、D、E 五个备选答案中选择一个最佳答案）

（1~2 题共用题干）

患者，女，38 岁。因肺结核咯血收住院。夜班护士查房时发现该患者咯血约 200ml 后突然中断，呼吸极度困难，喉部有痰鸣音，表情恐怖，两手乱抓。

1. 护士应首先采取的措施是
A. 立即通知医生
B. 立即气管插管
C. 清除呼吸道积血
D. 给予高流量氧气吸入
E. 应用呼吸兴奋剂

2. 此患者最有可能发生的并发症是
A. 出血性休克
B. 窒息
C. 肺不张
D. 肺部感染
E. 贫血

参考答案与解析

【参考答案】

一、A1 型题

1. A　2. C　3. D　4. B　5. D　6. C　7. C　8. B　9. D　10. A　11. A　12. B　13. D　14. D　15. B　16. A

二、A2 型题

1. D　2. B　3. E　4. C

三、A3/A4 型题

1. C　2. B

【解析】

扫码查看
相关内容

第六章　皮肤及皮下组织疾病患者的护理

第一节　皮肤及皮下组织化脓性感染患者的护理

历年高频考点

考点1：疖是单个毛囊及其所属皮脂腺的急性化脓性感染，好发于头、面部、颈部、背部等。致病菌以金黄色葡萄球菌为主。

考点2：疖一般无全身症状。面部“危险三角区”的疖受到挤压时，细菌可沿眼静脉和内眦静脉进入颅内的海绵状静脉窦，引起化脓性海绵状静脉窦炎。

考点3：痈是多个相邻毛囊及其周围组织的急性化脓性感染，创口呈蜂窝状，好发于皮肤较厚的颈部和背部。致病菌以金黄色葡萄球菌为主。有明显的全身症状，血常规检查白细胞计数及中性粒细胞比例明显升高。

考点4：急性淋巴管炎和淋巴结炎致病菌主要是乙型溶血性链球菌。网状淋巴管炎即为丹毒，好发于下肢及面部，蔓延迅速，但很少有组织坏死或化脓。丹毒有接触传染性，应予以接触隔离。

经典习题演练

一、A1 型题

（每一道试题下面有 A、B、C、D、E 五个备选答案，请从中选择一个最佳答案）

1. 皮肤的多数相邻毛囊和皮脂腺的急性化脓性炎症是
   A. 痈
   B. 疖
   C. 丹毒
   D. 急性淋巴管炎
   E. 急性蜂窝织炎
2. 引起疖、痈的常见致病菌是
   A. 金黄色葡萄球菌
   B. 乙型溶血性链球菌 A 群
   C. 大肠埃希菌
   D. 铜绿假单胞菌
   E. 脆弱拟杆菌
3. 丹毒的临床表现下列不正确的是
   A. 局部皮肤红肿
   B. 胀痛及烧灼感
   C. 常有化脓
   D. 容易复发
   E. 好发于小腿
4. 丹毒的学名为
   A. 疖
   B. 痈
   C. 脓性指头炎
   D. 网状淋巴管炎
   E. 管状淋巴管炎
5. 伤口或病灶近侧皮肤出现“红线”并有压痛的是
   A. 静脉炎
   B. 动脉炎
   C. 丹毒
   D. 淋巴结炎
   E. 管状淋巴管炎
6. 淋巴管炎患者治疗首选的抗生素是
   A. 头孢菌素
   B. 庆大霉素
   C. 青霉素
   D. 卡那霉素
   E. 氨苄西林
7. 软组织化脓性感染时下列哪一种有接触传染性，应隔离
   A. 疖
   B. 痈
   C. 急性蜂窝织炎
   D. 丹毒
   E. 急性淋巴管炎和急性淋巴结炎

二、A2 型题

（每一道试题是以一个小案例出现，其下面有 A、B、C、D、E 五个备选答案，请从中选择一个最佳答案）

1. 患者，男，62 岁。因颈部蜂窝织炎入院。患者颈部肿胀明显，观察中应特别注意
   A. 体温
   B. 呼吸
   C. 血压
   D. 吞咽
   E. 神志
2. 患者，女，68 岁。因面部肿块疼痛来诊。诊断面部疖肿。与患者的疾病相关度最低的健康史内容是
   A. 局部受伤史
   B. 糖尿病史
   C. 营养状况
   D. 卫生习惯
   E. 家族史
3. 患者，女，17 岁。面部“危险三角区”长了一个疖，因怕影响形象而想自行挤破清除。护士告诉患者这样做的主要危险是可能导致
   A. 面部蜂窝织炎
   B. 眼球内感染
   C. 上颌骨骨髓炎
   D. 海绵状静脉窦炎
   E. 脑脓肿
4. 患者，男，68 岁。因颈部蜂窝织炎入院。医嘱予气管切开，操作前，护士向其解释该措施是为防止
   A. 窒息
   B. 肺不张
   C. 全身感染
   D. 吞咽困难
   E. 化脓性海绵状静脉窦炎
5. 患者，男，27 岁。右小腿被玻璃割伤，于社区诊所诊治。2 天后伤口或病灶近心侧皮肤出现“红线”并有压痛。该患者可能发生了以下何种感染
   A. 急性蜂窝织炎
   B. 管状淋巴管炎
   C. 淋巴结炎
   D. 甲沟炎
   E. 丹毒

三、A3/A4 型题

（每个案例下设若干道试题。请根据试题所提供的信息，在每一道试题下面的 A、B、C、D、E 五个备选答案中选择一个最佳答案）

（1~3 题共用题干）

患者，女，70 岁。因“下颌下急性蜂窝织炎”入院。患者颈部明显红肿、疼痛，伴严重全身感染症状，自感心悸、气紧、胸闷，口唇发绀。既往有冠心病及慢性支气管炎史。入院后予以补液、抗感染治疗。

1. 目前患者最可能发生的并发症是
   A. 急性肺水肿
   B. 急性心肌梗死
   C. 急性呼吸衰竭
   D. 窒息
   E. 慢性支气管炎急性发作
2. 导致患者发生该并发症的原因是
   A. 输液过多过快
   B. 支气管痉挛
   C. 喉头水肿
   D. 心肌缺血缺氧
   E. 支气管炎症水肿
3. 预防该并发症的最重要措施是
   A. 尽早吸氧
   B. 应用支气管解痉剂
   C. 大剂量应用皮质激素
   D. 舌下含化硝酸甘油
   E. 尽早行局部切开减压

（4~5 题共用题干）

患者，女，61 岁。寒战高热，左下肢皮肤局部剧痛，呈弥漫性红肿，境界不清。

4. 评估患者可能是
   A. 静脉炎
   B. 动脉炎
   C. 网状淋巴管炎
   D. 管状淋巴管炎
   E. 蜂窝织炎
5. 下列有关蜂窝织炎患者的健康教育，不正确的是
   A. 患者使用后的敷料应及时焚毁或者严格消毒
   B. 共用衣帽、毛巾、面盆等会导致接触感染
   C. 患病期间，应禁饮酒或辛辣刺激食物
   D. 患病期间，应勤用自来水冲洗患处，防止炎症扩散
   E. 及时治疗瘙痒性皮肤病，有利于减少此病的发生

参考答案与解析

【参考答案】

一、A1 型题

1. A 2. A 3. C 4. D 5. E 6. C 7. D

二、A2 型题

1. B 2. E 3. D 4. A 5. B

三、A3/A4 型题

1. D 2. C 3. E 4. E 5. D

【解析】

扫码查看
相关内容

第二节 手部急性化脓性感染患者的护理

历年高频考点

考点 1：甲沟炎是甲沟或其周围组织的感染，常因微小损伤引起，致病菌主要为金黄色葡萄球菌。

考点 2：脓性指头炎主要的致病菌为金黄色葡萄球菌，当指动脉受压，疼痛转为搏动样跳痛，应切开减压，以免发生末节指骨缺血坏死和骨髓炎。

考点 3：脓性指头炎若疼痛剧烈，局部张力较大时，应及时在末节患指侧面做纵行切开减压引流，合理应用抗生素。

经典习题演练

一、A1 型题

（每一道试题下面有 A、B、C、D、E 五个备选答案，请从中选择一个最佳答案）

1. 软组织急性化脓性感染，在出现波动前，需早期切开引流的是
   A. 转移性脓肿
   B. 脓性指头炎
   C. 面部疖肿
   D. 急性蜂窝织炎
   E. 痈
2. 脓性指头炎切开引流最佳切口是
   A. 侧面横切口
   B. 侧面纵切口
   C. 掌面纵切口
   D. 掌面横切口
   E. 鱼口形切口
3. 若脓性指头炎的创面经久不愈，应考虑的并发症是
   A. 指骨骨髓炎
   B. 肌腱坏死
   C. 化脓性腱鞘炎
   D. 掌中间隙感染
   E. 鱼际间隙感染

二、A2 型题

（每一道试题是以一个小案例出现，其下面有 A、B、C、D、E 五个备选答案，请从中选择一个最佳答案）

1. 患者，男，40 岁。4 天前不慎刺伤左中指末节指腹，当时有少量出血。昨日见局部肿胀明显，皮肤苍白，有搏动性跳痛，特别是夜间疼痛难忍，全身不适。该患者目前的情况是
   A. 甲沟炎
   B. 甲下脓肿
   C. 脓性指头炎
   D. 急性化脓性腱鞘炎
   E. 化脓性滑囊炎
2. 患者，男，25 岁。1 周前右手中指尖刺伤，初起感指尖针刺样疼痛，后指头肿胀、发红、疼痛剧烈，转为搏动样跳痛，血白细胞计数增多。诊断为脓性指头炎。需行切开引流。下列正确叙述是
   A. 在波动最明显处切开

B. 在患指侧面横向切开
C. 在患指侧面纵向切开
D. 在患指背侧切开
E. 在患指掌侧切开

3. 患者，男，38 岁。木刺刺伤右中指末端，当即挑出木刺未出血，5 天后右中指末节肿胀、剧痛、搏动性疼痛，彻夜难眠，诊为脓性指头炎。首要的处理是
A. 使用抗生素
B. 应用镇痛药
C. 切开引流
D. 局部敷药
E. 穿刺抽脓

4. 患者，男，53 岁。4 天前不慎刺伤手指，当时有少量流血，2 天后患指肿胀，呈搏动样跳痛，患指下垂时加重，对该患者的首要处理措施是
A. 鱼石脂软膏敷贴指头
B. 拔除指甲
C. 切开减压引流
D. 应用抗生素
E. 局部热敷和理疗

参考答案与解析

【参考答案】

一、A1 型题

1. B　2. B　3. A

二、A2 型题

1. C　2. C　3. C　4. C

【解析】

扫码查看
相关内容

第七章　妊娠、分娩和产褥期疾病患者的护理

第一节　女性生殖系统解剖生理

历年高频考点

考点1：外阴组成有阴阜、大阴唇、小阴唇、阴蒂、阴道前庭。大阴唇皮下含丰富血管，外伤后易形成血肿。

考点2：阴道后穹隆顶端与子宫直肠陷凹邻近，是腹腔最低部分。经阴道后穹隆穿刺或引流，是诊断疾病或实施手术的途径。阴道黏膜被覆复层鳞状上皮，受性激素影响有周期性变化。

考点3：子宫内膜受性激素影响有明显周期变化。宫颈管黏膜为单层高柱状上皮，宫颈阴道部为复层扁平上皮，子宫颈外口鳞-柱状上皮交界处，是子宫颈癌的好发部位。

考点4：子宫韧带及功能：圆韧带有维持子宫前倾位，阔韧带维持子宫在盆腔正中位，主韧带固定子宫颈正常位置，宫骶韧带间接保持子宫前倾位。

考点5：骨盆入口前后径也称真结合径，平均值约为11cm。中骨盆横径也称坐骨棘间径，平均值约为10cm。出口横径即坐骨结节间径，平均值约为9cm。

考点6：妇女一生中一般只有400~500个卵泡发育成熟并排卵。排卵的时间一般为下次月经来潮前的14天左右。黄体发育高峰在排卵后7~8日，黄体退化在排卵后9~10日。

经典习题演练

一、A1型题

（每一道试题下面有A、B、C、D、E五个备选答案，请从中选择一个最佳答案）

1. 外阴局部受伤易形成血肿的部位是
   A. 阴阜
   B. 小阴唇
   C. 大阴唇
   D. 阴蒂
   E. 阴道前庭
2. 有关内生殖器下述错误的是
   A. 阴道黏膜表面由复层鳞状上皮覆盖
   B. 阴道黏膜表面有较多腺体
   C. 子宫内膜受卵巢激素影响发生周期性变化
   D. 子宫腔容量约5ml
   E. 卵巢为性腺器官
3. 受卵巢激素影响而发生周期性脱落的子宫组织结构是
   A. 黏膜层
   B. 肌层
   C. 浆膜层
   D. 基底层
   E. 功能层
4. 有关正常成人子宫，错误的说法是
   A. 子宫位于骨盆中央，坐骨棘水平以下
   B. 子宫长为7~8cm
   C. 子宫重约50g
   D. 子宫腔容积约5ml
   E. 子宫腔呈上宽下窄的三角形
5. 子宫的解剖下述正确的是
   A. 位于骨盆中央，坐骨棘水平以下
   B. 成年妇女子宫长9~10cm
   C. 容积约为10ml
   D. 非孕期子宫峡部为1cm
   E. 子宫底与子宫颈相接处为峡部
6. 产生卵子和激素的器官是
   A. 外阴
   B. 阴道
   C. 子宫
   D. 输卵管
   E. 卵巢
7. 下列不是内生殖器的邻近器官的是

A. 膀胱
B. 尿道
C. 输尿管
D. 结肠
E. 直肠

8. 中骨盆平面是骨盆最小平面，中骨盆横径是指
A. 左右髂耻缘间的最大距离
B. 坐骨棘间径
C. 坐骨结节间径
D. 耻骨联合上缘中点至骶岬前缘正中间的距离
E. 耻骨联合下缘至骶尾关节间的距离

9. 正常骨盆出口平面的横径应为
A. 9cm
B. 10cm
C. 11cm
D. 12cm
E. 13cm

10. 女性青春期开始的重要标志是
A. 音调度高
B. 乳房丰满
C. 皮下脂肪增多
D. 阴毛、腋毛生成
E. 月经初潮

11. 黄体发育达高峰在排卵后
A. 7~8 天
B. 9~10 天
C. 11~12 天
D. 13~14 天
E. 15~16 天

12. 符合雌激素生理作用的是
A. 降低妊娠子宫对缩宫素的敏感性
B. 使子宫内膜增生
C. 使宫颈黏液减少变稠，拉丝度减少
D. 使阴道上皮脱落加快
E. 通过中枢神经系统有升温作用

13. 不属于孕激素生理作用的是
A. 使子宫肌肉松弛
B. 抑制输卵管蠕动
C. 使乳腺腺泡增生
D. 对下丘脑和腺垂体有负反馈作用
E. 使排卵后体温下降 0.3~0.5℃

14. 下列骨盆径线测量值正常的是
A. 髂棘间径 22cm
B. 髂嵴间径 24cm
C. 骶耻外径 17cm
D. 骶耻内径 11cm
E. 坐骨结节间径 9cm

15. 中骨盆平面狭窄者，其坐骨棘间距
A. <10cm
B. <8cm
C. <12cm
D. <9cm
E. <11cm

16. 子宫内膜增殖期变化发生在月经周期的第几天
A. 5~14 天
B. 15~24 天
C. 1~4 天
D. 25~28 天
E. 10~12 天

二、A2 型题

（每一道试题是以一个小案例出现，其下面有 A、B、C、D、E 五个备选答案，请从中选择一个最佳答案）

1. 某女婴出生时，Apgar 评分 9 分，身体健康，出生 5 天查体时发现阴道有白带及少量血性分泌物似月经样，这种现象是
A. 出生时阴道损伤
B. 假月经
C. 月经
D. 阴道感染
E. 阴道细菌感染

2. 某女性，初潮 13 岁，月经规则，月经周期 26 天，排卵时间一般在月经周期的
A. 第 5 天
B. 第 12 天
C. 第 14 天
D. 第 16 天
E. 第 19 天

3. 某女性，27 岁。宫颈黏液分泌减少，而且变得稠厚，此种变化受哪种激素影响
A. hCG
B. 生乳素
C. 雌激素
D. 孕激素
E. 雄激素

4. 某初孕妇，28 岁。妊娠 37 周。腹部触诊：宫底部可触及不规则、易变形、宽大而软的胎儿部分，腹部右侧凹凸不平，左侧相对平坦，胎心音在脐下左侧听得最清楚。该孕妇的胎儿胎位可能是
A. 枕右前位

B. 枕左前位
C. 骶右前位
D. 骶左前位
E. 肩右前位

参考答案与解析

【参考答案】

一、A1 型题

1. C 2. B 3. E 4. A 5. D 6. E 7. D 8. B 9. A 10. E 11. A 12. B 13. E 14. E 15. A 16. A

二、A2 型题

1. B 2. B 3. D 4. B

【解析】

扫码查看
相关内容

第二节 妊娠期妇女的护理

历年高频考点

考点 1：循环血容量于妊娠 6 周起开始增加，至妊娠 32~34 周达高峰，增加 40%~45%，平均约增加 1500ml，维持此水平直至分娩。

考点 2：停经是妊娠最早、最重要的症状。早孕反应于停经 6 周左右出现，多于妊娠 12 周左右自行消失。妊娠 6~8 周时，双合诊检查子宫峡部极软，感觉宫颈与宫体之间似不相连，称为黑加征。

考点 3：产前检查从确诊早孕开始（一般于妊娠 20 周起进行产前检查），妊娠 28 周前每 4 周检查 1 次，妊娠 28 周后每 2 周查 1 次，妊娠 36 周后每周查 1 次。

考点 4：预产期推算方法。末次月经第 1 天起，月份减 3 或加 9，日期加 7。

经典习题演练

一、A1 型题

（每一道试题下面有 A、B、C、D、E 五个备选答案，请从中选择一个最佳答案）

1. 下列不属于胎儿附属物的是
   A. 胎盘
   B. 子宫肌壁
   C. 羊水
   D. 脐带
   E. 胎膜
2. 关于胎盘功能，错误的说法为
   A. 供给营养物质及排泄作用
   B. 能替代胎儿呼吸功能
   C. IgG 可通过胎盘使胎儿获得抗体
   D. 能防御细菌、病毒及药物通过
   E. 能合成激素和酶
3. 不属于胎盘分泌的激素是
   A. 雌激素
   B. 雄激素
   C. 孕激素
   D. 绒毛膜促性腺激素
   E. 人胎盘生乳素
4. 妊娠期血容量增加达高峰是在
   A. 24~26 周
   B. 27~28 周
   C. 29~30 周
   D. 32~34 周
   E. 36~40 周
5. 中期妊娠是指妊娠
   A. 11~25 周
   B. 12~28 周
   C. 13~28 周
   D. 18~28 周
   E. 20~28 周
6. B 超检查，妊娠几周才可见到妊娠环
   A. 2 周

B. 3 周
C. 4 周
D. 5 周
E. 6 周

7. 属正常胎心音次数的是
A. 100 次/分
B. 80 次/分
C. 105 次/分
D. 170 次/分
E. 132 次/分

8. 不属于纵产式的是
A. 枕先露
B. 面先露
C. 臀先露
D. 肩先露
E. 膝先露

9. 首次产前检查的时间应在
A. 妊娠 12 周
B. 妊娠 16 周
C. 妊娠 20 周
D. 妊娠 24 周
E. 妊娠 28 周

10. 左枕前位表示胎儿的枕骨在母体骨盆的
A. 左前方
B. 右前方
C. 中部
D. 右后方
E. 左后方

11. 妊娠合并心脏病的孕妇，在妊娠期易诱发心力衰竭的时间是
A. 28~30 周
B. 30~32 周
C. 32~34 周
D. 34~36 周
E. 36~38 周

二、A2 型题

（每一道试题是以一个小案例出现，其下面有 A、B、C、D、E 五个备选答案，请从中选择一个最佳答案）

1. 某孕妇，末次月经不详，自述停经半年多，检查发现子宫底位于脐与剑突之间，胎心 140 次/分。此阶段该孕妇必须做的检查是
A. 血常规
B. hCG 测定
C. 心电图
D. 脑电图
E. 胸透

2. 妊娠期孕妇的循环及血液系统变化，下列描述正确的是
A. 出现生理性贫血
B. 血浆减少
C. 红细胞减少
D. 心排血量减少
E. 心率减慢

3. 患者，女，24 岁。停经 45 天，为了确诊其是否妊娠，最简单快速且最准确的检查方法是
A. 妊娠试验
B. 黄体酮试验
C. 基础体温测定
D. 超声检查
E. 宫颈黏液检查

4. 某孕妇，25 岁。末次月经不详，产科检查测得，腹围 99cm，宫高 35cm，胎头已入盆且固定。5 个月前自感胎动。估计孕周为
A. 28 周
B. 32 周
C. 34 周
D. 36 周
E. 36~40 周

5. 某孕妇，末次月经不详，自述停经半年多，检查发现子宫底位于脐与剑突之间，胎心 140 次/分。该孕妇可能的孕周是
A. 24 周末
B. 26 周末
C. 28 周末
D. 30 周末
E. 32 周末

6. 某孕妇，妊娠 28 周，产前检查均正常，咨询监护胎儿情况最简单的方法，应指导其采用
A. 胎心听诊
B. 自我胎动计数
C. 测宫高、腹围
D. B 超检查
E. 电子胎心监护

7. 某孕妇，末次月经日期记不清，来医院检查时子宫底在脐上一横指，胎心音正常。估计妊娠为
A. 16 周末
B. 20 周末
C. 24 周末
D. 28 周末
E. 32 周末

8. 妊娠28周前每次产前检查的间隔时间一般为
   A. 1周
   B. 2周
   C. 3周
   D. 4周
   E. 5周
9. 某孕妇末次月经为2013年5月8日，预产期是
   A. 2013年2月16日
   B. 2013年4月15日
   C. 2014年2月15日
   D. 2014年5月15日
   E. 2014年6月18日
10. 肩先露时，胎心音听得最清楚的部位是
   A. 脐部上方
   B. 脐部下方
   C. 脐部左侧
   D. 脐部右侧
   E. 左下腹部
11. 某孕妇妊娠30周，骶左前位，胎心音的听诊部位应在
   A. 脐下左侧
   B. 脐下右侧
   C. 脐上右侧
   D. 脐上左侧
   E. 脐周
12. 某孕妇，34岁。因平卧于床上看书，感觉心悸、出汗。正确的护理措施是
   A. 改为左侧卧位
   B. 给予口服升压药
   C. 立即坐起
   D. 改为右侧卧位
   E. 起身进行户外活动
13. 某孕妇，妊娠27周，在产前检查中发现其血红蛋白偏低，需要补充铁剂，正确的服药时间是
   A. 餐前半小时
   B. 餐后20分钟
   C. 空腹时
   D. 睡前
   E. 晨起后
14. 孕妇，25岁。月经（6~7）/（40~44）天，末次月经2010年10月9日。超声检查，胎儿较孕龄小2周左右，护士推算其预产期为
   A. 2011年6月12日
   B. 2011年7月16日
   C. 2011年7月20日
   D. 2011年7月6日至2011年7月10日
   E. 2011年7月26日至2011年7月30日
15. 患者，女，27岁，妊娠37周。近日诉左下肢酸胀、疼痛，小腿内侧出现团块状隆起，晨起时消失，该患者出现了
   A. 血栓闭塞性脉管炎
   B. 深静脉血栓
   C. 下肢静脉曲张
   D. 妊娠所致的钙缺乏
   E. 下肢软组织感染

参考答案与解析

【参考答案】

一、A1型题

1. B 2. D 3. B 4. D 5. C 6. D 7. E 8. D 9. C 10. A 11. C

二、A2型题

1. C 2. A 3. D 4. E 5. E 6. B 7. C 8. D 9. C 10. B 11. D 12. A 13. B 14. E 15. C

【解析】

扫码查看
相关内容

第三节　分娩期妇女的护理

历年高频考点

考点 1：衔接指胎头双顶径进入骨盆入口平面，胎头颅骨最低点接近或达到坐骨棘水平。下降动作贯穿于分娩全过程，是判断产程进展的重要标志。

考点 2：第一产程（宫颈扩张期）是指从有规律宫缩开始至宫口开全，初产妇需 11～12 小时，经产妇 6~8 小时；第二产程（胎儿娩出期）是指从宫颈口开全到胎儿娩出，初产妇需 1～2 小时，经产妇需几分钟至 1 小时；第三产程（胎盘娩出期）一般不超过 30 分钟。

考点 3：潜伏期是指从临产出现规律宫缩至子宫颈扩张 3cm，约需 8 小时，超过 16 小时称为潜伏期延长。活跃期是指从宫颈扩张 3cm 至宫口开全 10cm，约需 4 小时，超过 8 小时称为活跃期延长。

考点 4：指导待产妇在宫缩时屏气用力，增加腹压，将胎儿娩出，是第二产程的首要护理目标。待产妇一般采取半坐卧位，在宫缩间歇时，待产妇应尽量放松，安静休息。

经典习题演练

一、A1 型题

（每一道试题下面有 A、B、C、D、E 五个备选答案，请从中选择一个最佳答案）

1. 分娩的主要产力是
   A. 产妇向下屏气力量
   B. 膈肌收缩力
   C. 腹肌收缩力
   D. 子宫收缩力
   E. 提肛肌收缩力
2. 胎头径线哪条最短
   A. 枕下前囟径
   B. 枕额径
   C. 枕颏径
   D. 双顶径
   E. 枕额周径
3. 衔接是指胎头
   A. 进入中骨盆
   B. 顶骨进入骨盆入口平面
   C. 双顶径进入骨盆入口平面
   D. 顶骨已出骨盆出口平面
   E. 双顶径达中骨盆平面
4. 正常分娩机制俯屈是胎头遇到阻力以枕额径转为
   A. 双顶径
   B. 枕颏径
   C. 枕下前囟径
   D. 双肩径
   E. 双颞径
5. 进入第二产程的主要标志是
   A. 破膜
   B. 产妇用腹压
   C. 拨露
   D. 阴道口见先露
   E. 宫口开全
6. 从胎儿娩出至胎盘娩出所需的时间不超过
   A. 15 分钟
   B. 30 分钟
   C. 1 小时
   D. 2 小时
   E. 3 小时
7. 正常分娩胎膜自然破裂多在
   A. 第一产程
   B. 不规律宫缩开始后
   C. 有规律宫缩开始
   D. 宫口近开全
   E. 宫口开大 5cm 时
8. 产妇进入第二产程后每次听胎心间隔时间为
   A. 5 分钟
   B. 10 分钟
   C. 20 分钟
   D. 30 分钟
   E. 40 分钟
9. 第三产程处理错误的是
   A. 胎儿娩出后应立即挤压子宫，促使胎盘娩出
   B. 胎盘娩出后详细检查胎盘胎膜是否完整
   C. 检查阴道，会阴有无裂伤

D. 第三产程结束后，产妇在产房观察 2 小时

E. 产后 2 小时情况良好，护送到休养室

10. 新生儿 Apgar 评分的内容包括心率、呼吸、肌张力、喉反射和

A. 膝反射

B. 脉搏

C. 皮肤颜色

D. 皮肤弹性

E. 皮肤温度

二、A2 型题

（每一道试题是以一个小案例出现，其下面有 A、B、C、D、E 五个备选答案，请从中选择一个最佳答案）

1. 某孕妇，第一胎，妊娠 39 周来院检查，医生告之临产先兆，收住院。最可靠的依据是

A. 宫缩强度增加

B. 胎儿下降感

C. 见红

D. 上腹部舒适感

E. 尿频

2. 某初产妇，足月临产入院。检查：宫口已开大 6cm，枕右前位，胎心音正常，其他无异常。以下护理措施中错误的是

A. 卧床休息

B. 鼓励进食

C. 外阴清洁，备皮

D. 不能自解小便者给予导尿

E. 给予温肥皂水灌肠

3. 某初产妇，妊娠 39 周住院待产。检查：规律宫缩，枕左前位，胎心率 146 次/分，宫口开大 3cm。在产程护理措施中错误的是

A. 指导合理进食

B. 休息时取左侧卧位

C. 宫缩时嘱正确用腹压

D. 每隔 1~2 小时听一次胎心

E. 鼓励 2~4 小时排尿一次

4. 某产妇，26 岁。第一胎足月临产 14 小时。肛查：宫口开全，胎膜已破，胎方位正常，先露头，双顶径达坐骨棘水平，胎心音正常。在处理中首先考虑是

A. 陪伴在产妇身旁，指导使用腹压

B. 观察胎头是否已达到阴道口

C. 准备产包

D. 消毒外阴

E. 洗手准备接生

5. 胎儿娩出后，用来消毒脐带断面的高锰酸钾浓度是

A. 5%

B. 10%

C. 15%

D. 20%

E. 25%

6. 患者，女，28 岁。孕 38 周。在上厕所蹲下的时候发现有液体从阴道流出，去医院检查诊断为胎膜早破，此时她的阴道 pH 为

A. 4. 5~5. 5

B. 5. 5~6. 5

C. 6. 5~7. 5

D. 7. 5~8. 5

E. 5. 0~6. 0

参考答案与解析

【参考答案】

一、A1 型题

1. D　2. D　3. C　4. C　5. E　6. B　7. D　8. A　9. A　10. C

二、A2 型题

1. C　2. E　3. C　4. A　5. D　6. C

【解析】

扫码查看

相关内容

第四节　产褥期妇女的护理

历年高频考点

考点1：助产士切忌在胎盘尚未完全剥离之前，用手按揉、下压宫底或牵拉脐带，以免引起胎盘部分剥离而出血或拉断脐带，甚至造成子宫内翻。胎盘娩出后，按摩子宫减少出血。

考点2：分娩后产妇继续在产房内观察2小时，因为此阶段易发生产后出血并发症。

考点3：产后第一天子宫底平脐，以后每日下降1~2cm。产后10天，子宫降至骨盆腔内，腹部检查测不到子宫底，产后6周恢复到正常未孕期大小。

考点4：产妇产后24小时内体温略有升高，但一般不超过38℃。泌乳热通常于产后3~4天出现，体温高达38.5~39.0℃。产后脉搏60~70次/分。

考点5：恶露分为血性恶露（持续3~4天）、浆液恶露（持续10天左右）、白色恶露（持续3周）。

考点6：产后第2天开始可进行产后锻炼。运动包括腹式深呼吸、缩肛动作、抬腿动作和膝胸卧位。

经典习题演练

一、A1型题

（每一道试题下面有A、B、C、D、E五个备选答案，请从中选择一个最佳答案）

1. 产褥期是指
   A. 从胎儿娩出到生殖器恢复正常
   B. 从胎盘娩出到生殖器官完全恢复正常的一段时间
   C. 从第二产程到生殖器官恢复正常
   D. 从胎儿娩出到全身恢复正常
   E. 从胎儿娩出到恶露干净这段时间
2. 胎盘娩出后，子宫底每天下降
   A. 5~6cm
   B. 4~5cm
   C. 3~4cm
   D. 2~3cm
   E. 1~2cm
3. 产后子宫降至骨盆腔的时间是
   A. 产后7天
   B. 产后10天
   C. 产后14天
   D. 产后28天
   E. 产后42天
4. 产后血性恶露一般持续
   A. 9~10天
   B. 7~8天
   C. 5~6天
   D. 3~4天
   E. 1~2天
5. 不属于产褥期生理的是
   A. 分娩后2~3天乳汁开始分泌
   B. 产后24小时内体温38.5℃
   C. 产后脉搏60~70次/分
   D. 子宫体6~8周恢复到正常大小
   E. 产褥期血白细胞计数为15×10^9/L
6. 每次哺乳前，产妇清洁乳房应
   A. 用湿毛巾擦净乳房
   B. 用肥皂水清洗乳房
   C. 用乙醇消毒乳房
   D. 用专用消毒剂消毒乳房
   E. 用碘伏消毒乳房
7. 可以进行产后锻炼的时间是
   A. 产后第1天
   B. 产后第2天
   C. 产后第3天
   D. 产后第4天
   E. 产后第5天
8. 母乳指导中不妥的是
   A. 宣传母乳喂养好处
   B. 告诉产妇开奶越早越好
   C. 待下奶后立即哺乳
   D. 吸吮乳头可使催乳素增加
   E. 吸吮有助于乳汁分泌
9. 促进母乳喂养成功的措施，错误的是
   A. 对所有保健人员进行技术培养
   B. 向孕产妇宣传母乳喂养的好处

C. 帮助母亲早开奶
D. 实行母婴同室
E. 实行按时哺乳

10. 正常情况下，产妇顺产后需继续留在产房观察的时间是
A. 1小时
B. 2小时
C. 3小时
D. 4小时
E. 5小时

11. 产后产妇的心理调适过程中，依赖期多在产后
A. 24小时内
B. 1~3天
C. 7天内
D. 3~14天
E. 2~4周

二、A2型题

（每一道试题是以一个小案例出现，其下面有A、B、C、D、E五个备选答案，请从中选择一个最佳答案）

1. 某初产妇，顺产产后第14天，子宫复旧情况不正常的是
A. 耻骨联合上方可触及宫底
B. 白色恶露
C. 宫颈内口关闭
D. 子宫颈外观呈“一”形
E. 子宫内膜尚未充分修复

2. 产褥期妇女心理调适过程中，易出现压抑情绪，通常发生在
A. 依赖期
B. 依赖-独立期
C. 独立期
D. 抑郁期
E. 开朗期

3. 某产妇，分娩后7日，浆液性恶露，量少，发现侧切伤口局部有硬结。对于该伤口，正确的护理措施是
A. 每日观察恶露的性状
B. 每日观察宫缩情况
C. 分娩后7~10天给予温水坐浴
D. 勤换会阴垫
E. 硫酸镁湿热敷

4. 产妇产后4~6小时应排尿的原因是
A. 利于伤口恢复
B. 利于产妇舒适
C. 利于产妇活动
D. 利于子宫收缩
E. 利于乳汁分泌

5. 患者，女，26岁。妊娠39周产下一健康女婴，做产后乳房护理不正确的指导是
A. 按摩乳房
B. 喂奶结束后，挤出乳汁涂抹于乳头上
C. 用湿毛巾擦洗乳头
D. 用乙醇擦洗乳头
E. 热敷

6. 产妇生后8小时尿潴留，不应该
A. 立即插入导尿管
B. 诱导排尿
C. 站立排尿
D. 药物和针灸
E. 按摩，热敷

参考答案与解析

【参考答案】

一、A1型题

1. B　2. E　3. B　4. D　5. B　6. A　7. B　8. C　9. E　10. B　11. B

二、A2型题

1. A　2. B　3. E　4. D　5. D　6. A

【解析】

扫码查看
相关内容

第五节　流产患者的护理

历年高频考点

考点1：流产是指妊娠不足28周、胎儿体重不足1000g而终止者。早期流产发生于妊娠12周以前，占80%。晚期流产发生于妊娠12周至不足28周。

考点2：染色体异常（50%~60%）是早期流产主因。孕妇接触有害物质、全身性疾病、黄体功能不足、生殖器官疾病、身体或精神创伤等亦可导致流产。

考点3：先兆流产护理措施。卧床休息，禁止性生活，禁灌肠，减少刺激，严密监测病情，加强心理护理。若妊娠不能继续，做好终止妊娠的术前准备。密切监测生命体征，注意有无休克及DIC征象；预防感染，严格无菌操作，保持外阴清洁。

考点4：流产患者的健康教育。早期妊娠避免性生活及重体力劳动。流产后保持外阴清洁，禁盆浴及性生活1个月。复发性流产保胎超过以往流产的妊娠月份。宫颈内口松弛告知妊娠14~18周行宫颈内口环扎术。流产后1个月返院复查。

经典习题演练

一、A1型题

（每一道试题下面有A、B、C、D、E五个备选答案，请从中选择一个最佳答案）

1. 各种流产的临床特点，哪项是正确的
   A. 完全流产：腹痛，宫口松
   B. 先兆流产：宫口未开，阴道出血量少于月经量
   C. 难免流产：阴道出血少，未破水
   D. 不全流产：宫口闭，阴道出血减少
   E. 稽留流产：胚胎或胎儿在宫内已死亡超过10周
2. 早孕流产前常规进行盆腔B超检查的目的是
   A. 明确早孕诊断
   B. 了解胚胎着床位置
   C. 排除异位妊娠
   D. 明确妊娠周数
   E. 排除盆腔肿瘤

二、A2型题

（每一道试题是以一个小案例出现，其下面有A、B、C、D、E五个备选答案，请从中选择一个最佳答案）

1. 患者，女，28岁。已婚，未育。现停经50天，有少量阴道流血，无早孕反应。妇科检查：宫口闭，软，双附件（-）。该病例最简单的辅助检查方法是
   A. B超检查
   B. 尿妊娠试验
   C. 阴道镜检查
   D. 阴道后穹隆穿刺
   E. 腹腔镜检查
2. 患者，女，23岁。阴道流血量增多，阵发性腹痛加重，妊娠产物已部分排出体外，尚有部分残留于宫内，需采取以下哪项措施
   A. 镇静，保胎与休息
   B. 立即行清宫手术
   C. 无须特殊处理
   D. 需做凝血功能检查
   E. 妊娠14~16周行宫颈内口缝扎术
3. 患者，女，20岁。妊娠产物已完全排出，阴道出血逐渐停止，腹痛逐渐消失。妇科检查：子宫接近未孕大小或略大，宫颈口已关闭。需采取以下哪项措施
   A. 镇静、保胎与休息
   B. 立即行清宫手术
   C. 无须特殊处理
   D. 需做凝血功能检查
   E. 妊娠14~16周行子宫内口缝扎术
4. 患者，女，35岁。停经2个月，妊娠试验阳性，曾经发生过3次自然流产，均在妊娠3个月，目前无流血腹痛。下列护理正确的是
   A. 有出血情况时再处理
   B. 有宫缩时卧床休息
   C. 宫颈内口缝扎术
   D. 绝对卧床休息
   E. 预防性口服硫酸沙丁胺醇
5. 患者，女，30岁。停经7周，阴道流血3天伴高

热2天来院就诊。诊断为“流产并发感染”。目前最佳的治疗原则是

A. 立即清宫

B. 保胎治疗

C. 密切监测病情变化

D. 积极控制感染

E. 无须特殊处理

6. 患者，女，36岁，已婚。停经60天，阴道少量流血5天，色暗红，伴下腹轻微疼痛。今晨在家突然阴道流血增多，并有一烂肉样组织物排出。妇科检查宫口已开，有组织露出，子宫如孕7周大小，阴道流血多，此时最应进行的处理是

A. 病理检查

B. 取头高足低位

C. 备皮，为手术做准备

D. 备血

E. 测量生命体征每4小时1次

三、A3/A4型题

（每个案例下设若干道试题。请根据试题所提供的信息，在每一道试题下面的A、B、C、D、E五个备选答案中选择一个最佳答案）

（1~4题共用题干）

患者，女，23岁。停经13周，腹痛，阴道出血比月经量多。子宫增大如孕3个月大小，宫口有胎囊膨出。诊断为“难免流产”。

1. 目前应采取的治疗措施是

A. 水囊引产

B. 依沙吖啶引产

C. 药物流产

D. 负压吸引术

E. 钳刮术

2. 对该患者的术后宣教，不正确的内容是

A. 术后休息2周

B. 术后禁止性生活及盆浴1个月

C. 每日用温开水清洗会阴并更换内裤

D. 嘱患者观察阴道出血及腹痛情况

E. 卧床休息，保持外阴清洁

3. 该患者行人工流产术后3天出现高热、腹痛、下腹部压痛。最可能发生了

A. 宫颈粘连

B. 羊水栓塞

C. 人工流产综合征

D. 感染

E. 子宫穿孔

4. 该患者准备下个周期月经后放置宫内节育器，最适宜的时间是

A. 月经干净后10~14天

B. 月经第1天

C. 月经干净后3~7天

D. 月经干净后7~10天

E. 月经干净后1~3天

参考答案与解析

【参考答案】

一、A1型题

1. B　2. C

二、A2型题

1. A　2. B　3. C　4. D　5. D　6. D

三、A3/A4型题

1. E　2. A　3. D　4. C

【解析】

扫码查看
相关内容

第六节　早产患者的护理

历年高频考点

考点1：早产——妊娠满28周至不满37足周之间分娩者。

考点2：护理评估。先兆早产者出现不规则宫缩，伴有少许阴道血性分泌物或出血，可发生胎膜早破。早产临产者出现妊娠晚期规律宫缩（20分钟≥4次），伴宫颈管消退≥80%及进行性宫口扩张

1cm 以上。

考点 3：处理原则。若胎儿存活，胎膜未破，无胎儿窘迫，通过休息和药物治疗控制宫缩，尽量维持妊娠至足月；若胎膜已破，则尽可能提高早产儿的存活率。

经典习题演练

一、A1 型题

（每一道试题下面有 A、B、C、D、E 五个备选答案，请从中选择一个最佳答案）

1. 为预防早产儿肺透明膜病，应对先兆早产产妇使用的药物为
   A. 糖皮质激素
   B. 阿托品
   C. B 族维生素
   D. 硫酸镁
   E. 维生素 K
2. 孕妇发生早产时容易变得焦虑，主要是因为担心
   A. 难产
   B. 胎儿畸形
   C. 产程延长
   D. 早产儿预后
   E. 宫缩乏力
3. 妊娠满 28 周不足 37 周的孕妇，出现下列哪种情况，不能作为判断早产的依据
   A. 宫颈管缩短≥75%
   B. 羊水量超过 2000ml
   C. 宫颈管完全消失
   D. 出现规律性宫缩
   E. 宫口扩张>2cm

二、A2 型题

（每一道试题是以一个小案例出现，其下面有 A、B、C、D、E 五个备选答案，请从中选择一个最佳答案）

1. 某孕妇，妊娠 35 周，宫缩规律，间隔 5~6 分钟，持续约 40 秒。妇科检查：宫颈管消退 80%，宫口扩张 3cm。诊断为
   A. 先兆临产
   B. 早产临产
   C. 假临产
   D. 足月临产
   E. 生理性宫缩
2. 患者，女，32 岁。妊娠 31 周，少量阴道流血，以往曾有 3 次早产史。主要处理应是
   A. 抑制宫缩，促进胎儿肺成熟
   B. 取左侧卧位
   C. 促进宫缩
   D. 顺其自然
   E. 氧气吸入，给予止血剂
3. 某孕妇，G_2P_0。妊娠 30 周。规律下腹疼痛伴阴道血性分泌物 6 小时。查体：胎位 LOA，胎心率 146 次/分，宫缩 20 秒/（7~8）分，宫缩强度弱，肛查胎先露 S-3，宫颈管缩短，宫口可容一指尖。目前最恰当处理措施是
   A. 严密观察等待自然分娩
   B. 滴注缩宫素加强宫缩
   C. 抑制宫缩保胎治疗
   D. 立即行剖宫产终止妊娠
   E. 阴道检查后确定分娩方式

参考答案与解析

【参考答案】

一、A1 型题

1. A　2. D　3. B

二、A2 型题

1. B　2. A　3. C

【解析】

扫码查看
相关内容

第七节 过期妊娠患者的护理

历年高频考点

考点1：凡平时月经周期规律，妊娠≥42周尚未分娩者称为过期妊娠。

考点2：胎盘功能检查。妊娠超过40周的孕妇，通过胎动计数进行自我监测尤为重要，胎动计数>30次/12小时为正常。

考点3：终止妊娠指征。宫颈条件成熟；胎儿体重≥4000g或胎儿宫内生长受限；12小时内胎动<10次或胎心监护异常；尿E/C比值持续低值；羊水过少和/或羊水胎粪污染；并发重度子痫前期或子痫。

经典习题演练

一、A1型题

（每一道试题下面有A、B、C、D、E五个备选答案，请从中选择一个最佳答案）

1. 过期妊娠是指平时月经规则，妊娠达到或超过多少周尚未临产
   A. 39周
   B. 38周
   C. 41周
   D. 42周
   E. 40周
2. 过期妊娠需迅速终止妊娠的情况是
   A. 缩宫素激惹试验阳性
   B. 无应激试验反应型
   C. 12小时胎动18次
   D. 胎儿监护早期减速
   E. B超羊水最大暗区垂直深度40mm

二、A2型题

（每一道试题是以一个小案例出现，其下面有A、B、C、D、E五个备选答案，请从中选择一个最佳答案）

1. 患者，女，28岁。妊娠42周。检查：胎儿体重约4100g，胎心率109次/分。目前该产妇恰当处理为
   A. 待其自然分娩
   B. 立即行剖宫产术
   C. 立即静脉滴注缩宫素
   D. 改善胎儿情况后剖宫产
   E. 改善胎儿情况后静脉滴注缩宫素
2. 某孕妇，27岁，孕42^{+2}周。孕期无其他异常，现规律宫缩2小时入院。为其实施的护理措施中，最重要的是
   A. 左侧卧位，吸氧
   B. 准备剖宫产手术
   C. 测量血压
   D. 测量宫高腹围
   E. 数胎动

三、A3/A4型题

（每个案例下设若干道试题。请根据试题所提供的信息，在每一道试题下面的A、B、C、D、E五个备选答案中选择一个最佳答案）

（1~2题共用题干）

患者，女，28岁。自述妊娠42^{+1}周，无临产先兆，胎动次数每12小时6次，估计胎儿体重约4200g。

1. 为准确核实该孕妇孕周还应收集的资料是
   A. 胎心率
   B. 月经情况
   C. 子宫底高度
   D. 早孕反应开始时间
   E. 胎动开始出现时间
2. 此时应采取的正确措施是
   A. 待其自然分娩
   B. 立即行剖宫产术
   C. 立即静脉滴注缩宫素
   D. 改善胎儿情况后剖宫产
   E. 改善胎儿情况后静脉滴注缩宫素

参考答案与解析

【参考答案】

一、A1 型题

1. D 2. C

二、A2 型题

1. B 2. A

三、A3/A4 型题

1. B 2. B

【解析】

扫码查看
相关内容

第八节 妊娠期高血压疾病患者的护理

历年高频考点

考点 1：基本病理变化——全身小动脉痉挛 。

考点 2：子痫一般发生在病情逐渐加重的重度子痫前期患者，但也有部分轻度子痫前期或仅有妊娠高血压的患者也可出现子痫。子痫多发生在产前或产时，但约 25%的子痫发生在产后。

经典习题演练

一、A1 型题

（每一道试题下面有 A、B、C、D、E 五个备选答案，请从中选择一个最佳答案）

1. 硫酸镁的中毒现象首先表现为
   A. 膝反射减弱或消失
   B. 呼吸减慢
   C. 心率减慢
   D. 尿量减少
   E. 血压下降
2. 下列关于子痫患者的护理措施不正确的是
   A. 减少刺激
   B. 严密监护
   C. 病室明亮
   D. 专人护理，防止受伤
   E. 协助医生控制抽搐
3. 妊娠期高血压疾病最不可能出现的变化是
   A. 心肌缺血
   B. 脑血管痉挛
   C. 肾血流量下降
   D. 肝功能异常
   E. 十二指肠溃疡

二、A2 型题

（每一道试题是以一个小案例出现，其下面有 A、B、C、D、E 五个备选答案，请从中选择一个最佳答案）

1. 患者，女，35 岁。孕 32 周，突然全身抽搐，持续约 2 分钟，家人即将其送往医院。检查：血压 165/100mmHg，胎头先露，胎心率 145 次/分，有不规律宫缩。该病例最有必要采取的辅助检查是
   A. 胎儿成熟度检查
   B. 眼底检查
   C. 超声心动图检查
   D. 尿妊娠试验
   E. 血气分析
2. 某孕妇，26 岁。因妊娠期高血压疾病用硫酸镁治疗，发生了中毒现象，除应停药外，还应给予
   A. 5%的葡萄糖静脉滴注
   B. 肌内注射山莨菪碱
   C. 静脉注射 50%的葡萄糖
   D. 静脉注射 10%的葡萄糖酸钙
   E. 静脉注射低分子右旋糖酐

三、A3/A4 型题

（每个案例下设若干道试题。请根据试题所提供

的信息，在每一道试题下面的 A、B、C、D、E 五个备选答案中选择一个最佳答案）

（1~3 题共用题干）

患者，女，38 岁。妊娠 30 周，自觉头痛、眼花 1 天。检查：血压 160/110mmHg，胎心、胎位正常，双下肢水肿，尿蛋白>0.5g/24h。此患者的诊断是先兆子痫。

1. 患者出现以上症状的原因是
   A. 水钠潴留
   B. 静脉淤血
   C. 全身小动脉痉挛
   D. 动脉硬化
   E. 心功能失代偿
2. 首选的治疗药物是
   A. 卡托普利
   B. 硫酸镁
   C. 索米痛片
   D. 呋塞米
   E. 地西泮
3. 针对首选的治疗药物，哪项内容不是应注意观察的内容
   A. 血压
   B. 尿量
   C. 呼吸
   D. 体温
   E. 膝腱反射

参考答案与解析

【参考答案】

一、A1 型题

1. A　2. C

二、A2 型题

1. B　2. D　3. E

三、A3/A4 型题

1. C　2. B　3. D

【解析】

扫码查看相关内容

第九节　异位妊娠患者的护理

历年高频考点

考点 1：慢性输卵管炎是主要原因。输卵管妊娠，以壶腹部最多见（约占 78%）。

考点 2：症状①停经（多停经 6~8 周）。②腹痛（就诊主症）。③阴道流血（少于经量）。④晕厥休克。⑤腹部包块。体征①腹部检查：下腹压痛、反跳痛明显，叩诊有移动性浊音。②妇科检查：阴道后穹隆饱满，宫颈举痛或摇摆痛。

考点 3：阴道后穹隆穿刺是一种简单可靠的诊断方法。

经典习题演练

一、A1 型题

（每一道试题下面有 A、B、C、D、E 五个备选答案，请从中选择一个最佳答案）

1. 异位妊娠最常见的着床部位是
   A. 卵巢
   B. 输卵管
   C. 子宫颈
   D. 子宫角
   E. 腹腔
2. 输卵管峡部妊娠时，最易出现的病理结局是
   A. 输卵管妊娠流产
   B. 输卵管妊娠破裂
   C. 继发性腹腔妊娠
   D. 陈旧性宫外孕
   E. 孕卵向宫内生长

3. 下列与异位妊娠无关的临床表现是
   A. 停经
   B. 阴道流血
   C. 下肢水肿
   D. 晕厥与休克
   E. 腹痛
4. 关于输卵管妊娠非手术治疗患者的护理措施，正确的叙述是
   A. 多活动
   B. 流质饮食
   C. 定期腹部触诊
   D. 避免做增加腹压的动作
   E. 无出血危险不必观察

二、A2 型题

（每一道试题是以一个小案例出现，其下面有 A、B、C、D、E 五个备选答案，请从中选择一个最佳答案）

1. 患者，女，27 岁。停经 46 天，阴道少量流血 1 天。晨 5 时无原因出现下腹剧痛，伴恶心、呕吐及一过性晕厥。查体：面色苍白，血压 70/40mmHg，脉搏 120 次/分。妇科检查：宫颈举痛明显，后穹隆触痛（+），盆腔触诊不满意。此时最适宜的处理方法是
   A. 住院观察病情
   B. 给予镇痛药物
   C. 行阴道后穹隆穿刺，并做急诊手术准备
   D. 指导进食以增加热量摄入
   E. 行腹腔镜检查
2. 患者，女，24 岁。已婚，平素月经周期规律。现停经 45 天，阴道少量出血伴左下腹部隐痛 1 天来诊。B 超提示左侧宫旁见低回声区并探及胚芽，诊断“左侧输卵管妊娠”，采用甲氨蝶呤治疗。患者在治疗期间提示病情发展的指征是
   A. 腹痛加剧
   B. 腹泻
   C. 食欲缺乏
   D. 脱发
   E. 药物性皮炎

三、A3/A4 型题

（每个案例下设若干道试题。请根据试题所提供的信息，在每一道试题下面的 A、B、C、D、E 五个备选答案中选择一个最佳答案）

（1~2 题共用题干）

患者，女，27 岁。因宫外孕破裂出血而急诊入院。现出现胸闷、气促、出冷汗、脉细速，血压 68/50mmHg。

1. 该患者入院后护士首先要做的护理工作是
   A. 询问病史，了解健康问题
   B. 监测生命体征，建立静脉通道
   C. 准备急救物品，等待医生到来
   D. 备好手术器械，争分夺秒抢救
   E. 填写各种卡片，做好护理记录
2. 应立即为其安置的体位是
   A. 平卧位
   B. 俯卧位
   C. 侧卧位
   D. 中凹卧位
   E. 头高足低位

参考答案与解析

【参考答案】

一、A1 型题

1. B　2. B　3. C　4. D

二、A2 型题

1. C　2. A

三、A3/A4 型题

1. B　2. D

【解析】

扫码查看
相关内容

第十节 胎盘早剥患者的护理

历年高频考点

考点1：病因。血管病变（妊娠期高血压疾病）；机械性因素；使子宫静脉压升高；宫腔压力骤降等。

考点2：辅助检查。B超示胎盘后方出现液性低回声区。

考点3：胎盘早剥并发症——凝血功能障碍、产后出血、肾衰竭等。

经典习题演练

一、A1型题

（每一道试题下面有A、B、C、D、E五个备选答案，请从中选择一个最佳答案）

1. 下列可以导致胎盘早剥的情况是
   A. 缩宫素引产
   B. 孕妇左侧卧位
   C. 孕妇行走时间过长
   D. 脐带过短
   E. 妊娠水肿
2. 胎盘早剥的病因与下列哪一项无关
   A. 孕妇的血管病变
   B. 不协调的宫缩过强
   C. 子宫腔内压突然降低
   D. 外伤
   E. 行外倒转术纠正胎位
3. 胎盘早剥的主要病理变化是
   A. 底蜕膜出血
   B. 真蜕膜出血
   C. 包蜕膜出血
   D. 胎盘边缘血窦破裂出血
   E. 以上都不是

二、A2型题

（每一道试题是以一个小案例出现，其下面有A、B、C、D、E五个备选答案，请从中选择一个最佳答案）

1. 某孕妇，28岁。G_3P_8，孕38周。今突感剧烈腹痛伴有少量阴道流血。查体：血压150/110mmHg，子宫似足月妊娠大小，硬如木板，有压痛，胎心90次/分，胎位不清。其最可能发生了
   A. 临产
   B. 先兆子宫破裂
   C. 早产
   D. 胎盘早期剥离
   E. 前置胎盘
2. 王女士，妊娠6个月。因车祸腹部受重力相撞，该孕妇突然持续性腹痛，有少量阴道流血，腹部检查子宫硬如板状，有压痛，子宫底位于脐与剑突之间，子宫处于高张状态。首先考虑
   A. 胎盘早剥
   B. 前置胎盘
   C. 先兆流产
   D. 难免流产
   E. 先兆子宫破裂

三、A3/A4型题

（每个案例下设若干道试题。请根据试题所提供的信息，在每一道试题下面的A、B、C、D、E五个备选答案中选择一个最佳答案）

（1~4题共用题干）

某孕妇，妊娠28周，因意外碰撞出现持续性腹痛。查体：子宫硬如板状，有压痛，子宫比妊娠周数大，阴道无流血，胎心、胎动消失。诊断为重型胎盘早剥。

1. 正确的处理措施是
   A. 催产素引产
   B. 纠正休克，剖宫产终止妊娠
   C. 胎心、胎动已消失，等待胎儿自行娩出
   D. 产钳助产
   E. 水囊引产
2. 通过以上病例分析，该孕妇最易出现的并发症是
   A. 心力衰竭
   B. 呼吸窘迫综合征
   C. 羊水过少
   D. 弥散性血管内凝血
   E. 胎膜早破
3. 应采取的护理措施是
   A. 测体温

B. 听胎心
C. 按摩子宫
D. 开放静脉
E. 会阴擦洗
4. 针对此患者，下列不是重点观察的内容是
A. 血压
B. 脉搏
C. 面色
D. 大便
E. 神志

参考答案与解析

【参考答案】

一、A1 型题

1. D　2. B　3. A

二、A2 型题

1. D　2. A

三、A3/A4 型题

1. B　2. D　3. D　4. D

【解析】

扫码查看
相关内容

第十一节　前置胎盘患者的护理

历年高频考点

考点 1：病因。子宫内膜病变或损伤，胎盘异常，精卵滋养层发育迟缓。

考点 2：首选 B 超检查，是一种安全可靠的确诊方法。

考点 3：处理原则。剖宫产术是处理前置胎盘主要手段。胎儿不成熟、出血量少，胎心良好者可用期待疗法。期待疗法应严密观察患者病情，避免刺激，禁阴道及肛查；做好剖宫产准备；预防产后出血和感染，注意心理护理。

经典习题演练

一、A1 型题

（每一道试题下面有 A、B、C、D、E 五个备选答案，请从中选择一个最佳答案）

前置胎盘的主要临床症状是
A. 妊娠期腹痛、阴道流血
B. 妊娠晚期或临产时，发生无诱因、无痛性反复阴道流血
C. 妊娠期无诱因、无痛性反复阴道流血
D. 妊娠晚期或临产时，发生无诱因、反复阴道流血、伴腹痛
E. 妊娠晚期或临产时阴道流血

二、A2 型题

（每一道试题是以一个小案例出现，其下面有 A、B、C、D、E 五个备选答案，请从中选择一个最佳答案）

1. 某孕妇，妊娠 31 周，无痛性阴道流血 4 次。检查发现胎心在正常范围，子宫无压痛，阴道流血量少于月经量。正确的护理措施是
A. 卧床休息，左侧卧位
B. 肛查，了解宫口有无开大
C. 阴道检查
D. 缩宫素引产
E. 立即剖宫产
2. 某孕妇，妊娠 29 周，因出现无诱因、无痛性阴道出血来院检查，此时一般不主张进行的检查是
A. 测量血压
B. 胎心监测
C. 超声检查
D. 腹部检查
E. 阴道检查

参考答案与解析

【参考答案】

一、A1 型题

B

二、A2 型题

1. A 2. E

【解析】

扫码查看
相关内容

第十二节 羊水量异常患者的护理

历年高频考点

考点 1：羊水过多——妊娠任何时期内羊水量超过 2000ml 者。

考点 2：妊娠足月时羊水量少于 300ml 者。

考点 3：羊水过多护理措施。避免腹压增高，多卧床休息，以防胎膜早破，左侧卧位为宜，压迫明显可取半卧位。协助相关检查：如 B 超测羊水暗区垂直深度（AFV≥8cm），羊水甲胎蛋白测定协助诊断畸形。协助羊膜腔穿刺放羊水：平卧或半卧位，穿刺宜高位小孔流速缓慢每小时约 500ml，一次不超过 1500ml，术后腹部加压，以防腹压骤降导致休克。

经典习题演练

一、A1 型题

（每一道试题下面有 A、B、C、D、E 五个备选答案，请从中选择一个最佳答案）

1. 羊水过多是指妊娠期羊水量超过
   A. 1000ml
   B. 2000ml
   C. 3000ml
   D. 4000ml
   E. 5000ml
2. 与羊水过多无关的是
   A. 无脑儿
   B. 胎儿生殖道畸形
   C. 妊高征
   D. 妊娠合并糖尿病
   E. 多胎妊娠

二、A2 型题

（每一道试题是以一个小案例出现，其下面有 A、B、C、D、E 五个备选答案，请从中选择一个最佳答案）

1. 某孕妇，30 岁。G_1P_0，孕 37 周，羊水过多，行羊膜腔穿刺术后为该孕妇腹部放置沙袋的目的是
   A. 减轻疼痛
   B. 减少出血
   C. 预防休克
   D. 预防血栓形成
   E. 预防感染
2. 某孕妇，30 岁。停经 28^{+5} 周，G_2P_0。行产前检查时，B 超示羊水最大暗区垂直深度 8.5cm，被诊断为“羊水过多”。给予该孕妇的指导中，错误的是
   A. 减少增加腹压的活动
   B. 一次放羊水量不超过 1500ml
   C. 密切观察胎心及胎动
   D. 休息时去枕平卧位
   E. 定期测量宫高及腹围
3. 孕妇，25 岁。孕 24 周，近日来子宫急剧增大，孕妇自觉呼吸费力、不能平卧。查体：口周紫、下肢水肿。经辅助检查排除胎儿畸形。此时最佳的处理是
   A. 及时终止妊娠

B. 人工破膜引产
C. 经腹穿刺放羊水
D. 控制饮食和水分
E. 单纯利尿消肿

参考答案与解析

【参考答案】

一、A1 型题

1. B 2. B

二、A2 型题

1. C 2. D 3. C

【解析】

扫码查看
相关内容

第十三节 多胎妊娠及巨大胎儿患者的护理

历年高频考点

考点 1：多胎妊娠的临床表现。早孕反应较重，体重增加迅速，腹部膨大；出现呼吸困难、下肢水肿等压迫症状，自诉多处有胎动，且胎动频繁。宫底及腹围大于孕周，可触及两个胎头及多个肢体，在腹部不同部位可听到两个胎心音，两者速率不一，相差>10 次/分。

考点 2：B 超检查——孕 6~7 周见到两个妊娠囊。

考点 3：护理措施。加强营养，双胎妊娠期体重以增加 16~18kg 为宜。注意休息，尤其妊娠最后 3 个月，最好取左侧卧位，增加子宫、胎盘的血供，以减少早产的发生。增加孕期检查次数，密切监测血压、宫高、腹围及体重的变化。协助产妇及家属做好照顾双胞胎心理及环境准备。防止产后出血：注意观察产妇阴道出血量和子宫收缩情况，及时处理异常。

经典习题演练

一、A1 型题

（每一道试题下面有 A、B、C、D、E 五个备选答案，请从中选择一个最佳答案）

1. 关于多胎妊娠，不正确的是
   A. 多胎妊娠的孕妇妊娠晚期易出现呼吸困难
   B. 多胎妊娠孕妇自觉多处胎动
   C. 给多胎妊娠孕妇进行胎心听诊，两个胎儿的心率一致
   D. 第 1 个胎儿娩出不宜过快
   E. 由于子宫张力过高易合并妊娠期高血压疾病
2. 确定双胎妊娠诊断最可靠的依据是
   A. B 超诊断
   B. 多普勒胎儿仪检查
   C. β-hCG
   D. 尿 E_3 值
   E. L/S 比值
3. 双胎妊娠的处理措施，正确的是
   A. 第一胎娩出后即人工破膜
   B. 第一胎娩出后肌内注射催产素
   C. 第一胎娩出后静脉滴注催产素
   D. 第一胎娩出后应立即断脐
   E. 第二胎为横位则剖宫产
4. 妊娠期间检查发现胎儿大或既往分娩巨大胎儿者，孕妇最不可能存在的情况是
   A. 经产妇
   B. 营养不良
   C. 过期妊娠
   D. 母体并发糖尿病
   E. 父母身材高大
5. 巨大胎儿是指胎儿出生体重达到或超过
   A. 3000g
   B. 3500g
   C. 4000g

D. 4500g
E. 5000g

二、A2 型题

（每一道试题是以一个小案例出现，其下面有 A、B、C、D、E 五个备选答案，请从中选择一个最佳答案）

1. 患者，女，25 岁。现妊娠 23 周，早孕反应较重，子宫明显大于孕周，体重剧增，胎动部位不固定且频繁，B 超显示两个胎头光环。评估该孕妇的情况，最有价值的依据是
A. 子宫大小
B. B 超结果
C. 胎动
D. 早孕反应情况
E. 体重
2. 孕妇，29 岁。孕 28 周，近来有胃部受压、胀满感，且食欲下降。若考虑双胎，还可能出现的临床表现是
A. 宫底高度一般等同于正常孕周
B. 因孕周少，腹部只能触到一个胎头
C. 腹部不同部位可听到 2 个胎心
D. 两个胎心速率相差每分钟 6 次
E. 腹部可触及多个肢体和胎臀

三、A3/A4 型题

（每个案例下设若干道试题。请根据试题所提供的信息，在每一道试题下面的 A、B、C、D、E 五个备选答案中选择一个最佳答案）

（1~2 题共用题干）

某孕妇，35 岁，妊娠 32 周，早孕反应重，有呼吸困难。检查：子宫体积明显大于正常孕周，下肢水肿，阴道静脉曲张。在子宫不同部位闻及频率相差 10 次/分以上的胎心音。

1. 确定诊断的最佳方法是
A. 胎心监测
B. 四步触诊
C. B 超
D. 羊水检查
E. 胎动计数
2. 符合该孕妇的诊断是
A. 巨大胎儿
B. 多胎妊娠
C. 羊水过多
D. 胎盘早剥
E. 腹水

参考答案与解析

【参考答案】

一、A1 型题

1. C　2. A　3. D　4. B　5. C

二、A2 型题

1. B　2. C

三、A3/A4 型题

1. C　2. B

【解析】

扫码查看
相关内容

第十四节　胎儿窘迫患者的护理

历年高频考点

考点 1：胎儿窘迫是指胎儿在宫内有缺氧征象，危及胎儿健康和生命者。主要发生在临产过程，也可发生在妊娠后期。

考点 2：临床表现：胎心音改变，胎动异常，羊水胎粪污染（Ⅰ度浅绿色；Ⅱ度黄绿色，混浊；Ⅲ度棕黄色，稠厚）。急性胎儿窘迫主要发生于分娩期，表现为胎心率改变、羊水胎粪污染、胎动过频、胎动消失。胎心率异常是胎儿窘迫最早出现的临床征象。胎心率加快>160 次/分，甚至>180 次/分，严重缺氧时，导致迷走神经兴奋，胎心率减慢而不规则，<120 次/分，尤其是<100 次/分，提示胎儿危险。慢性胎儿窘迫主要发生于妊娠晚期，表现为胎儿发育受限、胎盘功能减退。

考点 3：护理措施。急性：宫口未开全者，严密

监测胎心变化，吸氧、左侧卧位；宫口开全者应尽快终止妊娠；疑缩宫素所致者需停药；做好新生儿抢救准备。慢性：左侧卧位，间断吸氧，防治并发症，严密监测胎心变化，促胎儿肺成熟（糖皮质激素）治疗，适时终止妊娠。

经典习题演练

A1 型题

（每一道试题下面有 A、B、C、D、E 五个备选答案，请从中选择一个最佳答案）

1. 胎儿急性缺氧早期胎动特点是
   A. 躁动
   B. 减弱
   C. 消失
   D. 不变
   E. 减少
2. 下述哪项不是急性胎儿窘迫的临床表现
   A. 胎心 140 次/分
   B. 胎心 100 次/分
   C. 胎动频繁
   D. 胎动减弱
   E. 胎心低弱而不规律
3. 为改善胎儿窘迫的缺氧状态，错误的护理措施是
   A. 嘱孕妇取左侧卧位
   B. 给予孕妇氧气吸入
   C. 继续静脉滴注缩宫素
   D. 严密监测胎心音变化
   E. 给予碱性药纠正酸中毒
4. 妊娠合并心脏病的产妇，在分娩时出现“胎儿窘迫”，其原因为
   A. 胎儿畸形
   B. 胎儿先天性心脏病
   C. 母体血氧含量不足
   D. 胎盘功能减退
   E. 脐带血运受阻

参考答案与解析

【参考答案】

A1 型题

1. A　2. A　3. C　4. C

【解析】

扫码查看
相关内容

第十五节　胎膜早破患者的护理

历年高频考点

考点 1：辅助检查。阴道液酸碱度检查：正常阴道液 pH 4.5~5.5，羊水 pH 7.0~7.5，若阴道液 pH≥6.5 提示胎膜早破。阴道液涂片检查：有羊齿状结晶。羊膜镜检查：可直视胎先露部，看不到前羊膜囊。

考点 2：处理原则。胎先露部未衔接者应绝对卧床，采取左侧卧位，抬高臀部，以防脐带脱垂。妊娠 28 周以下者，视情况决定是否继续妊娠；妊娠 28~35 周者，若无产兆及感染征象，严密观察等待自然分娩。破膜 12 小时以上者应预防性应用抗生素。给予糖皮质激素促进胎肺成熟。

经典习题演练

一、A1 型题

（每一道试题下面有 A、B、C、D、E 五个备选答案，请从中选择一个最佳答案）

胎膜早破的原因，哪项是错误的

A. 子宫收缩乏力

B. 头盆不称

C. 臀位

D. 胎头高浮

E. 横位

二、A2 型题

（每一道试题是以一个小案例出现，其下面有 A、B、C、D、E 五个备选答案，请从中选择一个最佳答案）

1. 某孕妇，妊娠 32 周，因胎膜早破 14 小时入院。检查发现胎心正常，无腹痛。错误的处理措施是

A. 给予抗生素

B. 严密观察孕妇生命体征

C. 监测白细胞计数

D. 监测胎儿宫内安危

E. 无须使用抗生素

2. 某孕妇，25 岁。孕 37 周，晨起发现阴道流液，入院后诊断为胎膜早破。护士应指导孕妇的体位是

A. 仰卧位

B. 右侧卧位

C. 头高足低位

D. 左侧卧位，抬高臀部

E. 半坐卧位

参考答案与解析

【参考答案】

一、A1 型题

A

二、A2 型题

1. E 2. D

【解析】

扫码查看

相关内容

第十六节　妊娠期并发症患者的护理

历年高频考点

考点 1：妊娠期糖尿病用药护理。首选胰岛素，防止低血糖。禁忌口服磺脲类和双胍类降糖药。新生儿易发生呼吸窘迫综合征和低血糖，均按高危儿护理。

考点 2：妊娠期贫血诊断。血红蛋白 < 110g/L，红细胞计数 < 3.5×10^{12}/L 或血细胞比容 < 0.30；血清铁 < 6.5μmol/L，可诊断缺铁性贫血。

考点 3：妊娠期贫血护理。加强营养，摄取高铁、高蛋白质、高维生素 C 食物（如动物肝、瘦肉、豆类、菠菜、甘蓝、葡萄干和胡萝卜等）。孕 4 个月后遵医嘱补充铁剂（硫酸亚铁 0.3g，tid）。

经典习题演练

一、A1 型题

（每一道试题下面有 A、B、C、D、E 五个备选答案，请从中选择一个最佳答案）

1. 妊娠合并心脏病产妇，在分娩时出现“胎儿窘迫”，其原因为

A. 胎儿畸形
B. 胎儿先天性心脏病
C. 母体血氧含量不足
D. 胎盘功能减退
E. 脐带血运受阻

2. 妊娠合并糖尿病产妇的新生儿，娩出 30 分钟内应
A. 早吸吮
B. 母乳喂养
C. 喂白开水
D. 无须喂哺
E. 滴服 10%的葡萄糖液

3. 预防新生儿低血糖的主要措施是
A. 尽早喂养
B. 静脉补液
C. 监测血糖
D. 观察病情
E. 注意保暖

4. 关于妊娠合并风湿性心脏病的分娩期处理，正确的是
A. 肌内注射麦角新碱，预防产后出血
B. 除有产科指征外，不需要剖宫产术
C. 宫口开全，要防止产妇用力屏气
D. 忌用吗啡
E. 无感染征象，无须使用抗生素

二、A2 型题

（每一道试题是以一个小案例出现，其下面有 A、B、C、D、E 五个备选答案，请从中选择一个最佳答案）

1. 某孕妇，33 岁，妊娠 2 个月，家务劳动后感心悸、气短和胸闷。查体：心率 118 次/分，呼吸 22 次/分，心尖区有Ⅲ级收缩期杂音，肺底部有湿啰音，下肢水肿Ⅰ度。正确的处理应是
A. 饮食中限制食盐的摄入
B. 加强整个孕期的监护
C. 心力衰竭控制后人工流产
D. 立即入院终止妊娠
E. 心力衰竭控制后，继续妊娠

2. 患者，女，34 岁。初次妊娠，孕 16 周出现心悸、气短，经检查发现心功能Ⅱ级。经过增加产前检查次数，严密监测孕期经过等，目前孕 37 周，自然临产。该产妇在分娩期护理正确的是
A. 常规低流量的吸氧
B. 胎盘娩出后，腹部放置 10kg 沙袋
C. 延长第二产程
D. 严密观察产程进展，防止心力衰竭的发生
E. 产后立即肌内注射麦角新碱

3. 患者，女，32 岁。初次妊娠，孕 15 周出现心悸、气短，经检查发现心功能Ⅱ级。经过增加产前检查次数，严密监测孕期经过等，目前孕 38 周，自然临产。该产妇的产褥期正确的说法是
A. 产后前 3 天，最容易发生心力衰竭
B. 为了早期母子感情的建立，不要让别人帮忙
C. 积极下床活动，防止便秘
D. 为避免菌群失调，不能使用抗生素治疗
E. 住院观察 2 周

4. 患者，女，26 岁，育龄妇女。心功能Ⅰ~Ⅱ级，无心力衰竭及其他并发症。对她的妊娠建议是
A. 可以
B. 不可以
C. 密切监护下可以
D. 绝对不可以
E. 终身不孕

5. 某孕妇，34 岁。初次妊娠，孕 16 周出现心悸、气短。检查发现心功能属于Ⅱ级。经过增加产前检查次数，严密监测孕期经过等，目前孕 37 周，自然临产。该产妇的体位最好是
A. 平卧位
B. 右侧卧位
C. 左侧卧位
D. 半卧位
E. 随意卧位

6. 某孕妇，28 岁。孕期检查中发现血糖 14mmol/L，诊断为妊娠合并糖尿病。患者最可能存在的护理问题是
A. 活动无耐力
B. 自理能力缺陷
C. 营养失调
D. 体液过多
E. 气体交换受损

7. 某孕妇，29 岁。妊娠 30 周，测空腹血糖，2 次均>5.8mmol/L，诊断为妊娠期糖尿病。不恰当的护理措施是
A. 监测血糖变化
B. 指导孕妇饮食
C. 指导正确的口服降糖药方法
D. 告知胰岛素治疗的注意事项
E. 指导患者适度运动

8. 某孕妇，32 岁。孕 33 周，G_2P_0，妊娠合并心脏病。一般体力活动稍受限制，休息时无自觉症状。评估该孕妇的心功能为
A. Ⅰ级

B. Ⅲ级
C. Ⅳ级
D. Ⅴ级
E. Ⅱ级

9. 患者，女，37岁。妊娠30周，休息时有胸闷、气促等症状。查体：脉搏120次/分，心界向左侧扩大，心尖区有Ⅱ级收缩期杂音，性质粗糙，肺底有湿啰音。关于该病对妊娠和分娩的影响不正确的说法是
A. 因心功能不良可至胎儿窘迫
B. 分娩中第二产程心脏的负担最重
C. 因心功能不良需增加休息时间
D. 因心功能不良可致早产
E. 产后2~3天心脏负担减轻最快

10. 某孕妇，36岁。妊娠10周，休息时仍感胸闷、气促。查体：脉搏120次/分，呼吸22次/分，心界向左侧扩大，心尖区有Ⅱ级收缩期杂音，肺底有湿啰音。应采取的处理措施是
A. 立即终止妊娠
B. 控制心力衰竭后终止妊娠
C. 加强产前监护
D. 控制心力衰竭继续妊娠
E. 限制钠盐摄入

参考答案与解析

【参考答案】

一、A1型题

1. C 2. E 3. A 4. C

二、A2型题

1. C 2. D 3. A 4. A 5. C 6. C 7. C 8. E 9. E 10. B

【解析】

扫码查看
相关内容

第十七节 产力异常患者的护理

历年高频考点

考点1：宫缩乏力最常见原因为头盆不称或胎位异常。

考点2：宫缩乏力

（1）协调性：节律性、对称性和极性正常；但收缩力弱，持续时间短（宫缩<2次/10分），间歇期长且不规律。护理措施为人工破膜、静脉滴注缩宫素加强宫缩。

（2）不协调性：子宫收缩极性倒置，宫缩兴奋点来自子宫下段的一处或多处，宫缩时宫底部不强，由于宫缩间歇期子宫壁不能完全松弛，产妇自觉宫缩强，持续腹痛，肠胀气、尿潴留。护理措施为遵医嘱给镇静药（哌替啶），禁用缩宫素。

（3）产程曲线异常：初产妇潜伏期正常约需8小时，最大时限16小时，超过16小时为潜伏期延长。初产妇活跃期正常约需4小时，最大时限8小时，超过8小时为活跃期延长。进入活跃期后，宫口不再扩张达2小时以上为活跃期停滞。第二产程初产妇超过2小时，经产妇超过1小时尚未分娩为第二产程延长。活跃期晚期及第二产程胎头下降速度<1cm/h为胎头下降延缓；活跃期晚期胎头停留在原处不下降达1小时以上为胎头下降停滞。总产程超过24小时为滞产。

考点3：宫缩过强

（1）协调性：急产（总产程不足3小时）。护理：①有临床征象及时住院待产，提前做好接产及新生儿窒息抢救准备工作。②新生儿坠地者，应肌内注射维生素K_1、破伤风抗毒素和抗生素。

（2）不协调性：①强直性子宫收缩：产妇持续性腹痛拒按、烦躁不安。胎位触诊不清，胎心音听不清。脐下或平脐处见病理缩复环。及时给予宫缩抑制剂，若属梗阻性原因，应立即行剖宫产术。②子宫痉挛性狭窄环：狭窄环持续不放松，且不随宫缩上升。产妇持续性腹痛，烦躁，宫颈扩张缓慢，胎先露部下降停滞，胎心率不规则，阴道检查可触及狭窄

环。使用镇静药若不能缓解，或伴有胎儿窘迫征象，应行剖宫产术。

经典习题演练

一、A1 型题

（每一道试题下面有 A、B、C、D、E 五个备选答案，请从中选择一个最佳答案）

1. 急产是指总产程在
   A. 7 小时内
   B. 3 小时内
   C. 4 小时内
   D. 5 小时内
   E. 6 小时内
2. 协调性子宫收缩过强，不正确的处理方法是
   A. 有急产史的孕妇，提前入院待产
   B. 临产后灌肠
   C. 提前做好接产准备
   D. 提前做好新生儿窒息抢救准备
   E. 已发生产程进展过快的产妇，指导产妇不要向下屏气

二、A2 型题

（每一道试题是以一个小案例出现，其下面有 A、B、C、D、E 五个备选答案，请从中选择一个最佳答案）

1. 某产妇，G_2P_0，孕 35 周，前次分娩因急产胎儿坠地后死亡。下列处理要点不正确的是
   A. 必要时提前住院待产
   B. 卧床休息时最好取左侧卧位
   C. 临产后静脉滴注缩宫素，加强宫缩
   D. 新生儿按医嘱给予止血剂
   E. 产后应观察出血量
2. 某产妇，26 岁，在产程中，宫口开大 2cm，出现协调性子宫收缩乏力。最恰当的处理措施是
   A. 镇静药
   B. 静脉滴注缩宫素
   C. 人工破膜
   D. 顺其自然，直至分娩
   E. 剖宫产
3. 某产妇，27 岁。因子宫收缩过强，出现急产，对于其新生儿正确的护理措施是
   A. 早吸吮
   B. 出生后半小时内喂葡萄糖水
   C. 按医嘱给维生素 K_1 肌内注射
   D. 与母亲皮肤接触
   E. 新生儿抚触
4. 某孕妇，26 岁，宫口开大 4cm 后产程进展缓慢，诊断为协调性子宫收缩乏力。产妇因此烦躁不安，情绪不稳定，对自然分娩失去信心。针对此孕妇最主要的护理措施是
   A. 提供心理支持，减轻焦虑
   B. 促进子宫收缩，加快产程
   C. 鼓励孕妇多进食，恢复体力
   D. 做剖宫产准备
   E. 开放静脉

参考答案与解析

【参考答案】

一、A1 型题

1. B　2. B

二、A2 型题

1. C　2. B　3. C　4. A

【解析】

扫码查看
相关内容

第十八节 产道异常患者的护理

历年高频考点

考点1：入口平面狭窄（扁平骨盆）骶耻外径<18cm，表现为胎头衔接受阻，继发性宫缩乏力。护理：可疑头盆不称可试产，专人守护，减少阴道检查次数，试产中一般不用镇静、镇痛药；2~4小时胎头仍未入盆并伴胎儿窘迫，停止试产。

考点2：中骨盆及出口平面狭窄（漏斗骨盆）。坐骨棘间径<10cm，坐骨结节间径<8cm，耻骨弓角度<90°，坐骨结节间径与出口后矢状径之和<15cm，足月活胎无法经阴道分娩 。中骨盆狭窄临产后易致持续性枕横位或枕后位，产程进展缓慢或停滞。

考点3：均小骨盆。骨盆入口、中骨盆及出口平面均狭窄，且三个平面各径线均小于正常值2cm或以上。

经典习题演练

一、A1型题

（每一道试题下面有A、B、C、D、E五个备选答案，请从中选择一个最佳答案）

1. 临产2小时，胎头依然高浮，最有可能测得的骨盆指标是
   A. 坐骨棘间径<10cm
   B. 坐骨结节间径<8cm
   C. 骶耻外径<18cm
   D. 漏斗骨盆
   E. 耻骨弓角度<90°
2. 关于试产，下列护理措施不妥当的是
   A. 用地西泮镇静
   B. 保持产力
   C. 严密观察产程进展
   D. 消除其恐惧心理
   E. 保证适当的休息
3. 中骨盆狭窄时主要临床表现为
   A. 胎头跨耻征阳性
   B. 持续性枕后位或枕横位
   C. 脐带脱垂
   D. 胎位异常
   E. 胎先露入盆受阻
4. 遇可疑头盆不称的孕妇，进行试产的时间应是
   A. 2~4小时
   B. 3~5小时
   C. 4~6小时
   D. 5~7小时
   E. 6~8小时

二、A2型题

（每一道试题是以一个小案例出现，其下面有A、B、C、D、E五个备选答案，请从中选择一个最佳答案）

某孕妇，30岁。宫内妊娠38周，临产2小时入院。骨盆外测量：髂棘间径24cm，髂嵴间径26cm，出口横径7.5cm。消毒后行阴道检查，宫口开大2cm，坐骨棘较突，坐骨切迹2横指。正确的判断是
   A. 入口狭窄
   B. 中骨盆狭窄
   C. 出口狭窄
   D. 漏斗骨盆
   E. 头盆不称

参考答案与解析

【参考答案】

一、A1 型题

1. C　2. A　3. B　4. A

二、A2 型题

D

【解析】

扫码查看
相关内容

第十九节　胎位异常患者的护理

历年高频考点

考点 1：持续性枕后位、枕横位：多因中骨盆狭窄使胎头内旋转障碍，胎头枕骨持续在母体骨盆后方或侧方。临产后产妇自觉肛门坠胀，过早使用腹压。常致第二产程延长、产程延长。

考点 2：臀先露最常见，分为单臀先露、完全臀先露或混合臀先露及不完全臀先露。腹部检查：宫底部可触到胎头；胎心在脐上方听得最清楚。易发生胎膜早破、脐带脱垂和新生儿窒息。妊娠 30 周前胎位异常不需要处理。妊娠 30 周后仍为臀先露，应胸膝卧位予以矫正。

考点 3：肩先露。横位，其纵轴与母体纵轴垂直为横产式，嵌顿性肩先露易发生子宫破裂

经典习题演练

一、A1 型题

（每一道试题下面有 A、B、C、D、E 五个备选答案，请从中选择一个最佳答案）

1. 最常见的异常胎位是
   A. 臀先露
   B. 肩先露
   C. 枕后位
   D. 枕横位
   E. 枕前位
2. 持续性枕后位的主要原因是
   A. 中骨盆狭窄
   B. 胎头俯屈不良
   C. 胎儿相对过大
   D. 子宫收缩过弱
   E. 单纯扁平骨盆
3. 持续性枕后位的特点是
   A. 腹部检查清楚扪及胎背
   B. 第二产程延长
   C. 肛查感骨盆前部空虚、后部满
   D. 矢状缝在骨盆斜径上，大囟门居骨盆后方，小囟门居骨盆前方
   E. 发生的原因是骨盆入口狭窄
4. 胎儿臀位给予胎位矫正的最佳的时间为
   A. 孕 16 周
   B. 孕 24 周
   C. 孕 28 周
   D. 孕 30 周
   E. 孕 36 周
5. 臀先露腹部检查时可发现
   A. 宫底部可触到胎头
   B. 胎心在脐下方可听得最清楚
   C. 宫底部可触及胎臀
   D. 胎心在背部可听得最清楚
   E. 宫底部可触及胎儿肢体
6. 下列不属于臀先露的表现是
   A. 耻骨联合上方可触及胎臀
   B. 宫底部触及圆而硬的胎头
   C. 自觉肋下圆硬的胎头
   D. 肛查可触及胎臀、胎足、胎膝

E. 衔接后胎心听诊脐上最清楚

二、A2 型题

（每一道试题是以一个小案例出现，其下面有 A、B、C、D、E 五个备选答案，请从中选择一个最佳答案）

1. 患者，女，26 岁。妊娠 30 周，B 超显示胎儿臀位，护士应指导孕妇
   A. 30 周前膝胸卧位纠正胎位
   B. 30 周后行膝胸卧位纠正胎位
   C. 胎位异常者于 30 周后多能自行转为头先露
   D. 30 周后行内转胎位术纠正胎位
   E. 30 周后行屈膝仰卧位纠正胎位
2. 某初孕妇，32 岁，妊娠 38 周。腹部触诊：宫底可触及圆而硬的胎儿部分，腹部右侧凹凸不平，左侧相对平坦。胎心音脐上左侧听的最清楚。该孕妇胎儿胎位可能是
   A. 枕左前位
   B. 枕右前位
   C. 骶左前位
   D. 骶右前位
   E. 肩右前位
3. 孕妇，30 岁。妊娠 38 周，第一胎。规律性腹痛 3 小时入院待产。胎方位为单臀位，估计胎儿重 3000g，骨盆外测量正常。护士对患者家属解释，臀位最易发生的并发症是
   A. 新生儿窒息
   B. 胎膜早破，脐带脱垂
   C. 产后出血
   D. 胎盘植入
   E. 宫颈裂伤

参考答案与解析

【参考答案】

一、A1 型题

1. A　2. A　3. B　4. B　5. B　6. E

二、A2 型题

1. B　2. C　3. B

【解析】

扫码查看

相关内容

第二十节　产后出血患者的护理

历年高频考点

考点 1：产后出血指胎儿娩出后 24 小时内出血量>500ml 者，为首位产妇死因，多发生于产后 2 小时内。

考点 2：产后出血的病因。①宫缩乏力：最常见，胎盘剥离延缓，胎盘剥离后出血不止，可自凝。查体子宫软，轮廓不清。按摩子宫、宫缩剂可有效止血。②软产道裂伤：胎儿娩出后立即流血，血鲜红，能自凝，有血肿者会有坠胀感，应立即检查，及时修补。③胎盘因素：胎盘娩出延缓伴大量流血，应助娩胎盘胎膜。④凝血功能障碍：持续性阴道流血，血液不凝，伴全身出血倾向，止血困难。应纠正凝血障碍。

经典习题演练

一、A1 型题

（每一道试题下面有 A、B、C、D、E 五个备选答案，请从中选择一个最佳答案）

1. 下述哪项不是产后出血的病因
   A. 胎盘滞留
   B. 产后宫缩乏力
   C. 凝血功能障碍

D. 软产道裂伤
E. 胎儿窘迫

2. 导致产后出血首位的原因为
A. 胎盘残留
B. 胎盘粘连
C. 宫缩乏力
D. 宫颈撕裂
E. 凝血功能障碍

二、A2 型题

（每一道试题是以一个小案例出现，其下面有 A、B、C、D、E 五个备选答案，请从中选择一个最佳答案）

1. 某孕妇，双胎妊娠，产后阴道持续出血，24 小时出血量达 600ml。检查子宫软，按摩后子宫变硬，阴道流血减少。该产妇产后出血的最可能原因是
A. 宫缩乏力
B. 胎盘残留
C. 软产道裂伤
D. 凝血功能障碍
E. 胎膜残留

2. 患者，女。宫内妊娠 38 周，G_1P_0，宫缩强，胎儿在宫缩期迅速娩出，婴儿体重 4100g，总产程为 3 小时 40 分钟。产后有较多的持续性阴道流血，色鲜红，能凝固，出血原因最可能是
A. 胎盘剥离不全
B. 胎盘植入
C. 产后宫缩乏力
D. 凝血功能障碍
E. 软产道损伤

3. 某产妇，28 岁。自然分娩一女婴，产后 3 小时出血约 800ml。为处理产后出血，使用宫腔填塞纱布条的情形是
A. 软产道裂伤
B. 胎盘因素导致的产后出血
C. 凝血功能障碍
D. 子宫全部松弛无力，缺乏输血条件，病情危急时
E. 按摩子宫无效时

4. 某产妇，自然分娩一女婴，产后阴道持续出血，胎儿娩出后 24 小时出血量达 800ml。检查子宫软，按摩后子宫变硬，阴道流血减少，该产妇诊断为产后出血。该产妇最不可能出现的护理问题是
A. 有组织灌注量改变的危险
B. 有感染的危险
C. 疲乏
D. 有受伤的危险
E. 焦虑

参考答案与解析

【参考答案】

一、A1 型题

1. E　2. C

二、A2 型题

1. A　2. E　3. D　4. D

【解析】

扫码查看
相关内容

第二十一节　羊水栓塞患者的护理

历年高频考点

考点 1：羊水栓塞的病因。①羊水进入正常宫颈内静脉：见于宫缩过强、经产妇、急产、缩宫素加强宫缩时。②羊水进入损伤之血管：见于前置胎盘、子宫破裂、剖宫产术、胎盘边缘血窦破裂、胎盘早剥、羊水穿刺。

考点 2：临床表现。起病急骤、来势凶险，多发生于分娩过程中出现心肺衰竭、休克而使患者死亡。病变进展阶段：心肺衰竭和休克；DIC 引起的出血急性肾衰竭。

考点 3：预防。加强产前教育，注意诱因，严密

监测产程，正确使用缩宫素，人工破膜宜在宫缩间歇期，高位小孔控制流速。

经典习题演练

一、A1 型题

（每一道试题下面有 A、B、C、D、E 五个备选答案，请从中选择一个最佳答案）

1. 关于羊水栓塞的预防，下列正确的是
   A. 人工破膜应在子宫收缩间歇期进行
   B. 羊水栓塞多见于子宫收缩乏力的产妇
   C. 宫缩过强者不应给予减弱宫缩的药物以免阻碍产程进展
   D. 中期妊娠羊膜腔穿刺引产术不容易发生羊水栓塞
   E. 中期引产钳刮术时应先注射缩宫素后破膜再钳刮
2. 为预防产妇发生羊水栓塞，下列护理措施不正确的是
   A. 宫缩时人工破膜
   B. 严密观察产程进展
   C. 使用缩宫素时防止宫缩过强
   D. 帮助产妇消除思想顾虑
   E. 注意产妇有无胸痛、烦躁、寒战等表现
3. 关于羊水栓塞，正确的是
   A. 羊水进入胎儿体循环
   B. 羊水进入胎儿肺循环
   C. 羊水进入母体血液循环
   D. 羊水进入胎儿呼吸系统
   E. 羊水进入胎盘血液循环

二、A2 型题

（每一道试题是以一个小案例出现，其下面有 A、B、C、D、E 五个备选答案，请从中选择一个最佳答案）

患者，女，26 岁。孕期常规检查无异常，第二产程破膜后突然出现呛咳、烦躁、呼吸困难，随即昏迷，血压 50/30mmHg。该患者休克的可能原因是
A. 子宫破裂
B. 胎盘早剥
C. 产时子痫
D. 羊水栓塞
E. 胎儿窘迫

参考答案与解析

【参考答案】

一、A1 型题

1. A　2. A　3. C

二、A2 型题

D

【解析】

扫码查看
相关内容

第二十二节　子宫破裂患者的护理

历年高频考点

考点 1：先兆子宫破裂。①原因：多见于梗阻性难产，近年以瘢痕子宫最常见。②表现：子宫形成病理性缩复环、下腹部压痛、胎心率异常及血尿。③急救：停用宫缩剂及一切刺激，抑制宫缩+剖宫产准备。

考点 2：子宫破裂。①表现：突发下腹部撕裂样疼痛→腹痛暂时缓解→全腹持续性疼痛，伴失血性休克 。②急救：纠正休克+剖腹探查手术准备。

经典习题演练

A1 型题

（每一道试题下面有 A、B、C、D、E 五个备选答案，请从中选择一个最佳答案）

1. 先兆子宫破裂的主要表现为
   A. 休克
   B. 突然感到剧烈腹痛
   C. 病理性缩复环
   D. 宫颈口不继续扩张
   E. 胎心音消失
2. 分娩期产妇一旦发现先兆子宫破裂，首选的护理措施是
   A. 抗休克，静脉输液、输血
   B. 停止一切操作，抑制宫缩
   C. 行阴道助产，尽快结束分娩
   D. 用大量抗生素预防感染
   E. 安置产妇头高足低位
3. 不属于先兆子宫破裂的临床表现的为
   A. 子宫收缩力强
   B. 子宫病理性缩复环
   C. 子宫下段压痛
   D. 胎心音 100 次/分
   E. 腹壁下清楚触及胎儿肢体
4. 出现子宫破裂时应立即用
   A. 哌替啶
   B. 钙剂
   C. 硫酸镁
   D. 地塞米松
   E. 缩宫素

参考答案与解析

【参考答案】

A1 型题

1. C　2. B　3. E　4. A

【解析】

扫码查看
相关内容

第二十三节　产褥感染患者的护理

历年高频考点

考点 1：产褥感染，指分娩时及产褥期生殖道受病原体侵袭引起局部或全身炎症变化。多为需氧菌和厌氧菌混合感染，以厌氧菌占优势。

考点 2：临床表现。①以子宫内膜炎最为常见，发热、寒战，下腹部疼痛，恶露有异味等。②下肢血栓性静脉炎：多见于产后 1～2 周，反复发作寒战、弛张热，持续数周。下肢高度肿胀，剧烈疼痛，称为股白肿。

考点 3：护理措施。采取半卧位，促进恶露引流，炎症局限，防止感染扩散。下肢血栓性静脉炎者需抬高患肢，局部保暖并给予热敷以促进血液循环减轻肿胀。

经典习题演练

一、A1 型题

（每一道试题下面有 A、B、C、D、E 五个备选答案，请从中选择一个最佳答案）

1. 产褥感染最常见的病变是
   A. 急性输卵管炎

B. 急性子宫内膜炎
C. 急性盆腔结缔组织炎
D. 盆腔腹膜炎
E. 血栓性下肢静脉炎

2. 关于产褥感染的防治，下述不妥的是
A. 加强孕期保健
B. 产时尽量少做肛查
C. 产前、产时常规用抗生素
D. 产褥期保持外阴清洁
E. 掌握阴道检查适应证

3. 关于产褥感染的护理，下述不妥的是
A. 产妇取平卧位
B. 进行床边隔离
C. 高热患者可物理降温
D. 产妇出院后严格消毒所用卧具和用具
E. 产妇体温达 38℃时，应暂停哺乳

4. 关于产褥感染的护理措施，错误的叙述是
A. 保证足够液体摄入
B. 每 4 小时测体温 1 次
C. 给予高蛋白饮食
D. 产妇取平卧臀部抬高位
E. 遵医嘱使用广谱抗生素

二、A2 型题

（每一道试题是以一个小案例出现，其下面有 A、B、C、D、E 五个备选答案，请从中选择一个最佳答案）

1. 患者，女，28 岁。足月产后 3 天，出现下腹痛，体温不高，恶露多，有臭味，子宫底脐上 1 指，子宫体软。考虑其最可能患了
A. 子宫内膜炎
B. 子宫肌炎
C. 盆腔结缔组织炎
D. 急性输卵管炎
E. 腹膜炎

2. 某产妇，31 岁。产后 2 周，下肢肿胀、疼痛，皮肤紧张、发白。该产妇可能发生的产后并发症是
A. 产后贫血
B. 产后下肢血栓性静脉炎
C. 产后高血压
D. 产后心脏病
E. 产后糖尿病

参考答案与解析

【参考答案】

一、A1 型题

1. B　2. C　3. A　4. D

二、A2 型题

1. A　2. B

【解析】

扫码查看
相关内容

第二十四节　晚期产后出血患者的护理

历年高频考点

考点 1：晚期产后出血指分娩 24 小时后，在产褥期内发生的子宫大量出血。以产后 1~2 周发病最常见。

考点 2：胎盘、胎膜残留，是晚期产后出血最常见的原因，多发生于产后 10 天左右，表现为血性恶露持续时间延长，子宫复旧不全。

考点 3：子宫胎盘附着面感染或复旧不全。多发于产后 2 周左右，表现突然大量阴道流血，子宫大而软，宫口松弛。

考点 4：剖宫产术后切口裂开。多发于术后 2~3 周，出现大量阴道流血，甚至休克 。

经典习题演练

一、A1 型题

（每一道试题下面有 A、B、C、D、E 五个备选答案，请从中选择一个最佳答案）

1. 发生晚期产后出血最多的时间为
   A. 产后 12 小时
   B. 产后 3~5 天
   C. 产后 1~2 周
   D. 产后 4~6 周
   E. 产后 6~8 周
2. 产后晚期出血好发于
   A. 1~2 周
   B. 4 小时
   C. 48 小时
   D. 3~4 周
   E. 6~8 周

二、A2 型题

（每一道试题是以一个小案例出现，其下面有 A、B、C、D、E 五个备选答案，请从中选择一个最佳答案）

1. 某产妇，29 岁。产后 10 天，血性恶露持续一周后，反复阴道流血，导致该患者晚期产后出血最可能的原因是
   A. 子宫复旧不全
   B. 子宫胎盘附着面感染
   C. 蜕膜残留
   D. 剖宫产术后子宫伤口裂开
   E. 胎盘、胎膜残留
2. 某产妇在家中自然分娩，现产后 6 天，突然阴道大量出血，急诊入院。查体：呼吸 22 次/分，脉搏 98 次/分，血压 75/50mmHg，面色苍白。诊断为晚期产后出血。正确的护理措施是
   A. 迅速按摩子宫
   B. 静脉滴注抗生素
   C. 嘱患者半卧位
   D. 迅速建立静脉通道
   E. 立即气管插管加压给氧
3. 初产妇，26 岁。10 天前经阴道分娩，产后血性恶露持续时间长，无异味。突然出血增多 1 天，无寒战、高热。查体：子宫如妊娠 3 个月大小，质软，压痛不明显，宫口松，能容 2 指。其阴道流血最可能的原因是
   A. 子宫脱垂
   B. 子宫内膜炎
   C. 子宫颈裂伤
   D. 蜕膜残留
   E. 胎盘、胎膜残留
4. 患者，女，25 岁。顺产一女婴 48 小时后突然出现大量阴道流血。检查发现宫口松弛，可触及残留组织。首先考虑的是
   A. 晚期产后出血
   B. 急性子宫内膜炎
   C. 急性盆腔结缔组织炎
   D. 软产道裂伤
   E. 产褥感染

参考答案与解析

【参考答案】

一、A1 型题

1. C　2. A

二、A2 型题

1. E　2. D　3. E　4. A

【解析】

扫码查看
相关内容

第八章 新生儿和新生儿疾病的护理

第一节 正常新生儿的护理

历年高频考点

考点1：足月儿指胎龄满37周至未满42周的新生儿，外生殖器发育完全，足纹遍及整个足底。

考点2：母乳能够提供6个月以内孩子生长发育所需的营养，鼓励早开奶，实行母婴同室，鼓励按需哺乳。

考点3：新生儿应每天沐浴，检查室温在26~28℃以上，关闭门窗，水温39~41℃。

考点4：新生儿沐浴后，用消毒干棉签蘸干脐窝里的水及分泌物，再以棉签蘸75%乙醇溶液消毒脐带残端、脐轮和脐窝。

考点5：分娩室室温应该在26~28℃，母婴同室保持室温在22~24℃为宜。

经典习题演练

一、A1型题

（每一道试题下面有A、B、C、D、E五个备选答案，请从中选择一个最佳答案）

1. 新生儿出生后开始吸吮母乳的最佳时间为产后
   A. 30分钟内
   B. 40分钟内
   C. 50分钟内
   D. 60分钟内
   E. 70分钟内
2. 新生儿沐浴的水温应保持在
   A. 35~37℃
   B. 39~41℃
   C. 41~43℃
   D. 44~47℃
   E. 48~51℃
3. 关于牛奶与母乳成分的比较，对牛奶的叙述正确的是
   A. 乳糖含量高于母乳
   B. 含不饱和脂肪酸多
   C. 矿物质含量少于母乳
   D. 铁含量少，吸收率高
   E. 蛋白质含量高，以酪蛋白为主
4. 新生儿生理性体重下降的恢复时间为出生后
   A. 3天左右
   B. 5天左右
   C. 10天左右
   D. 15天左右
   E. 20天左右

二、A2型题

（每一道试题是以一个小案例出现，其下面有A、B、C、D、E五个备选答案，请从中选择一个最佳答案）

1. 新生儿，女，4天。洗澡时发现其两乳腺均有蚕豆大小肿块，并有少量白色液体渗出。下列措施正确的是
   A. 手术切除
   B. 用手挤出液体
   C. 加压包扎
   D. 应用抗生素
   E. 无须处理
2. 新生儿，女，5天。食欲及精神较好，母亲在给其换尿布时发现其会阴部有血性分泌物。属于
   A. 生理现象
   B. 肉眼血尿
   C. 尿道出血
   D. 回肠出血
   E. 直肠出血
3. 某健康足月新生儿生后2天，对其脐部的护理，错误的是
   A. 勤换尿布

B. 脐部保持清洁、干燥
C. 接触新生儿前后要洗手
D. 严格执行无菌操作技术
E. 用3%过氧化氢液清洗脐部

4. 某社区卫生保健机构要求对所服务区域的新生儿进行家访，走访了5个新生儿，这些新生儿均为足月出生，均为女婴，日龄不同，分别为出生15天、20天、21天、27天，以下属于正常生理现象，无须指导新生儿家长预防或加以进一步处理的是
A. 出生21天皮肤黄疸
B. 出生10天面部有粟粒疹
C. 出生15天面部有粟粒疹
D. 出生27天面部有粟粒疹
E. 出生21天有“马牙”

参考答案与解析

【参考答案】

一、A1型题

1. A　2. B　3. E　4. C

二、A2型题

1. E　2. A　3. E　4. E

【解析】

扫码查看
相关内容

第二节　早产儿的护理

历年高频考点

考点1：早产儿外生殖器未发育完全，足底纹理少。早产儿室内温度应保持在24~26℃，相对湿度55%~65%。早产儿体重小于2.0kg者，应尽早置于婴儿培养箱保暖，体重越轻箱温应越高。每日测体温6次，维持体温在36.5~37.0℃。

考点2：早产儿呼吸中枢不健全，易发生缺氧和呼吸暂停。有缺氧症状者给予氧气吸入，经皮血氧饱和度维持在85%~93%，吸氧时间不宜过长，防止发生氧中毒。

考点3：新生儿和早产儿易缺乏维生素K依赖凝血因子，出生后应肌内注射维生素K_1，连用3日，预防出血症。

考点4：早产儿免疫功能不健全，应加强口腔、皮肤及脐部的护理，脐部未脱落者，可采用分段沐浴，沐浴后，用安尔碘或2.5%碘酊和75%乙醇消毒局部皮肤，保持脐部皮肤清洁、干燥。

经典习题演练

一、A1型题

（每一道试题下面有A、B、C、D、E五个备选答案，请从中选择一个最佳答案）

1. 为预防新生儿出血，维生素K_1的正确使用方法是
A. 口服，连用3天
B. 口服，连用5天
C. 肌内注射，连用3天
D. 肌内注射，连用5天
E. 肌内注射，连用7天

2. 早产儿护理中不妥的是
A. 预防窒息
B. 及早输液输血
C. 预防感染
D. 合理营养
E. 注意保暖

二、A2型题

（每一道试题是以一个小案例出现，其下面有A、B、C、D、E五个备选答案，请从中选择一个最佳答案）

1. 患儿，女，15天。母乳喂养，每天8~10次，体

重3.2kg。家长询问小儿室内应保持的湿度，护士告知正确的是

A. 30%~40%

B. 40%~50%

C. 55%~65%

D. 65%~70%

E. 70%以上

2. 患儿，女，15天。早产儿，母乳喂养，每天8~10次，体重3.2kg。家长询问小儿室内应保持的温度，护士告知正确的是

A. 16~18℃

B. 20~22℃

C. 22~24℃

D. 24~26℃

E. 28℃

3. 患儿，女，出生8小时。对婴儿提供的护理措施，下列说法不正确的是

A. 入室后了解Apgar评分情况

B. 观察排尿、排胎便时间

C. 持续仰卧位，颈部前屈

D. 密切观察呼吸和面色

E. 选择母乳喂养

4. 患儿，男，32周早产。体重1450g，体温不升，呼吸50次/分，血氧饱和度95%，胎脂较多。护士首先应采取的护理措施是

A. 将患儿置于暖箱中

B. 给予鼻导管低流量吸氧

C. 立即擦净胎脂

D. 接种卡介苗

E. 立即向患儿家长进行入院宣教

5. 一婴儿34周出生，体重1.3kg，病房内的温度应该为

A. 18~20℃

B. 20~22℃

C. 22~24℃

D. 24~26℃

E. 28~30℃

6. 某早产儿，生后2天，胎龄34周。因发绀给予氧气吸入。为预防其氧中毒，正确的做法是

A. 维持动脉血氧分压在80~90mmHg

B. 维持经皮血氧饱和度在85%~93%

C. 连续吸氧时间不超过7天

D. 吸氧浓度在70%~80%

E. 给予机械正压通气

参考答案与解析

【参考答案】

一、A1型题

1. C 2. B

二、A2型题

1. C 2. D 3. C 4. A 5. D 6. B

【解析】

扫码查看

相关内容

第三节 新生儿窒息的护理

历年高频考点

考点1：新生儿窒息是指胎儿娩出后1分钟，仅有心跳而无呼吸或未建立规律呼吸的缺氧状态，为新生儿死亡及伤残的主要原因之一。

考点2：根据窒息程度分轻度窒息和重度窒息，以Apgar评分作为其指标。①轻度（青紫）窒息：Apgar评分4~7分。新生儿面部与全身皮肤呈青紫色；呼吸表浅或不规律；心跳规则且有力，心率减慢（80~120次/分）；对外界刺激有反应；喉反射存在；肌张力好；四肢稍屈。②重度（苍白）窒息：Apgar评分0~3分。新生儿皮肤苍白，口唇暗紫；无呼吸或仅有喘息样微弱呼吸；心跳不规则；心率<80次/分，且弱；对外界刺激无反应；喉反射消失；肌张力松弛。如果不及时抢救可致死亡。

考点3：新生儿窒息时应在30~32℃的抢救床上

进行抢救，按 ABCDE 程序进行复苏，即首要的措施是清理呼吸道。

经典习题演练

一、A1 型题

（每一道试题下面有 A、B、C、D、E 五个备选答案，请从中选择一个最佳答案）

1. 新生儿出生后进行 Apgar 评分的评价指标不包括
   A. 皮肤颜色
   B. 角膜反射
   C. 心率
   D. 呼吸
   E. 肌张力
2. 新生儿青紫窒息的临床表现，错误的是
   A. 皮肤苍白，口唇青紫
   B. 呼吸浅或不规则
   C. 心率 80～120 次/分
   D. 肌张力好
   E. 对外界刺激有反应
3. 有关新生儿窒息，下述正确的是
   A. 胎儿只有心跳无呼吸称新生儿窒息
   B. 产时使用麻醉剂不可能造成新生儿窒息
   C. 青紫窒息为重度窒息
   D. 苍白窒息为轻度窒息
   E. 苍白窒息，全身皮肤苍白，仅口唇呈暗紫色

二、A2 型题

（每一道试题是以一个小案例出现，其下面有 A、B、C、D、E 五个备选答案，请从中选择一个最佳答案）

1. 患儿，女，足月儿，出生后 1 分钟评估患儿情况：躯干皮肤色红，四肢较紫、心率 120 次/分、哭声响亮、肌张力好，呼吸 45 次/分。该足月儿最终的 Apgar 评分是
   A. 6 分
   B. 7 分
   C. 8 分
   D. 9 分
   E. 10 分
2. 某新生儿出生时无呼吸，心率<90 次/分，全身苍白，四肢瘫软，经清理呼吸道后的下一步抢救措施是
   A. 药物治疗
   B. 胸外按压
   C. 保暖
   D. 建立呼吸，增加通气
   E. 建立静脉通道
3. 新生儿，滞产，产后出现呼吸不规则，肌张力及喉反射尚好。该新生儿发生了
   A. 新生儿窒息
   B. 新生儿缺氧缺血性脑病
   C. 新生儿颅内出血
   D. 新生儿低钙血症
   E. 新生儿寒冷损伤综合征

参考答案与解析

【参考答案】

一、A1 型题

1. B　2. A　3. E

二、A2 型题

1. D　2. D　3. A

【解析】

扫码查看
相关内容

第四节 新生儿缺氧缺血性脑病的护理

历年高频考点

考点1：新生儿缺氧缺血性脑病常见的主要表现为意识改变及肌张力变化。轻度表现为兴奋、激惹，原始反射如拥抱反射活跃；重度表现为意识不清，昏迷状态，拥抱、吸吮反射消失。

考点2：新生儿缺氧缺血性脑病的辅助检查采用CT扫描，最适合的检查时间为出生后2~5天。

考点3：新生儿缺氧缺血性脑病控制惊厥首选苯巴比妥钠，亚低温治疗使患者的体温保持在32~34℃范围内。体温监测主要通过肛温的监测来实现，应保持患儿的肛温在34~35℃。

经典习题演练

一、A1型题

（每一道试题下面有A、B、C、D、E五个备选答案，请从中选择一个最佳答案）

新生儿出生时存在，以后逐渐消失的神经反射是

A. 角膜反射
B. 拥抱反射
C. 结膜反射
D. 瞳孔反射
E. 吞咽反射

二、A2型题

（每一道试题是以一个小案例出现，其下面有A、B、C、D、E五个备选答案，请从中选择一个最佳答案）

某胎龄39周的新生儿，因围生期窒息出现嗜睡、肌张力低下，拥抱、吸吮反射减弱，诊断为新生儿缺血缺氧性脑病，进行亚低温（头部降温）治疗，此时，护士应该持续监测的是

A. 环境温度
B. 灯箱温度
C. 腋下温度
D. 肛门温度
E. 头罩温度

三、A3/A4型题

（每个案例下设若干道试题。请根据试题所提供的信息，在每一道试题下面的A、B、C、D、E五个备选答案中选择一个最佳答案）

（1~3题共用题干）

早产儿，男，日龄1天。有窒息史，主要表现嗜睡、反应差、肌力低。查体：前囟张力稍高，拥抱、吸吮反射减弱。初步诊断：新生儿缺氧缺血性脑病。

1. 可能出现脑损伤的部位是

A. 大脑皮质
B. 大脑前脚
C. 大脑基底节
D. 大脑矢状窦
E. 脑室周围白质

2. 欲行CT检查，最适合的检查时间为

A. 出生后1~6天
B. 出生后2~5天
C. 出生后1周左右
D. 出生后10天左右
E. 出生后2周左右

3. 该患儿病情平稳后，促进脑功能恢复的护理是

A. 固定肢体在功能位
B. 维持氧饱和度的稳定
C. 保证足够的热量供给
D. 减少探视次数
E. 动作训练和感知刺激的干预措施

参考答案与解析

【参考答案】

一、A1 型题

B

二、A2 型题

D

三、A3/A4 型题

1. E　2. B　3. E

【解析】

扫码查看
相关内容

第五节　新生儿颅内出血的护理

历年高频考点

考点 1：新生儿颅内出血是新生儿期最严重的脑损伤性疾病。主要是因缺氧、早产、外伤引起，以早产儿多见，病死率高，存活者常留有神经系统后遗症。

考点 2：颅内出血新生儿所有护理操作与治疗应尽量集中进行，动作要轻、稳、准，以减少对患儿移动和刺激，防止加重颅内出血。

经典习题演练

A1 型题

（每一道试题下面有 A、B、C、D、E 五个备选答案，请从中选择一个最佳答案）

1. 对新生儿颅内出血的护理，下列错误的是
   A. 保持安静，避免各种惊扰
   B. 头肩部抬高 15°～30°，以减轻脑水肿
   C. 注意保暖，必要时给氧
   D. 经常翻身，防止肺部淤血
   E. 喂乳时应卧在床上，不要抱起患儿
2. 不属于新生儿颅内出血病情观察的主要内容的是
   A. 神志状态
   B. 瞳孔大小
   C. 囟门状态
   D. 各种反射
   E. 饮食情况

参考答案与解析

【参考答案】

A1 型题

1. D　2. E

【解析】

扫码查看
相关内容

第六节　新生儿黄疸的护理

历年高频考点

考点 1：新生儿生理性黄疸。出生后 2~3 天全身皮肤发黄，5~7 天达到高峰，患儿的体温、体重、食欲及大小便均正常，可自行痊愈。应尽早开始喂养，促进胎便排出。

考点 2：病理性黄疸多发生在出生后 24 小时内并迅速加重，黄疸持续时间过长或黄疸退而复现。

考点 3：当血清胆红素 > 342μmol/L（20mg/dl）可引起胆红素脑病（核黄疸）。患儿出现精神反应差，食欲缺乏，拒乳，以后出现尖叫、凝视、角弓反张甚至抽搐等症状。

经典习题演练

一、A1 型题

（每一道试题下面有 A、B、C、D、E 五个备选答案，请从中选择一个最佳答案）

1. 关于生理性黄疸描述错误的是
   A. 出生后 2~3 天开始出现黄疸
   B. 表现为食欲缺乏，哭声低弱
   C. 一般 7~14 天自然消退
   D. 早产儿可延迟 3 周消退
   E. 血清胆红素浓度<205. 2μmol/L
2. 新生儿生理性黄疸应给予
   A. 蓝光照射
   B. 输入血浆
   C. 输入清蛋白
   D. 口服葡萄糖水
   E. 口服苯巴比妥钠
3. 新生儿病理性黄疸的特点是每日血清胆红素上升超过
   A. 26μmol/L（1. 5mg/dl）
   B. 43μmol/L（2. 5mg/dl）
   C. 60μmol/L（3. 5mg/dl）
   D. 85μmol/L（5mg/dl）
   E. 205. 2μmol/L（12mg/dl）
4. 关于光照疗法的操作方法，错误的叙述是
   A. 每 4 小时翻身 1 次
   B. 光疗同时补充核黄素
   C. 体温高于 38. 5℃应暂停光疗
   D. 2~4 小时测量体温 1 次
   E. 遮光物品遮盖患儿会阴部及眼部

二、A2 型题

（每一道试题是以一个小案例出现，其下面有 A、B、C、D、E 五个备选答案，请从中选择一个最佳答案）

1. 患儿，女，生后 7 天。近日来，巩膜、皮肤黄染明显，来医院就诊。查体：T 36. 8℃、P 132 次/分、R 24 次/分，精神、食欲及大小便均正常。其黄疸可能是
   A. 病理性黄疸
   B. 生理性黄疸
   C. 胆道闭锁
   D. 新生儿脐炎
   E. 新生儿败血症
2. 新生儿，生后 10 小时。发现皮肤、黏膜及巩膜黄染，精神差，查血清胆红素 155μmol/L，其他未见异常。护士考虑该患儿最可能的原因是
   A. 生理性黄疸
   B. 先天性胆管阻塞
   C. 颅内出血
   D. 败血症
   E. 溶血症
3. 患儿，女，生后 7 天。近日来，皮肤发黄明显，来医院就诊。查体：T 36. 8℃、P 132 次/分、R 24 次/分。食欲及大小便均正常。诊断生理性黄疸。正确指导是
   A. 给予清蛋白注射液
   B. 给予光照疗法
   C. 多晒太阳，减轻黄疸
   D. 注意保暖，多穿衣服
   E. 增加喂养次数，促进胎便排出
4. 新生儿，男，生后 1 天。体重 3200g，皮肤巩膜发黄，给予蓝光疗法，对于蓝光疗法的护理措施，不妥的是

A. 暴露全身皮肤
B. 入箱前剪短指甲
C. 双眼戴遮光眼罩
D. 男婴注意保护阴囊
E. 单面照射每 4 小时翻身 1 次

5. 某新生儿出生 5 天，面部黄染，血清胆红素 171μmol/L，吃奶好，大小便正常，家属询问出现黄疸的原因，护士正确的回答是
A. 生理性黄疸
B. 新生儿肝炎
C. 新生儿败血症
D. 新生儿溶血症
E. 新生儿胆道闭锁

三、A3/A4 型题

（每个案例下设若干道试题。请根据试题所提供的信息，在每一道试题下面的 A、B、C、D、E 五个备选答案中选择一个最佳答案）

（1～2 题共用题干）

新生儿，男，生后 3 天。皮肤、巩膜出现黄染，精神、食欲尚好，大便黄色糊状。查血清胆红素浓度 128μmol/L，血常规无异常，患儿血型为 O 型，其母为 B 型。

1. 该男婴最可能是
A. 溶血性黄疸
B. 阻塞性黄疸
C. 先天性黄疸
D. 肝细胞性黄疸
E. 生理性黄疸

2. 此时最佳的处理措施是
A. 给予肝酶诱导剂
B. 立即蓝光照射
C. 观察黄疸变化
D. 给保肝药物
E. 输清蛋白

参考答案与解析

【参考答案】

一、A1 型题
1. B　2. D　3. D　4. A

二、A2 型题
1. B　2. A　3. E　4. E　5. A

三、A3/A4 型题
1. E　2. C

【解析】

扫码查看
相关内容

第七节　新生儿寒冷损伤综合征的护理

历年高频考点

考点 1：新生儿寒冷损伤综合征患儿体温常低于 35℃，重者患儿低于 30℃。硬肿发生顺序依次为：下肢—臀部—面颊—上肢—全身，严重者可导致肺出血、循环和呼吸衰竭及急性肾衰竭等多脏器损害，合并弥散性血管内凝血而危及生命。

考点 2：复温是新生儿寒冷损伤综合征治疗护理的关键措施，复温的原则是循序渐进，逐步复温。如肛温>30℃，轻、中度硬肿症的患儿可放入 30℃ 暖箱中，6～12 小时恢复正常体温；肛温<30℃ 的重度硬肿症患儿，先将患儿置于比肛温高 1～2℃ 的暖箱中，于 12～24 小时恢复正常体温。

经典习题演练

一、A1 型题

（每一道试题下面有 A、B、C、D、E 五个备选答案，请从中选择一个最佳答案）

1. 新生儿寒冷损伤综合征皮肤硬肿发生的顺序是
A. 下肢—臀部—面颊—上肢—全身

B. 臀部—面颊—下肢—上肢—全身
C. 上肢—臀部—面颊—下肢—全身
D. 面颊—臀部—上肢—下肢—全身
E. 面颊—下肢—臀部—上肢—全身

2. 新生儿寒冷损伤综合征患儿硬肿最早出现的部位是
A. 上肢
B. 面颊
C. 臀部
D. 躯干
E. 小腿

3. 新生儿寒冷损伤综合征治疗的关键是
A. 皮肤保护
B. 预防感染
C. 保暖复温
D. 营养充足
E. 对症治疗

二、A2 型题

（每一道试题是以一个小案例出现，其下面有 A、B、C、D、E 五个备选答案，请从中选择一个最佳答案）

1. 患儿，男，早产儿，胎龄 36 周，出生后 5 天。2 日来发现患儿不哭，拒乳、反应低下。体温 30℃，双面颊、肩部、臀部、下腹部、大腿及小腿外侧皮肤发硬，按之如橡皮样，属重度新生儿寒冷损伤综合征。其损伤的面积为
A. 5%~10%
B. 10%~15%
C. 20%~30%
D. 30%~40%
E. 大于 50%

2. 患儿，女，出生 4 天。诊断为新生儿硬肿症。下列处理措施不妥的是
A. 供给足够液体和热量
B. 尽量减少肌内注射
C. 应快速复温
D. 积极治疗原发病及并发症
E. 注意有无出血倾向

3. 患儿，女，早产儿，胎龄 32 周，出生后 6 天。近 3 日患儿哭声减弱，活动减少，拒乳、反应低下。体温 34℃，双面颊、肩部、臀部、下腹部、大腿及小腿外侧皮肤发硬，按之如橡皮样，属重度新生儿寒冷损伤综合征。恢复正常体温需要的时间是
A. 1~2 小时
B. 2.4 小时
C. 4~8 小时
D. 6~12 小时
E. 12~24 小时

4. 某男婴，胎龄 35 周，出生 10 天。因低体温、反应差、拒乳、尿少、双小腿外侧皮下脂肪变硬入院。该患儿最关键的护理措施是
A. 维持有效呼吸
B. 遵医嘱用药
C. 合理喂养
D. 积极复温
E. 预防感染

三、A3/A4 型题

（每个案例下设若干道试题。请根据试题所提供的信息，在每一道试题下面的 A、B、C、D、E 五个备选答案中选择一个最佳答案）

（1~2 题共用题干）

新生儿，女，出生第 5 天。因全身冰冷，拒乳 24 小时入院。查体：T 35℃，反应差，皮肤呈暗红色，心音低钝，双小腿皮肤如硬橡皮样，脐带已脱落。

1. 最可能的诊断是
A. 新生儿水肿
B. 新生儿红斑
C. 新生儿寒冷损伤综合征
D. 新生儿败血症
E. 新生儿皮下坏疽

2. 应首先采取的护理措施是
A. 指导母乳喂养
B. 复温
C. 加强脐部护理
D. 给氧气吸入
E. 遵医嘱用抗生素

参考答案与解析

【参考答案】

一、A1 型题

1. A 2. E 3. C

二、A2 型题

1. E 2. C 3. D 4. D

三、A3/A4 型题

1. C 2. B

【解析】

扫码查看
相关内容

第八节 新生儿脐炎的护理

历年高频考点

考点 1：新生儿脐炎常见的病原菌是金黄色葡萄球菌。

考点 2：表现为脐周皮肤明显红肿发硬，脓性分泌物多。轻者可用安尔碘或 0.5%碘伏及 75%乙醇清洗消毒；重度感染者，遵医嘱应用对金黄色葡萄球菌敏感的抗生素。

经典习题演练

A2 型题

（每一道试题是以一个小案例出现，其下面有 A、B、C、D、E 五个备选答案，请从中选择一个最佳答案）

1. 患儿，女，足月儿，生后 5 天。母乳喂养。因出生第 3 天食奶量明显减少，第 4 天皮肤出现黄染而就诊。查体：体温 37.8℃，脐部周围皮肤红肿，诊断为新生儿脐炎。此疾病最常见的病原菌是
   A. 大肠埃希菌
   B. 铜绿假单胞菌
   C. 溶血性链球菌
   D. 金黄色葡萄球菌
   E. 表皮葡萄球菌
2. 患儿，女，出生 4 天。母乳喂养。因出生第 3 天食奶量明显减少，第 4 天皮肤出现黄染而就诊。查体：体温 36℃，脐部红肿伴有脓性分泌物。诊断为新生儿脐炎。局部皮肤常用的消毒药物是
   A. 30%乙醇
   B. 95%乙醇
   C. 0.1%新洁尔灭（苯扎溴铵）
   D. 3%过氧化氢
   E. 0.5%碘伏

参考答案与解析

【参考答案】

A2 型题

1. D 2. E

【解析】

扫码查看
相关内容

第九节 新生儿低血糖的护理

历年高频考点

考点1：新生儿全血血糖<2.2mmol/L，应诊断为新生儿低血糖。

考点2：无症状低血糖者，可口服葡萄糖，如无效改为静脉注射；有症状低血糖者，应静脉注射葡萄糖；足月儿3~5mg/（kg·min），早产适于胎龄儿4~6mg/（kg·min），早产小于胎龄儿6~8mg/（kg·min）。

经典习题演练

A3/A4型题

（每个案例下设若干道试题。请根据试题所提供的信息，在每一道试题下面的A、B、C、D、E五个备选答案中选择一个最佳答案）

（1~3题共用题干）

患儿，女，32周早产，小于胎龄儿。生后出现哭声异常，阵发性青紫，肢体抖动。实验室检查：血糖1.7mmol/L。诊断为新生儿低血糖。

1. 新生儿低血糖常见病因是
   A. 足月儿
   B. 巨大儿
   C. 早产儿
   D. 过渡期新生儿
   E. 过期产新生儿
2. 如果患儿不能经口进食，需要静脉补充葡萄糖，其速度是
   A. 1~2mg/（kg·min）
   B. 3~4mg/（kg·min）
   C. 4~5mg/（kg·min）
   D. 6~8mg/（kg·min）
   E. 9~10mg/（kg·min）
3. 输入葡萄糖时，主要的护理措施是
   A. 给予高糖饮食
   B. 给予高蛋白饮食
   C. 监测血糖变化
   D. 防止外伤
   E. 注意保暖

参考答案与解析

【参考答案】

A3/A4型题

1. C　2. D　3. C

【解析】

扫码查看
相关内容

第十节 新生儿低钙血症的护理

历年高频考点

考点1：低钙血症是指血清总钙低于1.87 mmol/L（7mg/dl）或血清游离钙低于0.9mmol/L（3.5mg/dl），常见的原因是新生儿甲状旁腺功能减退，主要表现为神经、肌肉兴奋性增高。

考点2：低钙血症的治疗是遵医嘱静脉缓慢注射或滴注稀释的10%葡萄糖酸钙。如心率低于80

次/分，应暂停注射。如发生葡萄糖酸钙药液外渗，应立即停止注射，给予 25%～50%硫酸镁局部湿敷，以免造成组织坏死。

经典习题演练

一、A1 型题

（每一道试题下面有 A、B、C、D、E 五个备选答案，请从中选择一个最佳答案）

1. 早期低钙血症发生的时间为出生后
   A. 24 小时内
   B. 36 小时内
   C. 48 小时内
   D. 72 小时内
   E. 12 小时内
2. 晚期低钙血症最常见于
   A. 母乳喂养小儿
   B. 混合喂养小儿
   C. 人工牛乳喂养足月儿
   D. 早产儿
   E. 小于胎龄儿
3. 为预防佝偻病，出生后开始口服维生素 D 的时间是
   A. 15 天
   B. 1 个月
   C. 2 个月
   D. 3 个月
   E. 4 个月

二、A2 型题

（每一道试题是以一个小案例出现，其下面有 A、B、C、D、E 五个备选答案，请从中选择一个最佳答案）

某新生儿确诊为低钙血症。医嘱：静脉注射 10%葡萄糖酸钙。护士要注意观察的是
   A. 防止心动过缓，保持心率>80 次/分
   B. 防止心动过缓，保持心率>90 次/分
   C. 防止心动过速，保持心率>100 次/分
   D. 防止心动过速，保持心率<80 次/分
   E. 防止心动过速，保持心率<100 次/分

参考答案与解析

【参考答案】

一、A1 型题

1. D　2. C　3. A

二、A2 型题

A

【解析】

扫码查看
相关内容

第九章　泌尿生殖系统疾病患者的护理

第一节　泌尿系统的解剖生理

历年高频考点

考点：当机体组织缺氧时，肾脏产生红细胞生成激素（EPO）增多，刺激骨髓红系增生、分化，使红细胞数目增多和血红蛋白合成增多。

经典习题演练

一、A1 型题

（每一道试题下面有 A、B、C、D、E 五个备选答案，请从中选择一个最佳答案）

正常成人安静时的双肾血流量约为

A. 600ml/min

B. 700ml/min

C. 800ml/min

D. 900ml/min

E. 1000ml/min

二、A2 型题

（每一道试题是以一个小案例出现，其下面有 A、B、C、D、E 五个备选答案，请从中选择一个最佳答案）

患者，女，60 岁。患老年性阴道炎，该患者询问护士其发病原因，护士告知是直接影响阴道自净作用的激素下降所致。这个激素是

A. 孕激素

B. 雌激素

C. 促性腺素

D. 促卵泡素

E. 促腺激素释放激素

参考答案与解析

【参考答案】

一、A1 型题

E

二、A2 型题

B

【解析】

扫码查看

相关内容

第二节　肾小球肾炎患者的护理

历年高频考点

考点 1：急性肾小球肾炎常简称急性肾炎，是由 A 组乙型溶血性链球菌感染引起的一种免疫复合物性肾小球肾炎。好发于儿童，男性多见。

考点 2：急性肾小球肾炎典型表现有水肿、血尿、高血压及程度不等的肾功能受损。水肿是最常见的症状，几乎全部患者均有肾小球源性血尿，镜下血

尿为主。

考点3：急性肾小球肾炎症状明显者通常需卧床休息4~6周，3个月内宜避免剧烈体力活动。给予高糖、高维生素、适量蛋白质和脂肪的低盐饮食。

考点4：小儿肾小球肾炎一般起病2周内应卧床休息，待水肿消退、血压降至正常、肉眼血尿消失后，可下床轻微活动或户外散步；尿内红细胞减少、红细胞沉降率正常可上学，但需避免体育活动；Addis计数正常后参加体育活动；水肿消退、血压正常可进普食。

经典习题演练

一、A1型题

（每一道试题下面有A、B、C、D、E五个备选答案，请从中选择一个最佳答案）

1. 肾性水肿最早发生的部位是
   A. 眼睑与颜面
   B. 上肢
   C. 下肢
   D. 足部
   E. 全身
2. 符合急性肾炎临床表现的是
   A. 高度凹陷性水肿
   B. 血清补体正常
   C. 血胆固醇增高
   D. 血浆蛋白下降
   E. 肉眼血尿
3. 急性肾小球肾炎最主要的临床表现是
   A. 水肿、少尿、高血压、蛋白尿
   B. 水肿、少尿、血尿、高血压
   C. 水肿、少尿、蛋白尿、血尿
   D. 蛋白尿、氮质血症、高血压
   E. 血尿、少尿、高血压、氮质血症
4. 下列主要反映肾小球滤过功能的检查是
   A. 酚红排泄试验
   B. 尿液常规检查
   C. 尿浓缩稀释试验
   D. 内生肌酐清除率检查
   E. 1小时尿细胞排泄率检查
5. 幼儿期24小时正常尿量为
   A. 200~300ml
   B. 300~400ml
   C. 400~500ml
   D. 500~600ml
   E. 600~800ml
6. 婴幼儿少尿是指24小时尿量少于
   A. 30ml
   B. 50ml
   C. 100ml
   D. 150ml
   E. 200ml
7. 慢性肾小球肾炎病理机制是
   A. 链球菌感染引起的化脓性炎症
   B. 病毒感染引起的非化脓性炎症
   C. 多种原因引起的免疫性炎症
   D. 急性肾小球肾炎迁延不愈所致
   E. 先天遗传性疾病

二、A2型题

（每一道试题是以一个小案例出现，其下面有A、B、C、D、E五个备选答案，请从中选择一个最佳答案）

1. 患儿，男，4岁。水肿、尿少1个月。查体：全身水肿明显，血压90/50mmHg。尿蛋白（++++），每高倍镜视野红细胞1~2个。目前患儿最主要的护理问题是
   A. 营养失调：低于机体需要量
   B. 潜在并发症：药物副作用
   C. 有感染的危险
   D. 体液过多
   E. 焦虑
2. 患者，男，65岁。近年来反复血尿、蛋白尿。测血压180/110mmHg，血肌酐404μmol/L。诊断为慢性肾衰竭。护理措施最重要的是每天
   A. 测量血压1次
   B. 留尿常规1次
   C. 准确记录出入液量
   D. 测量体温4次
   E. 做心电图1次
3. 患者，女，28岁。反复血尿、蛋白尿3年，5天前感冒后出现乏力、食欲缺乏。查体：眼睑、颜面水肿血压149/90mmHg。蛋白尿（++），尿红细胞5个/HP，Hb 90g/L。对患者应采取的健康教育是
   A. 嘱患者预防感冒

B. 嘱患者可以妊娠
C. 饮食无特殊要求
D. 保持卫生，每日洗澡
E. 每周测量血压1次

4. 患儿，男，7岁。面部及眼睑水肿3天，少尿入院，入院前2周患扁桃体炎。查体：体温37.5℃，脉搏80次/分，呼吸24次/分，神志清楚，面部水肿，咽略红，心肺（-）。尿常规：RBC（+++），蛋白（++），管型0，RBC 5个/HP。该患儿应考虑为
A. 尿路感染
B. 单纯性肾病
C. 急性肾小球肾炎
D. 慢性肾小球肾炎
E. 肾炎型肾病

三、A3/A4型题

（每个案例下设若干道试题。请根据试题所提供的信息，在每一道试题下面的A、B、C、D、E五个备选答案中选择一个最佳答案）

（1~2题共用题干）

患者，女，30岁。7天前受凉后，出现乏力、恶心，颜面水肿。测血压180/105mmHg，可见肉眼血尿。3天后，尿量减少至600ml/d，查血钾5.5mmol/L，血肌酐308μmol/L，呼吸22次/分，双下肢中度水肿。

1. 应采取的措施是
A. 严格控制钠、水的入量，维持水、电解质平衡
B. 给予高蛋白饮食
C. 用强利尿药
D. 用速效强心药
E. 鼓励多饮水

2. 针对尿量变化，护理措施中最重要的是
A. 卧床休息
B. 控制水的摄入
C. 保证饮食总热量
D. 限制蛋白质摄入
E. 预防感染

（3~4题共用题干）

患者，男，40岁。因下肢水肿3周就诊。查体：血压160/100mmHg。尿蛋白（+++），红细胞10~15个/HP，血Cr 150μmol/L。

3. 对该患者诊断和鉴别诊断帮助最大的检查是
A. 血常规检查
B. CT检查
C. 肾脏活检
D. 中段尿培养
E. 血脂检查

4. 此时药物治疗暂不考虑的是
A. 糖皮质激素
B. 氢氯噻嗪
C. 硝苯地平
D. 青霉素
E. 氨苯蝶啶

（5~6题共用题干）

患儿，男，8岁。因水肿、少尿、肉眼血尿6天，烦躁、气促1天入院。查体：T 36.8℃，BP 140/80mmHg，端坐呼吸，心率140次/分，双肺底有少量小水泡音，腹胀，肝肋下2cm。血常规：正常。尿常规：尿蛋白（++），红细胞20~25个/HP，白细胞0~2个/HP。

5. 护士考虑此患儿是
A. 急性肾炎合并严重循环充血
B. 急性肾炎合并肺炎
C. 慢性肾炎急性发作
D. 肾盂肾炎合并肺炎
E. 肾炎性肾病合并肺炎

6. 入院时护士应给予患儿的饮食是
A. 低蛋白，不限盐和热量
B. 低蛋白、低盐、低热量
C. 低蛋白、低盐，不限液体
D. 低盐、高热量，限制液体
E. 高蛋白、低盐、高热量

参考答案与解析

【参考答案】

一、A1型题

1. A 2. E 3. B 4. D 5. D 6. E 7. C

二、A2型题

1. D 2. C 3. A 4. C

三、A3/A4型题

1. A 2. B 3. C 4. A 5. A 6. D

【解析】

扫码查看
相关内容

第三节　肾病综合征患者的护理

历年高频考点

考点1：肾病综合征最基本的病理生理改变是大量蛋白尿，因肾小球滤过膜通透性增加所致；血浆蛋白从尿中丢失，出现低清蛋白血症；低清蛋白血症导致血浆胶体渗透压减低，水分外渗引起水肿；脂蛋白合成增加导致高脂血症。

考点2：水肿为肾病综合征最常见症状，且较重。晨起眼睑、头枕部及腰骶部水肿较显著，起床后则逐渐以下肢为主，呈可凹性。

考点3：感染是肾病综合征患者主要并发症。大量免疫球蛋白从尿中丢失是易发感染的主要因素。多数肾病综合征患者血液呈高凝状态，易并发肾静脉血栓。

考点4：肾病综合征尿常规检查示大量蛋白尿，24小时尿蛋白定量测定>3.5g，血液检查示血浆清蛋白低于30g/L，血清胆固醇及甘油三酯可升高。

经典习题演练

一、A1型题

（每一道试题下面有A、B、C、D、E五个备选答案，请从中选择一个最佳答案）

1. 肾病综合征大量蛋白尿的原因是
   A. 肾小球滤过率增加
   B. 血浆胶体渗透压下降
   C. 肾功能下降
   D. 尿量增加
   E. 感染
2. 肾病综合征水肿的特点是
   A. 下肢水肿明显
   B. 眼睑、面部水肿为主
   C. 水肿呈低垂性水肿
   D. 无胸腹水发生
   E. 水肿一般不严重
3. 肾病综合征最常见的症状是
   A. 呼吸道感染
   B. 水肿
   C. 高血压
   D. 面色苍白
   E. 血栓形成
4. 下列关于糖皮质激素治疗肾病综合征的用药原则的叙述，错误的是
   A. 从小剂量开始
   B. 减少药物用量要慢
   C. 撤换药物要慢
   D. 维持用药要久
   E. 服用半年至1年或更久
5. 对肾病综合征水肿患者的皮肤护理，不正确的是
   A. 注意穿柔软宽松的衣物
   B. 保持皮肤清洁、干燥
   C. 避免静脉注射，改为肌内注射
   D. 拔针后用无菌干棉签按压穿刺部位
   E. 休息时注意变换体位
6. 肾病综合征对机体影响最大、最根本的病理生理改变是
   A. 大量蛋白尿
   B. 低蛋白血症
   C. 高脂血症
   D. 高度水肿
   E. 营养不良
7. 目前原发性肾病综合征较肯定的病因是
   A. 饮食因素
   B. 感染因素
   C. 免疫因素
   D. 遗传因素
   E. 精神因素

二、A2型题

（每一道试题是以一个小案例出现，其下面有A、B、C、D、E五个备选答案，请从中选择一个最佳答案）

1. 患者，男，22岁。因尿蛋白（+++），下肢水肿入院。查血胆固醇升高，血清蛋白23g/L。诊断为肾病综合征。其水肿的原因是
   A. 肾小球滤过膜通透性增高
   B. 肾小管内皮细胞通透性增高

C. 肾小管受刺激后产生的蛋白尿
D. 肾小管代谢产生的蛋白质渗入尿液
E. 肾小管对蛋白质重吸收能力未变

2. 患者，男，20 岁。因双下肢水肿、蛋白尿收入院。查尿蛋白（+++），胆固醇轻度升高，血清蛋白 20g/L。诊断为肾病综合征。最常见的并发症是
A. 感染
B. 动脉粥样硬化
C. 肾功能不全
D. 心功能不全
E. 心力衰竭

3. 患者，男，19 岁。因双下肢中度水肿，尿蛋白（+++）入院。查血清蛋白 20g/L。诊断为肾病综合征。下列哪项是首选的治疗药物
A. 环孢素 A
B. 泼尼松
C. 长春新碱
D. 安西他滨
E. 阿霉素

4. 患儿，男，5 岁。以原发性肾病综合征收入院。查体：阴囊明显水肿，局部皮肤紧张、变薄、透亮。目前最主要的护理诊断是
A. 自我形象紊乱
B. 有受伤的危险
C. 活动无耐力
D. 营养失调：低于机体需要量
E. 有皮肤完整性受损的危险

5. 患儿，5 岁。全身凹陷性水肿 2 个月。实验室检查：尿蛋白（++++），尿红细胞 3~5 个/HP，血浆清蛋白 21g/L，血胆固醇 7.9mmol/L，BUN 5.4mmol/L。最可能的诊断是
A. 急性肾小球肾炎
B. 先天性肾病
C. 肾炎性肾病
D. 单纯性肾病
E. 急性肾盂肾炎

参考答案与解析

【参考答案】

一、A1 型题

1. A 2. B 3. B 4. A 5. C 6. A 7. C

二、A2 型题

1. A 2. A 3. B 4. E 5. D

【解析】

扫码查看
相关内容

第四节 慢性肾衰竭患者的护理

历年高频考点

考点 1：食欲缺乏、腹部不适等消化系统症状是慢性肾衰竭最早、最常出现的症状，口腔常有尿臭味。

考点 2：心力衰竭是尿毒症患者最常见的死亡原因。

考点 3：肾性骨病是由于缺乏活性维生素 D_3，继发性甲状旁腺功能亢进、营养不良等因素引起。

考点 4：肾功能检查内生肌酐清除率降低是肾衰竭的敏感指标；蜡样管型对慢性肾衰竭有诊断意义。

考点 5：慢性肾衰竭每日液体入量为前 1 天出液量加不显性失水（如呼吸、大便等）500ml 来计算。

经典习题演练

一、A1 型题

（每一道试题下面有 A、B、C、D、E 五个备选答案，请从中选择一个最佳答案）

1. 慢性肾衰竭最早的表现是
A. 尿量减少

B. 疲乏无力
C. 食欲缺乏
D. 贫血
E. 血压升高

2. 尿毒症最早出现的症状是
A. 食欲缺乏、恶心、呕吐
B. 嗜睡，定向力障碍
C. 咳嗽，胸痛
D. 皮肤黏膜出血
E. 血压升高

3. 慢性肾衰竭时尿中可见
A. 脂肪管型
B. 红细胞管型
C. 颗粒管型
D. 蜡样管型
E. 透明管型

4. 护理慢性肾衰竭患者，最重要的是
A. 每日测血压 2 次
B. 每日测体重 1 次
C. 每日测体温 1 次
D. 每日记录出入液量
E. 每日尿液检查 1 次

5. 护理肾衰竭少尿期患者，下列叙述正确的是
A. 大量补液
B. 摄入含钾食物
C. 禁用库存血
D. 及时补充钾盐
E. 加强蛋白质摄入

二、A2 型题

（每一道试题是以一个小案例出现，其下面有 A、B、C、D、E 五个备选答案，请从中选择一个最佳答案）

1. 患者，女，55 岁。因尿毒症收入院。查 Hb 60g/L。可能与肾脏内分泌功能障碍有关的临床表现是
A. 胃肠道症状
B. 代谢性酸中毒
C. 氮质血症
D. 神经症状
E. 贫血

2. 患者，男，58 岁。反复蛋白尿、水肿 5 年。近日查血红蛋白 60g/L，血肌酐 807μmol/L，尿素氮升高。该患者发生贫血的主要原因是
A. 肾脏产生 EPO 减少
B. 造血原料缺乏
C. 血液透析过程失血
D. 红细胞寿命缩短
E. 骨髓抑制

3. 患者，女，67 岁。患慢性肾小球肾炎 10 年。入院查血肌酐 708μmol/L，Hb 80g/L，肾小球滤过率 30ml/min，血钙 1.66mmol/L。患者主诉周身疼痛，行走困难。患者发生了什么情况
A. 感冒
B. 体内毒素作用
C. 营养不良
D. 肾性骨病
E. 摔伤

4. 患者，男，60 岁。慢性肾衰竭尿毒症期患者，查各项实验室检查指标异常，下列情况需首先处理的是
A. Hb 55g/L
B. BUN 40mmol/L
C. 血钾 7.2mmol/L
D. Cr 445μmol/L
E. CO_2CP 18mmol/L

5. 患者，男，42 岁。患肾功能不全 2 年。近日因受凉出现病情加重，呼吸深慢，血肌酐 390μmol/L，血 WBC 11×10^9/L，血钾 3.8mmol/L，pH 7.30。患者出现的酸碱平衡紊乱为
A. 呼吸性酸中毒
B. 呼吸性碱中毒
C. 代谢性酸中毒
D. 代谢性碱中毒
E. 混合性酸中毒

6. 患者，女，59 岁。患慢性肾功能不全 3 年。查尿蛋白（++），血肌酐 408μmol/L，尿比重 1.012。其中最能反映肾功能不全的指标是
A. 大量蛋白尿
B. 尿中红细胞增多
C. 尿中颗粒管型增多
D. 尿比重
E. 白细胞管型增多

7. 患者，男，54 岁。患慢性肾小球肾炎 2 年。近日因感冒发热，出现恶心、腹部不适。血压 173/105mmHg。GFR 50ml/L，Cr 360μmol/L，尿蛋白（+），尿沉渣有红细胞、白细胞管型。诊断为慢性肾衰竭收住院。护士应为患者提供的饮食是
A. 优质高蛋白饮食
B. 优质低蛋白饮食
C. 富含铁质
D. 丰富的含钾食物
E. 补充水分

8. 患者，男，42岁。慢性肾功能衰竭，24小时尿量少于80ml，属于
A. 少尿
B. 尿潴留
C. 排尿异常
D. 尿闭
E. 正常情况

参考答案与解析

【参考答案】

一、A1型题

1. C 2. A 3. D 4. D 5. C

二、A2型题

1. E 2. A 3. D 4. C 5. C 6. D 7. B 8. D

【解析】

扫码查看相关内容

第五节 急性肾衰竭患者的护理

历年高频考点

考点1：高血钾症是急性肾衰竭最严重的并发症，是起病第1周死亡最常见的原因。

考点2：不显性失液量是指从皮肤蒸发丢失的水分（300~400ml）和从呼气中丢失的水分（400~500ml）。

考点3：急性肾衰竭患者尽量避免食用含钾多的食物，如白菜、萝卜、榨菜、橘子、香蕉、梨、桃、葡萄、西瓜等。

经典习题演练

一、A1型题

（每一道试题下面有A、B、C、D、E五个备选答案，请从中选择一个最佳答案）

1. 急性肾衰竭少尿期一般持续
A. 5~7天
B. 6~9天
C. 7~14天
D. 14~20天
E. 20~28天

2. 急性肾衰竭患者少尿期最严重的电解质紊乱是
A. 低钠血症
B. 高磷血症
C. 低钙血症
D. 高氯血症
E. 高钾血症

3. 急性肾衰竭少尿期护理，错误的是
A. 严格限制入水量
B. 控制蛋白质摄入
C. 补充碱性药物
D. 及时补充氯化钾
E. 使用抗生素

4. 急性肾衰少尿或无尿期饮食的处理不正确的是
A. 热量供应以蛋白为主
B. 热量供应以糖为主
C. 可给适量的脂肪乳剂
D. 高维生素饮食
E. 高热量饮食

二、A2型题

（每一道试题是以一个小案例出现，其下面有A、B、C、D、E五个备选答案，请从中选择一个最佳答案）

1. 患者，男，48岁。诊断为慢性肾衰竭，遵医嘱每日输液治疗，输液原则是每日应考虑非显性失液量。非显性失液量是指

A. 尿量
B. 呕吐物液量
C. 粪便液量
D. 呼吸、皮肤蒸发的水分
E. 人体代谢所需水分

2. 患者，男，60 岁。因消化道出血入院。入院后患者突然尿量减少，600ml/d，血压 90/60mmHg，双肺湿啰音，查血肌酐 402μmol/L，尿素氮每日上升 36~71mmol/L，血钾轻度升高。诊断为急性肾衰竭。可能的病因是
A. 休克
B. 肾前性急性肾衰竭
C. 双侧肾盂输尿管梗阻
D. 肾性急性肾衰竭
E. 肾后性急性肾衰竭

3. 患者，女，50 岁。患慢性肾小球肾炎 20 年。近来精神萎靡、食欲缺乏，24 小时尿量 80ml，下腹部空虚，无胀痛。请评估该患者的排尿型态为
A. 尿潴留
B. 尿失禁
C. 少尿
D. 无尿
E. 排尿正常

4. 患者，女，20 岁。1 周前因感冒吃偏方鱼胆后，出现颜面及双下肢水肿，尿量减少。血压 180/106mmHg，查血肌酐 380μmol/L，尿素氮 120mmol/L，尿蛋白（++），尿沉渣可见颗粒管型。护士应着重强调的教育内容是
A. 防止受凉，预防感冒
B. 遵医嘱服药，避免对肾脏有害的因素
C. 给予高蛋白饮食
D. 鼓励多饮水
E. 可以吃鱼肉罐头

5. 患者，女，22 岁。1 周前因感冒吃偏方鱼胆后，出现颜面及双下肢水肿，尿量 800ml/d，血压 140/90mmHg，查血肌酐 380μmol/L，尿素氮 120mmol/L，尿蛋白（++），尿沉渣可见颗粒管型，血钾 6.5mmol/L。当前护士应重点观察的内容是
A. 水、电解质平衡
B. 血压的变化
C. 心律的变化
D. 有无恶心、呕吐
E. 有无剧烈头痛

参考答案与解析

【参考答案】

一、A1 型题

1. C 2. E 3. D 4. A

二、A2 型题

1. D 2. B 3. D 4. B 5. C

【解析】

扫码查看
相关内容

第六节 尿路结石患者的护理

历年高频考点

考点 1：肾和输尿管结石的主要表现是与活动有关的疼痛和血尿。膀胱结石的典型症状是排尿突然中断，改变体位，尿可继续排出。

考点 2：结石小于 0.6cm 采用非手术治疗，患者应大量饮水，每日饮水量 3000ml 以上，睡前应饮 250ml，以增加尿量，保持每日尿量在 2000ml 以上；体外冲击波碎石（ESWL）适宜于<2.5cm 的结石，两次治疗间隔时间大于 7 天。

考点 3：肾实质切开取石及肾部分切除的患者，应绝对卧床 2 周，以减轻肾的损伤，防止再出血。

考点 4：耻骨上膀胱切开取石术后如发现膀胱大出血，要及时尽量将血块吸出，并行持续膀胱冲洗。用肾上腺素 1mg 加入 200ml 冲洗液中注入膀胱，或用冷盐水冲洗膀胱可帮助止血。

经典习题演练

一、A1 型题

（每一道试题下面有 A、B、C、D、E 五个备选答案，请从中选择一个最佳答案）

上尿路结石的主要症状是
A. 与活动有关的疼痛
B. 排尿困难
C. 尿频、尿急
D. 尿失禁
E. 无痛性血尿

二、A2 型题

（每一道试题是以一个小案例出现，其下面有 A、B、C、D、E 五个备选答案，请从中选择一个最佳答案）

1. 患者，男，32 岁。右下腹突发性绞痛，左肾区酸胀，伴尿频、尿急，尿道和阴茎头疼痛。诊断为输尿管结石。关于保守排石的陈述正确的是
A. 每日饮水量 3000ml 以上
B. 避免使用抗生素
C. 为减轻疼痛减少运动
D. 疼痛时服用镇痛药
E. 进食高蛋白低纤维素饮食

2. 患者，女，40 岁。肾结石治愈出院。既往有高血压和痛风病史。其医嘱中有口服别嘌呤醇，护士对患者正确解释服用该药的作用的是
A. 预防结石形成
B. 缓解术后疼痛
C. 预防肾绞痛
D. 帮助降低血压
E. 预防骨脱钙

3. 患者，男，39 岁。排尿时突然中断，剧烈疼痛，改变体位后方可继续排尿，考虑患者为
A. 肾结石
B. 输尿管结石
C. 膀胱结石
D. 尿道结石
E. 膀胱肿瘤

4. 患者，男，46 岁。排尿时常出现中断，变换体位后方可继续排尿，同时伴有膀胱刺激症状及终末血尿，应考虑为
A. 尿道结石
B. 肾结石
C. 输尿管结石
D. 膀胱结石
E. 膀胱肿瘤

5. 患者，男，52 岁。近年来常有排尿中断现象，另有尿频、尿急和终末尿痛等症状，诊断为尿道结石。行尿道取石术，术后常见并发症是
A. 尿失禁
B. 膀胱挛缩
C. 肾积水
D. 尿道狭窄
E. 阳痿

三、A3/A4 型题

（每个案例下设若干道试题。请根据试题所提供的信息，在每一道试题下面的 A、B、C、D、E 五个备选答案中选择一个最佳答案）

（1~3 题共用题干）

患者，男，60 岁。上腹部隐痛 2 月余，伴肾区叩击痛，镜下血尿。B 超示双肾各有一结石，直径约 0.8cm×0.9cm。肾盂静脉造影（IVP）示肾功能正常，双侧输尿管通畅。行体外冲击波碎石（ESWL）治疗。

1. 术后患者应取的体位是
A. 平卧位
B. 俯卧位
C. 患侧卧位
D. 半坐卧位
E. 头低足高位

2. 若患者需再次接受 ESWL 治疗，间隔时间至少为
A. 3 天
B. 5 天
C. 7 天
D. 10 天
E. 2 周

3. 若治疗后出现血尿，且有碎石排出，次日出现肾绞痛、发热、尿闭。考虑患者出现了
A. 肾挫伤
B. 急性肾盂肾炎
C. 输尿管碎石梗阻
D. 急性肾小管坏死
E. 血块梗阻

参考答案与解析

【参考答案】

一、A1 型题

A

二、A2 型题

1. A　2. A　3. C　4. D　5. D

三、A3/A4 型题

1. C　2. C　3. C

【解析】

扫码查看
相关内容

第七节　泌尿系统损伤患者的护理

历年高频考点

考点 1：血尿是肾损伤的常见症状。CT 可清晰显示肾皮质裂伤、尿外渗和血肿范围，为首选检查。

考点 2：肾挫裂伤患者应绝对卧床休息 2～4 周，即使血尿消失，仍需继续卧床休息至预定时间。

考点 3：膀胱造影是确诊膀胱破裂的主要手段。

考点 4：会阴部骑跨伤可引起尿道球部损伤，是最多见的尿道损伤。骨盆骨折引起膜部尿道撕裂或撕断，是后尿道损伤最常见的原因。尿道损伤最主要的临床表现是尿道出血，排尿困难及尿潴留。闭合性损伤应留置导尿管 7～14 天作为支架，以利于尿道的愈合。

经典习题演练

一、A1 型题

（每一道试题下面有 A、B、C、D、E 五个备选答案，请从中选择一个最佳答案）

1. 尿道球部外伤的受伤类型是
   A. 会阴刺伤
   B. 会阴撕裂伤
   C. 碾挫伤
   D. 骑跨伤
   E. 击打伤
2. 男性患者发生骑跨伤时，最常见的损伤部位是
   A. 前列腺部
   B. 膜部
   C. 球部
   D. 阴茎部
   E. 尿道全部

二、A2 型题

（每一道试题是以一个小案例出现，其下面有 A、B、C、D、E 五个备选答案，请从中选择一个最佳答案）

患者，女，25 岁。因外伤致肾损伤住院治疗。应特别引起护士注意的信息是
   A. 血尿颜色变浅
   B. 血红蛋白增加
   C. 腹围增加
   D. 持续疼痛
   E. 体温升高

三、A3/A4 型题

（每个案例下设若干道试题。请根据试题所提供的信息，在每一道试题下面的 A、B、C、D、E 五个备选答案中选择一个最佳答案）

（1～2 题共用题干）

患者，男，27 岁。右腰部撞伤 2 小时，局部疼痛，肿胀，有淡红色血尿，初步诊断为右肾挫伤，采用非手术治疗。

1. 与肾损伤程度密切相关的信息是
   A. 面色、意识
   B. 腰部疼痛程度

C. 血压、脉搏
D. 肢体温度
E. 血尿颜色的深浅

2. 护士发现血液检查血红蛋白与血细胞比容持续降低提示
A. 肾损伤严重
B. 细菌感染
C. 有活动性出血
D. 血液可能渗入腹腔
E. 失血性休克

参考答案与解析

【参考答案】

一、A1 型题

1. D 2. C

二、A2 型题

C

三、A3/A4 型题

1. E 2. C

【解析】

扫码查看
相关内容

第八节 尿路感染患者的护理

历年高频考点

考点 1：尿路感染以大肠埃希菌最为多见，上行感染是最常见的感染途径。

考点 2：膀胱炎主要表现为尿频、尿急、尿痛，一般无全身感染的表现。急性肾盂肾炎也有尿路刺激征，全身症状明显，白细胞>5 个/HP，白细胞（或脓细胞）管型，对肾盂肾炎有诊断价值。

考点 3：清洁中段尿培养宜在使用抗生素药物前或停药后 5 天收集标本，不宜多饮水，并保证尿液在膀胱内停留 6~8 小时，以提高阳性率。于 1 小时内送检，以防杂菌生长。

经典习题演练

一、A1 型题

（每一道试题下面有 A、B、C、D、E 五个备选答案，请从中选择一个最佳答案）

1. 肾盂肾炎最常见的致病菌是
A. 大肠埃希菌
B. 副大肠埃希菌
C. 铜绿假单胞菌
D. 粪链球菌
E. 真菌

2. 尿中白细胞为多少时对肾盂肾炎有诊断价值
A. 白细胞>3 个/HP
B. 白细胞>4 个/HP
C. 白细胞>5 个/HP
D. 白细胞>2 个/HP
E. 白细胞 3~5 个/HP

3. 氨基糖苷类药物的副作用是
A. 骨髓抑制
B. 胃肠道反应
C. 肾毒性
D. 肝毒性
E. 神经毒性

二、A2 型题

（每一道试题是以一个小案例出现，其下面有 A、B、C、D、E 五个备选答案，请从中选择一个最佳答案）

1. 患者，女，27 岁，银行职员。每天工作 10 小时。1 天前突然出现尿频、尿急、尿痛，体温 38.5℃。诊断为肾盂肾炎。最可能的感染途径是
A. 上行感染
B. 血行感染

C. 淋巴系统播散
D. 直接感染
E. 呼吸系统感染

2. 患者，女，18 岁。2 天前感冒后，出现尿频、尿急和排尿痛，体温 39℃。给予抗生素等治疗，2 周后患者康复。请问急性肾盂肾炎临床治愈的标准为
A. 症状消失
B. 症状消失+尿常规转阴
C. 症状消失+尿培养 1 次转阴
D. 症状消失+每周复查 1 次尿常规及培养，共 2~3 次连续转阴
E. 6 周后尿培养阴性

参考答案与解析

【参考答案】

一、A1 型题

1. A　2. C　3. C

二、A2 型题

1. A　2. D

【解析】

扫码查看
相关内容

第九节　前列腺增生患者的护理

历年高频考点

考点 1：尿频是前列腺增生患者最初出现的症状，进行性排尿困难是前列腺增生患者的典型表现症状。

考点 2：前列腺增生患者术后常规用生理盐水持续膀胱冲洗 1~5 天，以防血块堵塞尿管。冲洗速度可根据尿色而定，色深则快、色浅则慢。

考点 3：前列腺增生患者术后最初几天通常会出现血尿，术后第 1 天会有鲜血，以后逐渐清澈。出血也可能出现在手术后 6~10 天，出血的原因可能是组织坏死或是用力解大便及久坐所引起。经尿道前列腺电切术（TURP）术后 3 周可因感冒、酗酒、刺激及活动量增加致电凝痂皮脱落出血。

经典习题演练

一、A1 型题

（每一道试题下面有 A、B、C、D、E 五个备选答案，请从中选择一个最佳答案）

前列腺切除术后患者避免剧烈活动的时间是
A. 7~8 个月
B. 3~4 个月
C. 1~2 个月
D. 5~6 个月
E. 9~10 个月

二、A2 型题

（每一道试题是以一个小案例出现，其下面有 A、B、C、D、E 五个备选答案，请从中选择一个最佳答案）

1. 患者，男，70 岁。因前列腺增生造成排尿困难，尿潴留，已 10 小时未排尿。目前正确的护理措施是
A. 让患者坐起试排尿
B. 让患者听水声试排尿
C. 温水冲会阴部诱导排尿
D. 让患者放松自主排尿
E. 行导尿术排尿

2. 患者，男，68 岁。既往有高血压、冠心病史。因前列腺肥大行经尿道前列腺切除术。术后护理中发现患者血钠较低，其主要原因是
A. 术前患者服用过利尿药
B. 患者手术中有失血

C. 术中冲洗液被吸收致血液稀释
D. 术前禁食
E. 术后伤口出血

3. 患者，男，65岁。入院行前列腺摘除术，护士对其进行术后宣教，不正确的是
A. 疼痛难以忍受时可寻求医生应用镇痛药
B. 记录出入量
C. 饮食清淡，多吃蔬菜，保持大便通畅
D. 避免剧烈运动
E. 嘱患者少喝水，减少排尿

参考答案与解析

【参考答案】

一、A1型题

C

二、A2型题

1. E 2. C 3. E

【解析】

扫码查看
相关内容

第十节 外阴炎患者的护理

历年高频考点

考点：外阴炎患者局部使用1∶5000的高锰酸钾溶液坐浴，水温在40℃左右，每次20分钟左右，每日2次。

经典习题演练

A1型题

（每一道试题下面有A、B、C、D、E五个备选答案，请从中选择一个最佳答案）

对外阴炎患者进行评估，不必要的是
A. 了解外阴皮肤是否有瘙痒、疼痛
B. 评估阴道出血量
C. 评估患者情绪和心理状态
D. 了解患者的年龄、发病的可能诱因
E. 追问个人卫生和经期卫生情况

参考答案与解析

【参考答案】

A1型题

B

【解析】

扫码查看
相关内容

第十一节　阴道炎患者的护理

历年高频考点

考点 1：正常女性阴道菌群中，乳酸杆菌为优势菌，月经前后雌激素水平降低，阴道上皮内糖原减少，导致阴道 pH 上升有利于厌氧菌的生长。

考点 2：滴虫阴道炎可通过性交直接传播或经公共浴池、浴盆、毛巾、坐便器等间接传播；临床表现为稀薄的泡沫状白带增多及外阴瘙痒。

考点 3：滴虫阴道炎患者内裤煮沸消毒 5～10 分钟以消灭病原体，避免交叉感染。患者配偶应同时进行治疗。滴虫阴道炎易于月经期后复发，应在月经干净后复查，连续三次滴虫检查阴性者为治愈。

考点 4：外阴阴道假丝酵母菌病患者白带呈豆渣样，黏膜有白色膜状物。治疗首选 2%～4%碳酸氢钠溶液坐浴或冲洗阴道并阴道放制霉菌素片。

考点 5：细菌性阴道病是生育年龄妇女最常见的阴道感染，有症状者主诉白带增多并有难闻的臭味或鱼腥味，白带为均匀一致的量较多的稀薄白带。

经典习题演练

一、A1 型题

（每一道试题下面有 A、B、C、D、E 五个备选答案，请从中选择一个最佳答案）

1. 关于滴虫阴道炎的治疗，下列说法不正确的是
   A. 夫妻双方应同时治疗
   B. 哺乳期不宜口服甲硝唑
   C. 常用 2%～4%碳酸氢钠溶液冲洗阴道
   D. 治疗后复查转阴，仍需治疗 1 个疗程
   E. 局部治疗与全身治疗相结合
2. 需夫妻双方同时治疗的炎症是
   A. 外阴炎
   B. 慢性宫颈炎
   C. 细菌性阴道病
   D. 滴虫阴道炎
   E. 前庭大腺炎
3. 滴虫阴道炎的治愈标准是
   A. 连续 3 次月经后检查滴虫阴性
   B. 连续 3 次月经前检查未找到滴虫
   C. 全身及局部用药 3 个疗程可治愈
   D. 白带悬滴法检查滴虫转阴性
   E. 连续 3 次月经前检查临床症状消失
4. 适宜碱性溶液冲洗阴道的患者是
   A. 外阴阴道假丝酵母菌病
   B. 滴虫阴道炎
   C. 萎缩性阴道炎
   D. 前庭大腺炎
   E. 慢性宫颈炎
5. 豆渣样白带见于
   A. 外阴阴道假丝酵母菌病
   B. 滴虫阴道炎
   C. 老年性阴道炎
   D. 细菌性阴道病
   E. 萎缩性阴道炎
6. 下列炎症中没有外阴瘙痒症状的是
   A. 外阴炎
   B. 前庭大腺炎
   C. 滴虫阴道炎
   D. 外阴阴道假丝酵母菌病
   E. 萎缩性阴道炎

二、A2 型题

（每一道试题是以一个小案例出现，其下面有 A、B、C、D、E 五个备选答案，请从中选择一个最佳答案）

1. 患者，女，30 岁。3 天前外出洗浴，现白带增多及外阴瘙痒。医生诊断为滴虫阴道炎。护士告知患者滴虫阴道炎白带的典型特征是
   A. 稀薄泡沫
   B. 淡黄脓性
   C. 豆渣样
   D. 均匀一致稀薄
   E. 黄色水样
2. 某未婚女青年患滴虫阴道炎，首选的治疗是
   A. 阴道内塞入乙酰胂胺
   B. 阴道内塞入甲硝唑

C. 阴道内塞入咪康唑
D. 口服甲硝唑片
E. 口服曲古霉素

3. 一外阴阴道假丝酵母菌病患者咨询内裤消毒的处理方法，下列合适的是
A. 食醋浸洗
B. 日光暴晒
C. 煮沸
D. 紫外线消毒
E. 保持干燥

4. 患者，女，38 岁。因外阴瘙痒、灼痛，白带呈豆渣样就诊。医生诊断为外阴阴道念珠菌病(VVC)。关于该病的发生，患者认知错误的是
A. 白念珠菌是寄生在阴道、口腔、肠道的条件致病菌
B. 常见于妊娠、糖尿病患者及接受大量雌激素等
C. 性交是该病的主要传播途径
D. 实验室检查培养法阳性率最高，多用于难治性或复发性 VVC
E. VVC 的典型症状是外阴瘙痒、灼痛，白带呈豆渣样

5. 患者，女，38 岁。因感冒发热，应用抗生素治疗 10 天，自觉外阴痒，分泌物增多。应首先考虑
A. 慢性阴道炎
B. 细菌性阴道炎
C. 外阴阴道假丝酵母菌病
D. 滴虫阴道炎
E. 非特异性外阴瘙痒

6. 某孕妇，患有外阴阴道假丝酵母菌病，孕妇担心胎儿被感染，向护士咨询其正确用药途径是
A. 阴道予制霉菌素片
B. 口服制霉菌素片
C. 口服抗生素
D. 全身用药
E. 酸性溶液坐浴

7. 患者，女，38 岁。已婚。主诉白带增多并有难闻气味，且从未出现过此症状。妇科检查氨试验：有烂鱼样腥臭味。医生诊断为细菌性阴道病，护士指导其丈夫
A. 性伴侣治疗
B. 性伴侣不需要治疗
C. 性伴侣用高锰酸钾溶液洗外阴
D. 性伴侣输液应用抗生素治疗
E. 同房不需要戴避孕套

8. 萎缩性阴道炎的治疗措施不妥的是
A. 用 0.5%醋酸阴道灌洗
B. 灌洗后局部用抗生素
C. 口服尼尔雌醇
D. 阴道涂抹雌激素软膏
E. 乳腺癌患者增加雌激素用量以改善症状

9. 患者，女，58 岁。因血性白带，外阴瘙痒，灼热感及尿频、尿痛、尿失禁等就诊。医生诊断为老年性阴道炎。护士指导坐浴正确的是
A. 冷水坐浴
B. 碱性水坐浴
C. 烫水坐浴
D. 酸性温水坐浴
E. 盐水坐浴

10. 患者阴道内有大量稀薄泡沫状分泌物，有臭味，此症状最常见于
A. 萎缩性阴道炎
B. 外阴阴道假丝酵母菌病
C. 细菌性阴道病
D. 滴虫阴道炎
E. 前庭大腺炎

11. 患者，女，35 岁。已婚。主诉：近日白带增多，外阴瘙痒，伴灼痛一周。妇科检查：阴道内多量灰白泡沫状分泌物，阴道壁散在红斑点。有助于诊断的检查是
A. 阴道分泌物涂片检查
B. 宫颈刮片
C. 盆腔 B 超
D. 诊断性刮宫
E. 阴道镜检查

三、A3/A4 型题

（每个案例下设若干道试题。请根据试题所提供的信息，在每一道试题下面的 A、B、C、D、E 五个备选答案中选择一个最佳答案）

（1~2 题共用题干）

患者，女，50 岁。有糖尿病病史。患者自诉外阴瘙痒，白带呈豆腐渣样。妇科检查：外阴有抓痕，黏膜有白色膜状物。诊断为外阴阴道假丝酵母菌病。

1. 局部用冲洗液的浓度是
A. 2%~4%碳酸钠溶液
B. 2%~3%碳酸钠溶液
C. 4%~5%碳酸钠溶液
D. 0.3%~0.5%碳酸钠溶液
E. 0.1%~0.5%碳酸钠溶液

2. 局部冲洗后阴道应放置
A. 甲硝唑泡腾片

B. 红霉素
C. 制霉菌素片
D. 青霉素
E. 链霉素

参考答案与解析

【参考答案】

一、A1 型题

1. C　2. D　3. A　4. A　5. A　6. B

二、A2 型题

1. A　2. D　3. C　4. C　5. C　6. A　7. B　8. E　9. D　10. D　11. A

三、A3/A4 型题

1. A　2. C

【解析】

扫码查看
相关内容

第十二节　宫颈炎和盆腔炎患者的护理

历年高频考点

考点 1：宫颈炎主要临床表现为白带增多。宫颈液基薄层细胞检测（TCT）宫颈癌细胞，对宫颈癌细胞的检出率为 100%，TCT 技术是应用于妇女宫颈癌的筛查的最先进的技术。

考点 2：盆腔炎多为厌氧菌感染引起，临床表现为下腹坠痛、腰骶部酸痛，月经量增多，可伴有不孕。急性盆腔炎患者卧床休息，取半坐卧位以利于脓液积聚于直肠子宫陷凹。给予高热量、高蛋白、高维生素流食，高热者给予物理降温，抗生素常选用甲硝唑。

经典习题演练

A2 型题

（每一道试题是以一个小案例出现，其下面有 A、B、C、D、E 五个备选答案，请从中选择一个最佳答案）

1. 患者，女，36 岁。被诊断为慢性宫颈炎。患者思想压力较大，认为自己得了性病，护士向她正确的解释慢性宫颈炎最常见的病变就是
   A. 宫颈糜烂样改变
   B. 宫颈肥大
   C. 宫颈息肉
   D. 宫颈腺囊肿
   E. 宫颈黏膜炎
2. 患者，女，38 岁。体检时发现宫颈柱状上皮外移>2/3，医嘱需物理治疗。询问宫颈柱状上皮异位有关问题，护士告知
   A. 宫颈液基薄层细胞检测
   B. 宫颈活检
   C. 需做血常规检查
   D. 需做尿常规检查
   E. 需做肝肾功能检查
3. 林女士，足月自然产后四天出现下腹痛，体温正常，恶露多，有臭味，子宫底脐上一指，子宫软应考虑为
   A. 子宫肌炎
   B. 盆腔结缔组织炎
   C. 子宫内膜炎
   D. 急性输卵管炎
   E. 腹膜炎
4. 重度宫颈糜烂患者行物理治疗，禁止性生活的时间是
   A. 1 个月
   B. 半个月
   C. 2 个月
   D. 3 个月
   E. 3 周

参考答案与解析

【参考答案】

A2 型题

1. A 2. A 3. C 4. C

【解析】

扫码查看

相关内容

第十三节 功能失调性子宫出血患者的护理

历年高频考点

考点 1：功能失调性子宫出血分为无排卵性和有排卵性。主要临床表现为不规则子宫出血。

考点 2：黄体功能不足表现为月经周期缩短，月经频发。子宫内膜不规则脱落表现为月经周期正常，而经期延长。

考点 3：基础体温测定是测定有无排卵最简单易行的方法。诊断性刮宫：既能止血又有诊断价值的检查。

考点 4：青春期无排卵性功能失调性子宫出血的治疗原则是止血、调整周期、促排卵。

经典习题演练

一、A1 型题

（每一道试题下面有 A、B、C、D、E 五个备选答案，请从中选择一个最佳答案）

青春期无排卵性功能失调性子宫出血的治疗原则是

A. 止血、减少月经量

B. 减少月经量、调整周期

C. 调整垂体和性腺功能

D. 止血、调整周期、促排卵

E. 止血、防止子宫内膜病变

二、A2 型题

（每一道试题是以一个小案例出现，其下面有 A、B、C、D、E 五个备选答案，请从中选择一个最佳答案）

1. 患者，女，35 岁。已婚。近年来，月经周期 30~32 天，月经持续 10~15 天，经量时多时少。基础体温呈双相。为明确诊断需行刮宫术，时间应在

A. 月经来潮前 1 周

B. 月经来潮 2 小时内

C. 月经第 3 天

D. 月经第 5 天

E. 月经来潮 24 小时内

2. 患者，女，38 岁。已婚，自然流产 1 次，2 年未避孕，未妊娠，月经周期正常，经期延长，量正常，医生告知需诊刮术。护士告知诊刮术的目的是

A. 确定有无排卵及黄体功能

B. 改善子宫内环境

C. 防止感染

D. 了解子宫大小

E. 促进子宫收缩

参考答案与解析

【参考答案】

一、A1 型题

D

二、A2 型题

1. D 2. A

【解析】

扫码查看
相关内容

第十四节 痛经患者的护理

历年高频考点

考点：原发性痛经主要表现为阵发性、痉挛性下腹疼痛，妇科检查无器质性病变。

经典习题演练

A3/A4 型题

（每个案例下设若干道试题。请根据试题所提供的信息，在每一道试题下面的 A、B、C、D、E 五个备选答案中选择一个最佳答案）

（1～2 题共用题干）

患者，女，18 岁，高三学生。月经来潮 3 年，有痛经史，今日为月经第 1 天，因下腹部疼痛，坠胀伴腰痛就诊。医生诊断为原发性痛经。

1. 该疾病的护理为
   A. 遵医嘱给予镇痛药、镇静药，腹部热敷或进食冷饮
   B. 遵医嘱给予镇痛药、镇静药，腹部冷敷或进食热饮
   C. 遵医嘱给予镇痛药、镇静药，腹部热敷或进食热饮
   D. 遵医嘱给予镇痛药、镇静药，腹部热敷或进普通食
   E. 遵医嘱给予镇痛药、镇静药，腹部冷敷或进食冷饮
2. 告知患者
   A. 合理休息，充足睡眠，摄取足够的营养
   B. 增加运动，减少睡眠，进食清淡饮食
   C. 减少运动，充足睡眠，增加饮食
   D. 增加运动，充足睡眠，减少饮食
   E. 运动、睡眠，饮食无特殊变化

参考答案与解析

【参考答案】

A3/A4 型题

1. C 2. A

【解析】

扫码查看
相关内容

第十五节 围绝经期综合征患者的护理

历年高频考点

考点1：围绝经期综合征为性激素缺乏而引起的健康问题，主要症状为月经紊乱、闭经，多发生在45~55岁女性。

考点2：采用激素替代治疗，但不明原因的子宫出血、肝胆疾病、血栓性静脉炎等患者不适宜使用激素替代治疗。

经典习题演练

一、A1型题

（每一道试题下面有A、B、C、D、E五个备选答案，请从中选择一个最佳答案）

有关性激素替代治疗的描述，下列选项中错误的是

A. 用药期间出现乳房胀痛，可以继续用药

B. 用药剂量要个体化

C. 注意观察血压变化情况

D. 用药期间出现子宫不规则出血者，应行诊断性刮宫

E. 服药后出现头痛者，应停药观察

二、A3/A4型题

（每个案例下设若干道试题。请根据试题所提供的信息，在每一道试题下面的A、B、C、D、E五个备选答案中选择一个最佳答案）

（1~2题共用题干）

患者，女，45岁。近期月经紊乱，潮热、出汗，情绪低落，记忆力减退。诊断为围绝经期综合征。患者要求补充雌激素替代疗法。

1. 护士应指导患者为预防骨质疏松每天喝牛奶的同时补充

A. 钙和维生素D

B. B族维生素

C. 维生素E

D. 维生素C

E. 维生素D

2. 建议患者每年进行一次

A. TCT检查

B. 血常规检查

C. 阴道镜检查

D. 宫腔镜检查

E. 尿常规检查

参考答案与解析

【参考答案】

一、A1型题

A

二、A3/A4型题

1. A　2. A

【解析】

扫码查看

相关内容

第十六节 子宫内膜异位症患者的护理

历年高频考点

考点：子宫内膜异位症的主要症状是继发性痛经且呈进行性加重。

经典习题演练

A1 型题

（每一道试题下面有 A、B、C、D、E 五个备选答案，请从中选择一个最佳答案）

1. 子宫内膜异位症的典型症状是
   A. 高达 40% 的不孕
   B. 月经失调
   C. 性交痛
   D. 15% 的自然流产率
   E. 继发性痛经进行性加重
2. 目前诊断子宫内膜异位症的最佳方法是
   A. 双合诊检查
   B. 阴道 B 超
   C. 腹腔镜检查
   D. 分段诊断性刮宫
   E. 盆腔 X 线摄片
3. 关于子宫内膜异位症防治的叙述，不正确的是
   A. 尽量避免多次宫腔手术操作
   B. 鼓励婚后痛经的妇女及时生育
   C. 经期一般不做盆腔检查
   D. 易引发经血外流受阻的生殖道畸形，应及时治疗
   E. 宫颈部手术应在月经干净后 7~12 天内进行

参考答案与解析

【参考答案】

A1 型题

1. E　2. C　3. E

【解析】

扫码查看
相关内容

第十七节　子宫脱垂患者的护理

历年高频考点

考点 1：根据患者平卧用力向下屏气时子宫下降的程度，将子宫脱垂分为 3 度。Ⅰ度：宫颈外口距处女膜缘<4cm，未达处女膜缘，称为轻型；当宫颈外口已达处女膜缘，但未超出该缘，妇科检查时可在阴道口看见宫颈，称为重型。Ⅱ度：宫颈已脱出阴道口，宫体仍在阴道内，称为轻型；子宫颈及部分子宫体已脱出于阴道口外，称为重型。Ⅲ度：宫颈及宫体全部脱出阴道口外。

考点 2：分娩损伤是子宫脱垂最主要的病因。子宫脱垂术后患者宜采取平卧位，可降低外阴、阴道张力，促进切口的愈合。术后卧床 7~10 天，保留尿管 3~5 天，按保留尿管常规护理。术后休息 3 个月，避免重体力劳动半年，禁止性生活及盆浴。

经典习题演练

一、A1 型题

（每一道试题下面有 A、B、C、D、E 五个备选答案，请从中选择一个最佳答案）

子宫体与子宫颈均脱出阴道口外，子宫脱垂的程度属于
A. Ⅰ度轻型
B. Ⅰ度重型
C. Ⅱ度轻型
D. Ⅱ度重型

E. Ⅲ度

二、A2 型题

（每一道试题是以一个小案例出现，其下面有 A、B、C、D、E 五个备选答案，请从中选择一个最佳答案）

患者，女，69 岁。子宫Ⅱ度脱垂合并阴道前后壁膨出。行阴道子宫全切除术加阴道前后壁修补术。术后护理正确的是

A. 术后 3 天开始活动
B. 术后进少渣半流食 8 天
C. 留置尿管 3~5 天
D. 术后平卧位 1 天，次日起半卧位
E. 术后每日测生命体征 2 次至正常

三、A3/A4 型题

（每个案例下设若干道试题。请根据试题所提供的信息，在每一道试题下面的 A、B、C、D、E 五个备选答案中选择一个最佳答案）

（1~2 题共用题干）

患者，女，38 岁。G_2P_1，2 年前有产钳助产分娩史，长时间站立、下蹲后腰背酸痛有下坠感，清洗外阴可及一肿物。妇科检查：可看见宫颈已脱出阴道口，宫体仍在阴道内。

1. 术后患者适宜的卧位为
A. 半坐位
B. 截石位
C. 平卧位
D. 侧卧位
E. 俯卧位

2. 护士指导患者盆底肌肉组织锻炼的方法为
A. 下肢运动
B. 收缩肛门的运动
C. 仰卧起坐
D. 俯卧撑
E. 上肢运动

参考答案与解析

【参考答案】

一、A1 型题

E

二、A2 型题

C

三、A3/A4 型题

1. C　2. B

【解析】

扫码查看
相关内容

第十八节　急性乳腺炎患者的护理

历年高频考点

考点：急性乳腺炎好发于产后 3~4 周。乳汁淤积是最常见的原因。脓肿未形成前以抗生素药物治疗为主，脓肿形成后应及时切开引流。

经典习题演练

一、A1 型题

（每一道试题下面有 A、B、C、D、E 五个备选答案，请从中选择一个最佳答案）

1. 急性乳腺炎伴脓肿形成时，最重要的处理措施是
A. 及时用吸乳器吸净乳汁
B. 大剂量应用抗生素
C. 局部用硫酸镁湿热敷
D. 中药治疗
E. 脓肿切开引流

2. 为避免乳头皲裂，护士指导产妇哺乳时应注意的是

A. 让新生儿勤吸吮乳头
B. 哺乳前清水清洗乳头
C. 哺乳前碘伏消毒乳头
D. 让新生儿含住乳头及大部分乳晕
E. 苯甲酸雌二醇涂抹乳头防止皲裂

二、A2 型题

（每一道试题是以一个小案例出现，其下面有 A、B、C、D、E 五个备选答案，请从中选择一个最佳答案）

患者，女，27 岁。于 1 日前初顺产一健康女婴，为预防乳腺炎，护士对其健康健康教育中最关键的内容是

A. 每次哺乳之后应将剩余的乳汁吸空
B. 保持乳头清洁
C. 纠正乳头内陷
D. 多饮水
E. 注意婴儿口腔卫生

三、A3/A4 型题

（每个案例下设若干道试题。请根据试题所提供的信息，在每一道试题下面的 A、B、C、D、E 五个备选答案中选择一个最佳答案）

（1~2 题共用题干）

患者，女，27 岁。产后 30 天出现右侧乳房胀痛，全身畏寒、发热。查体：右侧乳房皮肤红肿明显，局部可扪及一压痛性硬块，同侧腋窝淋巴结肿大。诊断为急性乳腺炎。

1. 主要致病菌是
   A. 溶血性链球菌
   B. 金黄色葡萄球菌
   C. 铜绿假单胞菌
   D. 厌氧菌
   E. 大肠埃希菌
2. 预防该病的关键在于
   A. 防止乳房皮肤破损
   B. 保持乳房皮肤清洁
   C. 预防性使用抗生素
   D. 避免乳汁淤积
   E. 尽量采用人工喂养

参考答案与解析

【参考答案】

一、A1 型题

1. E 2. D

二、A2 型题

A

三、A3/A4 型题

1. B 2. D

【解析】

扫码查看
相关内容

第十章　精神障碍患者的护理

第一节　精神障碍症状学

历年高频考点

考点1：错觉指对客观事物歪曲的知觉，如将地上的一条绳索看成一条蛇。

考点2：幻觉指没有现实刺激作用于感觉器官时出现的知觉体验，是一种虚幻的知觉。最常见的幻觉是幻听。有时幻听的内容就是患者心里想的事，患者体验到自己的思想同时变成了言语声，自己和他人均能听到，称为思维化声（思维鸣响）。多见于精神分裂症。

考点3：妄想是一种病理性的歪曲信念，属于思维内容障碍。被害妄想是最常见的妄想。

经典习题演练

一、A1 型题

（每一道试题下面有 A、B、C、D、E 五个备选答案，请从中选择一个最佳答案）

1. 错觉是
   A. 对客观事物歪曲的知觉
   B. 对已知的事物有未经历的陌生感
   C. 对从未经历过的事物有熟悉感
   D. 对客观事物部分属性产生了错误的知觉感
   E. 没有客观事物作用于感官时出现的知觉体验
2. 患者高热时，将输液管看成是条蛇，此症状是
   A. 幻觉
   B. 错觉
   C. 虚构
   D. 错构
   E. 感知综合障碍
3. 一患者坚信他的思想变成了声音，不仅自己听见了，坚信别人也听见了，这是
   A. 思维被夺
   B. 思维鸣响
   C. 思维被广播
   D. 思维被控制体验
   E. 内心被揭露感
4. 思维迟缓是
   A. 癔症的典型症状
   B. 强迫症的典型症状
   C. 抑郁症的典型症状
   D. 恐惧症的典型症状
   E. 精神分裂症的典型症状
5. 不属于思维联想过程障碍的表现是
   A. 思维奔逸
   B. 思维破裂
   C. 强迫观念
   D. 语词新作
   E. 病理性赘述
6. 患者内心体验缺乏，对切身有关的各种事情表现无动于衷，面部表情呆滞。这种症状称为
   A. 思维中断
   B. 情绪低落
   C. 意志减退
   D. 情感淡漠
   E. 思维贫乏
7. 患者为了得到“硬骨头精神”，将整块排骨吞食，此为
   A. 真性幻想
   B. 语词新作
   C. 夸大妄想
   D. 强迫性思维
   E. 病理性象征性思维
8. 患者在意识清楚的情况下，头脑中涌现大量异己的思维，伴不自主感是
   A. 强迫观念
   B. 被动体验
   C. 思维被插入

D. 强制性思维
E. 物理影响妄想

二、A2 型题

（每一道试题是以一个小案例出现，其下面有 A、B、C、D、E 五个备选答案，请从中选择一个最佳答案）

1. 患者，男，80 岁。无明显诱因出现精神失常，表现能凭空听到已故的亲人呼唤他，叫他也随他们而去，称自己走到哪里那些已故的亲人都跟着他，此属
A. 歪曲的感觉
B. 歪曲的知觉
C. 虚幻的感觉
D. 虚幻的知觉
E. 正常人没有的知觉
2. 患者，女，35 岁。每日在床头倚窗，静坐侧耳，有时面露微笑，有时双手捂耳，面露惊恐，或以被蒙头。此症状属于
A. 幻听
B. 幻视
C. 狂躁
D. 被害妄想
E. 行为退缩
3. 一位患者看到他的弟弟身材像穆铁柱一样高大，脸色像非洲人一样黑，该患者存在的症状是
A. 错觉
B. 幻觉
C. 意识障碍
D. 视物变形症
E. 感知综合障碍
4. 患者，女，40 岁。思维散乱，推理荒谬，话意互不联系，言语支离破碎，令人莫名其妙。此种症状称为
A. 思维奔逸
B. 思维中断
C. 思维破裂
D. 思维贫乏
E. 强制性思维
5. 患者，女，32 岁。一看到男性即不能自控地想是否要和他谈恋爱、结婚，明知不对也无法自控。这种症状是
A. 见人恐怖
B. 钟情妄想
C. 强迫观念
D. 焦虑状态
E. 孤独状态
6. 患者，男，40 岁。发病后认为同事倒土豆是要他滚蛋，别人谈摇头电风扇是说他立场不稳。此患者的症状属于
A. 关系妄想
B. 影响妄想
C. 强迫观念
D. 象征性思维
E. 言语性听幻觉
7. 患者，男，36 岁。一日起床后，悄声外出关门，即从窗缝中窥视尚在熟睡中的妻子，良久不动，旁人问其所为，其回答正在监视老婆是否与人有不轨行为。此患者的症状属于
A. 关系妄想
B. 夸大妄想
C. 嫉妒妄想
D. 被害妄想
E. 物理影响妄想
8. 患者，男，36 岁。来门诊进行体检时，用大头针稍微轻戳患者的皮肤，患者即大声喊叫，此感觉障碍的类型为
A. 感觉减退
B. 感觉倒错
C. 感觉缺失
D. 感觉过敏
E. 感觉异常

参考答案与解析

【参考答案】

一、A1 型题

1. A 2. B 3. B 4. C 5. D 6. D 7. E 8. D

二、A2 型题

1. D 2. A 3. E 4. C 5. C 6. A 7. C 8. D

【解析】

扫码查看
相关内容

第二节 精神分裂症患者的护理

历年高频考点

考点 1：精神分裂症具有思维、情感、行为等多方面障碍，精神活动不协调。多发病于青壮年。患者意识清晰，智能尚好。遗传因素在本病的发生中起重要作用，精神分裂症可能是多基因遗传。

考点 2：精神分裂症的阳性症状群有幻觉、妄想、被动体验（思维内容障碍）、思维形式障碍。阴性症状群包括情感平淡、言语贫乏、意志缺乏、无快感体验等。

考点 3：精神分裂症应强调早期、低剂量起始，逐渐加量、足量、足疗程的“全病程治疗”的原则。一般急性期 6~8 周。巩固期治疗 3~6 个月，剂量与急性期相同。

考点 4：精神分裂症康复期患者主要以技能训练为主，为回归社会打下基础，可安排患者参加职业技能训练、社交技能训练、家居技能训练等。

经典习题演练

一、A1 型题

（每一道试题下面有 A、B、C、D、E 五个备选答案，请从中选择一个最佳答案）

1. 在精神分裂症的病因学研究中，目前认为最重要的因素是
   A. 脑萎缩
   B. 遗传因素
   C. 环境因素
   D. 生化因素
   E. 精神因素
2. 精神分裂症的遗传方式最可能的是
   A. 单基因遗传
   B. 双基因遗传
   C. 多基因遗传
   D. 常染色体显性遗传
   E. 常染色体隐性遗传
3. 精神分裂症最主要的症状为
   A. 木僵
   B. 行为减少
   C. 言语增多
   D. 意志亢进
   E. 思维联想障碍

二、A2 型题

（每一道试题是以一个小案例出现，其下面有 A、B、C、D、E 五个备选答案，请从中选择一个最佳答案）

1. 患者，女，30 岁。患精神分裂症。第 2 次复发住院治疗后拟于明日出院。护士在对患者进行出院指导时，应首先重点强调的是
   A. 规律生活
   B. 锻炼身体
   C. 加强营养
   D. 维持药物治疗
   E. 参与社会工作
2. 患者，男，31 岁。首次发作精神分裂症，经药物治疗后症状缓解，自知力部分恢复。家属询问继续服药时间是
   A. 医生指导下长期治疗
   B. 医生指导下不少于 2 年
   C. 医生指导下不少于 3 年
   D. 医生指导下不少于 4 年
   E. 医生指导下不少于 5 年
3. 患者，男，31 岁。首次发作精神分裂症，经药物治疗后症状缓解，自知力部分恢复，家属询问继续服药的时间是
   A. 医生指导下长期治疗
   B. 医生指导下不少于 1 年
   C. 医生指导下不少于 2 年
   D. 医生指导下不少于 3 年
   E. 医生指导下不少于 5 年

三、A3/A4 型题

（每个案例下设若干道试题。请根据试题所提供

的信息，在每一道试题下面的 A、B、C、D、E 五个备选答案中选择一个最佳答案）

（1~3 题共用题干）

患者，男，23 岁。觉得大街上人们都在注意他的行动，对他有敌意，房子里有人安装了摄像头，监视他的行动；有时自言自语、自笑；不吃家人做的饭，害怕饭里有毒，要自己亲自做饭；对家人和同学漠不关心，父亲病重住院，患者无动于衷。

1. 该患者情感属于
   A. 欣快
   B. 情感淡漠
   C. 情感高涨
   D. 情感低落
   E. 情感暴发
2. 该患者思维属于
   A. 关系妄想
   B. 夸大妄想
   C. 被害妄想
   D. 罪恶妄想
   E. 物理妄想
3. 该患者主要护理问题为
   A. 社交障碍
   B. 预感性悲哀
   C. 思维过程改变
   D. 穿着或修饰自理缺陷
   E. 生活自理能力降低

（4~5 题共用题干）

患者，女，34 岁。因“失眠、食欲缺乏、凭空闻语 3 个月余，加重 1 个月”来诊，以精神分裂症收入院。患者病前性格内向，多疑。入院时神志清醒，不易接触，问多答少。

4. 针对该患者失眠，错误的护理措施是
   A. 创造良好的睡眠环境
   B. 睡前不喝浓茶、咖啡
   C. 临睡前排尿
   D. 睡前访谈患者
   E. 白天适当参加娱乐活动
5. 患者住院治疗 1 个月后，病情好转准备出院。正确的出院指导是
   A. 出院 1 年后复查
   B. 鼓励家人照顾患者日常生活
   C. 症状消失后可停止药物治疗
   D. 鼓励患者增加人际交往，回归社会生活
   E. 低盐低脂饮食

参考答案与解析

【参考答案】

一、A1 型题

1. B　2. C　3. E

二、A2 型题

1. D　2. B　3. C

三、A3/A4 型题

1. B　2. C　3. C　4. D　5. D

【解析】

扫码查看
相关内容

第三节　抑郁症患者的护理

历年高频考点

考点 1：抑郁症的核心症状包括心境或情绪低落，兴趣缺乏以及乐趣丧失。心理症状包括自责、自罪、自杀等，早醒为典型的躯体症状。大部分抑郁症患者自知力完整，主动求治。

考点 2：选择性 5-羟色胺再摄取抑制药（SSRIs）如氟西汀、帕罗西汀、舍曲林、西酞普兰等已成为一线用药物。这类药物的起效时间需要 2~3 周。抗抑郁药治疗无效的主要原因是剂量不足或疗程不够，只有当一种药物足量治疗 4~6 周后仍无效，方可考虑换药。

考点 3：心理治疗对缓解症状、配合治疗、预防复发都有着极大的帮助，鼓励其诉说自己感受的痛苦和想法，认知行为方面也可以对患者的负性认知进行调整。

考点4：对于药物治疗无效，病情严重的患者（如自杀的患者）可以有限选择无抽搐电休克治疗。

经典习题演练

一、A1型题

（每一道试题下面有A、B、C、D、E五个备选答案，请从中选择一个最佳答案）

1. 抑郁症患者的核心表现是
   A. 情绪低落
   B. 自责自罪
   C. 情感淡漠
   D. 睡眠障碍
   E. 思维迟缓
2. 抑郁症患者情绪低落的表现在一天中的规律是
   A. 晨轻夜重
   B. 晨轻夜轻
   C. 晨重夜轻
   D. 晨重夜重
   E. 无规律

二、A2型题

（每一道试题是以一个小案例出现，其下面有A、B、C、D、E五个备选答案，请从中选择一个最佳答案）

1. 患者，男，32岁。患者言语缓慢、语量减少，语声甚低。反应迟缓，但思维内容并不荒谬，能够正确反映现实。患者自觉“脑子不灵了”“脑子迟钝了”“度日如年”。诊断为抑郁症。其核心症状是
   A. 思维迟缓、情绪低落
   B. 思维贫乏、情感低落
   C. 思维迟缓、情感淡漠
   D. 思维贫乏、情感淡漠
   E. 思维中断、情感高涨
2. 患者，女，23岁。诊断为抑郁症，药物治疗1周后没有效果。问护士抗抑郁剂起效时间是
   A. 4天
   B. 1周
   C. 2~4周
   D. 6~8周
   E. 4~6月
3. 患者，男，29岁。近3年来出现情绪低落，食欲、性欲缺乏，觉得自己患了不治之症，给家人带来许多麻烦，生不如死。近2周症状加重，诊断为抑郁症。对该患者进行健康评估的重点是
   A. 抑郁心境评估
   B. 自杀行为评估
   C. 认知行为评估
   D. 意志活动评估
   E. 睡眠质量评估

三、A3/A4型题

（每个案例下设若干道试题。请根据试题所提供的信息，在每一道试题下面的A、B、C、D、E五个备选答案中选择一个最佳答案）

（1~2题共用题干）

患者，女，45岁。由于下岗，对生活失去信心，同时不能照顾家庭，伴失眠，被诊断为“抑郁症”。

1. 不可能出现的症状是
   A. 兴趣缺乏
   B. 睡眠障碍
   C. 思维贫乏
   D. 自责和厌世感
   E. 言语动作迟缓
2. 护士在接诊该患者时最应注意的是
   A. 介绍医院专长
   B. 护士自我介绍
   C. 直截了当地询问
   D. 让患者放松情绪
   E. 直接给出明确诊断

（3~4题共用题干）

患者，男，35岁。因失眠、乏力、少语、少动3个月，加重2周就诊。查体：意识清楚，精神疲倦，消瘦，语音低，情绪低落，诉“不想活了”。诊断为抑郁症收入院。

3. 评估该患者时首要注意的问题是
   A. 躯体的营养状况
   B. 认知与感知状况
   C. 有无自杀行为
   D. 睡眠与休息状况
   E. 注意安慰开导
4. 针对该患者首要的心理护理是
   A. 鼓励患者抒发自己的内心情感
   B. 调动患者积极情绪
   C. 帮助患者学习新的应对技巧
   D. 与患者建立良好的护患关系

E. 劝阻患者的自杀想法

（5~6 题共用题干）

患者，男，56 岁。患类风湿关节炎 20 年，全身关节活动受限，生活部分自理。3 天前患者企图自杀被家人发现，及时将其送往医院接受治疗，门诊以“重度抑郁症”收治入院。

5. 在实施入院护理时，需要避免的做法是
   A. 将患者安排在离护士站近的房间
   B. 将患者安排在单人房间
   C. 严格检查患者入院携带的物品
   D. 向患者介绍主管护士
   E. 向患者介绍同病房的其他患者
6. 对患者实施给药护理时，正确的做法是
   A. 将药物放在床头柜上，让患者自行服用
   B. 将药物交给家属，让其督促患者服用
   C. 将药物混合在患者的食物内，一同服用
   D. 护士看护患者服药，确认服下后离开
   E. 患者拒绝服药时，应以命令或强制的方式执行

参考答案与解析

【参考答案】

一、A1 型题

1. A　2. C

二、A2 型题

1. A　2. C　3. B

三、A3/A4 型题

1. C　2. D　3. C　4. A　5. B　6. D

【解析】

扫码查看
相关内容

第四节　焦虑症患者的护理

历年高频考点

考点 1：焦虑症是以广泛和持续的焦虑，或以反复发作的惊恐不安为主要特征的神经症性障碍。过分担心而引起的焦虑不安体验，是广泛性焦虑症的核心症状；惊恐障碍又称急性焦虑障碍，以突然出现强烈的恐惧感、濒死感为主要特征。

考点 2：教导焦虑症放松技巧：护士在护理焦虑症患者时要注意接受患者的病态行为，不加以限制和批评；鼓励患者以语言表达的方式疏泄情绪，表达患者的焦虑感受。

经典习题演练

一、A1 型题

（每一道试题下面有 A、B、C、D、E 五个备选答案，请从中选择一个最佳答案）

1. 焦虑性神经症发作有两种形式，一种为广泛性焦虑障碍，另一种为
   A. 恐惧症
   B. 惊恐发作
   C. 强迫症
   D. 疑病症
   E. 癔症
2. 对焦虑症患者的心理护理，不恰当的是
   A. 建立良好的治疗性护患关系
   B. 指导患者进行放松训练
   C. 鼓励患者倾诉内心感受
   D. 关注患者过多躯体不适的主诉
   E. 帮助患者认识症状

二、A2 型题

（每一道试题是以一个小案例出现，其下面有 A、B、C、D、E 五个备选答案，请从中选择一个最佳答案）

1. 患者，女，40 岁。近来总认为自己病情严重无法治疗，一直惶惶不可终日。此患者的症状属于

A. 夸大妄想
B. 疑病妄想
C. 被害妄想
D. 嫉妒妄想
E. 广泛性焦虑

2. 患儿，女，5 岁。因化脓性脑膜炎入住 ICU。患儿母亲不吃不喝在门口来回走动，见到医生或护士就紧紧拉住问个不停。此时，患儿母亲的心理状态是
A. 恐惧
B. 绝望
C. 狂躁
D. 抑郁
E. 焦虑

3. 患者，男，46 岁。得知自己患上淋巴瘤后情绪易怒，且有时会拒绝治疗，此时护士与他沟通时应避免的行为是
A. 为他提供发泄的机会
B. 倾听了解他的感受
C. 当拒绝治疗时对他进行批评
D. 及时满足他的合理要求
E. 对他的不合理行为表示理解

三、A3/A4 型题

（每个案例下设若干道试题。请根据试题所提供的信息，在每一道试题下面的 A、B、C、D、E 五个备选答案中选择一个最佳答案）

（1~2 题共用题干）

患者，女，41 岁。诊断为焦虑症，整日处于惶恐不安中，感觉“太难受了”，有自杀企图，服苯二氮䓬类药物治疗。

1. 该患者的主要护理问题是
A. 焦虑
B. 社交障碍
C. 预感性悲哀
D. 自杀的危险
E. 思维过程的改变

2. 护士在给患者做药物指导时应提示患者
A. 长期服用
B. 小剂量服用
C. 易出现依赖
D. 症状控制后停药
E. 症状控制后服 6~8 周

参考答案与解析

【参考答案】

一、A1 型题

1. B　2. D

二、A2 型题

1. E　2. E　3. C

三、A3/A4 型题

1. D　2. C

【解析】

扫码查看
相关内容

第五节　强迫症患者的护理

历年高频考点

考点 1：强迫症是以反复出现强迫观念和强迫动作为基本特征的一类神经症性障碍。好发于追求完美的青少年时期。

考点 2：强迫意向是指患者反复体验到，想要做某种违背自己意愿的动作或行为的强烈内心冲动。强迫行为以强迫检查和强迫清洗最常见，常继发于强迫怀疑。

考点 3：氯米帕明对强迫症状和伴随的抑郁症状都有治疗作用。一般在达到治疗剂量 2~3 周后开始显现疗效。

经典习题演练

一、A1 型题

（每一道试题下面有 A、B、C、D、E 五个备选答案，请从中选择一个最佳答案）

1. 下列与强迫症发病最为密切的神经生物学改变是
   A. 胆碱能系统功能增强
   B. 胆碱能系统功能减弱
   C. 5-羟色胺系统功能异常
   D. 去甲肾上腺素功能活动降低
   E. 纹状体中多巴胺减少
2. 强迫人格患者的主要特点为
   A. 犹豫不决，追求完美
   B. 自我中心，富于幻想
   C. 情感体验肤浅，易感情用事
   D. 违法乱纪，冷酷无情
   E. 情绪不稳，易激惹

二、A2 型题

（每一道试题是以一个小案例出现，其下面有 A、B、C、D、E 五个备选答案，请从中选择一个最佳答案）

1. 患者，男，20 岁。自诉“在天桥上看到火车开过来，就出现想掉下去自杀的念头”，虽不伴有相应的行动，却因此感到焦虑、紧张。护士评估时考虑为
   A. 强迫怀疑
   B. 强迫性穷思竭虑
   C. 强迫情绪
   D. 强迫意向
   E. 强迫行为
2. 患者，女，38 岁。患者向来小心谨慎，只要一拿钱，就重复数个不停，买东西前，要先列清单，并反复检查清单，生怕会有遗漏。出门后，门与灯虽已关了，但她仍不放心，一而再，再而三地重复检查。此患者为
   A. 强迫行为
   B. 强迫意向
   C. 强迫联想
   D. 强迫思想
   E. 强迫回忆
3. 患者，女，20 岁。主诉因“怕脏反复洗手，双手变得粗糙皲裂，明知没必要却无法控制”来就诊。最佳治疗方案是
   A. 药物治疗+心理治疗
   B. 抗精神病药物治疗
   C. 工娱治疗
   D. 电休克治疗
   E. 精神分析治疗
4. 患者，女，29 岁。强迫清洗，患者明知不应该又无法控制，因此产生强烈焦虑情绪。医嘱：地西泮 5mg，po。护士应该特别注意观察该药物的不良反应是
   A. 依赖性、成瘾性
   B. 皮疹
   C. 共济失调
   D. 嗜睡
   E. 兴奋、多语、幻觉
5. 患者，女，27 岁。离开家前拉门关门，但总是在上班路上反复担心门是否关上，重新回家开门再确认。护士评估时考虑为
   A. 强迫性穷思竭虑
   B. 强迫回忆
   C. 强迫思想
   D. 强迫怀疑
   E. 强迫意向
6. 患者，男，25 岁。因“怕脏、反复洗涤及重复动作 8 年，加重 2 年”入院。患者在看见或听到“战争”二字时，马上想起“和平”二字，看见或听到“危险”二字时，便会想到“安全”二字，此症状称为
   A. 强迫回忆
   B. 强迫意向
   C. 强迫联想
   D. 强迫情绪
   E. 强迫性穷思竭虑

参考答案与解析

【参考答案】

一、A1 型题

1. C　2. A

二、A2 型题

1. D　2. A　3. A　4. D　5. D　6. C

【解析】

扫码查看

相关内容

第六节　癔症患者的护理

历年高频考点

考点 1：癔症即分离（转换）障碍，是一类由精神因素，如重大生活事件、内心冲突、情绪激动、暗示或自我暗示，作用于易病个体引起的精神障碍。敏感多疑、易接受暗示的青春期或更年期的女性，较一般人更易发生分离（转换）性障碍。

考点 2：转换，泛指通过躯体症状表达心理痛苦的病理心理过程，如失聪、失明、失语、癔症性抽搐。分离是一种积极的防卫过程，它的作用在于令人感到痛苦的情感和思想从意识中排除掉，如失忆、遗忘、漫游。

考点 3：给癔症患者配合理疗和语言暗示治疗，可取得良好的效果。在患者疑病的相关问题上，要遵循科学依据，医护人员一定要保持高度一致，防止医源性的不良影响。

经典习题演练

一、A1 型题

（每一道试题下面有 A、B、C、D、E 五个备选答案，请从中选择一个最佳答案）

1. 影响癔症发病最主要的因素是患者的
   A. 经济状况
   B. 心理因素
   C. 血型
   D. 年龄
   E. 器质性病变

2. 癔症患者抽搐发作时，紧急处理常用的药物是
   A. 地西泮
   B. 氯氮平
   C. 奋乃静
   D. 百忧解
   E. 丙米嗪

3. 癔症的患者适宜用下列哪类药物
   A. 镇静药
   B. 抗抑郁药
   C. 抗精神病药
   D. 抗胆碱药
   E. 安眠药

二、A2 型题

（每一道试题是以一个小案例出现，其下面有 A、B、C、D、E 五个备选答案，请从中选择一个最佳答案）

1. 患者，男，29 岁。3 天前上午突然收拾衣服从家出发，下午发现自己已到离家不远的县城。自己也不知道怎么来县城，脑电图检查正常。此患者可能出现了
   A. 分离性遗忘
   B. 分离性神游症
   C. 癔症性精神病
   D. 分离性恍惚状态
   E. 分离性身份障碍

2. 某女与同事吵架之后突然倒地、全身挺直、双手乱动，几分钟后号啕大哭、捶胸顿足，10 分钟后

安静下来。其症状属于

A. 假性痴呆

B. 情感暴发

C. 精神病态

D. 情感倒错

E. 情感不协调

三、A3/A4 型题

（每个案例下设若干道试题。请根据试题所提供的信息，在每一道试题下面的 A、B、C、D、E 五个备选答案中选择一个最佳答案）

（1~3 题共用题干）

患者，女，23 岁。一次与人发生口角，对方声音洪亮，患者自感不是对手。第 2 天起无法说话，与之交谈只能用手势表示。能正常咳嗽，经耳鼻喉科检查正常。

1. 该患者可能患有

A. 癔症

B. 焦虑症

C. 恐惧症

D. 惊恐发作

E. 急性应激性障碍

2. 该患者的表现是

A. 缄默

B. 违拗症

C. 躯体化障碍

D. 分离性障碍

E. 转换性障碍

3. 护理该患者时最应注意

A. 转移注意力

B. 建立良好的关系

C. 协助患者料理生活

D. 运用良好的沟通技巧

E. 医、护一定要保持一致

（4~6 题共用题干）

患者，女，46 岁。患者因关窗户而扭伤腰部无法下床活动，每天多数时间卧床，要求家人带其去检查，骨科医生认为腰伤不会导致患者不能下床活动。后其丈夫提出离婚，患者情绪激动不愿意离婚，哭泣，腰部不舒加重不能行走，整日卧床，生活不能自理。

4. 该患者可能患有

A. 其他分离障碍

B. 分离性神游症

C. 分离性运动障碍

D. 分离性木僵状态

E. 分离性身份障碍

5. 该患者主要护理问题

A. 自伤的危险

B. 睡眠型态紊乱

C. 有受伤的危险

D. 个人应对无效

E. 失用综合征的危险

6. 对其有效的护理措施是

A. 尊重患者的行为模式

B. 尽量满足其合理要求

C. 正确认识心理社会压力

D. 重建或学习适应性应对方法

E. 暗示法训练患者自身的生活能力

（7~8 题共用题干）

患者，女，20 岁。与同事发生争吵时情绪激动，突然倒地，全身僵直，肢体抖动。

7. 该患者的症状是

A. 运动障碍

B. 感觉障碍

C. 思维障碍

D. 知觉障碍

E. 情感障碍

8. 护理该患者时护士应保持的态度是

A. 热情

B. 紧张

C. 焦虑

D. 镇静

E. 恐惧

参考答案与解析

【参考答案】

一、A1 型题

1. B 2. A 3. A

二、A2 型题

1. B 2. B

三、A3/A4 型题

1. A 2. E 3. E 4. C 5. E 6. E 7. A 8. D

【解析】

扫码查看
相关内容

第七节 睡眠障碍患者的护理

历年高频考点

考点：失眠症使用镇静催眠类药物，包括苯二氮䓬类和非苯二氮䓬类药物，原则是按需间断使用，首选代谢半衰期较短的药物，如咪达唑仑、唑吡坦、佐匹克隆、扎莱普隆等，连续使用一般不宜超过 4 周。

经典习题演练

一、A1 型题

（每一道试题下面有 A、B、C、D、E 五个备选答案，请从中选择一个最佳答案）

1. 睡眠障碍不包括
   A. 适应性失眠
   B. 矛盾性失眠
   C. 白天过度睡眠
   D. 心理生理性失眠
   E. 其他疾病引起的失眠
2. 失眠可引起
   A. 糖尿病
   B. 高血压
   C. 冠心病
   D. 焦虑、抑郁
   E. 精神分裂症
3. 睡眠障碍患者夜间遵医嘱服药治疗后，护士应采取的最恰当的行为是
   A. 调暗灯光，让患者阅读，促进睡眠
   B. 鼓励患者收听录音机，促进睡眠
   C. 鼓励患者夜间洗热水澡，促进睡眠
   D. 提供安静的环境
   E. 与患者轻声交谈，直至其入睡

二、A2 型题

（每一道试题是以一个小案例出现，其下面有 A、B、C、D、E 五个备选答案，请从中选择一个最佳答案）

患者，女，20 岁。白天总是竭力维持醒觉状态，但无能为力，在进餐、走路时也能入睡。该患者的症状是
   A. 猝倒症
   B. 嗜睡症
   C. 睡眠瘫痪
   D. 发作性睡病
   E. 睡梦中呼吸停止

参考答案与解析

【参考答案】

一、A1 型题

1. E　2. D　3. D

二、A2 型题

B

【解析】

扫码查看
相关内容

第八节　阿尔茨海默病患者的护理

历年高频考点

考点 1：阿尔茨海默病（AD）是一种中枢神经系统原发性退行性变性疾病，主要临床表现是痴呆综合征。记忆障碍是 AD 的早期突出症状或核心症状。其特点是近事遗忘先出现，记不住新近发生的事，对原有工作不能胜任。

考点 2：改善认知功能的药物有乙酰胆碱酯酶抑制剂（ACHE）如多奈哌齐（安理申）、艾斯能、石杉碱甲（哈伯因）；促脑代谢的药物有双氢麦角碱，有扩张血管作用。

考点 3：阿尔茨海默病患者外出时须有人陪伴。给患者佩戴身份识别卡（如姓名、地址、联系人、电话等），走失时方便寻找。

考点 4：对行为退缩或懒散的阿尔茨海默病患者进行行为训练，鼓励患者参加文娱治疗活动，促使患者记忆和行为等有不同程度的改善。

经典习题演练

一、A1 型题

（每一道试题下面有 A、B、C、D、E 五个备选答案，请从中选择一个最佳答案）

1. 阿尔茨海默病的临床表现不包括
   A. 痴呆为部分性的
   B. 人格改变为典型症状
   C. 起病隐渐，进行性发展
   D. 以记忆障碍为早期症状
   E. 脑 CT 检查可有弥漫性萎缩
2. 阿尔茨海默病最优选的影像学检查方法是
   A. CT
   B. MRI
   C. PET/CT
   D. SPECT
   E. X 线

二、A2 型题

（每一道试题是以一个小案例出现，其下面有 A、B、C、D、E 五个备选答案，请从中选择一个最佳答案）

1. 患者，女，73 岁。2 年前丈夫病故后，经常独自流泪，近 1 年来常想起当天发生的事，刚说的话和做的事不能记忆，忘记进食或物品放何处，外出找不到家门，失眠，焦躁不安。根据临床表现，护士评估患者最可能发生了
   A. 老年精神病
   B. 抑郁症
   C. 大脑慢性缺血改变
   D. 早期阿尔茨海默病
   E. 脑肿瘤
2. 患者，男，60 岁。对以前感兴趣的事情也没有兴趣，常忘记和客户约会的时间，已熟悉的工作流程，近日也常忘记，他常自编说法，以弥补忘记的事情。情绪易怒、易激惹，与病前判若两人。诊断为阿尔茨海默病。此病最先出现的症状是
   A. 记忆障碍

B. 老年健忘
C. 人格障碍
D. 语言障碍
E. 定向力障碍

3. 一个78岁的男子，近日来出门后找不到家，把上衣当裤子穿，把裤子当上衣穿，丢三落四，老忘记当前发生的事情，请问该患者是什么病？
A. 精神分裂症
B. 抑郁症
C. 阿尔茨海默病
D. 恐惧症
E. 遗忘症

参考答案与解析

【参考答案】

一、A1型题

1. A 2. B

二、A2型题

1. D 2. A 3. C

【解析】

扫码查看
相关内容

第十一章　损伤、中毒患者的护理

第一节　创伤患者的护理

历年高频考点

考点1：创伤根据皮肤黏膜是否保持完整分为开放性损伤和闭合性损伤。

考点2：挤压伤。遭受重物较长时间、较大范围的挤压造成受压部位肌肉广泛缺血坏死。严重者可发生以肌红蛋白尿和高血钾为特征的急性肾衰竭及休克，临床称为挤压综合征。

考点3：清创术应争取在伤后6~8小时内施行，但对污染较轻、头面部的伤口、早期已应用有效抗生素等情况，清创缝合的时限可延长至伤后12小时。伤后12小时内使用破伤风抗毒素。

考点4：使用止血带止血时，一般每隔1小时放松2~3分钟，避免引起肢体缺血性坏死。

考点5：小范围软组织创伤后早期局部冷敷，以减少渗血和肿胀。24小时后可热敷和理疗，促进渗血吸收和炎症消退。

经典习题演练

一、A1型题

（每一道试题下面有A、B、C、D、E五个备选答案，请从中选择一个最佳答案）

1. 下列不是开放性损伤的是
   A. 擦伤
   B. 挫伤
   C. 刺伤
   D. 割伤
   E. 火器伤
2. 容易引起急性肾衰竭的损伤是
   A. 挫伤
   B. 扭伤
   C. 挤压伤
   D. 裂伤
   E. 刺伤
3. 属于软组织闭合性损伤的是
   A. 刺伤
   B. 擦伤
   C. 切割伤
   D. 爆震伤
   E. 撕脱伤
4. 伤口污染和周围组织损伤均较重，易发生坏死和感染的损伤是
   A. 挫伤
   B. 扭伤
   C. 挤压伤
   D. 裂伤
   E. 刺伤
5. 属于软组织开放性损伤的是
   A. 挫伤
   B. 扭伤
   C. 挤压伤
   D. 裂伤
   E. 爆震伤
6. 不属于物理损伤的是
   A. 蚊虫叮咬
   B. 烫伤
   C. 放射损伤
   D. 噪声
   E. 电击伤

二、A2型题

（每一道试题是以一个小案例出现，其下面有A、B、C、D、E五个备选答案，请从中选择一个最佳答案）

1. 患者，女，25岁。腕关节扭伤，为防止皮下出血和组织肿胀，在早期应选用

A. 局部按摩
B. 红外线照射
C. 冰袋冷敷
D. 湿热敷
E. 放置热水袋
2. 患者，女，35岁。胃大部切除术后切口化脓，创面脓液量多，有臭味。换药处置为
A. 3%氯化钠溶液湿敷
B. 75%乙醇湿敷
C. 优琐湿敷
D. 10%硝酸银烧灼
E. 过氧化氢溶液湿敷

参考答案与解析

【参考答案】

一、A1 型题

1. B 2. C 3. D 4. D 5. D 6. A

二、A2 型题

1. C 2. C

【解析】

扫码查看
相关内容

第二节 烧伤患者的护理

历年高频考点

考点1：休克是烧伤后48小时内导致患者死亡的主要原因。大面积烧伤使毛细血管通透性增加，导致大量血浆外渗至组织间隙、创面，引起有效循环血量锐减，而发生低血容量性休克。

考点2：成人烧伤面积计算口诀：三三三五六七，十三十三会阴一，五七十三二十一。

考点3：吸入性烧伤以往称为“呼吸道烧伤”，易发生窒息或肺部感染。

考点4：液体疗法是防治烧伤休克的主要措施。伤后第一个24小时补液量按患者每千克体重每1%烧伤面积（Ⅱ~Ⅲ度）补液1.5ml（小儿1.8ml，婴儿2ml）计算，即第一个24小时补液量=体重（kg）×烧伤面积（%）×1.5ml。另加每日生理需水量2000ml，即为补液总量。晶体液首选平衡盐液，其次选用等渗盐水等。胶体液首选血浆，以补充渗出丢失的血浆蛋白。

考点5：大面积烧伤患者补液时应常规留置导尿以观察尿量，尿量是判断血容量是否充足的简便而可靠的指标。成人每小时尿量大于30ml，有血红蛋白尿时要维持在50ml以上。

考点6：烧伤肢体维持并固定于功能位，如颈部烧伤应取后伸位，四肢烧伤取伸直位，手部固定在半握拳的姿势且指间垫油纱以防粘连。

经典习题演练

一、A1 型题

（每一道试题下面有A、B、C、D、E五个备选答案，请从中选择一个最佳答案）

1. 烧伤后引起休克的最主要原因是
A. 创面剧烈疼痛
B. 精神刺激
C. 大量水分蒸发
D. 大量血浆自创面外渗和渗向组织间隙
E. 大量组织坏死分解产物吸收
2. 8岁小孩双上肢烧伤，其烧伤面积为
A. 15%
B. 18%
C. 12%
D. 10%
E. 20%

3. 浅Ⅱ度烧伤创面特点是
A. 水疱基底苍白
B. 水疱基底潮红
C. 皮肤干燥、红斑
D. 创面焦黄失去弹性
E. 树枝状栓塞静脉
4. 深Ⅱ度烧伤局部损伤的深度达
A. 表皮层，生发层健在
B. 表皮层，甚至真皮乳头层
C. 真皮深层，有皮肤附件残留
D. 脂肪层
E. 脂肪下层
5. 估计烧伤程度和预后错误的是
A. Ⅰ度烧伤愈后无瘢痕
B. Ⅲ度烧伤愈合后有挛缩
C. 浅Ⅱ度烧伤如无感染不留瘢痕
D. 深Ⅱ度烧伤可产生瘢痕
E. 深Ⅱ度烧伤仅有色素痕迹
6. 吸入性烧伤最危险的并发症是
A. 感染
B. 窒息
C. 心衰
D. 败血症
E. 肺炎
7. 烧伤患者补液时，胶体液应首选
A. 全血
B. 右旋糖酐
C. 血浆
D. 706 代血浆
E. 清蛋白
8. 输液护理中判断血容量已补足的简便、可靠依据是
A. 脉搏在 120 次/分以下
B. 收缩压在 90mmHg 以上
C. 中心静脉压在 $6cmH_2O$ 以上
D. 安静，肢端温暖
E. 尿量 30ml/h 以上

二、A2 型题

（每一道试题是以一个小案例出现，其下面有 A、B、C、D、E 五个备选答案，请从中选择一个最佳答案）

1. 患者，男，35 岁。烧伤头、面部、双下肢和双手。估计烧伤面积时，下列不确切的是
A. 头、面、颈部各为 3%
B. 双前臂为 6%
C. 躯干为 27%
D. 双手为 5%
E. 双大腿、双小腿为 33%
2. 患儿，男，6 岁，体重 20kg。在家玩耍时不慎打翻开水瓶，双下肢被开水烫伤后皮肤出现大水疱、皮薄，疼痛明显，水疱破裂后创面为红色。该患儿的烧伤面积为
A. 20%
B. 40%
C. 46%
D. 50%
E. 70%
3. 患儿，女，6 岁。全身大面积开水烫伤送来急诊。四肢、后背大面积烫伤，创面红肿、大水疱，未受伤范围包括头、面部、颈部，以及前胸、腹部约 8 个手掌大的皮肤。估计其烧伤面积为
A. 63%
B. 67%
C. 73%
D. 77%
E. 83%
4. 患者，男，20 岁。左足被开水烫伤，疼痛剧烈，局部有水疱，其烧伤面积及深度为
A. 3.5%，Ⅰ度
B. 3.5%，浅Ⅱ度
C. 4%，深Ⅱ度
D. 7%，浅Ⅱ度
E. 3%，Ⅰ度
5. 患儿，女，6 岁，体重 20kg。在家玩耍时不慎打翻开水瓶，双下肢被开水烫伤后皮肤出现大水疱、皮薄，疼痛明显，水疱破裂后创面为红色。该患儿烧伤后第一个 24 小时应补的晶体和胶体液量为
A. 1040ml
B. 1140ml
C. 1240ml
D. 1340ml
E. 1440ml
6. 患者，男，46 岁。体重 60kg。Ⅱ度烧伤面积 50%，医嘱大量补液，第一天补液总量应为
A. 4500ml
B. 5400ml
C. 6000ml
D. 6500ml
E. 8000ml
7. 患者，女，35 岁。双手深Ⅱ度烧伤康复期。护士指导其双手平时正确的放置位置是
A. 握拳位

B. 半握拳位
C. 伸直位
D. 半伸直位
E. 双手互握

8. 患者皮肤被浓硫酸灼伤，急救护士除使用清水为其冲洗后，还可以用于擦拭该患者局部皮肤的溶液是
A. 3%硼酸
B. 食醋
C. 1%醋酸
D. 乙醇
E. 2%~5%碳酸氢钠

9. 患儿，5岁。双下肢烫伤入院急救，现估计其烫伤面积为
A. 50%
B. 39%
C. 36%
D. 35%
E. 20%

10. 患者烧伤面积为80%，应该采取何种隔离方式
A. 呼吸道隔离
B. 消化道隔离
C. 接触隔离
D. 严密隔离
E. 保护性隔离

三、A3/A4型题

（每个案例下设若干道试题。请根据试题所提供的信息，在每一道试题下面的A、B、C、D、E五个备选答案中选择一个最佳答案）

（1~2题共用题干）

患者，男，25岁。体重60kg。不慎被开水烫伤，自觉剧痛。头面部、颈部及双上肢均有水疱。

1. 此患者的烧伤面积为
A. 30%
B. 20%
C. 27%
D. 32%
E. 35%

2. 此患者的烧伤程度为
A. 轻度烧伤
B. 中度烧伤
C. 重度烧伤
D. 特重度烧伤
E. 轻中度烧伤

（3~4题共用题干）

一男患者被开水烫伤双手及膝盖以下大小不等的水疱，剧痛，4小时入院。

3. 伤及哪里
A. 真皮乳头层
B. 真皮全程
C. 表皮浅层
D. 皮肤全层
E. 表皮深层

4. 烧伤面积几度
A. 25%
B. 15%
C. 10%
D. 31%
E. 40%

参考答案与解析

【参考答案】

一、A1型题

1. D 2. B 3. B 4. C 5. E 6. B 7. C 8. E

二、A2型题

1. E 2. B 3. D 4. B 5. E 6. D 7. B 8. E 9. B 10. E

三、A3/A4型题

1. C 2. B 3. A 4. A

【解析】

扫码查看
相关内容

第三节　咬伤患者的护理

历年高频考点

考点1：毒蛇咬伤患者切勿惊慌奔跑，以免加速蛇毒的吸收和扩散。立即在伤口的近心端10cm用止血带或布带等环形结扎。大量冷水冲洗伤口，用手自上而下向伤口挤压，排出伤口内蛇毒。转送患者途中伤肢不宜抬高。

考点2：胰蛋白酶有直接分解蛇毒作用。

考点3：狂犬病又名恐水症，是由狂犬病毒引起的，以侵犯中枢神经系统为主的急性人畜共患传染病，临床表现为特有的恐水、怕风 、恐惧不安、流涎和咽肌痉挛、进行性瘫痪等。

考点4：恐水是狂犬病的特殊症状。

考点5：狂犬病毒主要入侵的是人体的神经系统。

经典习题演练

一、A1 型题

（每一道试题下面有 A、B、C、D、E 五个备选答案，请从中选择一个最佳答案）

狂犬病病毒主要存在于病畜的

A. 肝脏中

B. 肺脏及肝脏中

C. 肾脏及肝脏中

D. 肺脏及肾脏中

E. 脑组织及脊髓中

二、A3/A4 型题

（每个案例下设若干道试题。请根据试题所提供的信息，在每一道试题下面的 A、B、C、D、E 五个备选答案中选择一个最佳答案）

（1~3题共用题干）

患者，男，26岁。在树丛行走时被蛇咬伤后，局部皮肤留下一对大而深的齿痕，伤口出血不止，周围皮肤迅速出现瘀斑、血疱。

1. 应优先采取下列何种急救措施

A. 伤口排毒

B. 首先呼救

C. 早期绑扎伤处近心端的肢体

D. 立即奔跑到医院

E. 反复挤压伤口

2. 为减慢毒素吸收，伤肢应

A. 限动并下垂

B. 抬高

C. 局部热敷

D. 与心脏置于同一高度

E. 局部按摩

3. 为降解伤口内蛇毒，可用于伤口外周封闭的是

A. 糜蛋白酶

B. 胰蛋白酶

C. 淀粉酶

D. 脂肪酶

E. 地塞米松

参考答案与解析

【参考答案】

一、A1 型题

E

二、A3/A4 型题

1. C　2. A　3. B

【解析】

扫码查看
相关内容

第四节　腹部损伤患者的护理

历年高频考点

考点1：评估腹部损伤的关键是确定有无腹内脏器损伤。腹部闭合性损伤中，最容易受伤的部位依次是脾、肾、小肠、肝、肠系膜等。实质性脏器损伤顺序依次为脾、肾、肝、胰，空腔脏器损伤顺序依次为小肠、胃、结肠、膀胱。

考点2：实质性脏器破裂和血管损伤如肝、脾、肾等破裂的主要表现为腹腔内出血，但肝、肾、胰腺破裂时，因有胆汁、尿液或胰液进入腹腔，可出现明显的腹膜刺激征。

考点3：空腔脏器破裂如胃肠道、胆囊、膀胱等空腔脏器破裂后，临床上以腹膜炎的表现为主。

考点4：腹腔内脏损伤患者常并发腹腔脓肿。盆腔脓肿最为常见，主要表现为直肠或膀胱刺激症状，如下腹坠胀不适、里急后重；膈下脓肿表现为患侧季肋部持续性钝痛，深呼吸时加重，并向肩背部放射，可伴有呃逆。

考点5：疑有腹腔内脏损伤患者应绝对卧床，尽量取半卧位；做好常规腹部手术前准备，并做到“四禁”，即禁饮食、禁忌灌肠、禁用泻药、禁用吗啡等镇痛药物。

经典习题演练

一、A1 型题

（每一道试题下面有A、B、C、D、E五个备选答案，请从中选择一个最佳答案）

1. 腹部实质性脏器破裂最主要的临床表现是
   A. 肠麻痹
   B. 胃肠道症状
   C. 全身感染症状
   D. 内出血征象
   E. 腹膜刺激征
2. 腹腔穿刺抽到不凝固血液可见于
   A. 胃十二指肠溃疡急性穿孔
   B. 胆总管结石
   C. 急性阑尾炎
   D. 急性胰腺炎
   E. 外伤性脾破裂
3. 腹腔内脏器损伤腹膜刺激征不明显的是
   A. 肝破裂
   B. 脾破裂
   C. 胰破裂
   D. 肠破裂
   E. 胃破裂
4. 实质性脏器损伤与空腔脏器破裂的主要区别在于
   A. 发生休克的类型
   B. 有无腹膜刺激征
   C. 腹痛性质
   D. 腹腔穿刺液的性质
   E. 外伤程度
5. 肝、脾破裂最首选的辅助检查措施是
   A. B超检查
   B. CT检查
   C. 淀粉酶测定
   D. 立位X线检查
   E. MRI检查
6. 护理疑有腹腔内脏器损伤的患者，错误的是
   A. 尽量少搬动患者
   B. 注射镇痛药
   C. 安置半卧位
   D. 禁食、输液
   E. 注射广谱抗生素

二、A2 型题

（每一道试题是以一个小案例出现，其下面有A、B、C、D、E五个备选答案，请从中选择一个最佳答案）

1. 患者，男，50岁。急性腹膜炎行腹腔引流术后5天，患者出现下腹部坠胀感，大便次数增多，黏液便，伴尿频、尿急、排尿困难等症状。考虑并发
   A. 急性肠炎
   B. 膀胱炎
   C. 膈下脓肿
   D. 盆腔脓肿
   E. 肠袢间脓肿
2. 患者，女，50岁。急性胃穿孔腹膜炎手术修补后

7天，患者突然寒战、发热、出汗等全身中毒症状，伴有上腹痛，呃逆以及季肋部压痛、叩击痛等。在观察期应考虑的是
A. 肠袢间脓肿
B. 盆腔脓肿
C. 膈下脓肿
D. 脓血症
E. 败血症

三、A3/A4 型题

（每个案例下设若干道试题。请根据试题所提供的信息，在每一道试题下面的A、B、C、D、E五个备选答案中选择一个最佳答案）

（1~3题共用题干）

患者，女，41岁。被自行车车把撞伤左上腹，自述心悸、胸闷、腹痛。查体：神志清楚，面色苍白，血压90/60mmHg，腹部稍胀，左上腹压痛明显。以“腹部闭合性损伤、皮肤挫裂伤”收入院。

1. 观察期间不正确的做法是
A. 尽量少搬动患者
B. 禁饮食
C. 疼痛剧烈时，及时应用镇痛药
D. 绝对卧床休息
E. 随时做好术前准备

2. 半小时后，患者全腹压痛，左下腹抽出不凝血，需急症手术。术前准备的内容不包括
A. 注射破伤风抗毒素
B. 皮肤准备
C. 交叉配血
D. 皮肤过敏试验
E. 留置胃管、尿管

3. 术后第一天，患者诉痰多不易咳出，护士应协助其
A. 少量饮水
B. 翻身、叩背
C. 口含润喉片
D. 通知医生
E. 应用镇咳化痰药

（4~5题共用题干）

患者，男，35岁。左上腹外伤后出现面色苍白，四肢冰冷，血压下降，全腹轻度压痛、反跳痛，伴肌紧张，腹部叩诊有移动性浊音。

4. 该患者最可能发生了
A. 小肠破裂
B. 结肠破裂
C. 脾破裂
D. 肝破裂
E. 胃破裂

5. 首要护理任务是
A. 禁食、胃肠减压
B. 及早使用抗生素、破伤风抗毒素
C. 配合医生抗休克同时紧急行剖腹探查术
D. 在纠正休克前提下进行手术
E. 绝对卧床，取半卧位

参考答案与解析

【参考答案】

一、A1 型题

1. D　2. E　3. B　4. D　5. A　6. B

二、A2 型题

1. D　2. C

三、A3/A4 型题

1. C　2. A　3. B　4. C　5. C

【解析】

扫码查看
相关内容

第五节　一氧化碳中毒患者的护理

历年高频考点

考点1：一氧化碳（CO）经呼吸道进入血液，与红细胞内血红蛋白结合形成稳定的碳氧血红蛋白（COHb）。COHb不能携氧，而且还影响氧合血红蛋白正常解离，从而导致组织和细胞的缺氧。一氧化碳

中毒时，脑、心对缺氧最敏感，常最先受损。

考点2：一氧化碳中毒的特征性临床表现是患者口唇呈樱桃红色。急性一氧化碳中毒患者苏醒后，应该休息观察2周，以防迟发性脑病和心脏后发症的发生。

考点3：轻、中度中毒患者可用面罩或鼻导管高流量吸氧，8~10L/min；严重中毒患者给予高压氧治疗，可加速碳氧血红蛋白解离，促进排出。

经典习题演练

一、A1型题

（每一道试题下面有A、B、C、D、E五个备选答案，请从中选择一个最佳答案）

1. 一氧化碳中毒时，常最先受损的脏器是
   A. 脑
   B. 肝
   C. 肺
   D. 肾
   E. 胃
2. 一氧化碳中度中毒的典型体征是
   A. 四肢无力
   B. 意识模糊
   C. 口唇樱桃红色
   D. 血压下降
   E. 呼吸、循环衰竭
3. 急性一氧化碳中毒迟发性脑病主要的临床表现是
   A. 呼吸循环衰竭
   B. 去大脑皮质状态
   C. 意识障碍
   D. 大小便失禁
   E. 震颤麻痹

二、A2型题

（每一道试题是以一个小案例出现，其下面有A、B、C、D、E五个备选答案，请从中选择一个最佳答案）

1. 患者，女，58岁。因煤气中毒1天后入院。深昏迷，休克，尿少，血COHb 60%，血压80/50mmHg。该患者属
   A. 重度中毒
   B. 中度中毒
   C. 轻度中毒
   D. 慢性中毒
   E. 极度中毒
2. 患者，女，62岁。因煤气中毒1天后入院。患者处于浅昏迷状态，脉搏130次/分，皮肤多汗，面色潮红，口唇呈樱桃红色。需急查碳氧血红蛋白。关于采集血标本，下列描述正确的是
   A. 早期及时
   B. 12小时后
   C. 24小时后
   D. 36小时后
   E. 8小时后
3. 患者，女，58岁。因煤气中毒1天后入院。患者处于浅昏迷状态，脉搏130次/分，皮肤多汗，面色潮红，口唇呈樱桃红色。护士应给予吸氧。氧流量是
   A. 8~10L/min
   B. 4~6L/min
   C. 6~8L/min
   D. 5~7L/min
   E. 7~9L/min
4. 关于社区开展预防一氧化碳中毒的健康教育，正确的叙述是
   A. 关闭门窗
   B. 定期检查管道安全
   C. 使用不带有自动熄火装置的煤灶
   D. 通气开关可长期开放
   E. 煤气淋浴器安装在浴室里

三、A3/A4型题

（每个案例下设若干道试题。请根据试题所提供的信息，在每一道试题下面的A、B、C、D、E五个备选答案中选择一个最佳答案）

（1~3题共用题干）

患者，男，30岁。因煤气中毒1天后送医院。患者进入深昏迷，抽搐，呼吸困难，呼吸浅而快，面色苍白，四肢湿冷，周身大汗，有大小便失禁，血压下降。

1. 目前患者处于
   A. 轻度中毒
   B. 中度中毒
   C. 重度中毒
   D. 迟发性脑病
   E. 慢性中毒

2. 经高压氧舱治疗神志清醒，全身症状好转，可能的后遗症是
   A. 肾功能损害
   B. 肝功能损害
   C. 记忆力减退
   D. 迟发性脑病
   E. 肺功能损害

3. 假如有并发症发生，护士应尽可能地严密观察
   A. 3 天
   B. 5 天
   C. 2 周
   D. 1 周
   E. 4 周

参考答案与解析

【参考答案】

一、A1 型题

1. A　2. C　3. C

二、A2 型题

1. A　2. A　3. A　4. B

三、A3/A4 型题

1. C　2. D　3. C

【解析】

扫码查看
相关内容

第六节　有机磷中毒患者的护理

历年高频考点

考点 1：有机磷农药中毒患者毒蕈碱样症状出现最早，主要是由副交感神经末梢兴奋所致，表现为腺体分泌增加及瞳孔缩小，严重者出现肺水肿。烟碱样症状主要是横纹肌运动神经过度兴奋，表现为肌纤维颤动，同时引起血压增高、心跳加快和心律失常。

考点 2：有机磷农药接触史，典型症状和体征，特殊大蒜气味，以及全血胆碱酯酶活力测定均为诊断的重要依据。

考点 3：胆碱酯酶复活剂能使抑制的胆碱酯酶恢复活性，改善烟碱样症状如缓解肌束震颤，促使昏迷患者苏醒。早期给予足量的碘解磷定或氯解磷定，注射速度过快可致暂时性呼吸抑制。中、重度中毒时，阿托品与胆碱酯酶复活剂合用。

经典习题演练

一、A1 型题

（每一道试题下面有 A、B、C、D、E 五个备选答案，请从中选择一个最佳答案）

1. 有机磷农药口服中毒，出现症状的时间为
   A. 可在 10 分钟至 1 小时内
   B. 可在 10 分钟至 2 小时内
   C. 可在 10 分钟至 3 小时内
   D. 可在 10 分钟至 4 小时内
   E. 可在 10 分钟至 5 小时内

2. 有机磷农药中毒时，瞳孔的变化是
   A. 瞳孔缩小
   B. 瞳孔不等大
   C. 双瞳孔直径为 4mm
   D. 瞳孔散大
   E. 瞳孔正常

3. 有机磷中毒患者迟发性神经损害的主要临床表现是
   A. 下肢瘫痪
   B. 去大脑皮质状态
   C. 下肢感觉异常
   D. 癫痫
   E. 周围神经病变

4. 急性有机磷中毒患者病情危重时给予高流量吸氧

的浓度是

A. 3~4L/min

B. 4~5L/min

C. 5~6L/min

D. 6~7L/min

E. 6~8L/min

5. 有机磷农药的中毒机制主要是

A. 增强胆碱酯酶活性

B. 抑制蛋白结构改变

C. 胆碱酯酶水解

D. 抑制体内胆碱酯酶活性

E. 形成硝酸化胆碱酯酶

二、A2 型题

（每一道试题是以一个小案例出现，其下面有 A、B、C、D、E 五个备选答案，请从中选择一个最佳答案）

1. 患者，女，45 岁。以“有机磷中毒”收入院。表现头晕、头痛、多汗、流涎、恶心、呕吐、腹痛、腹泻、瞳孔缩小、视物模糊、支气管分泌物增多、呼吸困难等。考虑可能是患者出现了毒蕈碱样症状。严重者出现

A. 肌纤维颤动

B. 共济失调

C. 肺水肿

D. 呼吸肌麻痹

E. 抽搐和昏迷

2. 患者，女，45 岁。因有机磷中毒住院。表现为轻度呼吸困难、大汗、步态蹒跚、肺水肿，偶有惊厥、昏迷及呼吸麻痹。考虑为重度有机磷中毒。其血胆碱酯酶活性是

A. 70%~50%

B. 50%~30%

C. 60%~35%

D. <35%

E. <30%

3. 患者，女，30 岁。从事园林工作，给果树喷药时不慎将农药污染衣服，农药会通过接触皮肤黏膜吸收而发生中毒。一旦中毒，嘱中毒者立即

A. 现场抢救

B. 脱离现场、脱去污染衣服

C. 肥皂水清洗皮肤

D. 热水擦洗皮肤

E. 乙醇清洗皮肤

4. 患者，女，25 岁。与家人争吵后服敌敌畏 100ml，送往医院急救。在使用阿托品治疗时，提示患者已“阿托品化”的指标是

A. 肺部湿啰音明显

B. 心率 58 次/分

C. 颜面潮红、口干

D. 皮肤潮湿

E. 瞳孔直径 2mm

5. 患者，男，49 岁，特殊职业。因在生产有机磷农药工作中违反操作规定操作，出现恶心、呕吐，多汗、流涎、瞳孔缩小，呼吸困难、大汗、肺水肿、惊厥等症状。全血胆碱酯酶活力降至 30% 以下。在治疗时使用阿托品静脉给药，出现颜面潮红、口干症状达到阿托品化。达到阿托品化后，患者仍出现面部、四肢抽搐，进一步治疗应使用胆碱酯酶复活剂。使用胆碱酯酶复活剂注射速度过快可造成

A. 心搏骤停

B. 暂时性呼吸抑制

C. 室性期前收缩

D. 心室颤动

E. 血压升高

参考答案与解析

【参考答案】

一、A1 型题

1. B 2. A 3. A 4. B 5. D

二、A2 型题

1. C 2. E 3. B 4. C 5. B

【解析】

扫码查看
相关内容

第七节　镇静催眠药中毒患者的护理

历年高频考点

考点1：苯二氮䓬类镇静催眠药。长效类（半衰期>30小时）：氯氮䓬、地西泮、氟西泮。中效类（半衰期6~30小时）：阿普唑仑、奥沙西泮、替马西泮。短效类：三唑仑。

考点2：苯二氮䓬类中毒，中枢神经系统抑制较轻，主要症状是嗜睡，头晕，言语含糊不清、意识模糊、共济失调。巴比妥类中毒，一次服用大剂量巴比妥类，引起中枢神经系统抑制，症状与剂量有关。轻度，嗜睡、情绪不稳定、判断力和定向障碍，头痛、头晕；重度，由嗜睡到深昏迷。

考点3：戒断综合征。长期服用大剂量镇静催眠药的患者，突然停药或迅速减少药量时，可发生戒断综合征。主要表现为自主神经兴奋性增高和轻、重度神经精神异常。

经典习题演练

一、A1型题

（每一道试题下面有A、B、C、D、E五个备选答案，请从中选择一个最佳答案）

地西泮是镇静催眠药属于

A. 苯二氮䓬长效类
B. 巴比妥类
C. 非巴比妥非苯二氮䓬类
D. 吩噻嗪类
E. 苯二氮䓬中效类

二、A2型题

（每一道试题是以一个小案例出现，其下面有A、B、C、D、E五个备选答案，请从中选择一个最佳答案）

1. 患者，女，29岁。口服地西泮100片，家人发现时呼之不应，意识昏迷，急诊来院，错误的护理措施是
A. 立即洗胃
B. 立即催吐
C. 硫酸镁导泻
D. 生理盐水洗胃
E. 监测生命体征

2. 患者，男，40岁。因服毒而昏迷不醒，被送入急诊室抢救。了解到患者服用大量安眠药，此时护士应选用哪种洗胃液
A. 生理盐水
B. 2%~4%碳酸氢钠溶液
C. 牛奶
D. 1∶5000高锰酸钾溶液
E. 蛋清水

参考答案与解析

【参考答案】

一、A1型题

A

二、A2型题

1. B　2. D

【解析】

扫码查看
相关内容

第八节 酒精中毒患者的护理

历年高频考点

考点 1：慢性酒精中毒神经系统常表现为 Wernicke 脑病、科萨科夫综合征，注射维生素 B_1 100mg 有明显效果。

考点 2：急性酒精中毒应用纳洛酮保护大脑功能，有助于缩短昏迷时间。当血乙醇含量 > 108mmol/L（500mg/dl），可用血液透析促使体内乙醇排出。重症患者宜选用短效镇静药控制症状，常选用地西泮。

经典习题演练

一、A1 型题

（每一道试题下面有 A、B、C、D、E 五个备选答案，请从中选择一个最佳答案）

1. 患者酒精中毒进入兴奋期，即感头痛、欣快、兴奋，其血乙醇浓度达到
   A. 11mmol/L（50mg/dl）
   B. 43mmol/L（200mg/dl）
   C. 87mmol/L（400mg/dl）
   D. 33mmol/L（150mg/dl）
   E. 54mmol/L（250mg/dl）
2. 对于酒精中毒，下列治疗措施错误的是
   A. 静脉注射利尿药
   B. 静脉注射纳洛酮
   C. 静脉滴注维生素
   D. 静脉滴注抗生素
   E. 静脉滴注电解质
3. 对乙醇依赖所致精神障碍患者需要加强营养，应该注意补充的维生素是
   A. 维生素 A
   B. 维生素 C
   C. 维生素 D
   D. 维生素 E
   E. B 族维生素
4. 酒精中毒时为评估是否有肝肾功能损害，首选的检查项目不包括
   A. 血肌酐
   B. 电解质
   C. 血气分析
   D. 尿常规
   E. 血常规
5. 大量饮酒中毒主要造成哪个系统功能受抑制
   A. 泌尿系统
   B. 循环系统
   C. 消化系统
   D. 呼吸系统
   E. 中枢神经系统
6. 对酒精中毒患者的护理措施，错误的是
   A. 躁动时可用苯巴比妥
   B. 卧床、保暖
   C. 维持体液平衡
   D. 呼吸和循环支持
   E. 必要时透析护理

二、A2 型题

（每一道试题是以一个小案例出现，其下面有 A、B、C、D、E 五个备选答案，请从中选择一个最佳答案）

1. 患者，男，38 岁。因与朋友聚会饮酒后，被送入医院，表现为昏睡、瞳孔散大，血乙醇浓度为 54mmol/L（250mg/dl）。此时患者处于
   A. 嗜睡
   B. 戒断综合征
   C. 共济失调期
   D. 昏迷期
   E. 兴奋期
2. 患者，男，65 岁。饮酒史 30 余年，每天饮白酒约 250ml，近日出现眼球震颤、步态不稳、精神错乱，显示无欲状态。考虑为酒精慢性中毒的
   A. Wernicke 脑病
   B. Korsakoff 综合征
   C. 周围神经麻痹
   D. 震颤谵妄反应
   E. 酒精性幻觉反应

3. 患者，男，65 岁。饮酒史 30 余年，每天饮白酒约 250ml，近日出现近记忆力严重丧失，时空定向力障碍。考虑为酒精慢性中毒的
   A. Wernicke 脑病
   B. Korsakoff 综合征
   C. 周围神经麻痹
   D. 震颤谵妄反应
   E. 酒精性幻觉反应
4. 患者，男，45 岁。饮酒史 20 余年，昨晚与同事聚会，饮白酒约 400ml，陷入昏迷状态，心率 130 次/分、血压 80/50mmHg，呼吸慢而有鼾音。处于严重急性酒精中毒状态，血液透析可以促使体内乙醇排出。透析指征是当血乙醇含量达到
   A. >108mmol/L（500mg/dl）
   B. <54mmol/L（250mg/dl）
   C. >87mmol/L（400mg/dl）
   D. <108mmol/L（500mg/dl）
   E. <87mmol/L（400mg/dl）
5. 患者，男，46 岁。饮酒史近 20 年。昨天与同事一起饮白酒近 400ml，出现明显的烦躁不安、过度兴奋状。针对目前患者的情况，可选用的镇静药物是
   A. 小剂量地西泮
   B. 吗啡
   C. 氯丙嗪
   D. 苯巴比妥类
   E. 水合氯醛
6. 患者，男，20 岁。因饮酒后昏迷、抽搐 3 小时急诊入院。患者于 3 小时前饮白酒 800ml 后逐渐胡言乱语，昏睡，继之昏迷，伴有剧烈抽搐，口吐白沫，双眼上翻，未咬破舌头，最可能的诊断是
   A. 癫痫
   B. 中风
   C. 脑水肿
   D. 酒精中毒
   E. 食物中毒

参考答案与解析

【参考答案】

一、A1 型题

1. A　2. D　3. E　4. E　5. E　6. A

二、A2 型题

1. D　2. A　3. B　4. A　5. A　6. D

【解析】

扫码查看
相关内容

第九节　中暑患者的护理

历年高频考点

考点 1：人体散热主要靠辐射、蒸发、对流及传导，当环境温度较高、湿度高及通风不良的环境下无足够的降温措施时均可发生中暑。出现大汗、口渴、头晕、胸闷时为先兆中暑。中暑可分为热射病、日射病、热衰竭和热痉挛 4 种类型。

考点 2：中暑患者治疗首选原则为迅速降温，补充水、电解质，纠正酸中毒，防治脑水肿等。肛温降至 38℃时应暂停降温。

经典习题演练

一、A1 型题

（每一道试题下面有 A、B、C、D、E 五个备选答案，请从中选择一个最佳答案）

1. 热射病的“三联征”是指
   A. 高热、无汗、意识障碍
   B. 高热、烦躁、嗜睡
   C. 高热、灼热、无汗

D. 高热、疲乏、眩晕
E. 高热、多汗、心动过速

2. 中暑热衰竭患者的表现中最突出的是
A. 体温升至40℃以上
B. 周围循环障碍
C. 心律失常
D. 急性肝衰竭
E. 肺水肿

二、A2 型题

(每一道试题是以一个小案例出现，其下面有A、B、C、D、E五个备选答案，请从中选择一个最佳答案)

1. 患者，女，45岁。炎热夏天，天气闷热，在外面连续工作5小时。由于大量出汗导致失水、失钠等引起的周围循环灌注不足属于
A. 热痉挛
B. 日射病
C. 热衰竭
D. 热辐射
E. 热射病

2. 患者，女，68岁。身体虚弱，中暑后入院治疗。以下何种措施对患者预后有决定性作用
A. 脱离高温环境
B. 补充体液
C. 快速降温
D. 平卧
E. 保持呼吸道通畅

三、A3/A4 型题

(每个案例下设若干道试题。请根据试题所提供的信息，在每一道试题下面的A、B、C、D、E五个备选答案中选择一个最佳答案)

(1~4题共用题干)

患者，男，45岁。特殊工种。炎热夏天在高温下工作数日，近日出现全身乏力、多汗，继而体温升高，有时可达40℃以上，并出现皮肤干热，无汗、谵妄和抽搐，脉搏加快，血压下降，呼吸浅速等表现。考虑可能是热射病（中暑高热）。

1. 该患者首要治疗措施是
A. 降温
B. 吸氧
C. 抗休克
D. 治疗脑水肿
E. 纠正水、电解质紊乱

2. 采取物理降温时应暂停降温的肛温是
A. 36℃
B. 36.5℃
C. 37℃
D. 37.5℃
E. 38℃

3. 最适宜的降温措施是
A. 冰帽
B. 冬眠合剂
C. 冰盐水灌肠
D. 静脉滴注4℃等渗盐水
E. 动脉快速注射4℃5%葡萄糖盐水

4. 患者的病室应保持室温在
A. 18~20℃
B. 20~22℃
C. 22~24℃
D. 20~25℃
E. 18~22℃

参考答案与解析

【参考答案】

一、A1 型题

1. A 2. B

二、A2 型题

1. C 2. C

三、A3/A4 型题

1. A 2. E 3. E 4. D

【解析】

扫码查看
相关内容

第十节　淹溺患者的护理

历年高频考点

考点1：淹溺患者的救治顺序是迅速将患者救离出水、保持呼吸道通畅、倒水处理、心肺复苏。

考点2：淹溺者中约有15%死于继发的并发症，应特别警惕迟发性肺水肿的发生。

经典习题演练

一、A1 型题

（每一道试题下面有A、B、C、D、E五个备选答案，请从中选择一个最佳答案）

1. 溺水急救首先应
　A. 保持呼吸道通畅
　B. 倒水处理
　C. 口对口人工呼吸
　D. 胸外心脏按压
　E. 给予强心药
2. 溺水现场的急救措施不包括
　A. 清除口鼻异物
　B. 控水处理
　C. 人工呼吸
　D. 胸外心脏按压
　E. 气管切开
3. 溺水后首先应采取的措施是
　A. 胸外按压
　B. 人工呼吸
　C. 注射盐酸肾上腺素
　D. 清除口腔分泌物
　E. 送往医院

二、A2 型题

（每一道试题是以一个小案例出现，其下面有A、B、C、D、E五个备选答案，请从中选择一个最佳答案）

患儿，男，12岁。失足落入水中，15分钟后被救出，呼之不应，胸廓无起伏。抢救该患者首要的步骤是
　A. 紧急呼救
　B. 通畅气道
　C. 人工呼吸
　D. 心脏按压
　E. 倒水处理

参考答案与解析

【参考答案】

一、A1 型题

1. A　2. E　3. D

二、A2 型题

B

【解析】

扫码查看
相关内容

第十一节　细菌性食物中毒患者的护理

历年高频考点

考点1：沙门菌属是引起胃肠型食物中毒最常见的病原菌之一，常存在于家畜、家禽的内脏、肠道、肌肉中；副溶血性弧菌又称嗜盐菌，广泛存在于海鱼、海虾、墨鱼等海产品和含盐较高的咸菜、咸肉等腌制品中。金黄色葡萄球菌在污染的牛奶、蛋类、淀粉类食物中，大量繁殖并产生肠毒素而致病。

考点2：细菌性食物中毒起病急，主要表现为腹痛、腹泻、呕吐等症状。金黄色葡萄球菌性食物中毒呕吐最严重。

考点3：沙门菌感染食物中毒者可用喹诺酮类或氯霉素等，副溶血性弧菌感染食物中毒可选用氯霉素和四环素或喹诺酮类等，大肠埃希菌感染食物中毒可选用阿米卡星等。

经典习题演练

一、A1 型题

（每一道试题下面有 A、B、C、D、E 五个备选答案，请从中选择一个最佳答案）

胃肠型食物中毒最常见的病原菌是
A. 沙门菌属
B. 副溶血性弧菌
C. 金黄色葡萄球菌
D. 大肠埃希菌
E. 蜡样芽孢杆菌

二、A2 型题

（每一道试题是以一个小案例出现，其下面有 A、B、C、D、E 五个备选答案，请从中选择一个最佳答案）

1. 患者，女，24 岁。于 7 月腹泻 2 天就诊。患者因食用 3 天前的剩饭，于 1 小时后出现发热，体温 38.9℃，继而呕胆汁、胃液。腹泻每日 20 余次，为黄色稀水样便或黏液便。判断该患者食物中毒的病原菌最可能是
A. 金黄色葡萄球菌
B. 溶血性链球菌
C. 肉毒杆菌
D. 产气荚膜梭菌
E. 沙门菌
2. 某施工队 20 余人，中午在食堂就餐 3 小时后出现腹痛、腹泻、呕吐等症状，并伴有恶心、呕吐，呕吐物为食用的食物，送至急诊就诊。对可疑食物、患者呕吐物、粪便进行细菌培养，查到病原体为沙门菌感染。首选抗生素为
A. 喹诺酮类
B. 四环素
C. 阿米卡星
D. 青霉素
E. 大环内酯类
3. 患者，女，30 岁。平日喜爱吃腌肉，今日突发腹部疼痛，伴恶心、呕吐，呕吐物为食物，腹泻十余次，考虑为细菌性食物中毒。分析该患者可能感染的病原体是
A. 沙门菌
B. 大肠埃希菌
C. 金黄色葡萄球菌
D. 副溶血性弧菌
E. 轮状病毒

参考答案与解析

【参考答案】

一、A1 型题

A

二、A2 型题

1. A　2. A　3. D

【解析】

扫码查看
相关内容

第十二节　小儿气管异物的护理

历年高频考点

考点 1：异物进入气管和支气管，即发生剧烈呛咳、喘憋、面色青紫和不同程度的呼吸困难，片刻后缓解或加重。阵发性、痉挛性咳嗽是气管、支气管异物的一个典型症状。

考点 2：护理时应减少患儿哭闹，以免因异物变位，发生急性喉梗阻。内镜下取出异物是唯一有效的治疗方法。内镜检查取出异物后，患儿需在 4 小时后方可进食。

经典习题演练

一、A1 型题

（每一道试题下面有 A、B、C、D、E 五个备选答案，请从中选择一个最佳答案）

1. 以下不属于气管异物常见原因的是
   A. 进食时误吸
   B. 口含物品玩耍
   C. 昏迷患者呕吐
   D. 进食时说笑
   E. 意识障碍
2. 婴儿发生气管异物梗阻时，正确的急救方法是
   A. 卧位颈部挤压法
   B. 卧位腹部冲击法
   C. 立位胸部冲击法
   D. 立位腹部冲击法
   E. 俯卧背部叩击法

二、A2 型题

（每一道试题是以一个小案例出现，其下面有 A、B、C、D、E 五个备选答案，请从中选择一个最佳答案）

患儿，男，3 岁。进食豆粒时不慎呛咳，随即出现呼吸困难，面色发绀，神志不清。护士应采取的护理措施是
A. 给予吸氧
B. 人工呼吸
C. 用吸痰器清理呼吸道
D. 将患儿平卧，头偏向一侧
E. 做好协助气管取异物的准备

三、A3/A4 型题

（每个案例下设若干道试题。请根据试题所提供的信息，在每一道试题下面的 A、B、C、D、E 五个备选答案中选择一个最佳答案）

（1~3 题共用题干）

患儿，男，2 岁。玩耍时突然剧咳、面色发青，遂来院就诊。查体：听诊可闻及似金属声的“拍击音”。急拍 X 线胸片未见异物。

1. 为明确诊断，应考虑的检查方法是
   A. 胸部 CT
   B. 食管镜
   C. 直接喉镜
   D. 间接喉镜
   E. 支气管镜

2. 为防止异物变位到气管发生急性喉梗阻，最重要的护理措施是
   A. 禁食
   B. 给予吸氧
   C. 患儿取侧卧位
   D. 减少患儿哭闹
   E. 密切观察病情

3. 护士为该患儿家长进行健康指导，不正确的是
   A. 养成良好的进食习惯
   B. 教育儿童不要口含物品玩耍
   C. 婴幼儿应避免吮食果冻类食品
   D. 进食时家长不对孩子责备或打骂
   E. 2 岁以上儿童可以进食花生米等坚果类食物

参考答案与解析

【参考答案】

一、A1 型题

1. E 2. E

二、A2 型题

E

三、A3/A4 型题

1. E 2. D 3. E

【解析】

扫码查看
相关内容

第十三节　破伤风患者的护理

历年高频考点

考点 1：破伤风梭菌是一种革兰染色阳性厌氧芽孢杆菌。患者典型症状是肌肉紧张性收缩，起始表现为咀嚼不便、张口困难，随后牙关紧闭；任何轻微的刺激，如光线、声响、接触、震动或触碰患者身体，均可诱发全身肌群的痉挛和抽搐。

考点 2：将破伤风患者安置于隔离病室，保持安静，减少一切刺激，遮光，防止噪声，温度 15～20℃，湿度约 60%。治疗、护理等各项操作尽量集中，可在使用镇静药 30 分钟内进行，以免刺激打扰患者而引起抽搐。

考点 3：严格隔离消毒。破伤风梭菌具有传染性，为防止播散，应执行接触隔离，所有器械、敷料均需专用。

考点 4：协助破伤风患者进食高热量、高蛋白、高维生素的饮食；进食应少量多次，以免引起呛咳、误吸；病情严重者，提供肠内、外营养，以维持人体正常需要。

考点 5：预防破伤风最有效、最可靠的方法是注射破伤风抗毒素（TAT）。儿童应定期注射破伤风类毒素，以获得自动免疫。

经典习题演练

一、A1 型题

（每一道试题下面有 A、B、C、D、E 五个备选答案，请从中选择一个最佳答案）

1. 破伤风患者可出现
   A. 肌肉强直性痉挛
   B. 皮下捻发音
   C. 缺氧性黑色脓疱
   D. 片状红疹
   E.“三低”现象

2. 破伤风强直性肌肉收缩最先发生在
   A. 面肌
   B. 颈项肌
   C. 咀嚼肌
   D. 肋间肌
   E. 四肢肌

3. 破伤风治疗的重要环节是
   A. 彻底清创

B. 充分引流
C. 用3%过氧化氢溶液冲洗伤口
D. 控制并解除痉挛
E. 保持呼吸道通畅

4. 开放性损伤者伤后注射破伤风抗毒素1500单位，最佳时间为
A. 12小时内
B. 24小时内
C. 36小时内
D. 72小时内
E. 48小时内

二、A2型题

（每一道试题是以一个小案例出现，其下面有A、B、C、D、E五个备选答案，请从中选择一个最佳答案）

1. 患者，男，38岁。因腿部被锈钉刺伤后数日，出现咀嚼不便、张口困难，随后牙关紧闭及全身肌肉强直性收缩，阵发性强烈痉挛。选用的抗生素是
A. 青霉素
B. 甲硝唑
C. 红霉素
D. 四环素
E. 磺胺类药

2. 患者，女，45岁。因足底被锈钉刺伤后出现全身肌肉强直性收缩，阵发性痉挛，诊断为破伤风。易导致患者死亡的常见原因是
A. 休克
B. 窒息
C. 肺部感染
D. 肾衰竭
E. 脱水、酸中毒

3. 患者，男，46岁，建筑工人。入院时诊断为破伤风。以下与本病最有关的既往史是
A. 糖尿病病史
B. 工作时被钉子扎伤过
C. 高血压家族史
D. 吸烟20年
E. 对花粉过敏

4. 患者，女，45岁。外出活动时足底不慎被锈钉刺伤，出现全身肌肉强直性收缩，阵发性痉挛，来急诊就诊，考虑可能为破伤风。破伤风患者护理中环境温、湿度应为
A. 温度13~15℃，湿度50%~60%
B. 温度18~22℃，湿度55%~60%
C. 温度15~20℃，湿度40%
D. 温度20~22℃，湿度50%
E. 温度15~20℃，湿度60%

5. 某破伤风患者，神志清楚，全身肌肉阵发性痉挛、抽搐，所住病室环境下列哪项不符合病情要求
A. 室温18~20℃
B. 相对湿度50%~60%
C. 门椅脚钉橡皮垫
D. 保持病室光线充足
E. 开门关门动作轻

6. 患者，男，31岁。在工地工作时不慎踩到生锈的铁钉，来院救治。入院后，患者出现牙关紧闭、畏光。应把该患者安置于
A. 室温18~22℃
B. 湿度50%~60%
C. 隔离病房
D. 普通病房
E. 留观室

三、A3/A4型题

（每个案例下设若干道试题。请根据试题所提供的信息，在每一道试题下面的A、B、C、D、E五个备选答案中选择一个最佳答案）

（1~3题共用题干）

老唐在工地上工作时不慎被一枚钉子刺伤脚板，到医院治疗时已经出现角弓反张，牙关紧闭。

1. 此时患者应采取哪种隔离措施
A. 严密隔离
B. 肠道隔离
C. 接触隔离
D. 保护性隔离
E. 呼吸道隔离

2. 护士给患者做完护理后，用过的隔离衣的干净面为
A. 隔离衣的外面
B. 隔离衣的内面和领
C. 隔离衣的袖子
D. 隔离衣的胸口以上部位
E. 隔离衣的肩部

3. 为患者换药后，污染敷料的正确处理是
A. 焚烧
B. 深埋
C. 消毒液浸泡
D. 煮沸
E. 环氧乙烷熏蒸

参考答案与解析

【参考答案】

一、A1 型题

1. A　2. C　3. D　4. A

二、A2 型题

1. A　2. B　3. B　4. E　5. D　6. C

三、A3/A4 型题

1. C　2. B　3. A

【解析】

扫码查看
相关内容

第十四节　骨折概述

历年高频考点

考点 1：骨折专有体征是畸形、假关节活动（反常活动）、骨擦音或骨擦感，一般表现有疼痛和压痛、肿胀和瘀斑、功能障碍等，全身表现有休克和发热。

考点 2：X 线检查可明确诊断并明确骨折类型及移位情况。

考点 3：骨筋膜室综合征是骨折早期并发症，常见于前臂和小腿骨折，主要表现为肢体剧痛、肿胀，常由骨折血肿、组织水肿或石膏管过紧引起。

考点 4：复位是骨折治疗的首要步骤，手法复位是最常用的复位方法。

考点 5：功能锻炼是骨折治疗的重要阶段，要遵循动静结合，主动、被动结合，循序渐进的原则。功能锻炼早期（伤后 1~2 周）主要进行患肢肌肉的收缩和舒张练习，中期（伤后 3~6 周）进行受累关节上、下两个关节的活动，晚期（伤后 6~8 周）进行受累关节活动。

考点 6：骨折早期并发症之血管损伤：骨折断端直接损伤血管，如肱骨髁上骨折可损伤肱动脉、股骨下 1/3 骨折可损伤腘动静脉，胫骨上 1/3 骨折可损伤胫后静脉。

考点 7：骨折早期并发症之脂肪栓塞：骨折端血肿张力大，使骨髓腔内脂肪微粒经破裂的静脉窦进入血液循环，可引起肺、脑、肾等血管栓塞，典型表现有进行性呼吸困难、发绀，胸部摄片有广泛性肺突变，病情危急者甚至突然死亡。

经典习题演练

A2 型题

（每一道试题是以一个小案例出现，其下面有 A、B、C、D、E 五个备选答案，请从中选择一个最佳答案）

患者，男，脊柱骨折行躯体石膏固定。固定后患者出现持续性恶心，反复呕吐、腹胀及腹痛，可能出现的并发症是

A. 急性阑尾炎

B. 急性肠梗阻

C. 骨筋膜隔室综合征

D. 石膏综合征

E. 急性胃肠炎

参考答案与解析

【参考答案】

A2 型题

D

【解析】

扫码查看
相关内容

第十五节　肋骨骨折患者的护理

历年高频考点

考点 1：肋骨骨折多发生于长而固定的第 4 ~ 7 肋。如第 1、2 肋骨折，提示病变严重，多发生大血管、支气管、肺及食管的损伤；第 8 ~ 12 肋骨折，应警惕脾、肝、肾及膈肌损伤。

考点 2：多根多处肋骨骨折也称连枷胸，局部胸壁失去完整肋骨支撑而软化，吸气时软化区胸壁内陷，呼气时外突，反常呼吸存在是诊断连枷胸的唯一依据。

考点 3：闭合性肋骨骨折重点是镇痛、固定胸廓和防治并发症，对于出现反常呼吸的患者，可用厚棉垫加压包扎以减轻或消除胸壁的反常呼吸运动，促进患侧肺复张；开放性肋骨骨折应清创胸壁伤口，固定骨折断端，如胸膜腔已穿破，则行闭式胸腔引流。

经典习题演练

一、A1 型题

（每一道试题下面有 A、B、C、D、E 五个备选答案，请从中选择一个最佳答案）

1. 肋骨骨折最易发生在
   A. 第 1 ~ 2 肋
   B. 第 2 ~ 3 肋
   C. 第 4 ~ 7 肋
   D. 第 8 ~ 10 肋
   E. 第 11 ~ 12 肋

2. 多根多处肋骨骨折发生胸壁软化后，急救方法是
   A. 镇痛
   B. 吸氧
   C. 肋骨牵引固定
   D. 应用胸腔闭式引流
   E. 加压包扎固定胸壁

3. 多根多处肋骨骨折的特征性表现是
   A. 骨擦音
   B. 妨碍正常呼吸
   C. 痰不易咳出
   D. 反常呼吸
   E. 胸部疼痛

4. 可出现反常呼吸运动的是
   A. 脓胸
   B. 桶状胸
   C. 漏斗胸
   D. 连枷胸
   E. 血气胸

5. 闭合性单处肋骨骨折的处理重点是
   A. 骨折对线
   B. 骨折对位
   C. 应用抗生素
   D. 功能锻炼
   E. 固定胸廓

二、A2 型题

（每一道试题是以一个小案例出现，其下面有 A、B、C、D、E 五个备选答案，请从中选择一个最佳答案）

1. 患者，男，29 岁。右胸部外伤后，胸壁局部软化

浮动，出现反常呼吸运动，应首先考虑的是
A. 胸壁软组织损伤
B. 单根单处肋骨骨折
C. 多根多处肋骨骨折
D. 气胸
E. 血胸
2. 患者，男，32 岁。胸部撞伤后 30 分钟，自觉右胸疼痛。查体：脉搏 80 次/分，血压 120/80mmHg，呼吸 16 次/分，气管居中，左右胸均有压痛，两肺呼吸音存在。其诊断可能性最大的是
A. 气胸
B. 血胸
C. 血气胸
D. 多根多处肋骨骨折
E. 单纯性肋骨骨折

参考答案与解析

【参考答案】

一、A1 型题

1. C 2. E 3. D 4. D 5. E

二、A2 型题

1. C 2. E

【解析】

扫码查看
相关内容

第十六节 四肢骨折患者的护理

历年高频考点

考点 1：骨折专有体征是畸形、假关节活动（异常活动）、骨擦音或骨擦感，一般表现有疼痛和压痛、肿胀和瘀斑、功能障碍等，全身表现有休克和发热。

考点 2：X 线检查可明确诊断并明确骨折类型及移位情况。

考点 3：骨筋膜室综合征是骨折早期并发症，常见于前臂和小腿骨折，主要表现为肢体剧痛、肿胀，常由骨折血肿、组织水肿或石膏管过紧引起。

考点 4：复位是骨折治疗的首要步骤，手法复位是最常用的复位方法。

考点 5：功能锻炼是骨折治疗的重要阶段，要遵循动静结合，主动、被动结合，循序渐进的原则。功能锻炼早期（伤后 1~2 周）主要进行患肢肌肉的收缩和舒张练习，中期（伤后 3~6 周）进行受累关节上、下两个关节的活动，晚期（伤后 6~8 周）进行受累关节活动。

考点 6：股骨颈骨折患肢有短缩，成 45°~60°外旋畸形。非手术治疗患者应卧硬板床 6~8 周。手术治疗适用于内收型骨折或有移位的骨折、难以牵引复位或手法复位者。

经典习题演练

一、A1 型题

（每一道试题下面有 A、B、C、D、E 五个备选答案，请从中选择一个最佳答案）

1. 按骨折的程度可将骨折分为
A. 闭合性骨折和开放性骨折
B. 不完全骨折和完全骨折
C. 稳定性骨折和不稳定性骨折
D. 新鲜骨折和陈旧骨折
E. 青枝骨折和裂缝骨折
2. 新鲜骨折的时间期限是伤后
A. 3 天
B. 1 周
C. 2 周
D. 3 周
E. 4 周

3. 下列是骨折早期并发症的是
A. 血管神经损伤
B. 关节僵硬
C. 创伤性关节炎
D. 缺血性肌挛缩
E. 延迟愈合
4. 下列不是骨折晚期并发症的是
A. 创伤性关节炎
B. 缺血性骨坏死
C. 缺血性肌挛缩
D. 关节僵硬
E. 脂肪栓塞
5. 治疗骨折最常用的方法是
A. 切开复位与内固定
B. 手法复位与外固定
C. 经皮穿针骨外固定
D. 手法复位与内固定
E. 持续牵引
6. 在护理骨牵引患者时，如牵引过度可引起
A. 肌肉萎缩
B. 骨愈合障碍
C. 肢体畸形
D. 剧烈疼痛
E. 骨损伤
7. 股骨颈骨折术后患者应采取的体位是
A. 外展内旋位
B. 内收内旋位
C. 内收外旋位
D. 外展外旋位
E. 外展中立位
8. 股骨颈骨折患者术后第1天可进行的功能锻炼是
A. 股四头肌等长舒缩练习
B. 髋关节旋转活动
C. 髋关节内收、外展活动
D. 行走锻炼
E. 扶拐训练
9. 股骨颈骨折的患者，不宜为其测量
A. 体重
B. 血压
C. 脉搏
D. 心率
E. 呼吸
10. 缺血性肌挛缩最常见于
A. 儿童肱骨髁上骨折
B. 老人股骨颈骨折
C. 青年股骨干骨折
D. 肘关节脱位
E. 肱骨干骨折
11. 内收型股骨颈骨折是指 Pauwels 角
A. >50°
B. >40°
C. >30°
D. >20°
E. >10°

二、A2 型题

（每一道试题是以一个小案例出现，其下面有 A、B、C、D、E 五个备选答案，请从中选择一个最佳答案）

1. 患者，男，35 岁。因肱骨干骨折入院，伤后局部组织肿胀明显。手法复位后行石膏固定。术后护士应注意观察肢端血运。若有血运障碍，下面表现最不可能发生的是
A. 疼痛
B. 发绀
C. 肿胀
D. 皮温升高
E. 脉搏减弱或消失
2. 患者，男，55 岁。右胫腓骨骨折。入院后给予石膏固定，现患者主诉右下肢疼痛剧烈。查体见右脚皮肤苍白，右趾呈屈曲状活动受限，体温 38.5℃，血压 90/58mmHg。该患者可能发生了
A. 石膏包扎过紧致右下肢循环不畅
B. 压疮
C. 骨筋膜室综合征
D. 关节僵硬
E. 腓总神经损伤
3. 患者，男，28 岁。诊断为尺骨骨折，入院 22 天，目前可出现的并发症是
A. 休克
B. 血管、神经损伤
C. 脊髓损伤
D. 脂肪栓塞
E. 关节僵硬
4. 患者，男，61 岁。因股骨干骨折行持续性骨牵引，其护理措施中错误的是
A. 抬高床头 15~30cm
B. 每天用乙醇滴牵引针孔
C. 保持有效的牵引作用
D. 定时测量肢体长度
E. 指导患者功能锻炼
5. 患者，女，30 岁。汽车撞伤左侧大腿，致股骨中

段闭合性骨折，行骨牵引复位同定。牵引术后，下列护理能防止牵引过度的是
A. 将床尾抬高 15~30cm
B. 每天用 70% 乙醇滴牵引针孔
C. 定时测定肢体长度
D. 保持有效的牵引作用
E. 鼓励功能锻炼

6. 患者，女，22 岁。小腿行石膏绷带包扎后 1 小时，出现脚趾剧痛，苍白发凉，足背动脉搏动减弱。首先应采取的措施是
A. 注意保暖
B. 抬高患肢
C. 给予镇痛药
D. 做下肢被动活动
E. 适当松解石膏绷带

7. 患者，男，33 岁。因脊柱骨折行躯体石膏固定。固定后患者出现持续性恶心，反复呕吐、腹胀及腹痛。可能为
A. 急性阑尾炎
B. 急性肠梗阻
C. 骨筋膜室综合征
D. 石膏综合征
E. 急性胃肠炎

8. 患者，男，35 岁。外伤致胫腓骨骨干骨折，入院后给予复位后石膏固定，现患者主诉石膏型内肢体疼痛。下列措施中最恰当的是
A. 向疼痛处堵塞棉花
B. 给予心理护理，让患者忍耐
C. 给予镇痛药
D. 疼痛处石膏型开窗
E. 暂不处理，继续观察

9. 患者，男，25 岁。外伤后出现肘部关节肿胀。可以帮助鉴别肱骨髁上骨折和肘关节脱位的表现是
A. 手臂功能障碍
B. 肘部剧烈疼痛
C. 是否触摸到尺骨鹰嘴
D. 肘后三角关系失常
E. 跌倒后因手掌撑地而受伤

10. 患者，女，60 岁。跌倒致右股骨颈骨折，现给予持续皮牵引处理。该患者最易发生的并发症是
A. 休克
B. 髋关节创伤性关节炎
C. 骨化性肌炎
D. 右坐骨神经损伤
E. 右股骨头缺血坏死

11. 患者，男，21 岁。车祸致右股骨干骨折，行右股骨踝上骨牵引，在护理时，如牵引过度可引起
A. 肢体畸形
B. 肌肉萎缩
C. 剧烈疼痛
D. 骨质脱钙
E. 骨愈合障碍

三、A3/A4 型题

（每个案例下设若干道试题。请根据试题所提供的信息，在每一道试题下面的 A、B、C、D、E 五个备选答案中选择一个最佳答案）

（1~5 题共用题干）

患者，男，22 岁。因被撞倒后右肘部着地，出现上臂剧烈疼痛而就诊。检查发现伤侧上臂肿胀、畸形和假关节活动。右上肢长度比左上肢短缩 2cm。

1. 请问该患者可能的诊断是
A. 肱骨干骨折
B. 锁骨骨折
C. 桡神经损伤
D. 肱动脉损伤
E. 尺骨鹰嘴骨折

2. 应立即采取的检查是
A. B 超
B. X 线摄片
C. CT
D. MRI
E. 骨扫描

3. 该处损伤易合并
A. 骨折畸形愈合
B. 骨筋膜室综合征
C. 桡神经损伤
D. 慢性骨髓炎
E. 骨质疏松

4. 目前康复训练不包括
A. 指间关节活动
B. 掌指关节活动
C. 腕关节活动
D. 上臂肌的主动舒缩运动
E. 上臂旋转运动

5. 若患者出现垂腕、各手指掌指关节不能背伸、拇指不能伸、前臂旋后障碍、手背桡侧皮肤感觉减弱或消失等表现。该患者可能发生了
A. 骨折畸形愈合
B. 骨筋膜室综合征
C. 桡神经损伤

D. 慢性骨髓炎

E. 骨质疏松

参考答案与解析

【参考答案】

一、A1 型题

1. B　2. C　3. A　4. E　5. B　6. B　7. E　8. A　9. A　10. A　11. A

二、A2 型题

1. D　2. C　3. E　4. A　5. C　6. E　7. D　8. D　9. D　10. E　11. E

三、A3/A4 型题

1. A　2. B　3. C　4. E　5. C

【解析】

扫码查看
相关内容

第十七节　骨盆骨折患者的护理

历年高频考点

考点 1：骨盆骨折临床表现局部肿胀、压痛、畸形、骨盆反常活动、会阴部瘀斑。肢体不对称，若膀胱和尿道损伤可出现血尿。严重的骨盆骨折伴大量出血时，常合并休克。

考点 2：常见的并发症主要有腹膜后血肿（盆腔内出血，最危险的并发症）、腹腔内脏器损伤、尿道或膀胱损伤、直肠损伤、神经损伤。

经典习题演练

A2 型题

（每一道试题是以一个小案例出现，其下面有 A、B、C、D、E 五个备选答案，请从中选择一个最佳答案）

1. 患者，男，34 岁。塌方事故中发生骨盆、左股骨及胫腓骨多处骨折，可能引起的并发症是
   A. 休克
   B. 脂肪栓塞
   C. 骨筋膜室综合征
   D. 骨折部位感染
   E. 缺血性肌痉挛
2. 患者，男，31 岁。因车祸造成骨盆骨折，如抢救不及时延误了治疗，可发生的严重并发症是
   A. 直肠损伤
   B. 膀胱、尿道损伤
   C. 腰骶神经丛损伤
   D. 腹膜后巨大血肿
   E. 功能障碍
3. 患者因车祸导致骨盆骨折，在进行骨盆牵引时，选择的重量为
   A. 将臀部抬高过心脏水平的重量
   B. 将臀部抬高过身体的重量
   C. 患者体重的 1/10～1/7
   D. 患者体重的 1/7～1/5
   E. 10kg
4. 患者，女，42 岁。被汽车撞及骨盆。X 线片显示骨盆环单处骨折，耻骨联合轻度分离。行骨盆兜带悬吊牵引，正确的护理措施是
   A. 臀部抬离床面
   B. 限水控便，减少污染
   C. 排便时间可以做牵引
   D. 牵引期间下肢做伸屈运动
   E. 8 周后可以下床行走

参考答案与解析

【参考答案】

A2 型题

1. A 2. D 3. E 4. A

【解析】

扫码查看
相关内容

第十八节 颅骨骨折患者的护理

历年高频考点

考点 1：颅底骨折多为强烈间接暴力引起，常伴有硬脑膜破裂，引起脑脊液外漏或颅内积气。颅底骨折本身无特殊处理，重点是预防颅内感染，脑脊液漏一般在 2 周内愈合。

考点 2：颅底骨折患者护理措施：嘱患者采取半坐位，头偏向患侧，维持特定体位至停止漏液后 3~5 日；每日 2 次清洁外耳道、鼻腔或口腔，注意棉球不可过湿，以免液体逆流入颅，劝告患者勿挖鼻、抠耳，注意不可堵塞鼻腔；嘱患者勿用力屏气排便、咳嗽、擤鼻涕或打喷嚏等以导致颅内压骤升；对于脑脊液鼻漏者，不可经鼻腔进行护理操作，严禁从鼻腔吸痰或放置鼻胃管，禁止耳、鼻滴药、冲洗和堵塞，禁忌腰穿。

经典习题演练

一、A1 型题

（每一道试题下面有 A、B、C、D、E 五个备选答案，请从中选择一个最佳答案）

1. 颅底骨折的病因常见于
   A. 直接暴力
   B. 间接暴力
   C. 牵拉暴力
   D. 积累劳损
   E. 骨骼疾病
2. 判断颅底骨折最有价值的临床表现是
   A. 眼睑淤血
   B. 球结膜下出血
   C. 鼻孔流血
   D. 脑脊液漏
   E. 严重头痛
3. 颅前窝骨折最易损伤的神经是
   A. 嗅神经
   B. 展神经
   C. 前庭蜗神经
   D. 面神经
   E. 滑车神经
4. 颅中窝骨折最易损伤
   A. 嗅神经
   B. 视神经
   C. 动眼神经
   D. 三叉神经
   E. 面神经
5. 颅底骨折有脑脊液耳、鼻外漏时，处理错误的是
   A. 应用抗生素
   B. 忌腰穿
   C. 冲洗消毒后用棉球堵塞
   D. 禁擤鼻涕
   E. 床头抬高 15°
6. 关于颅底骨折，下列哪项是错误的
   A. 脑脊液漏时若 2 周不自行停止，即应行手术修补
   B. 颅后窝骨折可出现 Battle 征

C. 颅中窝骨折可出现耳漏
D. 颅前窝骨折可出现“熊猫眼”征
E. 颅前窝骨折可出现鼻漏

二、A2 型题

（每一道试题是以一个小案例出现，其下面有 A、B、C、D、E 五个备选答案，请从中选择一个最佳答案）

1. 患者，男，38 岁。车祸伤及头部。当即出现右侧鼻唇沟变浅，右外耳道流出淡血性液体，右耳听力下降，CT 示颅内少量积气。考虑患者出现了
A. 颅前窝骨折
B. 颅中窝骨折
C. 颅后窝骨折
D. 额骨骨折
E. 脑挫裂伤

2. 患者，男，38 岁。车祸致颅中窝骨折，第 4 天出现高热、头痛、意识障碍，脑膜刺激征阳性。应考虑
A. 颅内压过高
B. 颅内血肿
C. 颅内感染
D. 伤口感染
E. 脑水肿

3. 患者，男，50 岁。颅骨骨折术后，拟近期出院。护士在出院指导时应告知患者行颅骨修补术的时间宜在术后
A. 2 年
B. 1 年
C. 3 个月
D. 8 个月
E. 10 个月

参考答案与解析

【参考答案】

一、A1 型题

1. B　2. D　3. A　4. E　5. C　6. A

二、A2 型题

1. B　2. C　3. C

【解析】

扫码查看
相关内容

第十二章　肌肉骨骼系统和结缔组织疾病患者的护理

第一节　腰腿痛和颈肩痛患者的护理

历年高频考点

考点1：颈椎病好发部位依次在颈5~6、颈4~5、颈6~7节段。

考点2：脊髓型颈椎病随病情逐渐发展，故症状进行加重，应及时采用手术治疗。颈椎病前路手术后1~3天易发生呼吸困难。非手术治疗主要适用于神经根型、椎动脉型、交感神经型颈椎病。

考点3：颈椎病手术前护理指导：适应手术卧位练习，如低枕平卧位或俯卧位；前路手术者，手术前2~3天练习推移气管训练。加强颈部功能锻炼，如前屈、后伸、左右侧屈、左右旋转等运动，以增强颈部肌力。备好合适的颈围或颈托。

考点4：肩关节周围炎多发于50岁左右人群，女性多于男性。检查肩关节活动受限，以外展、外旋和后伸受限最明显。以非手术治疗为主，急性期肩部制动，局部温热治疗。

考点5：腰椎间盘突出症发病后卧床时间需4周或至疼痛症状缓解，然后带腰围下床活动，3个月内不做弯腰持物活动。

考点6：醋酸泼尼松龙加利多卡因对椎间盘突出症行硬脊膜外隙封闭，可减轻神经根周围的炎症和粘连。

经典习题演练

A2 型题

（每一道试题是以一个小案例出现，其下面有A、B、C、D、E五个备选答案，请从中选择一个最佳答案）

1. 患者，男，65岁。近2个月来出现下肢麻木，行走困难，患者最可能患了下列哪型颈椎病
   A. 神经根型颈椎病
   B. 脊髓型颈椎病
   C. 椎动脉型颈椎病
   D. 交感神经型颈椎病
   E. 复合型颈椎病
2. 患者，女，68岁。诊断为脊髓型颈椎病。下列陈述中不适当的是
   A. 可引起截瘫
   B. 可导致大小便失禁
   C. 早期可行按摩、牵引治疗
   D. 早期应积极手术治疗
   E. MRI可见脊髓受压
3. 患者，男，68岁。诊断为脊髓型颈椎病。入院第2天行颈椎前路手术，手术后患者出现呼吸困难的原因不包括
   A. 伤口出血
   B. 喉头水肿
   C. 术中损伤脊髓
   D. 引流液过多
   E. 植骨块脱落
4. 患者，男，34岁。出现右下肢放射性疼痛5个月。查体：右足底针刺觉减退，跟腱反射未引出，小腿三头肌肌力减退。该患者最可能的诊断为
   A. 椎管内肿瘤
   B. 末梢神经炎
   C. 腰椎滑脱
   D. L_4/L_5 椎间盘突出
   E. L_5/S_1 椎间盘突出
5. 患者，男，28岁。诊断为腰椎间盘突出症。行髓核摘除术后第1天，患者应开始的锻炼是
   A. 腰背肌锻炼
   B. 直腿抬高练习
   C. 股四头肌等长收缩
   D. 转移训练
   E. 下床活动

参考答案与解析

【参考答案】

A2 型题

1. B　2. C　3. D　4. E　5. C

【解析】

扫码查看

相关内容

第二节　骨和关节化脓性感染患者的护理

历年高频考点

考点 1：化脓性骨髓炎临床上多见于儿童，以急性血源性骨髓炎多见，致病菌最多见的是金黄色葡萄球菌。早期 X 线检查无改变，晚期可见密度很高的死骨形成。

考点 2：化脓性骨髓炎早期应用广谱、联合、大剂量有效抗生素，抗生素应用越早越好，细菌培养结果对使用抗生素有指导作用。为巩固疗效，退热后 3 周内不要停药。为防止发生肢体挛缩畸形和病理性骨折、脱位，应用局部持续皮牵引或石膏固定。早期经全身抗生素治疗 48～72 小时，若效果不佳，可予以手术治疗。

经典习题演练

A1 型题

（每一道试题下面有 A、B、C、D、E 五个备选答案，请从中选择一个最佳答案）

1. 急性血源性骨髓炎常见于
   A. 30～40 岁妇女
   B. 10 岁以下儿童
   C. 20～30 岁青年男性
   D. 60 岁以上老人
   E. 中年男性
2. 急性血源性骨髓炎最早病灶部位多在
   A. 干骺端
   B. 骨骺端
   C. 骨髓腔
   D. 骨皮质
   E. 骨膜下
3. 急性血源性骨髓炎晚期特点是
   A. 骨质破坏
   B. 死骨形成
   C. 形成局限性脓肿
   D. 新骨形成和骨性无效腔
   E. 骨坏死并化脓
4. 急性血源性骨髓炎护理中不妥的是
   A. 患肢必须给予固定
   B. 物理降温、预防惊厥
   C. 高蛋白质、高糖、高维生素饮食
   D. 体温正常后，还应继续用抗生素
   E. 体温正常后可下床活动

参考答案与解析

【参考答案】

A1 型题

1. B　2. A　3. B　4. E

【解析】

扫码查看
相关内容

第三节　脊柱及脊髓损伤患者的护理

历年高频考点

考点 1：搬运脊柱骨折患者的正确方法：三人平托患者，同步行动，将患者放在脊柱板、木板或门板上；也可将患者保持平直体位，整体滚动到木板上。严禁弯腰、扭腰。如有颈椎骨折、脱位，需要另加一人牵引固定头部，并与身体保持一致，同步行动。

考点 2：脊髓损伤患者应用激素、脱水利尿药物减轻脊髓水肿，如地塞米松、甲基泼尼松龙或甘露醇等。尽早应用高压氧治疗效果较好。

经典习题演练

一、A1 型题

（每一道试题下面有 A、B、C、D、E 五个备选答案，请从中选择一个最佳答案）

1. 脊柱骨折急救搬运的基本原则是
   A. 始终保持脊柱中立位
   B. 始终卧硬板转运
   C. 不可背驮运送
   D. 不可抱持运送
   E. 不可坐位检查和运送
2. 脊柱骨折患者急救运送方法，下列正确的是
   A. 用软担架搬运
   B. 三人平托放于硬板搬运
   C. 二人抱持搬运
   D. 一人抱持搬运
   E. 一人背负搬运
3. 脊髓损伤患者，为减轻脊髓水肿和继发性损伤可采取的措施是
   A. 地塞米松 10~20mg 口服，每日 3 次，维持 2 周左右
   B. 20%甘露醇 250ml 静脉滴注，每日 2 次，连续 5~7 天
   C. 输液或输血，维持动脉血压在 90mmHg 以上
   D. 卧硬板床
   E. 枕颌吊带卧位牵引

二、A2 型题

（每一道试题是以一个小案例出现，其下面有 A、B、C、D、E 五个备选答案，请从中选择一个最佳答案）

患者，男，45 岁。疑诊腰椎骨折。拟行 X 线摄片，需平车护送患者。移送患者上平车，其适合的搬运方法是
A. 一人法
B. 二人法
C. 三人法
D. 四人法
E. 五人法

参考答案与解析

【参考答案】

一、A1 型题

1. A　2. B　3. B

二、A2 型题

D

【解析】

扫码查看
相关内容

第四节　关节脱位患者的护理

历年高频考点

考点 1：关节脱位特征性表现为畸形、弹性固定、关节盂空虚。通过 X 线检查以确定有无脱位及脱位方向，并了解有无骨折。复位后固定时间不可过长，以免引起关节僵硬，一般固定 2~3 周。

考点 2：肩关节脱位肩部疼痛、肿胀，不能活动，以健手托扶患侧前臂，头部倾斜于患侧，呈“方肩”畸形，杜加试验阳性。复位后将肩关节固定于内收、内旋、屈肘 90°，用三角巾悬吊于胸前，固定 3 周。

考点 3：髋关节脱位后脱位最多见，患肢出现典型的屈曲、内收、内旋、短缩畸形，固定期间做股四头肌等长收缩，4 周后扶拐下地，3 个月内患肢不能负重，防止股骨头变形。

经典习题演练

一、A1 型题

（每一道试题下面有 A、B、C、D、E 五个备选答案，请从中选择一个最佳答案）

1. 关于脱位的特殊表现是
   A. 疼痛、畸形、活动障碍
   B. 疼痛、活动障碍、关节盂空虚
   C. 活动障碍、关节盂空虚、畸形
   D. 弹性固定、疼痛、畸形
   E. 畸形、弹性固定、关节盂空虚
2. 骨折、脱位共有的特殊体征是
   A. 弹性固定
   B. 异常活动
   C. 骨擦音
   D. 畸形
   E. 关节部位空虚
3. 关节脱臼复位后，一般需外固定
   A. 1 周
   B. 2~3 周
   C. 4~5 周
   D. 5~6 周
   E. 8 周
4. 以下能确诊为关节脱位的是
   A. 关节疼痛
   B. 骨擦音或骨擦感
   C. 反常活动
   D. “方肩”畸形
   E. 关节功能丧失
5. 肘关节后脱位的特征表现是
   A. 活动障碍
   B. 疼痛
   C. 肘后三点关系失常
   D. 肿胀及淤血
   E. 尺神经麻痹

二、A2 型题

（每一道试题是以一个小案例出现，其下面有 A、B、C、D、E 五个备选答案，请从中选择一个最佳答案）

患者，男，29 岁。骑自行车摔伤左肩到医院就诊。

检查见左侧方肩畸形，肩关节空虚，弹性固定，诊断为肩关节脱位。复位后用三角巾悬吊。指导患者行垂臂、甩肩锻炼的时间是

A. 复位固定后即开始
B. 复位固定 1 周后
C. 复位固定 2 周后
D. 复位固定 3 周后
E. 复位固定 4 周后

三、A3/A4 型题

（每个案例下设若干道试题。请根据试题所提供的信息，在每一道试题下面的 A、B、C、D、E 五个备选答案中选择一个最佳答案）

（1~5 题共用题干）

患者，男，22 岁。踢足球时向后跌倒，摔伤右肩部来诊。检查见右肩部方肩畸形，肩关节空虚，弹性固定，Dugas 征阳性。

1. 首选的处理方法是
A. 手法复位外固定
B. 切开复位内固定
C. 骨牵引复位
D. 悬吊牵引复位
E. 皮牵引复位

2. 复位成功的标志不包括
A. 畸形消失
B. 骨性标志恢复解剖关系
C. 关节被动活动恢复正常
D. 肿胀消失
E. X 线检查显示复位

3. 复位后正确的固定方法是
A. 小夹板固定
B. 外展支架固定
C. 三角巾悬吊
D. 石膏夹板固定
E. 皮牵引固定

4. 若该患者合并骨折，最多见的是
A. 锁骨骨折
B. 肩峰骨折
C. 关节盂骨折
D. 肱骨外科颈骨折
E. 肱骨大结节骨折

5. 该患者若过早去除外固定，则容易出现的后遗症为
A. 患肢变长
B. 方肩畸形
C. 肱骨头滑出
D. 习惯性脱位
E. 粘连性肩关节炎

（6~7 题共用题干）

患儿，男，14 岁。后仰摔倒伤及左肘关节，局部疼痛、肿胀、功能障碍。查体：左肘关节明显肿胀、压痛，尺骨鹰嘴向后突出，肘关节半屈位。肘后三角关系破坏。

6. 该患者最有可能的诊断为
A. 左肘关节前脱位
B. 左肘关节后脱位
C. 左肱骨髁上骨折
D. 左尺骨鹰嘴骨折
E. 左桡骨小头脱位

7. 复位后行长石膏托固定肘关节于
A. 屈曲 30°位
B. 屈曲 60°位
C. 屈曲 90°位
D. 屈曲 120°位
E. 伸直位

参考答案与解析

【参考答案】

一、A1 型题

1. E　2. D　3. B　4. D　5. C

二、A2 型题

D

三、A3/A4 型题

1. A　2. D　3. C　4. E　5. D　6. B　7. C

【解析】

扫码查看
相关内容

第五节　风湿热患者的护理

历年高频考点

考点 1：风湿热是由于 A 组乙型溶血性链球菌感染后发生的一种全身结缔组织病。典型临床表现有发热、关节炎、心脏炎、环形红斑、皮下结节、舞蹈病等。关节炎呈游走性、多发性、同时侵犯数个大关节，以膝、踝、肘、腕、肩关节较常见。

考点 2：抗风湿治疗首选药物为非甾体抗炎药，常用阿司匹林；合并心脏炎一般采用糖皮质激素治疗。阿司匹林可引起胃肠道反应、肝功能损害和出血。饭后服用或同服氢氧化铝可减少对胃刺激。加用维生素 K 防止出血。

考点 3：预防风湿热复发，首选青霉素 120 万单位/月。儿童患者最少预防至 18 岁，成人患者预防不短于 5 年。如有青霉素过敏可用红霉素或磺胺嘧啶，但需要注意血常规，防止白细胞减少症发生。

经典习题演练

A2 型题

（每一道试题是以一个小案例出现，其下面有 A、B、C、D、E 五个备选答案，请从中选择一个最佳答案）

患者，男，60 岁。有关节炎 2 年，初期为腕掌指关节疼痛，后有膝关节疼痛，最近两手指掌指关节处偏向尺侧形成关节活动障碍，影响患者的日常生活。查 C 反应蛋白升高。说明目前疾病处在

A. 康复期

B. 稳定期

C. 活动期

D. 比较轻微阶段

E. 非常严重阶段

参考答案与解析

【参考答案】

A2 型题

C

【解析】

扫码查看
相关内容

第六节　类风湿关节炎患者的护理

历年高频考点

考点 1：类风湿关节炎是以对称性多关节炎为主要临床表现的异质性、系统性、自身免疫性疾病。发病年龄在 20～45 岁，女性多见，男女发病比例为 1∶（2～3），伴有关节外的系统性损害，累及浆膜、心、肺、眼等器官，70%患者的血清中出现类风湿因子。

考点 2：类风湿关节炎最基本的病理改变是关节滑膜炎症，晨僵的程度和持续时间可作为判断病情活动度的指标，关节疼痛和肿胀关节痛往往是最早的关节症状，最常出现的部位为腕、掌指关节。类风湿结节是本病较特异的关节外表现。

考点 3：慢作用抗风湿药有甲氨蝶呤（MTX）、硫唑嘌呤、环磷酰胺等。见效时间比非甾体抗炎药缓慢，有控制病程进展的作用，临床上常与非甾体抗炎药物联合应用。

经典习题演练

一、A1 型题

（每一道试题下面有 A、B、C、D、E 五个备选答案，请从中选择一个最佳答案）

1. 类风湿关节炎病因不明，一般认为有关的因素是
   A. 遗传、雌激素、阳光照射等因素
   B. 感染、潮湿、寒冷及创伤等
   C. 物理性损伤因素
   D. 化学性损伤因素
   E. 精神性损伤因素
2. 类风湿关节炎最基本的病理改变是
   A. 关节滑膜炎
   B. 血管炎
   C. 周围神经病变
   D. 骨质增生
   E. 软骨增生
3. 类风湿因子是一种自身抗体，属于
   A. IgA
   B. IgG
   C. IgM
   D. IgD
   E. IgE
4. 可判断类风湿关节炎活动度指标的是
   A. 关节疼痛
   B. 关节肿胀
   C. 晨僵
   D. 关节畸形
   E. 关节功能障碍
5. 风湿性疾病最常见的症状是
   A. 关节痛
   B. 肌肉痛
   C. 软组织痛
   D. 神经痛
   E. 关节畸形
6. 下列哪项不是类风湿关节炎表现的特征
   A. 以小关节为主
   B. 呈对称性
   C. 晨僵明显
   D. 急性期关节明显肿胀
   E. 后期关节无畸形
7. 类风湿关节炎除关节受损外还有关节外病变，主要是
   A. 中度贫血
   B. 红细胞沉降率快
   C. 抗 Sm 抗体（+）
   D. 低热
   E. 类风湿结节
8. 类风湿关节炎应用非甾体抗炎镇痛药的机制是
   A. 抑制滑膜炎
   B. 抑制体内前列腺素的合成
   C. 抑制 T 细胞功能
   D. 抑制 B 细胞功能
   E. 抑制细胞内二氢叶酸还原酶
9. 类风湿关节炎患者消炎镇痛常选用
   A. 泼尼松
   B. 阿司匹林
   C. 环磷酰胺
   D. 异烟肼
   E. 硝苯地平
10. 类风湿关节炎患者用雷公藤治疗，其副作用是
   A. 祛风除湿
   B. 活血通络
   C. 消肿镇痛
   D. 杀虫解毒
   E. 月经紊乱

二、A2 型题

（每一道试题是以一个小案例出现，其下面有 A、B、C、D、E 五个备选答案，请从中选择一个最佳答案）

1. 患者，女，15 岁，学生。因双肘、腕、手指近端指间关节肿痛 3 年，加重 2 个月，以类风湿关节炎收入院。经休息、药物治疗后，现在病情缓解。下一步最主要的护理是
   A. 嘱患者卧床休息，避免疲劳
   B. 指导患者进行功能锻炼，要循序渐进
   C. 向患者做饮食指导，增进营养
   D. 向患者介绍如何观察药物疗效
   E. 介绍预防药物不良反应的方法
2. 患者，女，45 岁。患类风湿关节炎，自述最近晨僵较严重，下列缓解晨僵的护理措施，正确的是
   A. 早晨起床后先用冷水浸泡僵硬关节，然后按摩
   B. 夜间睡眠时戴弹力手套保暖
   C. 尽量不要活动僵硬的关节
   D. 关节内注射透明质酸
   E. 禁用镇痛药

参考答案与解析

【参考答案】

一、A1 型题

1. B　2. A　3. C　4. C　5. A　6. E　7. E　8. B　9. B　10. E

二、A2 型题

1. B　2. B

【解析】

扫码查看
相关内容

第七节　系统性红斑狼疮患者的护理

历年高频考点

考点 1：系统性红斑狼疮（SLE）临床表现有发热、皮肤黏膜损害（蝶形红斑）、关节与肌肉疼痛等，几乎所有患者均有不同程度肾脏损害，肾衰竭和感染是 SLE 主要死因。

考点 2：抗核抗体（ANA）阳性率高，是 SLE 主要筛选指标；抗 Sm 抗体特异性高，是 SLE 的标志性抗体；抗双链 DNA 抗体对确诊 SLE 和判断狼疮的活动性参考价值大。

考点 3：糖皮质激素是目前治疗 SLE 的首选药，具有强大抗炎作用和免疫抑制作用，免疫抑制剂应用于易复发但因严重不良反应而不能使用激素者。

考点 4：激素大剂量长期使用可致 SLE 患者肥胖、多毛症、水肿、血糖升高、水钠潴留、骨质疏松、痤疮、出血，局部注射易并发感染。免疫抑制剂毒性较大，使用中应定期查血常规、肝功能。

经典习题演练

一、A1 型题

（每一道试题下面有 A、B、C、D、E 五个备选答案，请从中选择一个最佳答案）

1. 系统性红斑狼疮（SLE）好发于
   A. 儿童
   B. 年轻男性
   C. 年轻女性
   D. 老年女性
   E. 老年男性
2. 系统性红斑狼疮的皮肤损害最常见的部位是
   A. 暴露部位
   B. 口腔
   C. 胸部
   D. 腹部
   E. 下肢
3. 风湿性疾病多系统损害中发生率最高的是
   A. 肾脏
   B. 关节
   C. 心血管
   D. 肺和胸膜
   E. 皮肤
4. 系统性红斑狼疮最常见的死亡原因是
   A. 心肌炎
   B. 颅内高压
   C. 尿毒症
   D. 上消化道大出血
   E. 胸膜炎
5. 系统性红斑狼疮患者治疗首选药是
   A. 泼尼松
   B. 阿司匹林
   C. 环磷酰胺
   D. 异烟肼
   E. 硝苯地平
6. 系统性红斑狼疮患者脱发护理不正确的是
   A. 向其说明脱发不是永久的

B. 避免染发、烫发、卷发
C. 温水洗头每日 2 次
D. 梅花针针刺头皮
E. 用假发改善形象
7. 系统性红斑狼疮的对症护理，错误的是
A. 经常用清水洗脸
B. 用 30℃左右温水湿敷红斑处
C. 面部红斑处涂油膏保护
D. 脱发者用温水洗头
E. 口腔溃疡涂碘甘油
8. 系统性红斑狼疮患者的皮肤护理，错误的是
A. 避免阳光暴晒
B. 避免在烈日下活动
C. 常用清水清洗皮损处
D. 忌用碱性肥皂，避免用化妆品
E. 每日用 55℃左右的温水湿敷红斑处
9. 系统性红斑狼疮会累及多个器官，最常累及的是
A. 肾脏
B. 心脏
C. 大脑
D. 脾脏
E. 肺脏
10. 系统性红斑狼疮最有特异性的标志物是
A. 抗 Sm 抗体
B. 抗双链 DNA 抗体
C. 抗核抗体
D. 甲胎蛋白
E. 补体

二、A2 型题

（每一道试题是以一个小案例出现，其下面有 A、B、C、D、E 五个备选答案，请从中选择一个最佳答案）

1. 患者，女，33 岁。有系统性红斑狼疮 5 年。一直服用药物治疗，最近主诉视力下降，可能因为服用了
A. 阿司匹林
B. 吲哚美辛
C. 抗疟药
D. 布洛芬
E. 地塞米松
2. 患者，女，25 岁。面部有蝶形红斑，严重关节疼痛，乏力。最近查 Hb 90g/L，抗 Sm 抗体阳性，抗双链 DNA 抗体阳性。需要首先解决的护理问题是
A. 乏力
B. 疼痛
C. 皮肤完整性受损
D. 有感染的危险
E. 输营养液
3. 系统性红斑狼疮患者皮肤护理错误的是
A. 常用清水清洗
B. 忌用碱性皂液
C. 忌用化妆品
D. 避免阳光照射
E. 10℃冷水湿敷
4. 患者，女，20 岁。1 周前因睡眠不好，服用氯丙嗪，出现乏力、发热，体温 38℃，面部蝶形红斑，抗 Sm 抗体阳性，抗双链 DNA 抗体阳性。查体见患者口腔有白色点状物质，需进行口腔护理，可选用哪种漱口液
A. 1%～4%碳酸氢钠溶液
B. 2%～3%硼砂溶液
C. 1%～3%过氧化氢溶液
D. 0.1%醋酸溶液
E. 0.08%甲硝唑溶液
5. 患者，女，22 岁。未婚。面部有典型蝶形红斑，诊断为系统性红斑狼疮。护理措施错误的是
A. 避免烈日下活动
B. 外出时戴宽边帽
C. 局部用清水冲洗
D. 脱屑处用碱性肥皂清洗
E. 勿用刺激性化妆品
6. 患者，女，26 岁。确诊为 SLE。健康教育的重点是避免日光直射，原因是
A. 紫外线是本病的主要诱因
B. 紫外线可致雌激素作用增强
C. 紫外线直接破坏细胞
D. 紫外线直接损害骨髓
E. 紫外线加重关节滑膜炎

参考答案与解析

【参考答案】

一、A1 型题

1. C　2. A　3. A　4. C　5. A　6. C　7. C　8. E　9. A　10. A

二、A2 型题

1. C　2. B　3. E　4. A　5. D　6. A

【解析】

扫码查看相关内容

第八节　骨质疏松症患者的护理

历年高频考点

考点 1：疼痛是骨质疏松症最常见、最主要的症状，以腰背痛多见。

考点 2：吸烟、酗酒、饮浓茶和咖啡等是骨质疏松症发病的危险因素。养成良好的生活习惯，多吃含钙、蛋白质丰富的食物（如牛奶、虾皮、芝麻、豆制品等），有助于矫正负氮平衡，防止骨质疏松和促进骨折愈合。

经典习题演练

A1 型题

（每一道试题下面有 A、B、C、D、E 五个备选答案，请从中选择一个最佳答案）

1. 诱发骨质疏松的病因不包括
   A. 膳食结构中缺乏钙、磷或维生素 D 等物质
   B. 妇女在停经后缺乏雌激素的分泌
   C. 妊娠或哺乳期妇女会大量流失钙
   D. 长期大量的饮酒、咖啡、吸烟
   E. 长期服用补充维生素的药物

2. 下列有关骨质疏松症的说法，错误的是
   A. 原发性骨质疏松症是自然衰老过程中，骨骼系统的退行性改变
   B. 特发性骨质疏松症是由于疾病或药物损害骨代谢所诱发的骨质疏松
   C. 骨质疏松会导致病理性骨折
   D. 男女约在 40 岁时便开始出现与年龄有关的骨持续性丢失
   E. 骨重建中，骨破坏多于骨新建，则导致骨质疏松

参考答案与解析

【参考答案】

A1 型题

1. E　2. B

【解析】

扫码查看相关内容

第十三章　肿瘤患者的护理

第一节　甲状腺癌患者的护理

历年高频考点

考点1：甲状腺乳头状腺癌：约占成人甲状腺癌的60%和儿童甲状腺癌的全部。

考点2：测定甲状腺功能和血清降钙素有助于髓样癌的诊断。细针穿刺细胞学检查是明确甲状腺结节性质的有效方法。

考点3：甲状腺术后体位和引流。患者血压平稳或全麻清醒后取半坐卧位，以利于呼吸和引流切口内积血。

考点4：对因血肿压迫所致呼吸困难或窒息者，需立即配合进行床边抢救；对喉头水肿所致呼吸困难或窒息者，应即刻遵医嘱应用大剂量激素，如地塞米松30mg静脉滴注。

经典习题演练

一、A1型题

（每一道试题下面有A、B、C、D、E五个备选答案，请从中选择一个最佳答案）

1. 甲状腺恶性肿瘤最常见的病理类型是
   A. 乳头状腺癌
   B. 未分化癌
   C. 滤泡状癌
   D. 髓样癌
   E. 内分泌细胞瘤
2. 与甲状腺髓样癌有关的激素是
   A. 甲状腺素
   B. 促甲状腺素
   C. 降钙素
   D. 促甲状腺激素释放激素
   E. 胰高血糖素

二、A2型题

（每一道试题是以一个小案例出现，其下面有A、B、C、D、E五个备选答案，请从中选择一个最佳答案）

患者，男，45岁。发现颈部无痛性肿物3个月。无结核病史。查体：左颈部外侧中部有肿块，2.5cm大小，活动，无压痛，甲状腺未触及结节。对该患者确诊最有意义的检查是
   A. MRI检查
   B. PPD试验
   C. B超检查
   D. CT检查
   E. 细针穿刺细胞学检查

参考答案与解析

【参考答案】

一、A1型题

1. A　2. C

二、A2型题

E

【解析】

扫码查看
相关内容

第二节 食管癌患者的护理

历年高频考点

考点1：食管癌以胸中段多见，绝大多数为鳞状上皮癌。淋巴转移是食管癌的主要转移途径。

考点2：食管癌早期症状多不明显，偶有咽下食物哽噎感、停滞感或异物感；中、晚期的典型症状为进行性吞咽困难。

考点3：吻合口瘘是食管癌手术后最严重的并发症，多发生在术后5~10天，表现为持续高热、呼吸困难、胸痛、患侧胸膜腔积气积液，全身中毒症状明显。

经典习题演练

一、A1 型题

（每一道试题下面有A、B、C、D、E五个备选答案，请从中选择一个最佳答案）

1. 食管癌进展期的典型症状为
   A. 哽咽感
   B. 胸骨后针刺样疼痛或烧灼感
   C. 进行性吞咽困难
   D. 消瘦、乏力
   E. 贫血
2. 食管癌最简单易行的诊断方法是
   A. B超
   B. CT检查
   C. 钡餐X线检查
   D. 纤维食管镜检查
   E. 带网气囊食管脱落细胞检查（食管拉网）
3. 食管癌的发病常表现为
   A. 散在发病现象
   B. 无规律性
   C. 家族聚集现象
   D. 无关饮食性
   E. 无地域性
4. 食管癌患者突然出现大量呕血，提示癌肿
   A. 侵犯喉返神经
   B. 全食管穿孔
   C. 侵犯主动脉
   D. 细胞坏死
   E. 组织脱落
5. 关于食管癌患者术后护理措施的叙述，正确的是
   A. 术后立即取半卧位
   B. 鼓励患者经口饮水，有助于保持胃管通畅
   C. 拔出胃管后即可进食
   D. 术后3~5天内严格禁饮禁食
   E. 胃管一旦脱出，立即重置

二、A2 型题

（每一道试题是以一个小案例出现，其下面有A、B、C、D、E五个备选答案，请从中选择一个最佳答案）

1. 患者，男，50岁。因进行性吞咽困难半年就诊。X线钡餐透视诊断为食管癌。此患者最初期症状应是
   A. 食管内异物感
   B. 吞咽困难
   C. 持续性胸背部痛
   D. 声音嘶哑
   E. 喝水时呛咳
2. 患者，男，52岁。因进行性吞咽困难半年余就诊。X线钡餐透视诊断为食管癌。为了解肿瘤向外扩散情况，该患者还需行的检查是
   A. B超
   B. 拍胸部正侧位片
   C. CT
   D. 食管纤维镜
   E. 食管拉网
3. 患者，男，55岁。食管癌切除、食管胃吻合术后第5天。出现高热、寒战、呼吸困难、胸痛，白细胞20×10^9/L。高度怀疑发生了
   A. 肺炎、肺不张
   B. 吻合口瘘
   C. 吻合狭窄
   D. 乳糜胸
   E. 出血
4. 食管癌初期阶段，患者常表现出焦虑不安，此时

最佳的心理护理措施是
A. 适当隐瞒真实病情，稳定患者的情绪
B. 科学地回答和解释患者提出的问题
C. 坦率地告诉患者，并告知患者正确对待自己的疾病
D. 主动接近患者，消除其孤独感
E. 叮嘱家属尽量减少探望以免刺激患者

5. 患者，男，56 岁。诊断为食管癌，行经胸食管癌切除术，术后第 7 天出现呼吸困难、高热、寒战等表现。患者术后的表现，应高度怀疑其出现了
A. 出血
B. 吻合口瘘
C. 呼吸衰竭
D. 感染
E. 乳糜胸

6. 患者，男，56 岁。1 个月以来持续感觉胸背部疼痛，入院后经胸部 CT、食管内镜等检查后，确诊为食管癌晚期。持续性胸背痛的主要原因是
A. 癌肿部位有炎症
B. 癌肿较大
C. 有食管气管瘘
D. 癌肿已侵犯食管外组织
E. 有远处血行转移

参考答案与解析

【参考答案】

一、A1 型题

1. C　2. E　3. C　4. C　5. D

二、A2 型题

1. A　2. C　3. B　4. B　5. B　6. D

【解析】

扫码查看
相关内容

第三节　胃癌患者的护理

历年高频考点

考点 1：胃癌多见于胃窦部，幽门螺杆菌是重要发病因素。

考点 2：早期胃癌指癌组织浸润仅限于黏膜或黏膜下层，不论其有无淋巴结转移。进展期胃癌是癌组织已浸润肌层、浆膜层或浆膜层外组织。皮革胃：胃癌累及全胃致胃腔缩窄、胃壁僵硬如革囊状。

考点 3：淋巴转移是胃癌的主要转移途径，发生较早，晚期最常见的是肝转移。

考点 4：纤维胃镜是诊断早期胃癌的有效方法，可直接观察病变部位，并做活检确定诊断。

考点 5：胃癌术后肠蠕动恢复后可拔除胃管，拔胃管后当日可少量饮水或米汤；第 2 天半流质饮食，第 10~14 天可进软食。

经典习题演练

一、A1 型题

（每一道试题下面有 A、B、C、D、E 五个备选答案，请从中选择一个最佳答案）

1. 胃癌的好发部位
A. 胃小弯
B. 幽门区
C. 胃大弯
D. 胃前壁
E. 胃窦部

2. “皮革胃”多见于
A. 早期胃癌
B. 结节型胃癌
C. 溃疡局限型胃癌

D. 溃疡浸润型胃癌
E. 弥漫浸润型胃癌

3. 诊断早期胃癌最有效的途径是
A. 超声检查
B. 纤维胃镜
C. X 线钡餐造影
D. 腹部 CT
E. Hp 检查

4. 胃肠道手术后留置胃管时，拔胃管的指征是
A. 肠鸣音恢复
B. 引流胃液转清
C. 术后 48~72 小时
D. 肛门排气后
E. 无腹胀、呕吐

5. 毕Ⅱ式胃大部切除术后并发吻合口输入段梗阻时的呕吐特点是
A. 呕吐胃内容物，不含胆汁
B. 呕吐食物和胆汁
C. 频繁呕吐，量少不含胆汁
D. 呕吐量大，呕吐物为带酸臭味的宿食
E. 呕吐物带臭味

6. 胃癌根治术后顽固性呃逆的护理，下列说法不正确的是
A. 立刻拔除胃管
B. 压迫眶上缘
C. 穴位针灸
D. 让患者放松
E. 遵医嘱给予镇静或解痉药

7. 小胃癌是指癌灶直径小于
A. 0. 1cm
B. 0. 5cm
C. 1. 5cm
D. 1. 0cm
E. 2. 0cm

二、A2 型题

（每一道试题是以一个小案例出现，其下面有 A、B、C、D、E 五个备选答案，请从中选择一个最佳答案）

1. 患者，女，62 岁。胃癌患者，血压 150/95mmHg，中度贫血，消瘦。术前准备不是必要的项目是
A. 纠正贫血
B. 改善营养状态
C. 检测肝功能
D. 血压降至正常
E. 血生化检查

2. 患者，女，47 岁。胃癌行毕Ⅱ式胃大部切除术后第 1 天，护士查房时见胃管内吸出咖啡色胃液约 280ml。正确的处理是
A. 继续观察，不需特殊处理
B. 加快静脉输液速度
C. 应用止血药
D. 胃管内灌注冷盐水
E. 马上做好手术止血的准备

3. 患者，男，46 岁。胃溃疡伴瘢痕性幽门梗阻。行毕Ⅱ式胃大部切除术后第 8 天，突发上腹部剧痛，呕吐频繁，每次量少，不含胆汁，呕吐后症状不缓解。查体：上腹部偏右有压痛。首先考虑并发了
A. 吻合口梗阻
B. 倾倒综合征
C. 十二指肠残端破裂
D. 急性输入袢梗阻
E. 输出袢梗阻

4. 患者，女，62 岁。胃溃疡伴瘢痕性幽门梗阻。行毕Ⅱ式胃大部切除术后 1 周，进食后上腹部饱胀，恶心、呕吐，呕吐物含胆汁和食物。首先考虑的并发症是
A. 吻合口梗阻
B. 急性输入袢梗阻
C. 输出袢梗阻
D. 倾倒综合征
E. 十二指肠残端破裂

5. 患者，男，37 岁。患胃溃疡 9 年余。行毕Ⅱ式胃大部切除术后第 5 天，突发右上腹剧痛，腹部有明显压痛、反跳痛和腹肌紧张。首先考虑并发了
A. 吻合口出血
B. 急性输入袢梗阻
C. 倾倒综合征
D. 吻合口梗阻
E. 十二指肠残端破裂

6. 患者，女，28 岁。胃大部切除术后 4 天，体温 38.5℃，切口疼痛。应考虑
A. 外科热
B. 切口感染
C. 腹腔感染
D. 肺部感染
E. 膈下脓肿

7. 患者，男，48 岁。胃癌根治术后 1 个月，今日复诊时自诉进食半小时内出现心悸、出汗，面色苍白和头痛，上腹部饱胀不适等。护士对其进行健康教育，不恰当的内容是

A. 饮食方面宜少量多餐
B. 用餐时间限制饮水喝汤
C. 进餐后宜活动 20 分钟后休息
D. 宜进低碳水化合物，高蛋白饮食
E. 避免过甜、过咸、过稠的流质饮食

8. 某患者因胃癌行胃大部切除术，术后第 1 天除生命体征外，护士最需要重点观察的是
A. 神志
B. 伤口敷料
C. 肠鸣音
D. 腹胀
E. 胃管引流液

三、A3/A4 型题

（每个案例下设若干道试题。请根据试题所提供的信息，在每一道试题下面的 A、B、C、D、E 五个备选答案中选择一个最佳答案）

（1~4 题共用题干）

患者，男，45 岁。1 个月前觉上腹不适，疼痛，食欲缺乏，并有反酸、嗳气，服抗酸药未见好转，3 天前出现黑便。近 1 个月来体重下降 4kg。初步考虑是胃癌。

1. 为尽快明确诊断，首选的检查是
A. 胃酸测定
B. 胃镜检查
C. X 线钡餐
D. B 超
E. 粪便潜血试验

2. 与该病发生无关的因素是
A. 进食腌制食物
B. 胃溃疡
C. 遗传
D. 内分泌紊乱
E. 幽门螺杆菌感染

3. 若发生血行转移，最常见的转移部位是
A. 肝
B. 肺
C. 胰
D. 肾
E. 骨骼

4. 若行手术治疗，术前不予洗胃的原因是
A. 避免引起胃出血
B. 避免引起急性胃扩张
C. 避免引起胃穿孔
D. 避免造成癌细胞的脱落种植
E. 避免患者出现虚脱

参考答案与解析

【参考答案】

一、A1 型题

1. E　2. E　3. B　4. D　5. A　6. A　7. D

二、A2 型题

1. D　2. A　3. D　4. C　5. E　6. B　7. C　8. E

三、A3/A4 型题

1. B　2. D　3. A　4. D

【解析】

扫码查看
相关内容

第四节　原发性肝癌患者的护理

历年高频考点

考点 1：原发性肝癌可能与病毒性肝炎（乙型）、肝硬化、黄曲霉菌、亚硝胺类致癌物、水土因素等密切相关。

考点 2：原发性肝癌最常见和最主要的症状为肝区疼痛，约半数以上患者以此为首发症状，多呈间歇性或持续性钝痛或刺痛。

考点 3：肝癌最主要的转移部位是肝内播散，极易侵犯门静脉分支，甚至阻塞门静脉主干；肝外血行转移最多见于肺。

考点 4：原发性肝癌患者术前 3 天给维生素 K_1 肌内注射，以改善凝血功能，预防术中、术后出血。

考点 5：为防止术后肝断面出血，一般不鼓励患

者早期活动。术后24小时内卧床休息，避免剧烈咳嗽，以免引起术后出血。肝癌介入治疗术后穿刺侧肢体应制动6小时。

经典习题演练

一、A1型题

（每一道试题下面有A、B、C、D、E五个备选答案，请从中选择一个最佳答案）

1. 最易引起原发性肝癌的疾病是
   A. 脂肪肝
   B. 血吸虫性肝硬化
   C. 肝炎后肝硬化
   D. 肝血管瘤
   E. 肝内胆管结石
2. 肝癌按组织细胞分型，最常见的类型是
   A. 混合型
   B. 胆管细胞型
   C. 肝细胞型
   D. 结节型
   E. 弥漫型
3. 肝癌患者最常见和最主要的症状是
   A. 肝区疼痛
   B. 低热
   C. 腹胀、乏力
   D. 食欲缺乏
   E. 消瘦
4. 原发性肝癌患者最突出的体征是
   A. 腹水呈血性
   B. 腹膜刺激征
   C. 肝脏进行性增大
   D. 黄疸与发热
   E. 腹壁静脉曲张
5. 原发性肝癌主要转移的部位是
   A. 肝内
   B. 肺
   C. 左锁骨上淋巴结
   D. 骨
   E. 腹腔内种植
6. 为明确肝内占位病变的性质，下列检查项目最有意义的是
   A. 谷丙转氨酶
   B. 谷草转氨酶
   C. 甲胎蛋白
   D. 癌胚抗原
   E. 乳酸脱氢酶
7. 肝癌最重要的实验室检查指标是
   A. AFP>200μg/L持续8周
   B. ATT>40U/L持续8周
   C. r-GT>90U/L
   D. ALP 300U/L
   E. LDH
8. 目前对小肝癌定位诊断的各种检查方法中最优者为
   A. 选择性腹腔动脉或肝动脉造影检查
   B. 粪潜血检查
   C. B超
   D. AFP测定
   E. 内镜检查
9. 治疗早期原发性肝癌，最有效的方法是
   A. 手术切除
   B. 肝动脉插管化疗
   C. 肝动脉栓塞治疗
   D. 放射治疗
   E. 局部注射无水乙醇疗法
10. 肝癌介入治疗术后穿刺侧肢体应制动的时间为
    A. 1小时
    B. 2小时
    C. 4小时
    D. 6小时
    E. 1天

二、A2型题

（每一道试题是以一个小案例出现，其下面有A、B、C、D、E五个备选答案，请从中选择一个最佳答案）

1. 患者，男，60岁。近期肝区呈持续胀痛，消瘦。查体：轻度黄疸；肝肋下3cm，质硬，结节感，明显压痛。若疑诊本病例患肝癌，最有确诊价值的检查是
   A. 肝细胞活组织检查
   B. B超
   C. CT
   D. MRI
   E. 肝动脉造影
2. 患者，男，68岁。诊断为原发性肝癌。今日突然

出现腹部剧痛，腹膜刺激征（+）。最可能发生了

A. 肝癌腹膜移位

B. 肝癌结节破裂

C. 急性胃穿孔

D. 急性胆囊炎

E. 急性胰腺炎

3. 患者，女性，41 岁，原发性肝癌晚期，无明显诱因突发右上腹剧痛、面色苍白、大汗。查体：腹膜刺激征阳性。考虑为

A. 肝癌腹膜转移

B. 肝癌结节破裂

C. 急性胃穿孔

D. 急性胆囊炎

E. 急性胰腺炎

参考答案与解析

【参考答案】

一、A1 型题

1. C 2. C 3. A 4. C 5. A 6. C 7. A 8. A 9. A 10. D

二、A2 型题

1. A 2. B 3. B

【解析】

扫码查看
相关内容

第五节 胰腺癌患者的护理

历年高频考点

考点 1：胰腺癌好发于胰头部，常累及胰周围器官或组织，早期即可发生淋巴转移。壶腹部癌包括胆总管末端、壶腹部和十二指肠乳头附近的肿瘤，胰头癌与壶腹部癌临床表现相似，亦为黄疸、腹痛和消瘦。

考点 2：胰头癌最常见首发症状是上腹痛和上腹饱胀不适。黄疸是胰头癌最主要的表现。

考点 3：CT 是检查胰腺疾病可靠的方法。增强 CT 扫描帮助意义更大，能发现直径在 2cm 左右的胰腺癌。

考点 4：供给胰腺癌患者高蛋白、高糖饮食，应大量补充维生素。遵医嘱用胰岛素控制血糖。

经典习题演练

一、A1 型题

（每一道试题下面有 A、B、C、D、E 五个备选答案，请从中选择一个最佳答案）

1. 胰腺癌常好发于

A. 胰体、尾部

B. 胰颈、体部

C. 全胰腺

D. 胰头、颈部

E. 胰尾

2. 胰头癌的最主要的表现是

A. 上腹痛

B. 上腹部肿块

C. 消化不良、腹泻

D. 乏力和消瘦

E. 黄疸进行性加重

3. 胰腺癌最常见的发生部位是

A. 胰管

B. 胰导管

C. 胰头部

D. 胰体部

E. 胰尾部

二、A2 型题

（每一道试题是以一个小案例出现，其下面有 A、B、C、D、E 五个备选答案，请从中选择一个最佳

答案）

1. 患者，女，56岁。因患胰头癌入院。住院行胰头十二指肠切除术，术后出现高血糖。出院饮食指导原则正确的是
   A. 低脂、低糖、低蛋白
   B. 高脂、低糖、高蛋白
   C. 高脂、低糖、低蛋白
   D. 低脂、低糖、高维生素
   E. 低脂、高糖、高维生素
2. 患者，男，50岁。因患胰腺癌入院。拟行手术治疗。因空腹血糖7.8mmol/L，术前给予注射胰岛素，其作用是
   A. 抑制胰腺分泌
   B. 促进蛋白质合成
   C. 利于吻合口愈合
   D. 抑制胰酶活性
   E. 控制血糖
3. 患者，男，68岁。行胰头十二指肠切除术（Whipple术）后4小时，患者变换卧位后30分钟内，腹腔引流管突然引流出200ml鲜红色血性液体。正确的措施是
   A. 恢复原卧位
   B. 加大吸引负压，促进引流
   C. 严密观察生命体征，报告医生
   D. 加快输液输血速度
   E. 夹闭引流管，暂停引流

参考答案与解析

【参考答案】

一、A1型题

1. D　2. E　3. C

二、A2型题

1. E　2. E　3. C

【解析】

扫码查看
相关内容

第六节　大肠癌患者的护理

历年高频考点

考点1：大肠癌好发于40～60岁人群。在我国以直肠癌最为多见，乙状结肠癌次之。

考点2：排便习惯和粪便性状改变是结肠癌或直肠癌最早出现的症状。

考点3：直肠指检是直肠癌的首选检查方法。内镜取活组织做病理检查，是诊断大肠癌最有效、可靠的方法。

考点4：经腹直肠癌切除术（直肠前切除术，Dixon手术）是目前应用最多的直肠癌根治术，适用于距肛缘5cm以上的直肠癌，保留正常肛门。

考点5：给予大肠癌患者高蛋白、高热量、富含维生素及易消化的少渣饮食。

经典习题演练

一、A1型题

（每一道试题下面有A、B、C、D、E五个备选答案，请从中选择一个最佳答案）

1. 右半结肠癌的临床特点是
   A. 晚期有排便习惯改变
   B. 以右腹肿块及消瘦、低热、乏力等全身症状为主
   C. 以便秘、便血等症状为主
   D. 早期可有腹胀、腹痛等肠梗阻症状
   E. 进食后腹泻加重，排便后减轻
2. 结肠癌最早出现的临床表现多为
   A. 排便习惯及粪便性状改变
   B. 腹痛
   C. 肠梗阻症状

D. 腹部肿块
E. 贫血

3. 直肠癌患者粪便可呈
A. 脓血样
B. 柏油样
C. 果酱样
D. 白陶土样
E. 米泔水样

4. 诊断直肠癌最重要且简便易行的方法是
A. 血清癌胚抗原（CEA）测定
B. 粪潜血试验
C. 直肠指检
D. 纤维结肠镜检查
E. CT 检查

5. 以下哪项检查可作为大肠癌高危人群的初筛方法
A. 内镜检查
B. X 线钡剂灌肠
C. CEA 测定
D. 直肠指检
E. 粪潜血试验

6. 对于直肠癌患者，当癌肿距齿状线 5cm 以上时，宜采取的手术方式为
A. 腹会阴联合直肠癌根治术
B. 短路手术
C. 结肠造瘘术
D. 经腹直肠癌切除术
E. 肿瘤切除、乙状结肠造瘘、不保留肛门

7. 关于大肠癌患者术前行全肠道灌洗术，以下说法正确的是
A. 温度约为 25℃
B. 量约 3000ml
C. 灌洗速度先慢后快
D. 灌洗全过程应控制在 2 小时内
E. 年迈体弱，心肾等脏器功能障碍以及肠梗阻者，不宜灌肠

8. 大肠癌最常见于
A. 横结肠
B. 盲肠
C. 升结肠
D. 直肠
E. 降结肠

9. 下列大肠癌手术式中，属于姑息性手术的是
A. 右半结肠切除术
B. Miles 术
C. 左半结肠切除术
D. 短路手术
E. Dixon 术

10. 结肠造瘘术后可以吃哪种菜
A. 芹菜
B. 韭菜
C. 菜花
D. 辣椒
E. 洋葱

二、A2 型题

（每一道试题是以一个小案例出现，其下面有 A、B、C、D、E 五个备选答案，请从中选择一个最佳答案）

1. 患者，男，45 岁。近 3 个月来排便次数增多，每天 3~4 次，黏液脓血便，有里急后重感。首选的有助于确诊的检查方法是
A. B 超
B. X 线钡剂灌肠
C. 直肠指检
D. 纤维结肠镜
E. 血清癌胚抗原测定

2. 患者，女，59 岁。近 1 个月来多次排黏液血便，疑为直肠癌。最简便有效的检查方法是
A. 直肠指检
B. 粪潜血试验
C. 纤维直肠镜
D. 血清癌胚抗原测定
E. X 线钡剂灌肠

3. 患者，男，55 岁。行经腹直肠癌切除术，目前病情稳定。护士对其出院前的饮食指导，错误的是
A. 高纤维
B. 高蛋白
C. 高热量
D. 高维生素
E. 低脂

4. 患者，男，57 岁。直肠癌，拟行 Dixon 术，术前 3 天护士遵医嘱给予患者口服甲硝唑，口服此药的目的是
A. 清洁灌肠
B. 防止术后便秘
C. 预防手术癌肿复发
D. 防止术中出血
E. 杀灭肠道内细菌

参考答案与解析

【参考答案】

一、A1 型题

1. B 2. A 3. A 4. C 5. E 6. D 7. E 8. D 9. D 10. C

二、A2 型题

1. D 2. A 3. A 4. E

【解析】

扫码查看
相关内容

第七节 肾癌患者的护理

历年高频考点

考点 1：血尿是肾癌最早出现的症状，常表现为无痛间歇性肉眼血尿或镜下血尿，易延误治疗或漏诊。肾癌出血堵塞输尿管可产生肾绞痛。

考点 2：CT、MRI、肾动脉造影有助于早期诊断和鉴别肾实质内肿瘤的性质、肾囊肿等。

考点 3：根治性肾切除术患者术后麻醉期已过、血压平稳，可取半卧位。肾部分切除的患者应卧床 1~2 周，以防出血。

经典习题演练

一、A1 型题

（每一道试题下面有 A、B、C、D、E 五个备选答案，请从中选择一个最佳答案）

1. 肾癌最早出现的临床表现是
   A. 乏力
   B. 腰痛
   C. 尿频
   D. 发热
   E. 血尿
2. 肾癌根治术后，腹膜后引流管的正常拔除时间是术后
   A. 1 天
   B. 2~3 天
   C. 4~5 天
   D. 5~6 天
   E. 7 天

二、A2 型题

（每一道试题是以一个小案例出现，其下面有 A、B、C、D、E 五个备选答案，请从中选择一个最佳答案）

1. 患者，男，40 岁。B 超、CT 均提示右肾癌。病史中提示与肾癌发病相关的信息是
   A. 曾是潜水员
   B. 14 岁开始吸烟至今
   C. 父亲有高血压
   D. 有尿道结石病史
   E. 喜饮酒
2. 患者，女，63 岁。肾癌行肾部分切除术后 2 天。护士告知患者要绝对卧床休息，其主要目的是
   A. 防止感染
   B. 防止肿瘤扩散
   C. 防止静脉血栓形成
   D. 防止出血
   E. 有利于肾功能恢复

参考答案与解析

【参考答案】

一、A1 型题

1. E 2. E

二、A2 型题

1. B 2. D

【解析】

扫码查看
相关内容

第八节 膀胱癌患者的护理

历年高频考点

考点 1：膀胱癌是最常见的泌尿系统肿瘤，好发年龄为 50~70 岁，男性多于女性。长期接触苯胺类化学物质，容易诱发膀胱癌。

考点 2：膀胱癌病理以细胞分化和浸润程度最重要。组织类型中上皮性肿瘤占 95%以上。膀胱镜检查是最重要的检查手段。

考点 3：血尿为膀胱肿瘤最常见和最早出现的症状，多数为全程无痛肉眼血尿，尿频、尿痛属晚期症状。

考点 4：膀胱肿瘤电切术后 6 小时，患者即可进食，以营养丰富、粗纤维饮食为主，忌辛辣刺激性食物，防止便秘。

经典习题演练

一、A1 型题

（每一道试题下面有 A、B、C、D、E 五个备选答案，请从中选择一个最佳答案）

1. 泌尿系统最常见的肿瘤是
   A. 肾癌
   B. 膀胱癌
   C. 阴茎癌
   D. 肾细胞癌
   E. 前列腺癌
2. 膀胱癌的最具意义的临床症状是
   A. 尿急、尿频、尿痛
   B. 排尿困难
   C. 活动后血尿
   D. 无痛性肉眼血尿
   E. 贫血、水肿
3. 顺铂和足叶乙甙不同的不良反应
   A. 神经毒性
   B. 耳毒性
   C. 肝功能损害
   D. 骨髓抑制
   E. 听力损害

二、A2 型题

（每一道试题是以一个小案例出现，其下面有 A、B、C、D、E 五个备选答案，请从中选择一个最佳答案）

患者，男，74 岁。因患膀胱癌住院手术，术后接受顺铂化疗。在给药后，护士遵医嘱给患者输入大量液体急性水化，此做法是为了防止药物对患者产生
   A. 骨髓抑制
   B. 肾功能损害
   C. 胃肠道反应
   D. 神经毒性
   E. 肝功能损害

三、A3/A4 型题

（每个案例下设若干道试题。请根据试题所提供的信息，在每一道试题下面的 A、B、C、D、E 五个备选答案中选择一个最佳答案）

（1~2 题共用题干）

患者，男，68 岁。因间歇、无痛性肉眼血尿诊断为膀胱癌入院。

1. 诊断膀胱癌最可靠的方法是
   A. B 超
   B. 双合诊
   C. 血尿和膀胱刺激征
   D. 尿脱落细胞学检查
   E. 膀胱镜和活组织检查
2. 此患者经手术治疗后，在给患者留置导尿管的护理中，错误的是
   A. 保持尿管通畅
   B. 定时观察尿量、颜色及性质
   C. 定期行膀胱冲洗
   D. 导尿管每日更换一次
   E. 用带气囊尿管，以免脱落

参考答案与解析

【参考答案】

一、A1 型题

1. B　2. D　3. A

二、A2 型题

B

三、A3/A4 型题

1. E　2. D

【解析】

扫码查看
相关内容

第九节　子宫颈癌患者的护理

历年高频考点

考点 1：宫颈癌是最常见的妇科恶性肿瘤，以鳞状细胞癌最为多见，多发生在宫颈外口原始鳞柱交接部。人乳头瘤病毒（HPV）感染是宫颈癌的主要危险因素。

考点 2：宫颈癌早期表现为接触性出血，晚期可出现疼痛和米汤样恶臭排液。宫颈脱落细胞学检查是宫颈癌筛查的主要方法，宫颈和宫颈管活体组织检查是确定宫颈癌前病变和宫颈癌的最可靠方法。宫颈癌最常见的转移途径是淋巴道转移和直接蔓延，晚期血道转移极少见。

考点 3：行子宫颈癌根治性手术前需做皮肤准备、配血、阴道准备、肠道准备，术日晨插尿管，术后保留尿管 7~14 天。

经典习题演练

一、A1 型题

（每一道试题下面有 A、B、C、D、E 五个备选答案，请从中选择一个最佳答案）

1. 宫颈癌常见的早期症状是
   A. 接触性出血
   B. 阴道大出血
   C. 绝经后出血
   D. 血性白带
   E. 阴道水样排液
2. 确诊宫颈癌最可靠的辅助检查方法是
   A. 宫颈刮片细胞学检查
   B. 碘试验
   C. 宫颈和宫颈管活体组织检查
   D. 阴道镜检查
   E. B 超检查
3. 早期发现宫颈癌的有效方法是
   A. 阴道分泌物悬滴检查
   B. 阴道侧壁涂片检查
   C. 宫颈刮片
   D. 诊断性刮宫
   E. B 超检查

4. 子宫颈癌患者，有大量米汤样或恶臭脓样阴道排液，可用擦洗阴道的溶液是
   A. 1∶2000 高锰酸钾
   B. 新洁尔灭（苯扎溴铵）
   C. 洗必泰（氯己定）
   D. 1∶5000 高锰酸钾
   E. 1∶3000 高锰酸钾

二、A2 型题

（每一道试题是以一个小案例出现，其下面有 A、B、C、D、E 五个备选答案，请从中选择一个最佳答案）

1. 患者，女，40 岁。经妇科检查发现宫颈肥大，质地硬，有浅溃疡，整个宫颈段膨大如桶状。可考虑宫颈癌的类型是
   A. 外生型
   B. 内生型
   C. 溃疡型
   D. 颈管型
   E. 增生型
2. 患者，女，55 岁。因绝经后 5 年后出现阴道不规则流血入院。经检查诊断为子宫内膜腺癌。患者咨询本病最常用的治疗方案，护士正确的回答是
   A. 化疗
   B. 手术治疗
   C. 中药治疗
   D. 放疗
   E. 放化疗结合
3. 患者，女，45 岁。被诊断为宫颈癌。今日行手术，护士在做饮食指导时告知患者
   A. 手术当日流食，次日可以进半流食
   B. 手术当日禁食，次日可以进流食
   C. 手术当日及次日均禁食
   D. 手术当日禁食，次日可以进普食
   E. 手术后禁食 3 天，静脉补充能量
4. 患者，女，50 岁。被诊断为宫颈癌。准备手术，护士遵医嘱为其肠道准备改为半流质，时间应为
   A. 术前 3 日
   B. 术前 2 日
   C. 术前 4 日
   D. 术前 5 日
   E. 术前 7 日
5. 患者，女，55 岁。宫颈癌手术后 2 天，患者询问护士尿管何时可拔除，护士的回答是
   A. 3 天
   B. 5 天
   C. 7~14 天
   D. 4 天
   E. 6 天
6. 患者，女，65 岁。宫颈癌晚期需行子宫动脉栓塞化疗，对术后穿刺点护士应协助医生
   A. 加压包扎 2 小时
   B. 加压包扎 4 小时
   C. 加压包扎 24 小时
   D. 加压包扎 6 小时
   E. 加压包扎 8 小时

参考答案与解析

【参考答案】

一、A1 型题

1. A 2. C 3. C 4. D

二、A2 型题

1. B 2. B 3. B 4. A 5. C 6. C

【解析】

扫码查看
相关内容

第十节 子宫肌瘤患者的护理

历年高频考点

考点 1：子宫肌瘤是由子宫平滑肌组织增生而形成的女性生殖系统中最常见的良性肿瘤。子宫肌瘤的

发生和生长可能与雌激素、孕激素等有关。

考点 2：子宫肌瘤主要表现为月经异常，临床症状取决于肌瘤的部位、大小、生长速度、有无继发性改变等因素，与肌瘤数目关系不大。

考点 3：子宫肌瘤最常见的变性是玻璃样变，肌瘤红色变性时，腹痛剧烈并伴有发热。

经典习题演练

一、A1 型题

（每一道试题下面有 A、B、C、D、E 五个备选答案，请从中选择一个最佳答案）

1. 最常见的子宫肌瘤类型是
   A. 子宫颈肌瘤
   B. 肌壁间肌瘤
   C. 黏膜下肌瘤
   D. 浆膜下肌瘤
   E. 阔韧带内肌瘤
2. 子宫肌瘤巨大可压迫输卵管导致
   A. 腹痛
   B. 腰痛
   C. 不孕
   D. 继发性贫血
   E. 白带增多
3. 子宫黏膜下肌瘤最常见的临床表现是
   A. 下腹部包块
   B. 不孕
   C. 腰酸
   D. 月经量过多
   E. 白带增多

二、A2 型题

（每一道试题是以一个小案例出现，其下面有 A、B、C、D、E 五个备选答案，请从中选择一个最佳答案）

1. 患者，女，45 岁。B 超检查发现子宫浆膜下肌瘤。患者询问护士该肌瘤最常见的临床表现，护士告知正确的是
   A. 下腹部包块
   B. 不孕
   C. 腰酸
   D. 月经量过多
   E. 白带增多
2. 患者，女，42 岁。患有子宫肌瘤，引起经量增多。与经期延长最密切的因素是
   A. 肌瘤的变性
   B. 肌瘤的数目
   C. 肌瘤的生长部位
   D. 患者的年龄
   E. 肌瘤的大小
3. 患者，女，39 岁。医生诊断为子宫肌瘤。护士告知这可能与女性激素刺激子宫肌瘤细胞核分裂、促进肌瘤生长有关。此激素是
   A. 雌激素
   B. 孕激素
   C. 雄激素
   D. 肾上腺素
   E. 黄体生成素激素
4. 患者，女，50 岁。子宫肌瘤手术后，护士为其做出院指导时告知患者术后按时随访，首次随访时间是
   A. 术后 2 个月
   B. 术后 1 个月
   C. 术后 6 个月
   D. 术后 1 年
   E. 术后 3 个月
5. 子宫肌瘤患者，行子宫全切术后，护士为其进行术后指导，告知患者术后阴道残端肠线吸收，可致阴道少量出血，在术后
   A. 28~29 天出现
   B. 21~22 天出现
   C. 14~15 天出现
   D. 3~4 天出现
   E. 7~8 天出现
6. 患者，女，50 岁。患多发子宫肌瘤 5 年余，定期随诊。近半年肌瘤明显增大，经量增多，伴有贫血症状，医生建议手术，正确的手术备皮范围是
   A. 肚脐周围 10cm
   B. 剑突下至大腿内 1/3 处
   C. 脐下至阴阜
   D. 剑突下至阴阜
   E. 阴阜周围 10cm

参考答案与解析

【参考答案】

一、A1 型题

1. B 2. C 3. D

二、A2 型题

1. A 2. C 3. B 4. B 5. E 6. B

【解析】

扫码查看
相关内容

第十一节 卵巢癌患者的护理

历年高频考点

考点 1：卵巢癌死亡率居妇科恶性肿瘤之首。卵巢三联征是指年龄大于 40~60 岁、卵巢功能障碍及胃肠道症状。

考点 2：肿瘤标志物 CA125 是目前被认为对卵巢上皮性肿瘤较为敏感的肿瘤标志物。

考点 3：卵巢癌术后保留尿管 2~3 天，保留尿管期间每天擦洗尿道口及尿管 2 次，每天更换尿袋。

经典习题演练

一、A1 型题

（每一道试题下面有 A、B、C、D、E 五个备选答案，请从中选择一个最佳答案）

1. 妇科恶性肿瘤死亡率居首位的是
   A. 外阴癌
   B. 宫颈癌
   C. 子宫内膜癌
   D. 卵巢癌
   E. 绒毛膜癌
2. 卵巢癌术后需保留尿管，护士正确的护理应为
   A. 2 天擦洗尿道口及尿管 1 次
   B. 每天擦洗尿道口及尿管 3 次
   C. 每天擦洗尿道口及尿管 2 次
   D. 每天擦洗尿道口及尿管 4 次
   E. 隔天擦洗尿道口及尿管 1 次

二、A2 型题

（每一道试题是以一个小案例出现，其下面有 A、B、C、D、E 五个备选答案，请从中选择一个最佳答案）

1. 患者，女，44 岁。因月经紊乱，腹围增大，胃肠胀气伴腹痛来院就诊，医生诊断为卵巢癌。因肿瘤过大或伴有腹水，患者出现压迫症状，如心悸、气促。护士指导患者应采取的体位是
   A. 右侧卧位
   B. 仰卧位
   C. 左侧卧位
   D. 半卧位
   E. 截石位
2. 患者，女，44 岁。医生诊断为卵巢癌，需手术治疗。护士在为患者联系配血，配血量要达到
   A. 200~600ml
   B. 300~400ml
   C. 600~700ml
   D. 800~1000ml
   E. 1500~2000ml

参考答案与解析

【参考答案】

一、A1 型题

1. D　2. C

二、A2 型题

1. D　2. D

【解析】

扫码查看

相关内容

第十二节　绒毛膜癌患者的护理

历年高频考点

考点 1：绒毛膜癌 60%继发于葡萄胎，少数发生于足月产、流产及异位妊娠后。患者多为育龄妇女。绒毛膜癌常见的转移部位依次为肺、阴道、脑及肝等。典型病变为滋养细胞高度异型增生，绒毛结构消失。

考点 2：绒毛膜癌临床表现是葡萄胎清除后、流产或足月产后出现不规则阴道流血，子宫复旧不全或不均匀增大，脑转移为主要的死亡原因。

考点 3：绒毛膜癌采用以化疗为主，手术和放疗为辅的综合治疗。

经典习题演练

一、A1 型题

（每一道试题下面有 A、B、C、D、E 五个备选答案，请从中选择一个最佳答案）

1. 绒癌最常见的转移部位是
   A. 肝
   B. 肺
   C. 阴道
   D. 脑
   E. 胃肠道
2. 关于绒毛膜癌的病理改变，正确的说法是
   A. 增生的滋养细胞未侵及子宫肌层
   B. 不伴有远处转移
   C. 不伴有滋养细胞出血、坏死
   D. 滋养细胞增生规则
   E. 绒毛结构消失
3. 绒毛膜癌的治疗原则是
   A. 手术为主，化疗为辅
   B. 化疗为主，手术为辅
   C. 手术为主，放疗为辅
   D. 放疗为主，手术为辅
   E. 放疗为主，化疗为辅
4. 侵蚀性葡萄胎与绒毛膜癌最主要的区别点是
   A. 阴道流血时间长短
   B. 距葡萄胎排空后时间长短
   C. 尿中 hCG 值高低
   D. 子宫大小程度不同
   E. 活组织镜下见有无绒毛结构
5. 绒癌或侵蚀性葡萄胎化疗患者最常见的不良反应是
   A. 骨髓抑制
   B. 出血性膀胱炎
   C. 口腔溃疡
   D. 脱发
   E. 恶心、呕吐

二、A2 型题

（每一道试题是以一个小案例出现，其下面有 A、B、C、D、E 五个备选答案，请从中选择一个最佳答案）

某绒毛膜癌化疗患者家属为了配合治疗，咨询护士给患者吃何种饮食，护士指导饮食为
A. 进食低脂肪、高维生素、易消化的饮食

B. 进食高蛋白、低维生素、易消化的饮食
C. 进食高热量、高维生素一般饮食
D. 进食高蛋白、高维生素、易消化的饮食
E. 进食低蛋白、高维生素、易消化的饮食

参考答案与解析

【参考答案】

一、A1 型题

1. B　2. E　3. B　4. E　5. A

二、A2 型题

D

【解析】

扫码查看
相关内容

第十三节　葡萄胎及侵蚀性葡萄胎患者的护理

历年高频考点

考点 1：葡萄胎是一种良性滋养细胞疾病，其病理特点为滋养细胞呈不同程度的增生，间质水肿，间质内血管消失。病变局限于子宫内，不侵入肌层，也不发生远处转移。

考点 2：阴道流血是葡萄胎最常见的症状，多数患者在停经 12 周左右发生不规则阴道出血。

考点 3：葡萄胎的诊断一经确定后，应立即清除宫腔内容物。黄素化囊肿的处理一般不需处理。

考点 4：侵蚀性葡萄胎是指病变侵入子宫肌层或转移至近处或远处器官，显微镜下可见葡萄胎组织的滋养细胞有不同程度的增生，可见变形的或完好的绒毛结构。

考点 5：化疗药物氟尿嘧啶主要不良反应有骨髓抑制、胃肠道反应、脱发、红斑性皮炎等，偶有影响心脏功能。

经典习题演练

一、A1 型题

（每一道试题下面有 A、B、C、D、E 五个备选答案，请从中选择一个最佳答案）

1. 对葡萄胎患者黄素化囊肿的处理，正确的是
   A. 一般情况下不需要处理
   B. 一经发现应立即切除
   C. 当发生黄素囊肿扭转时应手术切除一侧卵巢
   D. 经发现应在 B 超下行穿刺术
   E. 应切除囊肿及同侧卵巢
2. 关于侵蚀性葡萄胎的叙述，正确的是
   A. 多继发于人工流产术后
   B. 转移灶最常见的部位是肺部
   C. 肺部转移灶表现为紫蓝色结节
   D. 最主要的症状是停经后阴道出血
   E. 侵蚀性葡萄胎是一种良性滋养细胞疾病
3. 确诊葡萄胎最重要的辅助检查是
   A. 血/尿 hCG 测定
   B. B 超检查
   C. 多普勒胎心听诊检查
   D. 腹部 CT 检查
   E. 腹部 X 线检查
4. 葡萄胎患者术后避孕的最佳方法是
   A. 针剂避孕药
   B. 宫内节孕器避孕
   C. 口服避孕药避孕
   D. 皮下埋植法避孕
   E. 阴茎套、阴道隔膜
5. 葡萄胎患者严密随诊的原因是
   A. 有恶变的可能
   B. 出院时未痊愈
   C. 可能再次复发

D. 血 hCG 未降至正常
E. 需观察阴道出血情况
6. 具有恶变倾向的葡萄胎患者不包括
A. 年龄大于 50 岁者
B. 葡萄胎排出前 hCG 值异常升高者
C. 子宫明显大于停经月份者
D. 卵巢黄素化囊肿大于 5cm 者
E. 重复葡萄胎者
7. 正常情况下，葡萄胎清除后 hCG 降至正常范围的平均时间是
A. 4 周
B. 6 周
C. 9 周
D. 12 周
E. 15 周
8. 葡萄胎术后要求随访的时间是
A. 1 年
B. 2 年
C. 3 年
D. 4 年
E. 5 年
9. 恶性葡萄胎与绒毛膜癌的主要鉴别点是
A. 继发良性葡萄胎后的时间
B. 症状轻重
C. 体内 hCG 浓度高低
D. 有无黄素囊肿
E. 病理切片中有无绒毛结构

二、A2 型题

（每一道试题是以一个小案例出现，其下面有 A、B、C、D、E 五个备选答案，请从中选择一个最佳答案）

1. 患者，女，29 岁。葡萄胎清宫术后出院，嘱其随访内容中不对的是
A. 定期测 hCG
B. 妇科检查
C. X 线胸片检查
D. 有无咳嗽、咯血及阴道流血
E. 避孕宜用宫内节育器
2. 患者，女，42 岁。患侵蚀性葡萄胎。给予氟尿嘧啶和放线菌素 D 联合化疗 8 天。该患者可能出现的最严重的不良反应是
A. 出血性膀胱炎
B. 脱发
C. 骨髓抑制
D. 恶心、呕吐
E. 口腔溃疡

参考答案与解析

【参考答案】

一、A1 型题

1. A　2. B　3. B　4. E　5. A　6. D　7. C　8. C　9. E

二、A2 型题

1. E　2. C

【解析】

扫码查看
相关内容

第十四节　白血病患者的护理

历年高频考点

考点 1：急性白血病常突然高热或有明显出血倾向。贫血常为首发症状，发热的主要原因是感染，发生感染最主要原因是成熟粒细胞缺乏，以口腔炎最多见；出血最主要原因是血小板减少，颅内出血最为严重。

考点 2：白血病细胞浸润不同部位的表现为肝脾大及淋巴结肿大、胸骨下端局部压痛等。骨髓检查是诊断白血病的重要依据，主要细胞为白血病原始细胞和幼稚细胞，正常粒系、红系细胞及巨核细胞系统均显著减少。

考点3：化疗药物在杀伤白血病细胞的同时也会损害正常细胞，在化疗中必须定期查血象、骨髓象，以便观察疗效及骨髓受抑制情况。

考点4：当白细胞低于$1.0\times10^9/L$时，应对白血病患者保护性隔离，防止交叉感染。

考点5：脾大常为慢性粒细胞白血病（简称慢粒）最突出体征，90%以上慢粒患者血细胞中出现Ph染色体，目前首选羟基脲治疗。

经典习题演练

一、A1型题

（每一道试题下面有A、B、C、D、E五个备选答案，请从中选择一个最佳答案）

1. 血液病患者的白细胞低于下列哪项时需进行保护性隔离
   A. $1.0\times10^9/L$
   B. $1.5\times10^9/L$
   C. $2.0\times10^9/L$
   D. $2.5\times10^9/L$
   E. $3.0\times10^9/L$
2. 慢性粒细胞白血病最突出的体征为
   A. 肝大
   B. 巨大脾脏
   C. 浅表淋巴结肿大
   D. 胸骨压痛
   E. 体温增高
3. 急性白血病出血的主要原因是
   A. 弥散性血管内凝血
   B. 血小板减少
   C. 血小板功能异常
   D. 凝血因子减少
   E. 感染毒素对血管的损伤
4. 急性白血病患者化疗期间多饮水是因为
   A. 加速血液流动
   B. 稀释血中药浓度
   C. 多尿可缓解对肾的损害
   D. 预防尿酸性肾病
   E. 减少对膀胱刺激

二、A2型题

（每一道试题是以一个小案例出现，其下面有A、B、C、D、E五个备选答案，请从中选择一个最佳答案）

1. 患者，女，28岁。诊断为急性白血病。突然出现头痛、呕吐、视物模糊，提示
   A. 脑膜炎
   B. 脑炎
   C. 颅内出血
   D. 失血性休克
   E. 中枢神经系统白血病
2. 患者，男，48岁。因急性白血病入院化疗。化疗后第7天，复查血象：血小板计数为$15\times10^9/L$。此时最主要的护理措施是预防和观察
   A. 口腔溃疡
   B. 药物不良反应
   C. 脑出血
   D. 尿道出血
   E. 尿酸性肾病
3. 患者，男，16岁。诊断为急性淋巴细胞白血病，用VDP方案治疗1个疗程。近5天出现头痛、恶心及呕吐，左上臂静脉呈条索状。实验室检查：白细胞$3\times10^9/L$，血小板$10\times10^9/L$。护理观察最重要的是
   A. 有无中枢神经系统感染
   B. 化疗性静脉炎进展
   C. 药物不良反应
   D. 有无贫血
   E. 有无颅内出血
4. 患者，男，30岁。因乏力、消瘦1月，发热1周，伴食欲缺乏入院，诊断为急性白血病。化疗后出现恶心，无呕吐。查血白细胞计数$2\times10^9/L$，血小板计数$150\times10^9/L$。目前可排除的护理问题是
   A. 潜在的并发症：感染
   B. 营养失调：低于机体需要量
   C. 活动无耐力
   D. 舒适的改变：发热、恶心
   E. 潜在的并发症：颅内出血

参考答案与解析

【参考答案】

一、A1 型题

1. A　2. B　3. B　4. D

二、A2 型题

1. E　2. C　3. E　4. E

【解析】

扫码查看
相关内容

第十五节　骨肉瘤患者的护理

历年高频考点

考点 1：骨肉瘤是最常见的原发性恶性骨肿瘤，以 10~20 岁青少年多见，好发于长管状骨干骺端。

考点 2：骨肉瘤早期症状为疼痛，尤以夜间为甚。肺转移发生率较高。

考点 3：因肿瘤生长及骨膜反应，骨肉瘤 X 线检查可见三角状新骨，称为 Codman 三角；或垂直呈放射样排列，称为日光射线现象。

考点 4：骨肉瘤采用综合治疗即术前大剂量化疗，然后做根治性瘤段切除，术后仍需行大剂量化疗。化疗药物一般经静脉给药，药物剂量严格根据体重进行计算。

考点 5：化疗后常发生骨髓抑制，应定期检查血常规。若白细胞降至 $3.5\times10^9/L$、血小板降至 $80\times10^9/L$，应停止用药，给予患者支持治疗。

经典习题演练

一、A1 型题

（每一道试题下面有 A、B、C、D、E 五个备选答案，请从中选择一个最佳答案）

1. Codman 三角多见于
　A. 脂肪肉瘤
　B. 骨肉瘤
　C. 皮质旁肉瘤
　D. 骨髓瘤
　E. 骨巨细胞瘤

2. 骨肉瘤是最常见的原发性恶性骨肿瘤，好发于
　A. 扁骨
　B. 长骨骨干
　C. 长管状骨干骺端
　D. 关节软骨
　E. 短骨

3. 骨肉瘤的主要转移途径是
　A. 消化道转移
　B. 淋巴结转移
　C. 跳跃性转移
　D. 种植转移
　E. 血行转移

4. 最常见的原发性恶性骨肿瘤是
　A. 骨软骨肉瘤
　B. 骨巨细胞瘤
　C. 骨软骨瘤
　D. 骨肉瘤
　E. 骨髓瘤

二、A2 型题

（每一道试题是以一个小案例出现，其下面有 A、B、C、D、E 五个备选答案，请从中选择一个最佳答案）

1. 患者，女，26 岁。右胫前有一鸡蛋大小隆起，质硬，边界不清，局部剧痛，夜间痛尤甚，皮温高。X 线摄片有骨膜反应。首先考虑为
　A. 骨巨细胞瘤
　B. 转移性骨肿瘤

C. 骨软骨瘤
D. 骨髓瘤
E. 骨肉瘤

2. 患者，男，20 岁。因“骨肉瘤”入院行化疗。为确保化疗药物剂量准确，护士应在什么时候为其测量体重
A. 每疗程用药前和用药中
B. 每疗程用药中
C. 每疗程用药后
D. 每疗程用药前
E. 每疗程用药前、用药中和用药后

3. 患者，女，67 岁。诊断为骨肉瘤。化疗 10 天后刷牙时出现牙龈出血。护士对该患者的指导，错误的是
A. 不配戴义齿
B. 多刷牙，防感染
C. 用软毛牙刷
D. 每日予 4%$NaHCO_3$、3%硼酸、0.05%醋酸氯己定轮流漱口
E. 进软食

参考答案与解析

【参考答案】

一、A1 型题

1. B 2. C 3. E 4. D

二、A2 型题

1. E 2. E 3. B

【解析】

扫码查看
相关内容

第十六节 颅内肿瘤患者的护理

历年高频考点

考点 1：颅内原发性肿瘤以神经胶质瘤最为常见，发病部位以大脑半球最多，因肿瘤病理类型和所在部位不同，有不同的临床表现，颅内压增高和局灶症状是其共同的表现。

考点 2：CT 和 MRI 是目前颅内肿瘤最常用的辅助检查，手术切除肿瘤是主要的治疗方法，位于重要功能区或部位深者不宜手术且对放射线敏感的恶性肿瘤可选用放射治疗。

考点 3：颅内肿瘤患者应严格卧床休息，采取床头抬高 15°~30°斜坡卧位，有利于颅内静脉回流，降低颅内压。避免剧烈咳嗽和用力排便，防止颅内压骤然升高导致脑疝发生。便秘时可使用缓泻药，禁止灌肠。

经典习题演练

一、A1 型题

（每一道试题下面有 A、B、C、D、E 五个备选答案，请从中选择一个最佳答案）

1. 颅内肿瘤最好发的部位是
A. 大脑半球
B. 鞍区
C. 小脑
D. 脑干
E. 小脑脑桥角

2. 目前颅内肿瘤最常用的辅助检查
A. 头颅 X 线平片
B. 头颅 MRI
C. 头颅 B 超
D. 脑血管造影
E. 脑脊液检查

3. 颅内肿瘤患者最常见的临床表现是
A. 意识障碍
B. 颅内压增高
C. 感觉障碍

D. 癫痫
E. 运动障碍

二、A2 型题

（每一道试题是以一个小案例出现，其下面有 A、B、C、D、E 五个备选答案，请从中选择一个最佳答案）

1. 患者，女，56 岁。因“反复头痛、呕吐 2 个月”入院。经检查诊断为脑星形细胞瘤。为降低颅内压，最佳的治疗方法是
A. 手术切除肿瘤
B. 脱水治疗
C. 激素治疗
D. 冬眠低温疗法
E. 脑脊液外引流

2. 患者，男，48 岁。诊断为颅内肿瘤入院。患者有颅内压增高症状。护士给予患者床头抬高 15°~30°，其主要目的是
A. 有利于改善心脏功能
B. 有利于改善呼吸功能
C. 有利于颅内静脉回流
D. 有利于鼻饲
E. 防止呕吐物误入呼吸道

3. 大脑一侧肿瘤患者剧烈咳嗽，引发小脑脑疝。瞳孔改变为
A. 患者瞳孔散大
B. 患者瞳孔缩小
C. 双侧瞳孔散大
D. 双侧瞳孔缩小
E. 双侧瞳孔不等大

参考答案与解析

【参考答案】

一、A1 型题

1. A 2. B 3. B

二、A2 型题

1. A 2. C 3. A

【解析】

扫码查看
相关内容

第十七节 乳腺癌患者的护理

历年高频考点

考点 1：乳腺癌常发生在乳房的外上象限，早期表现为无痛、质硬、单发小肿块。若癌块侵犯 Cooper 韧带，可出现“酒窝征”；当皮内或皮下淋巴管被癌细胞堵塞时，可使皮肤呈“橘皮样”改变。乳腺癌淋巴结转移多见于同侧腋窝。

考点 2：X 线钼靶摄片可用于乳腺癌的普查；细针穿刺细胞学检查以利于确诊。

考点 3：乳腺癌改良根治术是目前常用的手术方式。术后患侧上肢用软枕垫高，并进行上肢远心端的按摩，以促进静脉和淋巴的回流。绝对禁止在术侧手臂测血压、注射或抽血，以免加重循环障碍。

考点 4：乳腺癌伤口护理：①保持引流通畅。皮瓣下引流管行持续负压吸引，有利于创面渗液的排出，也使皮瓣均匀地附着于胸壁，便于皮瓣建立新的血液循环。②防止皮瓣移动。伤口覆盖多层敷料并用胸带（或绷带）包扎，使胸壁与皮瓣紧密贴合。包扎松紧度要适当。

考点 5：乳房自检应该在月经来潮前 3~7 天进行，触诊时可按象限由外上、外下、内下、内上顺序。手术后 5 年内应避免妊娠，因为妊娠可促使乳腺癌复发。

经典习题演练

一、A1 型题

（每一道试题下面有 A、B、C、D、E 五个备选答案，请从中选择一个最佳答案）

1. 乳腺癌常见而最早转移的淋巴结是
   A. 同侧腋下淋巴结
   B. 锁骨下淋巴结
   C. 锁骨上淋巴结
   D. 胸骨旁淋巴结
   E. 对侧腋下淋巴结
2. 乳房纤维腺瘤的主要临床表现是
   A. 乳房胀痛
   B. 乳头溢液
   C. 乳房肿块
   D. 乳头凹陷
   E. 双侧乳房不对称
3. 根据乳腺癌淋巴转移的主要途径，在对乳腺癌患者进行护理评估时，应重点关注的部位是
   A. 下颌下
   B. 颈后
   C. 颈前
   D. 腋窝
   E. 腹股沟
4. 乳腺癌根治术后护理，以下有利于伤口愈合的是
   A. 加强口腔护理
   B. 术后 3 天帮助患者活动患肢
   C. 鼓励咳痰
   D. 半卧位有利于引流
   E. 保持皮瓣下负压吸引通畅

二、A2 型题

（每一道试题是以一个小案例出现，其下面有 A、B、C、D、E 五个备选答案，请从中选择一个最佳答案）

1. 患者，女，30 岁。经前乳房胀痛及出现肿块，月经后自行消退。应考虑为
   A. 乳腺癌
   B. 乳房纤维腺瘤
   C. 乳腺肉瘤
   D. 乳腺囊性增生病
   E. 乳管内乳头状瘤
2. 患者，女，55 岁。行乳腺癌根治术后，患者化疗期间，白细胞降至 $4\times10^9/L$，处理应首选
   A. 加强营养
   B. 减少用药量
   C. 输血
   D. 改变用药方案
   E. 暂停用药，服生血药物
3. 患者，女，39 岁。行右侧乳腺癌根治术，术后生命体征平稳。家属探视时感觉伤口处包扎过紧，问护士“为什么包得这么紧啊?”，护士的正确解释是
   A. 防止感染
   B. 保护伤口
   C. 防止皮瓣坏死
   D. 有利于引流
   E. 有利于肢体功能恢复
4. 患者，女，25 岁。应每个月自查乳房 1 次，其自检时间宜在
   A. 月经来潮后 9~11 天
   B. 月经期中间
   C. 月经干净后 5~7 天
   D. 月经干净后 10~15 天
   E. 两次月经中间
5. 患者，女，30 岁。因乳腺癌做根治术，并经化疗。出院前进行健康指导。以下对预防复发最重要的是
   A. 加强营养
   B. 参加体育活动，增强体质
   C. 5 年内避免妊娠
   D. 经常自查乳房
   E. 定期来院复查
6. 患者，女，40 岁。右侧乳腺癌改良根治术后第 2 天，患者左臂轻微肿胀，下列处理措施中不妥的是
   A. 应用抗生素
   B. 更换引流管
   C. 按摩左上肢
   D. 左上肢红外照射
   E. 去除绷带

三、A3/A4 型题

（每个案例下设若干道试题。请根据试题所提供的信息，在每一道试题下面的 A、B、C、D、E 五个备选答案中选择一个最佳答案）

（1~2 题共用题干）

患者，女，47 岁。发现右侧乳房内无痛性肿块

2个月。查体：右侧乳房外上象限可扪及直径约4cm的肿块，边界不清，质地硬。局部乳房皮肤出现“橘皮样”改变。经活组织病理学检查示乳腺癌。行乳腺癌改良根治术。

1. 该患者乳房皮肤出现“橘皮样”改变，是由于
   A. 癌细胞堵塞皮下淋巴管
   B. 癌肿侵犯乳房
   C. 癌肿与胸肌粘连
   D. 癌肿与皮肤粘连
   E. 癌肿侵犯乳管
2. 术后第2天，对患者采取的护理措施不正确的是
   A. 患侧垫枕以抬高患肢
   B. 保持伤口引流管通畅
   C. 观察患侧肢端的血液循环
   D. 指导患侧肩关节的活动
   E. 禁止在患侧手臂测血压、输液

参考答案与解析

【参考答案】

一、A1型题

1. A 2. C 3. D 4. E

二、A2型题

1. D 2. E 3. C 4. A 5. C 6. A

三、A3/A4型题

1. A 2. D

【解析】

扫码查看
相关内容

第十八节 子宫内膜癌患者的护理

历年高频考点

考点1：子宫内膜癌病因目前尚不清楚，可能与持续的雌激素刺激且无孕激素拮抗下发生子宫内膜增生症，甚至与癌变有关。另外，未婚、未育、少育、肥胖、高血压、糖尿病、绝经延迟及其他心血管疾病患者发生子宫内膜癌的概率增加。约20%的内膜癌患者有家族史。

考点2：绝经后出现阴道流血为典型症状，分段诊断性刮宫是诊断子宫内膜癌最可靠的方法。

经典习题演练

一、A1型题

（每一道试题下面有A、B、C、D、E五个备选答案，请从中选择一个最佳答案）

下列哪项不是子宫内膜癌发病的高危因素
   A. 未婚、少育
   B. 肥胖、高血压
   C. 绝经延迟
   D. 糖尿病
   E. 早婚、多产

二、A2型题

（每一道试题是以一个小案例出现，其下面有A、B、C、D、E五个备选答案，请从中选择一个最佳答案）

1. 患者，女，58岁。已绝经8年，因不规则出血来院检查，诊断为子宫内膜癌。下述哪项不是该病特点
   A. 生长缓慢
   B. 转移较晚
   C. 绝经后妇女多见
   D. 疼痛出现较早
   E. 5年存活率较高
2. 患者，女，56岁，因子宫内膜癌在全麻下行全子宫切除术，现术后6小时，肛门未排气，医嘱为流质饮食。家属前来询问可以吃什么，护士指导其可进食的食物是
   A. 牛奶
   B. 清鸡汤

C. 面条
D. 豆浆
E. 糖水
3. 患者，女，63 岁。绝经 20 年，今因阴道大量出血急诊入院。为其做盆腔检查时应采取的方法是
A. 肛查
B. 肛腹诊
C. 双合诊
D. 三合诊
E. 腹部触诊

参考答案与解析

【参考答案】
一、A1 型题
E
二、A2 型题
1. D　2. B　3. D

【解析】

扫码查看
相关内容

第十九节　原发性支气管肺癌患者的护理

历年高频考点

考点 1：肺癌多数起源于支气管黏膜上皮，因此也称支气管肺癌。典型的临床表现是刺激性咳嗽，痰中带血。

考点 2：中心型肺癌采用支气管镜检查确诊，周围型肺癌经胸壁穿刺组织做病理学检查确诊。

考点 3：肺段切除术或楔形切除术者，应避免手术侧卧位，最好选择健侧卧位，以促进患侧组织扩张；全肺切除术者，应避免过度侧卧，可采取 1/4 侧卧位，以预防纵隔移位和压迫健侧肺而导致呼吸循环功能障碍。

考点 4：对全肺切除术后所置的胸腔引流管一般呈钳闭状态，以保证术后患侧胸腔内有一定压力维持纵隔于中间位置。每次放液量不宜超过 100ml，速度宜慢，避免快速多量放液引起纵隔突然移位，导致心搏骤停。

经典习题演练

一、A1 型题

（每一道试题下面有 A、B、C、D、E 五个备选答案，请从中选择一个最佳答案）

1. 资料表明，肺癌的一个最重要致病因素是
A. 长期接触放射性物质
B. 长期接触致癌物质
C. 长期吸入污染的空气和粉尘
D. 长期大量吸烟
E. 长期接触石棉、铬、镍等物质
2. 肺癌的早期症状是
A. 食欲缺乏
B. 持续性胸痛
C. 咳嗽、痰中带血
D. 大咯血
E. 出现 Honer 综合征
3. 肺癌压迫上腔静脉可能出现的症状是
A. 同侧膈肌麻痹
B. 声带麻痹、声音嘶哑
C. 面部、颈部、上肢和上胸部静脉怒张
D. 血性胸腔积液
E. 持续性剧烈胸痛
4. 肺癌患者的术前指导正确的是
A. 减少抽烟
B. 避免腹式呼吸
C. 保持口腔清洁

D. 锻炼浅而快的呼吸
E. 避免将胸腔引流的方法告知患者以免引起焦虑和恐惧

5. 下列肺癌患者术后呼吸道护理措施中错误的是
A. 吸氧
B. 定时给患者叩背
C. 鼓励患者浅快呼吸
D. 鼓励患者咳嗽
E. 对气管插管者应严密观察其导管的位置

6. 全肺切除术后患者，正确的护理措施是
A. 24 小时补液量 3000ml
B. 输液速度为 50 滴/分
C. 取患侧卧位
D. 取 1/4 侧卧位
E. 胸腔引流管一般呈开放状态

7. 肺段切除术后患者应取
A. 平卧位
B. 头低足高仰卧位
C. 健侧卧位
D. 1/4 侧卧位
E. 患侧卧位

8. 表示肺癌已有全身转移的表现是
A. 痰中带血
B. 持续性胸痛
C. 股骨局部破坏
D. 间歇性高热
E. 持续性胸水

二、A2 型题

（每一道试题是以一个小案例出现，其下面有 A、B、C、D、E 五个备选答案，请从中选择一个最佳答案）

1. 患者，男，62 岁。支气管肺癌手术后 3 天。目前一般情况尚可，但有痰不易咳出。最适宜采取的排痰措施是
A. 指导深呼吸咳嗽
B. 给予叩背
C. 给予机械震荡
D. 给予体位引流
E. 给予吸痰

2. 患者，男，50 岁。胸部 CT 检查示右下肺叶直径 3.4cm、不规则高密度肿块阴影，同侧肺门淋巴结肿大，直径约 1.1cm，支气管纤维镜检查为鳞癌，行全肺切除术。该患者术后第 1 天，BP 120/80mmHg，P 88 次/分，R 22 次/分，T 37.5℃，CVP 16cmH_2O，尿色和量正常。下列护理措施中正确的是
A. 保持胸腔引流管通畅使之呈全开放状态
B. 控制钠盐摄入
C. 尽快引流其胸腔积血积液，预防感染
D. 取健侧卧位
E. 输液速度控制在 50 滴/分左右

3. 患者，男，62 岁。支气管肺癌手术切除病灶后准备出院。在进行出院健康指导时，应该告诉患者出现哪种情况时必须尽快返院就诊
A. 鼻塞流涕
B. 夜间咳嗽
C. 伤口瘙痒
D. 痰中带血
E. 食欲缺乏

4. 患者，男，48 岁。支气管肺癌。病理组织报告为“鳞状细胞癌”，应考虑
A. 周围型
B. 混合型
C. 边缘型
D. 中央型
E. 巨块型

三、A3/A4 型题

（每个案例下设若干道试题。请根据试题所提供的信息，在每一道试题下面的 A、B、C、D、E 五个备选答案中选择一个最佳答案）

（1～2 题共用题干）

患者，男，56 岁。汽车修理工。间断咳嗽 3 个月，无痰。近 20 天出现咳嗽加剧，痰中带血，无发热、寒战等症状。查体：T 36.7℃，P 78 次/分，R 19 次/分，BP 110/70mmHg；浅表未扪及淋巴结。高度怀疑肺癌。

1. 在收集患者病史资料时，不能遗漏的重要信息是
A. 服药史
B. 婚姻状况
C. 营养状况
D. 心理状态
E. 吸烟史

2. 患者确诊为肺癌，给予化疗，输注化疗药物需要建立静脉通道，首选的液体为
A. 林格液（复方氯化钠溶液）
B. 5%葡萄糖溶液
C. 10%葡萄糖溶液
D. 5%葡萄糖盐水
E. 0.9%氯化钠溶液

参考答案与解析

【参考答案】

一、A1 型题

1. D 2. C 3. C 4. C 5. C 6. D 7. C
8. C

二、A2 型题

1. E 2. B 3. D 4. D

三、A3/A4 型题

1. E 2. E

【解析】

扫码查看
相关内容

第十四章　血液、造血器官及免疫疾病患者的护理

第一节　血液及造血系统的解剖生理

历年高频考点

考点 1：婴儿出生后，肝、脾造血功能迅速停止，红骨髓成为主要造血器官，5~7 岁以前儿童全身骨髓都参与造血。随着年龄的增长，长骨的红骨髓逐渐被无造血功能脂肪组织（黄骨髓）替代，仅留下髂骨、胸骨、肋骨、脊椎骨、颅骨和长骨近端骨骺处有活跃的造血功能。

考点 2：婴儿生后 2~3 个月出现“生理性贫血”，约至 12 岁达成人水平。

考点 3：小儿白细胞总数 8 岁后接近成人水平。中性粒细胞和淋巴细胞有两次交叉（比例相等），第一次交叉出现在生后 4~6 天，第二次交叉出现在 4~6 岁，6 岁后逐渐与成人相似。

经典习题演练

A1 型题

（每一道试题下面有 A、B、C、D、E 五个备选答案，请从中选择一个最佳答案）

1. 生理性贫血出现在婴儿出生后
   A. 2 个月以内
   B. 2~3 个月
   C. 4~6 个月
   D. 6~8 个月
   E. 8 个月以后
2. 小儿中性粒细胞与淋巴细胞的比例第二次相等（第二次交叉）发生在
   A. 4~6 天
   B. 4~6 周
   C. 4~6 个月
   D. 4~6 岁
   E. 6 岁以后
3. 正常小儿中性粒细胞和淋巴细胞比例相等的时间分别为
   A. 出生后 4~6 天和 4~6 岁
   B. 出生后 4~6 天和 4~6 周
   C. 出生后 4~6 天和 4~6 个月
   D. 出生后 4~6 周和 4~6 岁
   E. 出生后 4~6 个月和 4~6 岁

参考答案与解析

【参考答案】

A1 型题

1. B　2. D　3. A

【解析】

扫码查看
相关内容

第二节 缺铁性贫血患者的护理

历年高频考点

考点1：贫血的诊断标准。成年男性 Hb<120g/L，成年女性（非妊娠）Hb<110g/L，孕妇 Hb<100g/L。

考点2：造血物质缺乏如缺乏铁、维生素 B_{12}、叶酸等，是小儿贫血最常见的原因。

考点3：营养性缺铁性贫血患者应做的辅助检查是血常规和骨髓检查。

考点4：缺铁性贫血的治疗原则是去除病因和铁剂治疗，治疗后网织红细胞首先增多，疗程至血红蛋白正常后2个月左右停药。

考点5：预防缺铁性贫血应纠正不良饮食习惯，合理搭配饮食，指导家长对早产儿和低体重儿自2个月左右给予铁剂。

经典习题演练

一、A1 型题

（每一道试题下面有 A、B、C、D、E 五个备选答案，请从中选择一个最佳答案）

1. 成年女性贫血是指外周血中血红蛋白
   A. <100g/L
   B. <110g/L
   C. <120g/L
   D. <130g/L
   E. <140g/L
2. 缺铁性贫血血常规所见
   A. 大细胞高色素
   B. 正细胞正色素
   C. 小细胞低色素
   D. 大细胞低色素
   E. 小细胞高色素
3. 营养性缺铁性贫血患儿治疗的关键是
   A. 去除病因与补充铁剂
   B. 输血与添加辅食
   C. 去除病因与输血
   D. 添加辅食
   E. 输血与补充铁剂
4. 营养性缺铁性贫血，服用铁剂停药的时间应是
   A. 血红蛋白量恢复正常时
   B. 血红蛋白量恢复正常后1周
   C. 血红蛋白量恢复正常后2周
   D. 血红蛋白量恢复正常后1个月
   E. 血红蛋白量恢复正常后2个月
5. 贫血患者最常见的护理诊断是
   A. 组织完整性受损
   B. 活动无耐力
   C. 组织灌注量改变
   D. 心排血量减少
   E. 有体液不足的危险

二、A2 型题

（每一道试题是以一个小案例出现，其下面有 A、B、C、D、E 五个备选答案，请从中选择一个最佳答案）

1. 患儿，男，8岁。血常规检查示血红蛋白为88g/L，护士告诉家长该患儿的贫血程度是
   A. 无贫血
   B. 轻度贫血
   C. 中度贫血
   D. 重度贫血
   E. 极重度贫血
2. 患儿，男，10个月。生后一直奶粉喂养，未加辅食。查体：营养差，皮肤、黏膜苍白。实验室检查：血红蛋白60g/L，红细胞 $2.0\times10^{12}/L$。此患儿确诊为营养性缺铁性贫血。导致该患儿缺铁的主要原因是
   A. 铁的丢失过多
   B. 铁的吸收、利用障碍
   C. 铁的摄入不足
   D. 生长发育快
   E. 铁的储存不足
3. 患儿，男，10个月。采用牛乳喂养，未加辅食。因皮肤、黏膜苍白就诊。诊断为缺铁性贫血。护士对家长健康指导最重要的是
   A. 防止外伤
   B. 预防患儿感染
   C. 预防心力衰竭

D. 限制患儿活动
E. 为患儿补充含铁辅食

4. 给缺铁性贫血患者补铁，护士做指导，患者复述有关口服铁剂的注意事项，错误的是
A. 症状改善后可停药
B. 避免铁剂溶液与牛奶同服
C. 服用铁剂前后 1 小时禁饮浓茶
D. 服铁剂溶液时要用吸管吸入咽下
E. 向患者说明服用铁剂后可出现黑便

三、A3/A4 型题

（每个案例下设若干道试题。请根据试题所提供的信息，在每一道试题下面的 A、B、C、D、E 五个备选答案中选择一个最佳答案）

（1~2 题共用题干）

患儿，男，58 天。34 周早产，出生体重 2100g，生后用婴儿奶粉喂养，食欲佳，目前检查血红蛋白 100g/L，红细胞数 2.8×10^{12}/L。

1. 护士指导家长对该婴儿补充铁剂的时间是
A. 出生后即给
B. 出生后 2 周
C. 出生后 1 个月
D. 出生后 2 个月
E. 出生后 6 个月

2. 护士对家长进行铁剂的用药指导中错误的是
A. 在饭前服用
B. 应从小剂量服用
C. 长期服用可致铁中毒
D. 可与维生素 C 同时服用
E. 铁剂补充至 Hb 正常后 2 个月左右停药

参考答案与解析

【参考答案】

一、A1 型题

1. B　2. C　3. A　4. E　5. B

二、A2 型题

1. C　2. C　3. E　4. A

三、A3 型题

1. D　2. A

【解析】

扫码查看
相关内容

第三节　营养性巨幼细胞贫血患者的护理

历年高频考点

考点：巨幼细胞贫血是由于缺乏维生素 B_{12} 和/或叶酸所引起的一种大细胞性贫血，多见于 2 岁以下婴幼儿。患儿多虚胖，毛发稀疏细黄，维生素 B_{12} 缺乏者有神经系统表现。

经典习题演练

一、A1 型题

（每一道试题下面有 A、B、C、D、E 五个备选答案，请从中选择一个最佳答案）

1. 营养性巨幼细胞贫血伴有神经系统症状时，首选的治疗方案是
A. 每天维生素 B_1 2100μg 肌内注射，至少 2 周
B. 每次维生素 B_1 2500μg 肌内注射，每周 2~3 次
C. 每天维生素 B_1 2500μg 肌内注射，至少 2 周
D. 每次维生素 B_1 2100μg 肌内注射，每周 2~3 次
E. 每大维生素 B_{12} 1000μg 肌内注射，至少 2 周

2. 关于巨幼细胞贫血患者的健康教育，错误的叙述是
A. 多食用凉拌蔬菜
B. 按时服药
C. 提倡多吃素食
D. 均衡饮食，荤素搭配
E. 烹调食物时不宜温度过高

二、A2 型题

（每一道试题是以一个小案例出现，其下面有 A、B、C、D、E 五个备选答案，请从中选择一个最佳答案）

1. 患儿，8 个月，因面色黄来诊。自幼母乳喂养，未加辅食。初诊为营养性巨幼细胞贫血。下述处理最重要的是
   A. 增加辅助食品
   B. 补充维生素 B_{12}、叶酸
   C. 口服铁剂
   D. 口服维生素 C
   E. 输血
2. 患儿，男，11 个月，母乳喂养。近 3 个月来面色渐苍黄，间断腹泻，原可站立，现坐不稳，手足常颤抖。查体：面色苍黄，略水肿，表情呆滞。实验室检查：血红蛋白 80g/L，红细胞 2.0×10^{12}/L，白细胞 6.0×10^{9}/L。确诊需做的检查是
   A. 脑 CT
   B. 脑电图检查
   C. 血清铁检查
   D. 血清维生素 B_{12}、叶酸测定
   E. 血清钙、磷、碱性磷酸酶测定

参考答案与解析

【参考答案】

一、A1 型题

1. E　2. C

二、A2 型题

1. B　2. D

【解析】

扫码查看
相关内容

第四节　再生障碍性贫血患者的护理

历年高频考点

考点 1：最常见引起再障的药物是氯霉素，苯也是重要的骨髓抑制毒物。

考点 2：再障主要表现为进行性贫血、出血、反复感染，而肝、脾多不大，淋巴结多无肿大。急性再生障碍性贫血早期表现为出血与感染，贫血往往是慢性再障首发和主要的临床表现。

考点 3：再障血象呈正细胞贫血，全血细胞减少；骨髓显示增生低下或极度低下，粒、红二系明显减少，无巨核细胞。

考点 4：雄激素为治疗慢性再障首选药物，作用机制可能是刺激肾脏产生红细胞生成素，对骨髓有直接刺激红细胞生成作用。

考点 5：一般重度以上贫血（血红蛋白<60g/L）要以卧床休息为主；中轻度贫血应休息与活动交替进行，活动中如出现心悸、气短应立刻停止活动。

经典习题演练

一、A1 型题

（每一道试题下面有 A、B、C、D、E 五个备选答案，请从中选择一个最佳答案）

1. 急性再生障碍性贫血早期最突出的表现是
   A. 出血和感染
   B. 进行性贫血
   C. 进行性消瘦
   D. 肝脾大、淋巴结肿大
   E. 黄疸
2. 再生障碍性贫血患者一般不出现
   A. 面色苍白

B. 皮肤紫癜
C. 肛周感染
D. 肝脾大，淋巴结肿大
E. 全血细胞减少

3. 急性再障患者疑有颅内出血，应采取的措施是
A. 服用抗生素
B. 卧床休息，禁止头部活动
C. 给止血剂
D. 输血小板
E. 输全血

4. 再生障碍性贫血患者常出现的体征应除外
A. 面色苍白
B. 肺部感染
C. 口咽、肛周感染
D. 肝脾大
E. 皮肤黏膜出血

5. 下列哪种药物最易引起再生障碍性贫血
A. 芬太尼
B. 地西泮
C. 吗啡
D. 硫苯妥钠
E. 氯霉素

二、A2 型题

（每一道试题是以一个小案例出现，其下面有 A、B、C、D、E 五个备选答案，请从中选择一个最佳答案）

再生障碍性贫血患者，红细胞 $3.0\times10^{12}/L$，血红蛋白 70g/L，白细胞 $3.5\times10^{9}/L$，血小板 $70\times10^{9}/L$。患者要求外出看电影，护士应
A. 坚决禁止
B. 嘱其尽早回病房休息
C. 让其问医生
D. 嘱家属陪同
E. 嘱其多带衣服

参考答案与解析

【参考答案】

一、A1 型题

1. E　2. D　3. B　4. D　5. E

二、A2 型题

B

【解析】

扫码查看
相关内容

第五节　血友病患者的护理

历年高频考点

考点 1：血友病为遗传性疾病，绝大多数情况下只有男性患病，主要临床表现为出血。

考点 2：根据患者所缺乏的凝血因子种类，区分为血友病 A（Ⅷ因子缺乏）、血友病 B（Ⅸ因子缺乏）、遗传性 FX 缺乏症，以血友病 A 最为常见。

考点 3：血友病遗传方式有 2 种：血友病患者与正常女性结婚，其女儿 100% 为携带者，儿子为正常人；正常男性与女性携带者结婚，其儿子有 50% 概率为血友病患者，女儿有 50% 概率为携带者。

经典习题演练

一、A1 型题

（每一道试题下面有 A、B、C、D、E 五个备选答案，请从中选择一个最佳答案）

1. 血友病的发病机制是
A. 血小板量异常

B. 血小板功能异常
C. 凝血因子缺乏
D. 抗凝物质增多
E. 血管壁异常
2. 血友病患者与正常女性结婚，所生儿子患血友病的概率为
A. 0
B. 75%
C. 50%
D. 25%
E. 100%

二、A2 型题

（每一道试题是以一个小案例出现，其下面有 A、B、C、D、E 五个备选答案，请从中选择一个最佳答案）

患儿，男，10 岁。因创伤后出血不止收住入院，诊断为血友病 B。可能会出现异常结果的检查项目是
A. 出血时间
B. 凝血时间
C. 血小板计数
D. 白细胞计数
E. 血块收缩试验

参考答案与解析

【参考答案】

一、A1 型题

1. C　2. A

二、A2 型题

B

【解析】

扫码查看
相关内容

第六节　特发性血小板减少性紫癜患者的护理

历年高频考点

考点 1：特发性血小板减少性紫癜（简称 ITP）是一种自身免疫性出血综合征，临床主要表现为皮肤、黏膜、内脏出血。骨髓巨核细胞数量增多或正常，形成血小板的巨核细胞减少。

考点 2：治疗特发性血小板减少性紫癜首选药物为肾上腺糖皮质激素，避免使用降低血小板数量及抑制血小板功能的药物（如阿司匹林）。脾切除适用于糖皮质激素治疗 6 个月以上无效者（年龄必须在 5 岁以上）。脾切除的作用机制是减少血小板破坏及抗体产生的场所。危重出血、血小板低于 20×10^9/L 者可输血小板，血小板输注速度越快越好。

经典习题演练

一、A1 型题

（每一道试题下面有 A、B、C、D、E 五个备选答案，请从中选择一个最佳答案）

1. 血小板减少性紫癜的病因是
A. 细菌直接感染
B. 自身免疫
C. 过敏反应
D. 病毒
E. 寄生虫
2. 慢性特发性血小板减少性紫癜女性患者的主要临床表现是
A. 畏寒、发热
B. 月经过多

C. 颅内出血
D. 全血细胞减少
E. 眼结膜黏膜出血

3. 糖皮质激素治疗特发性血小板减少性紫癜机制是
A. 增加毛细血管通透性
B. 增强脾功能
C. 增加巨核细胞释放血小板
D. 抑制巨核细胞破裂
E. 抑制抗血小板抗体生成

二、A2 型题

（每一道试题是以一个小案例出现，其下面有 A、B、C、D、E 五个备选答案，请从中选择一个最佳答案）

1. 患者，男，50 岁。以特发性血小板减少性紫癜收入院。最常见的出血部位为
A. 皮肤黏膜
B. 消化道
C. 泌尿道
D. 生殖道
E. 颅内

2. 患者，女，28 岁。下肢有紫癜，无其他部位出血。血常规检查：血小板减少。应首选的检查项目是
A. 抗核抗体
B. 出血时间
C. 骨髓穿刺
D. 凝血时间
E. 血清肌酐

3. 患者，女，36 岁。诊断为特发性血小板减少性紫癜。入院后告知患者禁用的药物是
A. 泼尼松
B. 阿司匹林
C. 红霉素
D. 阿莫西林
E. 地西泮

4. 患者，女，30 岁。诊断为特发性血小板减少性紫癜。血常规显示红细胞 3.6×10^{12}/L，血红蛋白 90g/L，白细胞 6.8×10^{9}/L，血小板 15×10^{9}/L。该患者最大的危险是
A. 贫血
B. 继发感染
C. 颅内出血
D. 心力衰竭
E. 牙龈出血

5. 患儿，男，6 岁。诊断为特发性血小板减少性紫癜。行生命体征测量时，护士发现患儿脉搏增快、瞳孔大小不等。该患儿最可能出现了
A. 急性肺水肿
B. 右心衰竭
C. 颅内出血
D. 消化道出血
E. 脑疝

参考答案与解析

【参考答案】

一、A1 型题

1. B　2. B　3. E

二、A2 型题

1. A　2. C　3. B　4. C　5. C

【解析】

扫码查看
相关内容

第七节　过敏性紫癜患者的护理

历年高频考点

考点：过敏性紫癜是一种常见的血管变态反应性疾病，主要表现为皮肤紫癜、黏膜出血、腹痛、便血、皮疹、关节痛及血尿，多见于儿童及青少年。单纯型（紫癜型）最常见，以反复下肢及臀部皮肤紫癜为主要表现。

经典习题演练

一、A1 型题

（每一道试题下面有 A、B、C、D、E 五个备选答案，请从中选择一个最佳答案）

1. 有关过敏性紫癜的描述中，哪项不恰当
   A. 成批出现
   B. 反复发生
   C. 对称分布
   D. 主要分布在上肢
   E. 主要分布在下肢
2. 过敏性紫癜最严重的类型是
   A. 单纯型
   B. 腹型
   C. 混合型
   D. 关节型
   E. 肾型
3. 最常见的过敏性紫癜类型是
   A. 单纯型
   B. 腹型
   C. 肾型
   D. 关节型
   E. 混合型

二、A2 型题

（每一道试题是以一个小案例出现，其下面有 A、B、C、D、E 五个备选答案，请从中选择一个最佳答案）

患儿，男，9 个月。单纯母乳喂养，从未添加辅食，近来表情呆滞，面色蜡黄，舌面光滑，有轻微震颤，肝肋下 4cm。实验室检查：Hb 90g/L，RBC 2×10^{12}/L，血清维生素 B_{12}降低。面对该患儿护理措施正确的是
A. 绝对卧床休息
B. 口服铁剂
C. 遵医嘱使用维生素 B_{12}
D. 给予鼻饲饮食
E. 及时添加含维生素 B_{12}和叶酸食物

参考答案与解析

【参考答案】

一、A1 型题

1. D　2. E　3. A

二、A2 型题

E

【解析】

扫码查看
相关内容

第八节　弥散性血管内凝血患者的护理

历年高频考点

考点 1：弥散性血管内凝血（DIC）临床表现为出血倾向、休克、微血管栓塞、微血管病性溶血。

考点 2：抗凝首选肝素，应注意定期检测凝血时间以指导用药。

经典习题演练

A1 型题

（每一道试题下面有 A、B、C、D、E 五个备选答案，请从中选择一个最佳答案）

1. DIC 最常见的病因不包括
   A. 感染

B. 严重创伤
C. 恶性肿瘤
D. 高血压
E. 休克晚期

2. 凝血因子缺乏患者最适合输入的血液制品是
A. 新鲜血浆
B. 冷冻血浆
C. 干燥血浆
D. 红细胞悬液
E. 血小板浓缩悬液

3. 弥散性血管内凝血（DIC）发生在休克的哪一期
A. 休克抑制期
B. 休克代偿期
C. 微循环扩张期
D. 微循环衰竭期
E. 微循环收缩期

4. 病理产科中诱发 DIC 最常见的原因是
A. 胎盘早剥
B. 羊水栓塞
C. 感染性流产
D. 死胎滞留
E. 重症妊娠高血压综合征

参考答案与解析

【参考答案】

A1 型题

1. D　2. A　3. D　4. A

【解析】

扫码查看
相关内容

第十五章　内分泌、营养及代谢疾病患者的护理

第一节　内分泌系统的解剖生理

历年高频考点

考点 1：内分泌腺包括下丘脑、垂体、甲状腺、甲状旁腺、肾上腺、胰岛、性腺。

考点 2：甲状腺为人体内最大的内分泌腺体，甲状腺激素对热能代谢起促进作用，对智力发育有重要作用。

经典习题演练

A1 型题

（每一道试题下面有 A、B、C、D、E 五个备选答案，请从中选择一个最佳答案）

1. 下列不属于人体主要内分泌腺的是
   A. 下丘脑
   B. 脑垂体
   C. 甲状腺
   D. 胰岛
   E. 肝

2. 甲状腺激素来源于
   A. 甲状腺胶质细胞
   B. 甲状腺滤泡旁 C 细胞
   C. 甲状腺腺泡细胞
   D. 甲状腺胶质细胞和甲状腺滤泡旁 C 细胞
   E. 甲状腺滤泡旁 C 细胞和甲状腺腺泡细胞

参考答案与解析

【参考答案】

A1 型题

1. E　2. C

【解析】

扫码查看
相关内容

第二节　单纯性甲状腺肿患者的护理

历年高频考点

考点：单纯性甲状腺肿是非炎症性、非肿瘤性甲状腺肿大，不伴甲状腺功能减退或亢进表现。碘缺乏是地方性甲状腺肿的最常见原因。血清 TT_4、TT_3 正常，TSH 水平一般正常。

经典习题演练

一、A1 型题

（每一道试题下面有 A、B、C、D、E 五个备选答案，请从中选择一个最佳答案）

单纯性甲状腺肿主要病因是

A. 甲状腺素需要量增多
B. 缺碘
C. 甲状腺素合成障碍
D. 食用碘盐过多
E. 甲状腺素分泌障碍

二、A2 型题

（每一道试题是以一个小案例出现，其下面有 A、B、C、D、E 五个备选答案，请从中选择一个最佳答案）

1. 患者，女，18 岁。因双侧甲状腺肿大住院。甲状腺扫描可见弥漫性甲状腺肿，均匀分布。医生诊断为单纯性甲状腺肿，支持这一诊断的实验室检查结果是

A. T_3、T_4 升高，TSH 降低
B. T_3、T_4 降低，TSH 升高
C. T_3、T_4 升高，TSH 正常
D. T_3、T_4 降低，TSH 正常
E. T_3、T_4 正常，TSH 正常

2. 患者，女，16 岁。体检发现甲状腺弥漫性 I 度肿大，但无自觉症状。实验室检查：T_4 85nmol/L（正常范围内），T_3 2.3nmol/L（正常范围内），TSH 3mIU/L（正常范围内）。应采取的治疗措施是

A. 用放射性碘治疗
B. 用 L-T_4进行治疗
C. 甲状腺次全切除术
D. 复方碘剂 3 滴，每日 3 次
E. 定期检查甲状腺及甲状腺功能

参考答案与解析

【参考答案】

一、A1 型题

B

二、A2 型题

1. E　2. E

【解析】

扫码查看
相关内容

第三节　甲状腺功能亢进症患者的护理

历年高频考点

考点 1：甲状腺功能亢进症是由各种原因引起循环中甲状腺素异常增多而至全身代谢亢进为特征的疾病。典型表现有甲状腺肿大、突眼征、基础代谢率增加和自主神经功能异常。

考点 2：常用 BMR 简易计算公式。BMR% = 脉压+脉率−111。基础代谢率控制在 20% 以下，能够有效预防甲状腺危象。

考点 3：血清游离 T_4（FT_4）、游离三碘甲腺原氨酸（FT_3）是诊断临床甲亢首选指标。血清 TSH 浓度变化是反映甲状腺功能最敏感的指标。

考点 4：甲亢术后先半卧位，利于呼吸与创口引流。

考点 5：甲状腺危象首选丙硫氧嘧啶，禁用阿司匹林。

经典习题演练

一、A1 型题

（每一道试题下面有 A、B、C、D、E 五个备选答案，请从中选择一个最佳答案）

1. 甲状腺性甲亢中最多见的是
   A. 多结节性毒性甲状腺肿
   B. 弥漫性甲状腺肿甲状腺功能亢进症（Graves 病）
   C. 毒性腺瘤
   D. 甲状腺癌
   E. 碘甲亢
2. 弥漫性甲状腺肿甲状腺功能亢进症（Graves 病）的主要病因是
   A. 感染
   B. 精神因素
   C. 遗传因素
   D. 创伤
   E. 自身免疫
3. 甲亢患者不适宜行手术治疗的是
   A. 应用抗甲状腺药治疗复发者
   B. 结节性甲状腺肿继发甲亢
   C. 胸骨后甲状腺肿伴甲亢
   D. 中度原发性甲亢
   E. 青少年患者
4. 甲亢患者的饮食应限制
   A. 高热量
   B. 高蛋白
   C. 高维生素
   D. 高纤维素
   E. 富含钾和钙
5. 甲状腺功能亢进性心脏病患者最常出现的心律失常是
   A. 房性期前收缩
   B. 室性期前收缩
   C. 窦性心律不齐
   D. 心房颤动
   E. 心室颤动
6. 甲状腺危象的常见诱因有
   A. 肥胖
   B. 感染
   C. 出血
   D. 心脏病变
   E. 突眼

二、A2 型题

（每一道试题是以一个小案例出现，其下面有 A、B、C、D、E 五个备选答案，请从中选择一个最佳答案）

1. 患者，女，23 岁。患甲亢半年，服用甲硫氧嘧啶治疗。此药的作用机制是
   A. 抑制甲状腺激素合成
   B. 抑制抗原抗体反应
   C. 抑制甲状腺激素释放
   D. 降低外周组织对甲状腺激素反应
   E. 使甲状腺激素分泌降低
2. 患者，女，28 岁。甲状腺功能亢进病史半年，妊娠 3 个月后，甲状腺功能亢进症状加重。治疗宜选
   A. 甲巯咪唑
   B. 卡比马唑
   C. 甲硫氧嘧啶
   D. 丙硫氧嘧啶
   E. 普萘洛尔
3. 患者，女，28 岁。患甲亢 1 年，2 天前受凉感冒，出现体温升高达 39.3℃，恶心、呕吐、腹泻、心悸，心率 120 次/分，继而出现昏迷，诊断为甲亢危象。治疗中禁用的药物是
   A. 异丙嗪
   B. 阿司匹林
   C. 抗生素
   D. 丙硫氧嘧啶
   E. 补液
4. 患者，女，50 岁。甲状腺手术后声音嘶哑，是下列哪项损伤引起的
   A. 误伤气管
   B. 误切甲状旁腺
   C. 损伤喉上神经
   D. 甲状腺切除过多
   E. 损伤喉返神经

参考答案与解析

【参考答案】

一、A1 型题

1. B　2. E　3. E　4. D　5. D　6. B

二、A2 型题

1. A　2. D　3. B　4. E

【解析】

扫码查看
相关内容

第四节　甲状腺功能减退症患者的护理

历年高频考点

考点：甲减的治疗主要是对症处理和甲状腺素替代治疗。药物常用左甲状腺素口服，初始剂量为每日25~50μg。给予高蛋白、高维生素、低钠、低脂肪饮食，鼓励患者摄取足够水分以防止脱水。

经典习题演练

一、A1 型题

（每一道试题下面有 A、B、C、D、E 五个备选答案，请从中选择一个最佳答案）

甲状腺功能减退症患者最为严重的临床表现是

A. 黏液水肿，昏迷
B. 痴呆，昏睡
C. 木僵，惊厥
D. 智力障碍，反应迟钝
E. 生理功能障碍，心动过缓

二、A2 型题

（每一道试题是以一个小案例出现，其下面有 A、B、C、D、E 五个备选答案，请从中选择一个最佳答案）

患者，女，25 岁。近 1 周来出现畏寒、乏力、少言、动作缓慢、食欲缺乏及记忆力减退、反应迟钝。入院检查后确诊甲状腺功能减退。使用激素替代治疗。应首先使用

A. 性激素
B. 甲状腺片
C. 肾上腺皮质激素
D. 促甲状腺素
E. 升压激素

参考答案与解析

【参考答案】

一、A1 型题

A

二、A2 型题

B

【解析】

扫码查看
相关内容

第五节 库欣综合征患者的护理

历年高频考点

考点 1：库欣（Cushing）综合征是指由多种原因导致的肾上腺分泌过多糖皮质激素（主要是皮质醇）所引起的综合征。主要表现有满月脸、多血质、向心性肥胖、皮肤紫纹、痤疮、糖尿病倾向、高血压和骨质疏松等。

考点 2：给 Cushing 综合征患者予高蛋白、高钾、高钙、低钠、低热量、低碳水化合物饮食，以纠正因代谢障碍所致机体负氮平衡和补充钾、钙。

经典习题演练

一、A1 型题

（每一道试题下面有 A、B、C、D、E 五个备选答案，请从中选择一个最佳答案）

内分泌疾病中属于功能亢进的是

A. 尿崩症

B. 糖尿病

C. 库欣综合征

D. 呆小症

E. 黏液性水肿

二、A2 型题

（每一道试题是以一个小案例出现，其下面有 A、B、C、D、E 五个备选答案，请从中选择一个最佳答案）

患者，女，20 岁。月经量少不规则。因血压升高，血糖升高，向心性肥胖，脸部皮肤薄、红住院。血压 180/100mmHg；CT 结果为垂体生长肿物；X 线显示骨质疏松。该患者可能患有

A. 库欣综合征

B. 糖尿病

C. 高血压

D. 妇科病

E. 肿瘤

参考答案与解析

【参考答案】

一、A1 型题

C

二、A2 型题

A

【解析】

扫码查看

相关内容

第六节 糖尿病患者的护理

历年高频考点

考点 1：1 型糖尿病的发病与遗传、自身免疫和环境因素有关，主要见于年轻人，典型症状为多尿、多饮、多食和体重下降，即“三多一少”，易发生酮症酸中毒，98%的儿童期糖尿病属此类型，需用胰岛素治疗。2 型糖尿病主要与遗传有关，有家族性发病倾向，多见于 40 岁以上成人。

考点 2：糖尿病诊断依据。空腹血糖≥7.0mmol/L 和/或餐后 2 小时血糖≥11.1mmol/L。糖耐量试验 120 分钟时血糖<7.8mmol/L 为正常。

考点 3：酮症酸中毒是儿童糖尿病急症死亡的主因。心、脑、肾等严重并发症是 2 型糖尿病患者的主要死因。

考点 4：糖尿病患儿全日热量分配为早餐 1/5，中餐和晚餐分别为 2/5，每餐中留出少量（5%）作为餐间点心。饮食中能源的分配为：蛋白质 20%，脂肪 30%，糖类 50%。

考点 5：胰岛素的注射每次注射尽量用同一型号的 1ml 注射器，以保证剂量的绝对准确。注射部位可选用股前部、腹壁、上臂外侧、臀部，每次注射须更换部位，1 个月内不要在同一部位注射 2 次，以免局部皮下脂肪萎缩硬化。

考点 6："黎明现象"说明胰岛素过量，在午夜至凌晨时发生低血糖，遂致反调节激素分泌增加，使血糖陡升，以致凌晨血糖、尿糖异常增高。只需减少胰岛素用量即可消除。常见的不良反应是低血糖反应。

经典习题演练

一、A1 型题

（每一道试题下面有 A、B、C、D、E 五个备选答案，请从中选择一个最佳答案）

1. 糖尿病酮症酸中毒多见于
   A. 1 型糖尿病
   B. 2 型糖尿病
   C. 其他特殊类型糖尿病
   D. 妊娠糖尿病
   E. 非胰岛素依赖型糖尿病
2. 关于 2 型糖尿病的叙述正确的是
   A. 主要与免疫、环境有关
   B. 主要见于年轻人
   C. 胰岛素绝对缺乏
   D. 有家族性发病倾向
   E. 依赖胰岛素治疗
3. 糖尿病的分型正确的是
   A. 1 型、2 型、特殊类型、妊娠期糖尿病
   B. 自身免疫、特发性、胰岛素抵抗、胰岛素分泌缺陷
   C. 正常葡萄糖耐量、IGT、IFG、糖尿病
   D. 正常血糖、IGT、IFG、高血糖
   E. 1 型、2 型、妊娠期糖尿病
4. 关于 1 型糖尿病的描述正确的是
   A. 起病缓慢
   B. "三多一少"症状明显
   C. 多见于成年与老年
   D. 血糖波动小而稳定
   E. 对胰岛素不敏感
5. 确诊糖尿病的标准之一是
   A. 空腹血糖>6.0mmol/L
   B. 餐后 2 小时血糖>11.1mmol/L
   C. 尿糖定性
   D. 24 小时尿糖定量
   E. 血脂测定
6. 对可疑糖尿病患者最有诊断价值的检查是
   A. 尿糖定性试验
   B. 尿糖定量测定
   C. 空腹血糖测定
   D. 口服葡萄糖耐量试验
   E. 胰岛细胞抗体测定
7. 磺脲类降糖药主要适合于哪种患者
   A. 饮食控制无效的 2 型糖尿病
   B. 1 型糖尿病伴眼底病变
   C. 糖尿病酮症酸中毒
   D. 1 型糖尿病
   E. 肥胖饮食控制无效者的糖尿病
8. 糖尿病最基本的治疗措施是
   A. 饮食治疗
   B. 口服降糖药物治疗
   C. 胰岛素治疗
   D. 合适的体育锻炼
   E. 胰岛细胞移植
9. 关于胰岛素注射部位，描述正确的是
   A. 肩胛区域
   B. 腹部
   C. 大腿外侧
   D. 小腿内侧
   E. 前臂掌侧
10. 治疗糖尿病药物拜糖平，正确的服药时间是
   A. 空腹服用
   B. 餐时服用
   C. 睡前服用
   D. 饭前 1 小时服用

E. 饭后1小时服用

11. 注射胰岛素应该
A. 常规消毒，注射
B. 饭后30分钟注射
C. 45°进针
D. 选用5ml针筒，七号针头
E. 大腿内侧注射

二、A2型题

（每一道试题是以一个小案例出现，其下面有A、B、C、D、E五个备选答案，请从中选择一个最佳答案）

1. 患者，女，29岁。初发糖尿病，准备注射胰岛素治疗。胰岛素每瓶为10ml含胰岛素400单位，现患者需注射胰岛素20单位，应抽吸
A. 0.4ml
B. 0.5ml
C. 1ml
D. 2ml
E. 5ml

2. 患儿，男，8岁。多饮、多尿、多食，体重下降，被诊断为1型糖尿病收入院治疗。其饮食中全日热量的分配方法是
A. 早餐1/5，中餐2/5，晚餐2/5
B. 早餐2/5，中餐2/5，晚餐1/5
C. 早餐2/5，中餐1/5，晚餐2/5
D. 早餐3/5，中餐1/5，晚餐1/5
E. 早餐1/5，中餐1/5，晚餐3/5

3. 患儿，女，7岁。多饮、多尿、多食，体重下降，被诊断为糖尿病。她的饮食成分的分配为
A. 糖70%，蛋白质10%，脂肪20%
B. 糖60%，蛋白质20%，脂肪20%
C. 糖50%，蛋白质20%，脂肪30%
D. 糖40%，蛋白质35%，脂肪25%
E. 糖30%，蛋白质30%，脂肪40%

4. 患儿，男，7岁。近一年来多饮、多尿、多食，体重下降，被诊断为1型糖尿病。其治疗的关键点是
A. 控制饮食
B. 保持体重
C. 运动治疗
D. 胰岛素治疗
E. 口服降糖药

5. 患者，男，64岁。患糖尿病10年，常规胰岛素6IU餐前30分钟用药，合适的注射部位是
A. 腹部脐周
B. 前臂外侧
C. 股外侧肌
D. 臀中肌
E. 臀大肌

6. 患儿，女，10岁。患1型糖尿病5年，用胰岛素治疗。体能测试后，患儿出现了心悸、出汗、头晕、手抖，饥饿感。护士正确的判断是
A. 胰岛素过量
B. 饮食不足
C. 过度劳累
D. 低血糖反应
E. 心源性晕厥

7. 患儿，男，11岁。被诊断为1型糖尿病，应用胰岛素治疗。近日出现清晨5~9时血糖和尿糖增高，应调整治疗为
A. 加大早晨胰岛素用量
B. 减少早晨胰岛素用量
C. 加大晚间胰岛素用量
D. 减少晚间胰岛素用量
E. 加大运动量

8. 患儿，女，8岁。因多饮、多尿、多食，体重下降，被诊断为1型糖尿病。用胰岛素治疗。最近在运动后出现心悸、出汗等症状。应该调整的治疗是
A. 加大胰岛素用量
B. 减少胰岛素用量
C. 增加每餐的食量
D. 运动后加餐
E. 不要运动

9. 患者，女，50岁。有糖尿病史，体温37.8℃，有尿频、尿急症状。尿沉渣中有大量白细胞。诊断考虑为
A. 糖尿病
B. 糖尿病肾病
C. 糖尿病合并尿路感染
D. 糖尿病合并尿毒症
E. 糖尿病合并肾乳头坏死

10. 患者，男，28岁。糖尿病病程11余年，使用中性胰岛素治疗。但血糖未规律监测。近3个月出现眼睑及下肢水肿，尿糖（++），WBC 0~4个/HP，尿蛋白（+++）。考虑的诊断是
A. 胰岛素性水肿
B. 肾动脉硬化
C. 肾盂肾炎
D. 急性肾炎
E. 糖尿病肾病

11. 患者，男，60岁，患2型糖尿病10年。主诉四肢远端呈手套、袜套样感觉减退。该患者属于
    A. 末梢型感觉障碍
    B. 分离性感觉障碍
    C. 交叉性感觉障碍
    D. 部分性感觉障碍
    E. 完全性感觉障碍
12. 患者，女，60岁。因视力障碍收入院。查空腹血糖10mmol/L，餐后血糖18mmol/L。该患者可能是
    A. 花眼
    B. 糖尿病视网膜病变
    C. 动脉硬化
    D. 黄斑变性
    E. 角膜溃疡
13. 患者，男，55岁。患糖尿病不规则服药，血糖波动在8.6~9.8mmol/L，尿糖（++）~（+++），近日感尿频、尿痛，昨日起突然神志不清。查血糖28mmol/L，尿素氮7.8mmol/L，血钠148mmol/L，尿糖（+++），酮体（++）。其诊断为
    A. 低血糖昏迷
    B. 糖尿病酮症酸中毒
    C. 乳酸性酸中毒
    D. 高渗性非酮症糖尿病昏迷
    E. 急性脑血管病
14. 某2型糖尿病患者，体态肥胖，“三多一少”症状不太明显，血糖偏高，长期采用饮食控制、休息、口服降血糖药，但血糖仍高。对此下列处理最恰当的是
    A. 改用胰岛素治疗
    B. 增加运动疗法
    C. 加大降糖药剂量
    D. 用抗生素控制感染
    E. 住院进一步待查
15. 患者，女，26岁。妊娠7个月，尿糖（+++），空腹血糖7.8mmol/L，餐后2小时血糖16.7mmol/L。治疗主要选择
    A. 饮食治疗
    B. 体育锻炼
    C. 口服降糖药
    D. 胰岛素
    E. 无须治疗
16. 患者，男，65岁。颜面水肿，空腹血糖12.3mmol/L，尿糖（++），尿蛋白（+），曾行不规则治疗。目前降糖治疗应首选
    A. 单纯控制饮食
    B. 控制饮食+双胍类药
    C. 控制饮食+磺脲类
    D. 控制饮食+胰岛素
    E. 控制饮食+噻唑烷二酮类
17. 患者，女，42岁。糖尿病病史3年。某日餐前突然感到饥饿难忍、全身无力、心悸、出虚汗，继而神志恍惚。护士应立即采取的措施是
    A. 配血、备血
    B. 协助患者饮糖水
    C. 进行血压监测
    D. 建立静脉通道
    E. 专人护理
18. 患者，男，15岁。身高150cm，体重35kg。经检查，患者血糖与尿糖均显著升高，诊断为1型糖尿病。患者空腹血糖受损是指
    A. 空腹血糖<6.0mmol/L
    B. 空腹血糖<7.8mmol/L
    C. 空腹血糖≥11.1mmol/L
    D. 6.0mmol/L<空腹血糖<7.0mmol/L
    E. 7.8mmol/L<空腹血糖<11.1mmol/L

三、A3/A4型题

（每个案例下设若干道试题。请根据试题所提供的信息，在每一道试题下面的A、B、C、D、E五个备选答案中选择一个最佳答案）

（1~4题共用题干）

患者，男，46岁。发现口渴、多饮、消瘦3个月，突发昏迷2日。血糖30mmol/L，血钠132 mmol/L，血钾4.0mmol/L。尿素氮9.8mmol/L，CO_2结合力18.3mmol/L。尿糖、尿酮体强阳性。

1. 该患者首选治疗为
   A. 快速静脉滴注生理盐水+小剂量胰岛素
   B. 快速静脉滴注高渗盐水+大剂量胰岛素
   C. 快速静脉滴注低渗盐水+小剂量胰岛素
   D. 快速静脉滴注生理盐水+大剂量胰岛素
   E. 快速静脉滴注碳酸氢钠+大剂量胰岛素
2. 治疗8小时后患者神志渐清，血糖降至12.8mmol/L，血钾3.2mmol/L。此时，可采用的治疗是
   A. 输5%葡萄糖+普通胰岛素
   B. 输5%葡萄糖+普通胰岛素+适量钾
   C. 输10%葡萄糖+普通胰岛素
   D. 输碳酸氢钠+普通胰岛素
   E. 输低渗盐水+普通胰岛素+适量钾
3. 该患者最可能的诊断是
   A. 高渗性昏迷

B. 糖尿病酮症酸中毒
C. 糖尿病乳酸性酸中毒
D. 糖尿病合并脑血管意外
E. 应激性高血糖

4. 护士应首先采取的护理措施是
A. 每 2 小时监测血糖、神志和生命体征
B. 皮肤护理
C. 监测尿量
D. 预防感染
E. 口腔护理

参考答案与解析

【参考答案】

一、A1 型题

1. A 2. D 3. A 4. B 5. B 6. D 7. A 8. A 9. B 10. B 11. A

二、A2 型题

1. B 2. A 3. C 4. D 5. A 6. D 7. C 8. D 9. C 10. E 11. A 12. B 13. B 14. B 15. D 16. D 17. B 18. D

三、A3/A4 型题

1. A 2. B 3. B 4. A

【解析】

扫码查看
相关内容

第七节 痛风患者的护理

历年高频考点

考点 1：痛风是嘌呤代谢障碍引起的以高尿酸血症为主的代谢性疾病，急性关节炎为痛风的首发症状，单侧跖趾及第 1 跖趾关节最常见。酗酒、过度疲劳、摄入高蛋白和高嘌呤食物等为常见的发病诱因。

考点 2：苯溴马隆为排尿酸药物，别嘌醇为抑制尿酸生成药物，秋水仙碱是治疗急性痛风性关节炎特效药物。糖皮质激素在不能使用秋水仙碱和非甾体抗炎药时或治疗无效可考虑使用。

考点 3：痛风患者避免进食高嘌呤食物，如动物内脏、鱼虾类、河蟹、肉类、菠菜、蘑菇、黄豆、扁豆、豌豆；避免喝浓茶、饮酒等。

经典习题演练

一、A1 型题

（每一道试题下面有 A、B、C、D、E 五个备选答案，请从中选择一个最佳答案）

1. 治疗痛风急性发作的药物是
A. 别嘌醇
B. 非甾体抗炎药
C. 糖皮质激素
D. ACTH
E. 秋水仙碱

2. 痛风石常见于身体哪个部位
A. 耳郭、跖趾、指间和掌指关节
B. 肾脏
C. 皮肤
D. 肌腱
E. 关节周围软组织

3. 下列对于痛风患者的饮食护理错误的是
A. 饮食清淡，忌辛辣和刺激食物
B. 禁酒
C. 多饮水
D. 多食牛奶、鸡蛋、各类蔬菜
E. 多食动物内脏、黄豆、蘑菇及肉类

4. 痛风主要损伤的脏器是
A. 心
B. 脑
C. 肾

D. 肝脏
E. 胰腺
5. 关于痛风石的叙述，错误的是
A. 痛风石处皮肤经常感染
B. 为痛风特征性损害
C. 主要为尿酸盐刺激局部组织增生所致
D. 可通过破溃皮肤排出白色物质
E. 常见于耳郭、跖趾等处
6. 下列有关治疗痛风药物的说法，错误的是
A. 别嘌醇能抑制尿酸生成
B. 丙磺舒能促进尿酸排泄
C. 使用非甾体抗炎药时应注意患者有无黑便
D. 开始用秋水仙碱，应采取静脉给药
E. 使用别嘌醇时应注意观察患者有无皮疹、过敏性皮炎等不良反应

二、A2 型题

（每一道试题是以一个小案例出现，其下面有 A、B、C、D、E 五个备选答案，请从中选择一个最佳答案）

1. 患者，男，50 岁。下班后与朋友聚餐，很晚回家休息，午夜突发左脚第 1 跖趾关节剧痛，约 3 小时后局部出现红、肿、热、痛和活动困难，遂来急诊就诊。检查血尿酸为 500mol/L，X 线提示可见非特征性软组织肿胀。患者可能诊断是
A. 痛风
B. 假性痛风
C. 风湿性关节炎
D. 类风湿关节炎
E. 化脓性关节炎
2. 患者，男，60 岁。每于吃海鲜和饮啤酒后诱发拇指关节疼痛。前日晚再次和朋友聚餐吃海鲜后，引发手指剧痛，并出现肾绞痛和血尿，提示患者可能为
A. 过敏性紫癜
B. 肾盂肾炎
C. 尿酸性尿路结石
D. 痛风性肾病
E. 肾小球肾炎
3. 患者，女，60 岁。痛风病史 4 年。因担心疾病的预后，思想负担重，情绪低落。此时，护士给予最恰当的护理措施是向患者说明
A. 积极坚持规范的治疗可维持正常的生活
B. 疼痛会影响进食
C. 痛风是一种终身性疾病
D. 疼痛反复发作会导致关节畸形
E. 疼痛会影响睡眠
4. 患者，男，57 岁。右侧跖骨、踝关节红肿疼痛。诊断为痛风性关节炎。应首选的治疗药物是
A. 美洛昔康
B. 布洛芬
C. 秋水仙碱
D. 糖皮质激素
E. 吲哚美辛

三、A3/A4 型题

（每个案例下设若干道试题。请根据试题所提供的信息，在每一道试题下面的 A、B、C、D、E 五个备选答案中选择一个最佳答案）

（1~2 题共用题干）

患者，男，48 岁。糖尿病史 5 年。2 年前查体发现血尿酸增高。1 年前在聚餐饮酒后出现夜间脚趾关节突发疼痛，且经常在摄入海产品后诱发疼痛。查体：在右脚趾和第一跖趾关节处可触及包块。

1. 因患者对秋水仙碱过敏，为控制痛风的急性发作，建议患者应用非甾体抗炎药进行治疗，最常应用的药物是
A. 吡罗昔康
B. 吲哚美辛
C. 布洛芬
D. 保泰松
E. 萘普生
2. 患者进行了尿液碱化治疗，应告知患者不能应用的药物是
A. 丙磺舒
B. 磺吡酮
C. 苯溴马隆
D. 氢氯噻嗪
E. 别嘌醇

参考答案与解析

【参考答案】

一、A1 型题

1. E 2. A 3. E 4. C 5. A 6. D

二、A2 型题

1. A 2. C 3. A 4. C

三、A3/A4 型题

1. B 2. D

【解析】

扫码查看
相关内容

第八节 营养不良患者的护理

历年高频考点

考点 1：喂养不当是婴儿营养不良主因，早期表现为体重不增，随后患儿体重下降。皮下脂肪消耗的顺序依次是腹部、躯干、臀部、四肢，最后是面部。

考点 2：腹部皮下脂肪层厚度是判断营养不良程度的重要指标之一。0.4～0.8cm 为轻度营养不良，<0.4cm 为中度营养不良，皮下脂肪消失为重度营养不良。

考点 3：重度营养不良患儿容易出现低血糖、维生素 A 缺乏、酸中毒等并发症，维生素 A 缺乏的特征性表现为视网膜剥脱斑。

经典习题演练

一、A1 型题

（每一道试题下面有 A、B、C、D、E 五个备选答案，请从中选择一个最佳答案）

1. 营养不良主要是指缺乏
   A. 热量和/或糖
   B. 热量和/或脂肪
   C. 热量和/或蛋白质
   D. 量和/或维生素
   E. 热量和/或水
2. 营养不良的最初症状是
   A. 消瘦
   B. 乏力
   C. 食欲缺乏
   D. 体重不增或减轻
   E. 皮下脂肪减少
3. 营养不良程度的最重要指标是
   A. 身高
   B. 体重
   C. 肌张力
   D. 皮肤弹性
   E. 腹部皮下脂肪
4. 营养不良患儿皮下脂肪消退的顺序是
   A. 腹部、躯干、臀部、四肢、面部
   B. 躯干、腹部、四肢、臀部、面部
   C. 腹部、四肢、躯干、臀部、面部
   D. 面部、躯干、四肢、臀部、腹部
   E. 四肢、躯干、臀部、腹部、面部
5. 符合 Ⅰ 度营养不良的诊断标准是
   A. 精神萎靡
   B. 肌肉松弛
   C. 身长低于正常
   D. 腹部皮下脂肪 0.4cm 以下
   E. 体重低于正常值的 15%～25%
6. Ⅱ度营养不良小儿体重低于正常均值的
   A. 5%～10%
   B. 10%～15%
   C. 15%～25%
   D. 25%～40%
   E. 40%以上
7. Ⅲ度营养不良小儿皮下脂肪厚度为
   A. 消失

B. <0.4cm
C. 0.4~0.6cm
D. 0.6~0.8cm
E. 0.8~1.0cm

8. 营养不良早期诊断的可靠指标是
A. 血糖
B. 血浆蛋白
C. 血浆胆固醇
D. 血浆转铁蛋白
E. 血浆胰岛素生长因子

9. 营养不良患儿常伴有多种维生素缺乏症，其中常见的是
A. 维生素 A
B. 维生素 B_1
C. 维生素 C
D. 维生素 D
E. 维生素 B_6

二、A2 型题

（每一道试题是以一个小案例出现，其下面有 A、B、C、D、E 五个备选答案，请从中选择一个最佳答案）

男，1.68 米，74 公斤，属于
A. 超瘦
B. 肥胖
C. 超重
D. 正常
E. 稍轻

三、A3/A4 型题

（每个案例下设若干道试题。请根据试题所提供的信息，在每一道试题下面的 A、B、C、D、E 五个备选答案中选择一个最佳答案）

（1~3 题共用题干）

患儿，男，5 岁。体重 12kg，身高 98cm。经常烦躁不安，皮肤干燥、苍白，腹部皮下脂肪 0.3cm。肌肉松弛。

1. 护士判断该患儿是
A. 轻度营养不良
B. 中度营养不良
C. 重度营养不良
D. 营养不良性贫血
E. 中度脱水

2. 该患儿次日起床后，突然出现面色苍白，出汗，脉搏细弱，肢体冰冷，意识模糊。护士首先应考虑该患儿发生了
A. 心力衰竭
B. 低血糖
C. 脱水
D. 低血钙
E. 缺氧

3. 此时，首先应做的治疗是
A. 静脉缓慢注射 25% 葡萄糖
B. 输入生理盐水
C. 予强心药
D. 补钙
E. 吸氧

参考答案与解析

【参考答案】

一、A1 型题

1. C 2. D 3. B 4. A 5. E 6. D 7. A 8. E 9. A

二、A2 型题

C

三、A3/A4 型题

1. B 2. B 3. A

【解析】

扫码查看
相关内容

第九节 小儿维生素D缺乏性佝偻病的护理

历年高频考点

考点1：维生素D缺乏性佝偻病是由于体内维生素D缺乏，导致钙、磷代谢紊乱，造成以骨骼病变为特征的全身慢性营养性疾病。主要见于2岁以下的婴幼儿，日光照射不足是引起维生素D缺乏性佝偻病最主要的因素。体内维生素D主要来源为皮肤内7-脱氢胆固醇经紫外线照射生成。

考点2：佝偻病初期主要表现为非特异性神经精神症状，多见于3个月以内的小儿。佝偻病激期出现骨骼改变，3~6个月患儿可见颅骨软化，7~8个月患儿可有方颅或鞍形颅。

考点3：佝偻病治疗应以口服维生素D为主，剂量为每日2000~4000IU，4周后改为预防量，每日400IU。

经典习题演练

一、A1型题

（每一道试题下面有A、B、C、D、E五个备选答案，请从中选择一个最佳答案）

1. 为预防佝偻病一般应服用维生素D至
   A. 3个月
   B. 1岁
   C. 2岁
   D. 3岁
   E. 4岁
2. 维生素D缺乏性佝偻病的最主要原因是
   A. 维生素D摄入不足
   B. 生长发育过快
   C. 肝肾功能不全
   D. 日光照射不足
   E. 胃肠道疾病
3. 口服维生素D治疗佝偻病，一般持续多久改为预防量
   A. 1个月
   B. 2个月
   C. 3个月
   D. 6个月
   E. 到骨骼征消失
4. 预防维生素D缺乏性佝偻病的预防量是
   A. 50IU
   B. 100IU
   C. 200IU
   D. 300IU
   E. 400IU
5. 日光浴一般于婴儿早餐后
   A. 0.5小时为宜
   B. 1.0~1.5小时为宜
   C. 2.0~2.5小时为宜
   D. 2.5~3.0小时为宜
   E. 3.0~3.5小时为宜

二、A2型题

（每一道试题是以一个小案例出现，其下面有A、B、C、D、E五个备选答案，请从中选择一个最佳答案）

1. 患儿，女，4个月。被诊断为维生素D缺乏性佝偻病初期。此患儿主要症状是
   A. 颅骨软化
   B. 肋骨串珠
   C. 肌肉松弛
   D. 佝偻病手镯
   E. 神经精神症状
2. 患儿，男，2个月。最近经常烦躁、睡眠不安、夜间啼哭，多汗，有枕秃。护士正确的判断是
   A. 锌缺乏症
   B. 营养性缺铁性贫血
   C. 可疑维生素D缺乏性佝偻病
   D. 维生素D缺乏性佝偻病初期
   E. 维生素D缺乏性佝偻病激期
3. 患儿，女，3个月。睡眠不安、夜间啼哭，多汗，枕秃。查体可见颅骨软化。护士判断此患儿是
   A. 可疑维生素D缺乏性佝偻病
   B. 维生素D缺乏性佝偻病初期

C. 维生素 D 缺乏性佝偻病激期
D. 维生素 D 缺乏性佝偻病恢复期
E. 维生素 D 缺乏性佝偻病后遗症期

4. 患儿，女，6 个月。睡眠不安、夜间啼哭，多汗，枕秃。查体：胸部有肋骨串珠、郝氏沟。被诊断为维生素 D 缺乏性佝偻病。为治疗本病，口服维生素 D 的量是
A. 400IU
B. 600IU
C. 800IU
D. 1000IU
E. 2000IU

5. 患儿，男，1 岁。头颈软弱无力，坐、立、行等运动功能落后。被诊断为维生素 D 缺乏性佝偻病。护士正确的护理是
A. 多练走
B. 多练站
C. 多练坐
D. 避免久站
E. 用矫正器

参考答案与解析

【参考答案】

一、A1 型题

1. C　2. D　3. A　4. E　5. B

二、A2 型题

1. E　2. D　3. C　4. E　5. D

【解析】

扫码查看
相关内容

第十节　小儿维生素 D 缺乏性手足搐搦症的护理

历年高频考点

考点 1：血清钙离子降低是引起维生素 D 缺乏性手足搐搦症惊厥、喉痉挛、手足抽搐的直接原因，当血钙低于 1.75 ~ 1.88mmol/L 或血清钙离子浓度在 1mmol/L 时，即可出现典型症状。

考点 2：维生素 D 缺乏性手足搐搦症特殊性体征——面神经征、腓反射、陶瑟征。以血压计袖带包裹上臂打气后，使血压维持在收缩压与舒张压之间，5 分钟之内该手出现痉挛症状为陶瑟征阳性。

考点 3：治疗原则——控制惊厥与喉痉挛→钙剂治疗→维生素 D 治疗。

经典习题演练

一、A1 型题

（每一道试题下面有 A、B、C、D、E 五个备选答案，请从中选择一个最佳答案）

1. 维生素 D 缺乏性手足搐搦症的治疗步骤正确的是
A. 补钙→止惊→补维生素 D
B. 止惊→补维生素 D→补钙
C. 止惊→补钙→补维生素 D
D. 补维生素 D→止惊→补钙
E. 补维生素 D→止惊→补钙

2. 维生素 D 缺乏性手足搐搦症血液检查最重要的改变是
A. 血清维生素 D_3 下降
B. 甲状旁腺素增高
C. 碱性磷酸酶增高
D. 血清钙下降
E. 血清磷下降

3. 维生素 D 缺乏性手足搐搦症患儿可能存在的隐性体征是
A. 脑膜刺激征
B. 面神经征
C. 克氏征

D. 布鲁津斯基征
E. 巴宾斯基征

二、A2 型题

（每一道试题是以一个小案例出现，其下面有 A、B、C、D、E 五个备选答案，请从中选择一个最佳答案）

1. 患儿，男，8 个月。因平日多汗，易惊，两日来间断抽搐就诊。发作时 T 37.3℃，意识丧失，两眼上翻，手足紧握抽动，可自行缓解入睡，醒后精神好。被诊断为维生素 D 缺乏性手足搐搦症。此时血钙的值多低于
A. 2.15~2.28mmol/L
B. 2.05~2.18mmol/L
C. 1.95~2.08mmol/L
D. 1.85~1.98mmol/L
E. 1.75~1.88mmol/L

2. 患儿，女，6 个月。冬季出生，人工喂养，平时睡眠不安、多汗，今日晒太阳后突然出现全身抽搐 5~6 次，抽搐间歇期活泼如常，体温 37.8℃，最可能的原因为
A. 高热惊厥
B. 维生素 D 缺乏性手足搐搦症
C. 癫痫
D. 维生素 D 缺乏性佝偻病
E. 低血糖症

参考答案与解析

【参考答案】

一、A1 型题

1. C　2. D　3. B

二、A2 型题

1. E　2. B

【解析】

扫码查看
相关内容

第十一节　血脂异常和脂蛋白异常血症患者的护理

历年高频考点

考点 1：血脂是血浆中的中性脂肪（胆固醇、甘油三酯）和类脂（磷脂、糖脂、固醇、类固醇）的总称。

考点 2：脂蛋白是由蛋白质（载脂蛋白）、胆固醇、甘油三酯和磷脂等组成。

考点 3：纠正血脂异常的目的在于降低缺血性心血管疾病的患病率和死亡率。治疗措施应是综合性的，包括生活方式干预、药物治疗等。

考点 4：他汀类药物除阿伐他汀和瑞舒伐他汀外，其余均为每晚顿服；贝特类药物主要不良反应为胃肠道反应，可加强抗凝药的作用；烟酸类药物可使消化性溃疡恶化，应在饭后服用；树脂类药物可干扰其他药物的吸收，应在服用本类药物前 1~4 小时或 4 小时后服用其他药物。

经典习题演练

A1 型题

（每一道试题下面有 A、B、C、D、E 五个备选答案，请从中选择一个最佳答案）

1. 脂蛋白的组成不包括
A. 载脂蛋白
B. 胆固醇
C. 甘油三酯
D. 磷脂
E. 血红蛋白

2. 下列关于血脂异常的描述不正确的是
A. 指血浆中脂质的量和质的异常

B. 通常指血浆中胆固醇和/或甘油三酯（TG）升高
C. 包括高密度脂蛋白降低
D. 包括高密度脂蛋白升高
E. 血脂异常实为脂蛋白异常血症

3. 可发生继发性血脂异常的疾病不包括
A. 糖尿病
B. 库欣综合征
C. 肾病综合征
D. 系统性红斑狼疮
E. 甲状腺功能亢进症

4. 冠心病患者首选的降血脂药物是
A. 辛伐他汀
B. 华法林
C. 硝苯地平
D. 阿莫西林
E. 氢氯噻嗪

参考答案与解析

【参考答案】

A1 型题

1. E　2. D　3. E　4. A

【解析】

扫码查看
相关内容

第十六章　神经系统疾病患者的护理

第一节　神经系统解剖生理

历年高频考点

考点：脊髓位于椎管内，下端在成人平第1腰椎。胎儿时，脊髓的末端在第2腰椎下缘，新生儿时达第3、4腰椎下缘，4岁时达第1腰椎上缘。所以新生儿腰椎穿刺时，应以第4~5椎体间隙进针为宜。

经典习题演练

一、A1型题

（每一道试题下面有A、B、C、D、E五个备选答案，请从中选择一个最佳答案）

1. 脊髓的末端位于第1腰椎上缘的年龄是
   A. 出生时
   B. 1岁
   C. 3岁
   D. 4岁
   E. 5岁
2. 由脊髓发出的脊神经数量是
   A. 31对
   B. 30对
   C. 32对
   D. 29对
   E. 28对

二、A2型题

（每一道试题是以一个小案例出现，其下面有A、B、C、D、E五个备选答案，请从中选择一个最佳答案）

患儿，男，1岁。发热3天，呕吐数次。患儿精神萎靡，前囟饱满。怀疑为化脓性脑膜炎。拟行腰椎穿刺，穿刺部位应选择
   A. 1~2腰椎间隙
   B. 2~3腰椎间隙
   C. 3~4腰椎间隙
   D. 4~5腰椎间隙
   E. 第5腰椎与第1骶椎间隙

参考答案与解析

【参考答案】

一、A1型题

1. D　2. A

二、A2型题

D

【解析】

扫码查看
相关内容

第二节　颅内压增高与脑疝患者的护理

历年高频考点

考点1：脑水肿是颅内压增高最常见的原因，头痛、呕吐和视神经盘水肿（“三主征”）是颅内压增高的典型表现。头痛是颅内压增高最常见的症状，视神经盘水肿是颅内压增高的重要客观体征。

考点2：颅内压增高早期代偿性出现血压升高，脉压增大，脉搏慢而有力，呼吸深而慢（“二慢一高”），称为库欣反应。

考点3：小脑幕切迹疝又称颞叶钩回疝，典型的临床表现是颅内压增高的基础上，出现进行性意识障碍，患侧瞳孔最初有短暂的缩小，以后逐渐散大，直接或间接对光反射消失。

考点4：颅内压增高明显时，腰椎穿刺有导致枕骨大孔疝的危险，应避免进行。

考点5：颅内压增高患者床头抬高15°~30°的斜坡位，有利于颅内静脉回流，减轻脑水肿。应控制输液速度，防止短时间内输入大量液体，加重脑水肿。

考点6：降颅压最常用20%甘露醇250ml，在30分钟内快速静脉滴注。应用肾上腺皮质激素主要通过改善血-脑脊液屏障通透性，预防和治疗脑水肿，并能减少脑脊液生成，使颅内压下降。

经典习题演练

一、A1型题

（每一道试题下面有A、B、C、D、E五个备选答案，请从中选择一个最佳答案）

1. 下列疾病不会发生颅内压增高的是
   A. 脑内血肿
   B. 硬脑下血肿
   C. 颅内肿瘤
   D. 脑震荡
   E. 脑水肿
2. 库欣（Cushing）反应的表现为
   A. 血压升高，脉搏慢，呼吸慢
   B. 颅内压升高，脉搏慢，心率慢
   C. 体温升高，脉搏慢，呼吸慢
   D. 血压升高，反应慢，呼吸慢
   E. 体温升高，反应慢，呼吸慢
3. 下列瞳孔的变化对诊断小脑幕切迹疝有意义的是
   A. 患侧瞳孔先缩小，再散大
   B. 患侧瞳孔逐渐散大
   C. 双侧瞳孔均缩小
   D. 双侧瞳孔均散大
   E. 双侧瞳孔无变化
4. 枕骨大孔疝不同于小脑幕切迹疝的临床表现是
   A. 头痛剧烈
   B. 呕吐频繁
   C. 意识障碍
   D. 呼吸骤停出现早
   E. 血压升高，脉缓有力
5. 关于脑室引流的护理，下列叙述错误的是
   A. 引流量每日不超过500ml
   B. 如引流不畅，不可用盐水冲洗
   C. 拔除引流管前先做CT，夹管1~2天
   D. 妥善固定，引流管开口低于侧脑室平面
   E. 夹管期间注意观察患者神志、瞳孔、生命体征

二、A2型题

（每一道试题是以一个小案例出现，其下面有A、B、C、D、E五个备选答案，请从中选择一个最佳答案）

1. 患者，男，20岁。头部被木棒击伤后昏迷12分钟，清醒后诉头痛并呕吐1次。入院后，若患者出现急性颅内压增高，伴随其出现的生命体征应是
   A. 血压升高，脉搏加快，呼吸急促
   B. 血压升高，脉搏缓慢，呼吸深慢
   C. 血压升高，脉搏加快，呼吸深慢
   D. 血压下降，脉搏缓慢，呼吸深慢
   E. 血压下降，脉搏细速，呼吸急促
2. 患者，女，68岁。因颅内压增高，头痛逐渐加重，行腰椎穿刺脑脊液检查后突然呼吸停止，双侧瞳孔直径2mm，以后逐渐散大，血压下降。该患者最可能出现了

A. 小脑幕切迹疝
B. 枕骨大孔疝
C. 大脑镰下疝
D. 脑干缺血
E. 脑血管意外

3. 患者，男，40岁。因脑外伤住院。住院后患者出现脑疝征兆，立即输入20%甘露醇治疗，其目的是
A. 降低血压
B. 升高血压
C. 降低颅内压
D. 升高颅内压
E. 增加血容量

4. 患者，男，48岁。脑出血，入院第2天发生颅内压增高，遵医嘱静脉滴注20%甘露醇250ml时应注意
A. 慢
B. 极慢
C. 一般速度
D. 快速滴注
E. 按血压高低调节滴注速度

5. 患者，男，59岁。因脑出血入院，入院第3天腰穿示颅内压增高，遵医嘱静脉滴注20%甘露醇250ml，关于甘露醇的滴速下列说法正确的是
A. 按血压高低调节滴注速度
B. 滴速宜慢
C. 快速滴注
D. 滴速宜极慢
E. 一般滴速滴入

6. 患者，男，65岁。颅内压升高，医嘱给予输注20%甘露醇250ml，输注时间至多为
A. 10分钟
B. 30分钟
C. 60分钟
D. 90分钟
E. 120分钟

三、A3/A4型题

（每个案例下设若干道试题。请根据试题所提供的信息，在每一道试题下面的A、B、C、D、E五个备选答案中选择一个最佳答案）

（1~3题共用题干）

患者，男，55岁。头痛3个月，多见于清晨，常出现癫痫发作。经检查诊断为颅内占位性病变、颅内压增高。拟行开颅手术。

1. 为明确诊断，首选的检查是
A. 脑血管造影
B. 头部CT或MRI
C. 脑超声
D. 腰穿
E. 胸部CT

2. 患者出现便秘时，不正确的处理方法是
A. 使用开塞露
B. 腹部按摩
C. 使用缓泻药
D. 用肥皂水灌肠
E. 鼓励患者多食蔬菜水果

3. 医生在手术中放置了脑室引流，术后引流管护理不妥的是
A. 引流管开口高于侧脑室平面15cm
B. 妥善固定引流管
C. 每日引流量以不超过500ml为宜
D. 定时无菌生理盐水冲洗
E. 观察并记录引流液的量和性状

参考答案与解析

【参考答案】

一、A1型题

1. D　2. A　3. A　4. D　5. D

二、A2型题

1. B　2. B　3. C　4. D　5. C　6. B

三、A3/A4型题

1. B　2. D　3. D

【解析】

扫码查看
相关内容

第三节　头皮损伤患者的护理

历年高频考点

考点1：头皮裂伤现场急救可加压包扎止血，在伤后24小时内清创缝合。

考点2：帽状腱膜下血肿触诊有波动感，血肿较大时可在无菌操作下，行血肿穿刺抽出积血，再加压包扎。

考点3：头皮撕脱伤是最严重的头皮损伤，完全撕脱的头皮不做任何处理，用无菌敷料包裹，隔水放置于有冰块的容器内随患者一起迅速送至医院。

经典习题演练

一、A1型题

（每一道试题下面有A、B、C、D、E五个备选答案，请从中选择一个最佳答案）

1. 头皮裂伤清创的最佳时限，最迟应在
   A. 8小时内
   B. 12小时内
   C. 24小时内
   D. 48小时内
   E. 72小时内
2. 头部外伤后，最常扪及头皮下波动的是
   A. 皮下血肿
   B. 帽状腱膜下血肿
   C. 骨膜下血肿
   D. 皮下积液
   E. 皮下积脓
3. 帽状腱膜下血肿不能吸收者，首选治疗方法是
   A. 切开止血
   B. 应用止血药
   C. 加压包扎，促进血肿吸收
   D. 穿刺引流
   E. 穿刺抽液，加压包扎

二、A2型题

（每一道试题是以一个小案例出现，其下面有A、B、C、D、E五个备选答案，请从中选择一个最佳答案）

患者，男，25岁。因被人砍伤头部致头皮裂伤大出血。现场急救应
A. 立即拨打120求救
B. 立即加压包扎后送医院
C. 立即送医院行清创缝合
D. 立即送医院行CT检查
E. 立即送医院行X线检查

参考答案与解析

【参考答案】

一、A1型题

1. C　2. B　3. E

二、A2型题

B

【解析】

扫码查看
相关内容

第四节 脑损伤患者的护理

历年高频考点

考点1：脑震荡患者在伤后立即出现短暂的意识丧失，一般持续时间不超过30分钟，可出现逆行性遗忘。无须特殊治疗，应卧床休息1~2周。

考点2：CT是目前最常用的检查方法，能清楚显示脑挫裂伤、颅内血肿的部位、范围和程度。MRI能显示轻度脑挫裂伤病灶。

考点3：脑损伤患者最重要的护理问题是清理呼吸道无效，与脑损伤后意识障碍有关。

考点4：观察脑损伤患者生命体征时为了避免患者躁动影响准确性，应先测呼吸，再测脉搏，最后测血压。

考点5：小脑幕上开颅手术后，取健侧或仰卧位，避免切口受压；小脑幕下开颅手术后，应取侧卧或侧俯卧位。

经典习题演练

一、A1型题

（每一道试题下面有A、B、C、D、E五个备选答案，请从中选择一个最佳答案）

1. 不符合脑震荡表现的是
   A. 逆行性遗忘
   B. 颅内压增高
   C. 意识障碍不超过30分钟
   D. 神经系统检查无异常
   E. 脑脊液检查无异常
2. 软脑膜、血管及脑组织同时破裂，伴有外伤性蛛网膜下腔出血者为
   A. 脑裂伤
   B. 脑挫伤
   C. 脑震荡
   D. 急性硬膜下血肿
   E. 急性硬脑膜外血肿
3. 硬脑膜外血肿的典型表现是
   A. 逆行性遗忘
   B. 中间清醒期
   C. 突然呼吸停止
   D. 脑脊液漏
   E. 伤后癫痫
4. 颅脑外伤患者临终状态的瞳孔表现是
   A. 一侧瞳孔缩小，对光反射迟钝
   B. 一侧瞳孔放大，对光反射迟钝
   C. 一侧瞳孔散大，对光反射消失
   D. 双侧瞳孔大小多变，对光反射迟钝
   E. 双侧瞳孔散大，对光反射消失

二、A2型题

（每一道试题是以一个小案例出现，其下面有A、B、C、D、E五个备选答案，请从中选择一个最佳答案）

1. 患者，女，78岁。高血压病史20年，家人探视后突然出现剧烈头痛、头晕、呕吐，进而意识障碍。血压206/110mmHg，CT显示高密度影。治疗需立刻降颅压和镇静。下列哪种药物禁用
   A. 吗啡
   B. 甘露醇
   C. 地西泮
   D. 硝苯地平缓释片
   E. 尼莫地平
2. 患者，男，70岁。因车祸致头部受伤，伤后当即昏迷1小时，清醒后诉头痛，有呕吐。入院8小时，仍未排尿，主诉下腹胀痛。查体见下腹膀胱区隆起，耻骨联合上叩诊呈实音。目前其主要护理问题是
   A. 下腹疼痛
   B. 潜在呼吸道感染
   C. 体液过多
   D. 尿潴留
   E. 有皮肤完整性受损的危险
3. 患者，女，43岁。被汽车撞倒，头部受伤，唤之睁眼，回答问题错误，检查时躲避刺痛。其格拉斯哥昏迷评分为
   A. 15分
   B. 12分

C. 11 分
D. 8 分
E. 5 分

4. 患者，男，18 岁。因车祸致头部受伤，伤后当即昏迷 1 小时，清醒后诉头痛，有呕吐。右上肢肌力 2 级；脑脊液检查有红细胞。观察该患者的生命体征的顺序是
A. 脉搏、呼吸、血压
B. 血压、脉搏、呼吸
C. 脉搏、血压、呼吸
D. 呼吸、血压、脉搏
E. 呼吸、脉搏、血压

三、A3/A4 型题

（每个案例下设若干道试题。请根据试题所提供的信息，在每一道试题下面的 A、B、C、D、E 五个备选答案中选择一个最佳答案）

（1~2 题共用题干）

患者，男，23 岁。因车祸致头部受伤，伤后当即昏迷 1 小时，清醒后诉头痛，有呕吐。右上肢肌力 2 级；脑脊液检查有红细胞；CT 扫描见左额顶叶低密度灶，其中有散在点状高密度影。

1. 目前的关键处理措施是
A. 静卧
B. 床头抬高 15°~30°
C. 营养支持
D. 应用抗生素
E. 防止脑水肿

2. 目前患者病情观察的重点在于及时发现
A. 呼吸道梗阻
B. 颅内压增高，脑疝
C. 压疮
D. 水、电解质紊乱
E. 感染

（3~6 题共用题干）

患者，女，42 岁。从高处跌下，头部着地，当时昏迷约 10 分钟后清醒，左耳道流出血性液体，被家属送来急诊。

3. 护士首先应采取的措施是
A. 安慰患者
B. 测量生命体征
C. 建立静脉通道
D. 清洁消毒耳道
E. 查看有无合并伤

4. 对明确诊断最有价值的辅助检查是
A. CT
B. B 超
C. 心电图
D. 胸部 X 线
E. 血常规

5. 提示合并颅内血肿的症状是
A. 高热
B. 寒战
C. 失语
D. 胸闷
E. 气短

6. 经过急救后，患者意识清楚，拟采取进一步治疗。患者因认为医院过度治疗，所以拒绝治疗。正确的处理措施是
A. 强迫治疗
B. 请医生处理
C. 请护士长处理
D. 与家属共同劝慰
E. 冷处理，待患者平静后进行劝说

参考答案与解析

【参考答案】

一、A1 型题

1. B　2. A　3. B　4. E

二、A2 型题

1. A　2. D　3. C　4. E

三、A3/A4 型题

1. E　2. B　3. B　4. A　5. C　6. D

【解析】

扫码查看
相关内容

第五节　脑血管疾病患者的护理

历年高频考点

考点1：脑出血最常见的原因为高血压动脉硬化。蛛网膜下腔出血最常见的病因为先天性脑动脉瘤。缺血性脑血管疾病的病因也多为动脉硬化，其中脑栓塞常为颅外其他部位病变所引起。

考点2：脑血栓形成多发生于有动脉硬化、糖尿病、高脂血症的中老年人，一般无意识障碍，进展缓慢，常在睡眠或安静休息时由于血压过低、血流减慢、血黏度增加等因素促使血栓形成而发病。

考点3：脑出血在CT图像上呈高密度影；脑缺血在CT图像上呈低密度影。蛛网膜下腔出血需做脑血管造影。

考点4：病情稳定后，特别是脑血栓患者的瘫痪肢体在发病1周后就应进行康复期功能训练。长期服用微量阿司匹林（75~150mg），饭后服用，防止血栓形成。

经典习题演练

一、A1型题

（每一道试题下面有A、B、C、D、E五个备选答案，请从中选择一个最佳答案）

1. 脑出血的好发部位在
   A. 大脑
   B. 小脑
   C. 脑桥
   D. 脑干
   E. 内囊
2. 属于出血性脑血管疾病的是
   A. 短暂性脑缺血发作
   B. 蛛网膜下腔出血
   C. 脑梗死
   D. 脑血栓形成
   E. 脑栓塞
3. 脑出血以内囊出血最常见，其特征性的临床表现为
   A. 同侧偏瘫
   B. 对侧偏瘫
   C. 同侧偏盲
   D. 三偏症
   E. 交叉性偏瘫
4. 缺血性脑血管疾病的主要治疗措施是
   A. 血管扩张药
   B. 利尿药
   C. 脱水剂
   D. 抗凝治疗
   E. 镇静药
5. 蛛网膜下腔出血患者可表现出的神经系统典型特征是
   A. 失语
   B. 偏瘫
   C. 静止性震颤
   D. 脑膜刺激征
   E. 醉汉步态

二、A2型题

（每一道试题是以一个小案例出现，其下面有A、B、C、D、E五个备选答案，请从中选择一个最佳答案）

1. 患者，女，67岁。脑动脉硬化病史5年。因与家人发生矛盾，突然出现眩晕、枕后痛，呕吐，伴共济失调和眼球震颤，很快出现意识模糊。CT显示高密度影。根据临床特点，判断出血部位是
   A. 脑干
   B. 脑桥
   C. 小脑
   D. 内囊
   E. 蛛网膜下腔
2. 患者，男，30岁。因突然头痛、呕吐，脑膜刺激征阳性入院。初步诊断为蛛网膜下腔出血。病因诊断主要依靠
   A. 脑脊液检查
   B. CT检查
   C. MRI检查

D. 脑血管造影
E. 脑超声检查

3. 患者，女，70岁。高血压病史15年。晨起发现右侧肢体瘫痪，当时意识清楚，被家人送到医院进行治疗。CT结果为低密度影。选择溶栓的时间是
A. 发病后2小时内
B. 发病后3小时内
C. 发病后4小时内
D. 发病后5小时内
E. 发病6小时内

4. 患者，女，58岁。高血压病史10年。因情绪激动后出现剧烈头痛、呕吐，测血压220/110mmHg，意识障碍，大小便失禁。CT显示高密度影。最恰当的护理措施是
A. 发病1~12小时内避免搬动患者，患者侧卧位，头部稍抬高
B. 发病12~24小时内避免搬动患者，患者侧卧位，头部稍抬高
C. 发病24~48小时内避免搬动患者，患者侧卧位，头部稍抬高
D. 发病48~72小时内避免搬动患者，患者侧卧位，头部稍抬高
E. 发病72~96小时内避免搬动患者，患者侧卧位，头部稍抬高

5. 患者，女，66岁。在家宴请客人时突然跌倒在地，当时意识清醒，自己从地上爬起，后因左侧肢体无力再次跌倒，并出现大小便失禁，随后意识丧失呈嗜睡状态，以“脑出血”入院。该患者可能出现的并发症是
A. 呼吸衰竭
B. 肾衰竭
C. 心力衰竭
D. 脑疝
E. DIC

6. 患者，男，80岁。因脑出血入院。现出现意识模糊，频繁呕吐。右侧瞳孔大，血压208/120mmHg，左侧偏瘫。应禁止使用的护理措施为
A. 绝对卧床休息，头偏向一侧
B. 应用脱水，降颅压治疗
C. 遵医嘱降血压
D. 置瘫痪肢体功能位
E. 协助生活护理，采用灌肠保持大便通畅

7. 患者，男，81岁。患脑动脉硬化，医嘱服用阿司匹林。该药物治疗的原理是
A. 扩张小动脉
B. 扩张小静脉
C. 降低血液黏滞度
D. 增加血管壁弹性
E. 降低毛细血管通透性

8. 患者，女，55岁。因脑室出血行侧脑室外引流。术后连接引流瓶，妥善固定引流管和引流瓶。引流管开口的位置在
A. 低于侧脑室平面60cm
B. 高于侧脑室平面10~15cm
C. 低于侧脑室平面15~30cm
D. 高于侧脑室平面25~30cm
E. 与侧脑室平面平齐

9. 患者，男，60岁。有高血压病史30年，在家做家务活动时突发头晕，随即倒地，急送医院检查，患者呈昏迷状态，左侧肢体偏瘫，头颅CT示高密度阴影。最可能的诊断是
A. 蛛网膜下腔出血
B. 脑血栓形成
C. 脑栓塞
D. 脑出血
E. 短暂性脑缺血发作

三、A3/A4型题

（每个案例下设若干道试题。请根据试题所提供的信息，在每一道试题下面的A、B、C、D、E五个备选答案中选择一个最佳答案）

（1~2题共用题干）

患者，女，48岁。晚餐后洗衣时突然出现剧烈头痛，恶心、喷射状呕吐，随后意识模糊，被家人送到医院。急行CT检查，图像上呈高密度影，脑膜刺激征阳性，无肢体瘫痪。既往体健。

1. 该病的临床诊断是
A. 脑出血
B. 脑血栓
C. 脑梗死
D. 蛛网膜下腔出血
E. 短暂性脑缺血发作

2. 本病最常见的病因为
A. 先天性脑动脉瘤
B. 高血压
C. 血小板减少
D. 凝血机制障碍
E. 低血压

（3~5题共用题干）

患者，男，65岁。因右侧肢体活动不便4小时入院。患者神志清楚。有高血压及糖尿病史，曾有过短暂性脑缺血发作史。右侧肢体肌力为2级。

3. 确诊最有价值的辅助检查是
   A. 头颅 CT 或 MRI
   B. 肌电图
   C. 腰穿
   D. 脑血管造影
   E. 颈部血管超声
4. 如行 CT 检查无高密度显影，此患者可诊断为
   A. 脑出血
   B. 脑梗死
   C. 蛛网膜下腔出血
   D. 颅内肿瘤
   E. 硬膜下血肿
5. 该疾病最常见的病因是
   A. 劳累
   B. 伤风感冒
   C. 动脉粥样硬化
   D. 肥胖
   E. 动脉瘤

参考答案与解析

【参考答案】

一、A1 型题

1. E　2. B　3. D　4. D　5. D

二、A2 型题

1. C　2. D　3. E　4. C　5. D　6. E　7. C　8. B　9. D

三、A3/A4 型题

1. D　2. A　3. A　4. B　5. C

【解析】

扫码查看
相关内容

第六节　三叉神经痛患者的护理

历年高频考点

考点 1：三叉神经痛大多为单侧，发作常无预兆，患者常描述成撕裂样、触电样、闪电样、针刺样、刀割样或烧灼样剧痛，疼痛历时数秒至数分钟，突发突止，间歇期正常。在上唇外侧、鼻翼、颊部、舌等处稍加触动即可诱发，故称“扳机点”。

考点 2：卡马西平是三叉神经痛首选药，服用卡马西平期间不要独自外出，不能开车或高空作业。

经典习题演练

一、A1 型题

（每一道试题下面有 A、B、C、D、E 五个备选答案，请从中选择一个最佳答案）

下列不是三叉神经痛特点的是
   A. 疼痛大多为单侧
   B. 疼痛发作常无预兆
   C. 疼痛常呈撕裂样、触电样、闪电样疼痛
   D. 上唇外侧、鼻翼、颊部、舌等处存在“扳机点”
   E. 间歇期可有轻度疼痛

二、A2 型题

（每一道试题是以一个小案例出现，其下面有 A、B、C、D、E 五个备选答案，请从中选择一个最佳答案）

患者，男，41 岁。既往体健。近日因寒冷突然出现左侧面部剧痛，诊断为三叉神经痛。首选的治疗药物是
   A. 阿司匹林
   B. 6-氨基己酸
   C. 卡马西平
   D. 地西泮
   E. 新斯的明

参考答案与解析

【参考答案】

一、A1 型题

E

二、A2 型题

C

【解析】

扫码查看
相关内容

第七节　急性炎性脱髓鞘性多发性神经病患者的护理

历年高频考点

考点 1：急性炎性脱髓鞘性多发性神经病又称吉兰-巴雷综合征（GBS），是一种自身免疫性疾病，主要侵犯脊神经根、脊神经和脑神经，主要病变是周围神经广泛的炎症节段性脱髓鞘。

考点 2：吉兰-巴雷综合征（GBS）首发症状为四肢对称性无力，从双下肢开始，临床特征为急性、对称性、弛缓性肢体瘫痪及脑脊液蛋白细胞分离现象。急性呼吸衰竭是本病死亡的主要原因。

经典习题演练

A1 型题

（每一道试题下面有 A、B、C、D、E 五个备选答案，请从中选择一个最佳答案）

1. 急性炎性脱髓鞘性多发性神经病累及的部位有
   A. 神经末梢、脊神经根、脑神经
   B. 神经末梢、脊神经根、脑干
   C. 神经末梢、脑神经根、脊髓
   D. 神经末梢、脑神经、脊髓
   E. 脊神经、脑神经、脑干
2. 急性炎性脱髓鞘性多发性神经病的主要临床表现是
   A. 肢体对称性麻木
   B. 肢体对称性无力
   C. 发作性肢体无力
   D. 发作性肢体麻木
   E. 双侧眼外肌瘫痪
3. 急性炎性脱髓鞘性多发性神经病的主要临床表现是
   A. 四肢痉挛性瘫痪手套-袜子型感觉障碍
   B. 四肢松弛性瘫痪伴手套-袜子型感觉障碍
   C. 一侧周围性面瘫
   D. 括约肌功能障碍
   E. 呼吸肌麻痹
4. 吉兰-巴雷综合征的典型临床表现之一为四肢远端
   A. 感觉障碍比运动障碍明显
   B. 感觉和运动障碍均十分严重
   C. 仅有感觉障碍
   D. 疼痛明显
   E. 感觉障碍比运动障碍轻
5. 吉兰-巴雷综合征脑脊液蛋白细胞分离现象开始出现于
   A. 起病后 1 周
   B. 起病后 1~2 周
   C. 起病后 3 周
   D. 起病后 4 周
   E. 起病后 1 个月
6. 吉兰-巴雷综合征患者典型的脑脊液改变为
   A. 细胞数减少，蛋白降低
   B. 氯化物降低
   C. 细胞数正常，蛋白增高
   D. 葡萄糖降低
   E. 淋巴细胞增多
7. 关于急性炎性脱髓鞘性多发性神经病患者的健康

教育，正确的叙述是
A. 必要时行气管切开
B. 无生命危险
C. 可应用镇静药物治疗
D. 禁食水
E. 给予高流量吸氧

参考答案与解析

【参考答案】

A1 型题

1. A 2. B 3. B 4. E 5. C 6. C 7. A

【解析】

扫码查看
相关内容

第八节 帕金森病患者的护理

历年高频考点

考点 1：帕金森病是一种较为常见的黑质和黑质纹状体通路变性的慢性疾病，临床以静止性震颤、肌强直、运动减少和体位不稳为主要特征，好发于 50 岁以上的中老年。

考点 2：帕金森病患者饮食以高热量、高维生素、低脂、适量优质蛋白饮食为主，并及时补充水分，蛋白不宜盲目给予过多，以免降低左旋多巴类药物的疗效。为不影响左旋多巴的疗效，嘱患者不应同时服维生素 B_6。

经典习题演练

一、A1 型题

（每一道试题下面有 A、B、C、D、E 五个备选答案，请从中选择一个最佳答案）

1. 帕金森病患者的典型震颤是
A. 静止性震颤
B. 意向性震颤
C. 姿态性震颤
D. 扑翼样震颤
E. 动作性震颤

2. 帕金森病的典型表现为
A. 日常活动受限
B. 静止性震颤
C. 肌强直
D. 言语障碍
E. 运动减少

二、A2 型题

（每一道试题是以一个小案例出现，其下面有 A、B、C、D、E 五个备选答案，请从中选择一个最佳答案）

1. 患者，女，72 岁。患帕金森病 5 年。随诊中患者表示现在多以碎步、前冲动作行走，并对此感到害怕。患者进行行走训练时，护士应提醒患者避免
A. 思想尽量放松
B. 尽量跨大步
C. 脚尽量抬高
D. 双臂尽量摆动
E. 将注意力集中于地面

2. 帕金森病患者出现面部表情呆板，活动笨拙，起床、翻身、步行及转身都迟缓，手指精细动作困难，拟给予药物治疗，对于药物治疗的叙述正确的是
A. 从小剂量开始缓慢递增
B. 用足量以达到满意疗效
C. 一旦症状改善即可逐渐减量
D. 首选抗胆碱能药物

E. 在晚上加用单氨氧化酶

三、A3/A4 型题

（每个案例下设若干道试题。请根据试题所提供的信息，在每一道试题下面的 A、B、C、D、E 五个备选答案中选择一个最佳答案）

（1~2 题共用题干）

患者，男性，71 岁。2 年来无诱因逐渐出现行动缓慢，行走时上肢无摆动，前倾屈曲体态。四肢肌张力增高。无智力和感觉障碍，无锥体束损害征。

1. 选择最适当的治疗药物是
   A. 苯海索
   B. 复方左旋多巴
   C. 司来吉兰
   D. 溴隐亭
   E. 维生素 E
2. 选用上述治疗的目的是
   A. 治愈疾病
   B. 阻止疾病的进行
   C. 改善症状
   D. 预防并发症
   E. 增强体质

参考答案与解析

【参考答案】

一、A1 型题

1. A　2. B

二、A2 型题

1. E　2. A

三、A3/A4 型题

1. B　2. C

【解析】

扫码查看
相关内容

第九节　癫痫患者的护理

历年高频考点

考点 1：原发性癫痫又称特发性癫痫，是指病因未明，未能确定脑内有器质性病变者，主要由遗传因素所致，药物治疗效果较好。继发性癫痫又称症状性癫痫，由脑内器质性病变和代谢疾病所致。

考点 2：全面性发作特征是发作时伴有意识障碍或以意识障碍为首发症状。

考点 3：癫痫持续状态是指一次癫痫发作持续 30 分钟以上，或连续多次发作、发作间期意识或神经功能未恢复至正常水平。

考点 4：癫痫发作时脑电图检查有重要诊断价值，头颅 X 线平片、脑血管造影、头颅 CT 及 MRI 检查有助于发现继发性癫痫的病因，但不能作为癫痫的诊断依据。

考点 5：一般类型的癫痫首选卡马西平，失神发作首选乙琥胺，强直性发作首选苯妥英钠。长期用药者在完全控制发作后应再持续服药 3~5 年，最好单一药物治疗。癫痫持续状态首先给地西泮 10~20mg 静脉注射。

考点 6：禁止癫痫患者从事带有危险的活动，如攀高、游泳、驾驶、带电作业等，以免发作时有生命危险。

经典习题演练

一、A1 型题

（每一道试题下面有 A、B、C、D、E 五个备选答案，请从中选择一个最佳答案）

1. 下列不是癫痫全身性强直阵挛发作表现的是
   A. 尖叫一声后倒地
   B. 瞳孔缩小
   C. 全身肌肉强直收缩
   D. 眼球上翻
   E. 小便失禁

2. 关于癫痫患者长期服药的描述，正确的是
   A. 服药量要大
   B. 采用顿服法
   C. 症状控制后及时停药
   D. 最好单一药物治疗
   E. 根据病情随时增减药量
3. 下列不符合癫痫药物治疗原则的是
   A. 大剂量开始
   B. 单一用药无效者可联合用药
   C. 达疗效后继续正规用药
   D. 连续3年无发作后可缓慢减量
   E. 以小剂量维持后停药
4. 癫痫患者强直阵挛发作的特征性表现是
   A. 某种活动突然中断
   B. 意识丧失和全身对称性抽搐
   C. 连续多次发作，且有意识障碍
   D. 机械动作持续时间长
   E. 表情呆滞，肌肉强直
5. 癫痫持续状态最具特征性的检查是
   A. CT
   B. 脑电图
   C. 磁共振成像
   D. 生化检查
   E. 抽脑脊液
6. 对癫痫患者进行评估，目前最常用的辅助检查方法是
   A. 超声
   B. 颅脑 MRI
   C. 头颅 CT
   D. 脑电图
   E. 头部 X 线摄片
7. 癫痫持续状态的首选药物是
   A. 地西泮
   B. 三唑仑
   C. 硫喷妥钠
   D. 巴比妥类
   E. 水合氯醛

二、A2 型题

（每一道试题是以一个小案例出现，其下面有 A、B、C、D、E 五个备选答案，请从中选择一个最佳答案）

患者，男，28岁。原有癫痫大发作史，今晨起有多次抽搐发作，间歇期意识模糊，二便失禁，中午来院急诊。紧急处理措施是
   A. 鼻饲抗癫痫药
   B. 静脉注射地西泮
   C. 肌内注射苯巴比妥
   D. 0.1%水合氯醛保留灌肠
   E. 20%甘露醇静脉滴注

参考答案与解析

【参考答案】

一、A1 型题

1. B　2. D　3. A　4. B　5. B　6. D　7. A

二、A2 型题

B

【解析】

扫码查看
相关内容

第十节　化脓性脑膜炎患者的护理

历年高频考点

考点1：化脓性脑膜炎最常见致病菌是流感嗜血杆菌、肺炎链球菌和脑膜炎球菌，新生儿及小于2个月的患儿以革兰阴性杆菌为主，如大肠埃希菌。脑脊液检查为本病确诊的重要依据。

考点2：化脓性脑膜炎表现为颅内压增高和脑膜刺激症状。脑膜炎球菌菌血症时皮肤出现出血点或瘀斑为典型体征。硬脑膜下积液为常见并发症。

考点3：脑膜炎球菌和肺炎链球菌应选青霉素、

氨苄西林或头孢三代；流感嗜血杆菌应选氨苄西林或头孢三代。应用抗生素 2~3 天后，复查脑脊液。

经典习题演练

一、A1 型题

（每一道试题下面有 A、B、C、D、E 五个备选答案，请从中选择一个最佳答案）

1. 化脓性脑膜炎的脑脊液与结核性脑膜炎的脑脊液最主要的不同点是

　A. 细胞数增多
　B. 蛋白增多
　C. 糖含量降低
　D. 外面浑浊甚至脓样
　E. 可以检出细菌

2. 婴幼儿化脓性脑膜炎最常见的细菌是

　A. 肺炎链球菌
　B. 大肠埃希菌
　C. 葡萄球菌
　D. 溶血性链球菌
　E. 铜绿假单胞菌

3. 新生儿化脓性脑膜炎最常见的致病菌是

　A. 葡萄球菌
　B. 肺炎链球菌
　C. 大肠埃希菌
　D. 脑膜炎奈瑟菌
　E. 铜绿假单胞菌

4. 典型的化脓性脑膜炎脑脊液改变是

　A. 细胞数增多、蛋白增多、糖增多
　B. 细胞数增多、蛋白增多、糖正常
　C. 细胞数增多、蛋白正常、糖增多
　D. 细胞数正常、蛋白增多、糖下降
　E. 细胞数增多、蛋白增多、糖下降

5. 确诊化脓性脑膜炎的主要依据是

　A. 病史
　B. 临床表现
　C. 脑脊液病原学检查
　D. 脑超声波检查
　E. 头部 CT

二、A2 型题

（每一道试题是以一个小案例出现，其下面有 A、B、C、D、E 五个备选答案，请从中选择一个最佳答案）

1. 患者，男，20 岁。患中耳炎 1 年。3 天前感冒，出现发热，体温 38℃，继而出现剧烈头痛、呕吐、抽搐和意识障碍。送到医院查血白细胞 13×10^9/L，颈项强直，脑脊液培养肺炎链球菌。使用青霉素抗感染。使用抗生素几天后应复查脑脊液

　A. 1~2 天
　B. 2~3 天
　C. 3~4 天
　D. 4~5 天
　E. 5~6 天

2. 患儿，男，6 个月。诊断为化脓性脑膜炎。经抗生素治疗 1 周后热退，病情好转。复查脑脊液细胞数由 1500×10^9/L 降至 50×10^9/L。近 2 天又开始发热，体温 39.8℃，并出现频繁呕吐，可能并发了

　A. 硬膜下积液
　B. 脑性瘫痪
　C. 胶质细胞瘤
　D. 蛛网膜下腔出血
　E. 神经母细胞瘤

参考答案与解析

【参考答案】

一、A1 型题

1. D　2. A　3. C　4. E　5. C

二、A2 型题

1. B　2. A

【解析】

扫码查看
相关内容

第十一节 病毒性脑膜脑炎患者的护理

历年高频考点

考点1：病毒性脑膜炎多因肠道病毒（即脊髓灰质炎病毒、柯萨奇病毒及埃可病毒）侵袭脑膜而出现脑膜刺激征，脑脊液中淋巴细胞增多。病程多在2周以内。脑脊液检查一般糖和氯化物均正常。

考点2：及早对病毒性脑膜炎患儿肢体肌肉进行按摩及做伸缩运动，鼓励并协助患儿进行肢体主动功能锻炼。

经典习题演练

一、A1型题

（每一道试题下面有A、B、C、D、E五个备选答案，请从中选择一个最佳答案）

1. 病毒性脑膜炎患儿的脑脊液检查结果中可出现
   A. 外观浑浊
   B. 压力降低
   C. 细胞数减少
   D. 蛋白质正常
   E. 糖和氯化物正常
2. 单纯疱疹病毒引起的病毒性脑炎，病变主要集中在
   A. 小脑
   B. 顶叶、枕叶
   C. 中央沟两侧
   D. 额叶、顶叶
   E. 额叶、颞叶
3. 单纯性疱疹病毒性脑炎首选的治疗药物是
   A. 吗啉胍
   B. 干扰素
   C. 利巴韦林
   D. 阿糖胞苷
   E. 阿昔洛韦
4. 小儿病毒性脑膜脑炎常见的病原体为
   A. 肠道病毒
   B. 虫媒病毒
   C. 腮腺炎病毒
   D. 疱疹病毒
   E. 脊髓灰质炎病毒
5. 病毒性脑膜脑炎恢复期血清特异性抗体滴度高于急性期才有诊断价值，恢复期高于急性期的倍数应是
   A. 1倍
   B. 1.5倍
   C. 2.5倍
   D. 4倍
   E. 5倍

二、A2型题

（每一道试题是以一个小案例出现，其下面有A、B、C、D、E五个备选答案，请从中选择一个最佳答案）

患儿，女，9岁。患病毒性脑膜脑炎入院。入院当日患儿突然出现全身抽搐，喷射性呕吐，口腔及气管内有大量呕吐物。护士应立即采取的措施是
A. 给予氧气吸入
B. 约束四肢，制止抽搐
C. 吸引器吸出呼吸道内异物
D. 应用镇静药物，控制抽搐
E. 开通静脉通道，应用脱水药物

三、A3/A4型题

（每个案例下设若干道试题。请根据试题所提供的信息，在每一道试题下面的A、B、C、D、E五个备选答案中选择一个最佳答案）

（1~2题共用题干）

患儿，男，4岁。因“发热、头痛2天”入院。入院后出现喷射状呕吐3次，嗜睡，T 39℃。脑脊液检查：无色透明，中性粒细胞增多，糖、氯化物正常。

1. 该患儿最可能的诊断是
   A. 新型隐球菌脑膜炎
   B. 急性感染性多发性神经根炎
   C. 结核性脑膜炎

D. 化脓性脑膜炎
E. 病毒性脑膜炎

2. 应首先执行的护理措施是
A. 密切观察瞳孔及呼吸变化
B. 气管切开
C. 肌内注射布桂嗪
D. 鼻饲
E. 降温处理

参考答案与解析

【参考答案】

一、A1 型题

1. E　2. E　3. E　4. A　5. D

二、A2 型题

C

三、A3/A4 型题

1. E　2. E

【解析】

扫码查看
相关内容

第十二节　小儿惊厥的护理

历年高频考点

考点 1：小儿惊厥发生率是成人的 10~15 倍，是儿科常见的急症，其中高热惊厥最常见。故小儿出现呼吸道感染时，应严密观察体温变化，防止出现过高体温。

考点 2：小儿惊厥发作时应就地抢救，不要搬运，立即松解患儿衣服领口，让患儿去枕平卧位，头偏向一侧，以防衣服对颈、胸部的束缚影响呼吸及呕吐物误吸发生窒息。

经典习题演练

一、A1 型题

（每一道试题下面有 A、B、C、D、E 五个备选答案，请从中选择一个最佳答案）

1. 小儿惊厥是儿科常见的急症，其发生率是成人的
A. 5~7 倍
B. 8~10 倍
C. 10~15 倍
D. 15~18 倍
E. 20 倍

2. 小儿惊厥最常见的类型是
A. 颅内占位性病变所致惊厥
B. 脑膜炎所致惊厥
C. 高热惊厥
D. 颅脑损伤所致惊厥
E. 低血钙所致惊厥

3. 小儿惊厥发作时，应首先做的护理工作是
A. 立即送入抢救室
B. 立即解松衣领，平卧头侧位
C. 将舌轻轻向外牵拉
D. 手心和腋下放入纱布
E. 置牙垫于上下磨牙之间

二、A3/A4 型题

（每个案例下设若干道试题。请根据试题所提供的信息，在每一道试题下面的 A、B、C、D、E 五个备选答案中选择一个最佳答案）

（1~3 题共用题干）

患儿，女，1 岁。因咳嗽、发热 1 天就诊。查体：精神萎靡，体温 40℃，双肺可闻少许湿啰音，心脏听诊无明显异常。WBC 18.4×10^{9}/L，Hb 114g/L，胸片提示双肺感染性病变。门诊诊断“肺部感染”。予头孢类抗生素抗感染治疗。在输液过程中患儿突然出现抽搐、惊厥。

1. 引起患儿惊厥最可能的原因是
A. 药物中毒

B. 高热惊厥
C. 心脏病
D. 贫血
E. 窒息
2. 护士应首先采取的措施是
A. 通知医生
B. 停止输液
C. 给予氧气吸入
D. 立即约束患儿
E. 加床档
3. 护士应准备的急救药品是
A. 地塞米松
B. 地西泮
C. 肾上腺素
D. 异丙嗪
E. 赖氨酸阿司匹林

参考答案与解析

【参考答案】

一、A1 型题

1. C 2. C 3. B

二、A3/A4 型题

1. B 2. A 3. B

【解析】

扫码查看
相关内容

第十七章　生命发展保健

第一节　计划生育

历年高频考点

考点1：宫内节育器放置术适用于凡育龄妇女无禁忌证者（无任何异常），放置时间为月经干净后3~7天无性交或产后42天或人工流产术后即刻，哺乳期放置应先排除早孕。术后休息3天，1周内避免重体力劳动；禁性生活及盆浴2周，保持外阴清洁。

考点2：宫内节育器的不良反应或并发症有出血、腰酸腹胀、感染、节育器嵌顿、节育器异位。

考点3：无病用药，有病用套。避孕药的适应证为育龄健康妇女，有各种急慢性疾病者选择避孕套。子宫畸形者首选避孕药。避孕药物不良反应有类早孕反应、月经改变、体重增加、色素沉着。

考点4：非孕妇女经腹输卵管结扎术手术时间选择在月经结束后3~7天。24小时内两次体温达37.5℃或以上者应更改手术时间。

经典习题演练

一、A1 型题

（每一道试题下面有A、B、C、D、E五个备选答案，请从中选择一个最佳答案）

1. 宫内节育器的避孕原理主要是
   A. 抑制卵巢排卵
   B. 影响精子获能
   C. 阻止精子与卵子相遇
   D. 阻止精子进入宫腔
   E. 干扰受精卵着床
2. 不是宫内节育器放置禁忌证的是
   A. 月经稀发
   B. 生殖道急、慢性炎症
   C. 生殖器官肿瘤
   D. 宫颈内口松弛
   E. 子宫畸形
3. 不宜放置宫内节育器的是
   A. 阴道炎治疗中
   B. 月经干净后3~7天
   C. 哺乳期已排除早孕
   D. 剖宫产术后半年，月经已复潮
   E. 人工流产术后
4. 放置宫内节育器适应证为
   A. 月经过多
   B. 宫颈内口松弛
   C. 子宫脱垂
   D. 剖宫产后半年
   E. 生殖道炎症
5. 宫内节育器并发症不包括
   A. 感染
   B. 出血
   C. 子宫穿孔
   D. 腰酸
   E. 闭经
6. 不属于短效口服避孕药禁忌证的是
   A. 哺乳期
   B. 慢性宫颈炎
   C. 乳腺癌根治术后
   D. 血栓性静脉炎
   E. 乙型病毒性肝炎
7. 口服避孕药不良反应不包括
   A. 短期闭经
   B. 体重增加
   C. 卵巢肿瘤
   D. 类早孕反应
   E. 色素沉着
8. 人工流产负压吸宫术适用于妊娠时间最多不超过
   A. 妊娠6周
   B. 妊娠8周
   C. 妊娠10周

D. 妊娠 12 周
E. 妊娠 14 周

9. 妊娠 60 天时终止妊娠，最常用的方法是
A. 钳刮术
B. 负压吸宫术
C. 静脉滴注催产素
D. 利凡诺羊膜腔内注射
E. 药物流产

10. 输卵管绝育术的作用是
A. 抑制排卵
B. 杀灭精子
C. 阻止精子与卵子相遇
D. 降低宫颈黏液的黏稠度
E. 降低精子存活率

11. 非妊娠期输卵管结扎最适宜的时间是
A. 月经干净后 3~7 天
B. 月经来潮前 3~7 天
C. 月经来潮 3~7 天
D. 月经干净后 8~10 天
E. 月经干净后 1~2 天

12. 关于避孕药的叙述，不正确的是
A. 抑制下丘脑促性腺激素释放，抑制排卵
B. 使子宫内膜萎缩，不利于孕卵着床
C. 是人工合成的雌孕激素复合制剂
D. 出现不良反应主要是雌激素的作用
E. 使子宫颈黏液黏稠，阻碍精子穿过

13. 早孕流产前常规进行盆腔 B 超检查的目的是
A. 明确早孕诊断
B. 了解胚胎着床位置
C. 排除异位妊娠
D. 明确妊娠周数
E. 排除盆腔肿瘤

14. 避孕套在正确使用下，成功避孕的概率可高达
A. 80%
B. 85%
C. 90%
D. 95%
E. 100%

15. 人工流产后，患者应留院观察
A. 1 小时
B. 2 小时
C. 3 小时
D. 4 小时
E. 5 小时

二、A2 型题

（每一道试题是以一个小案例出现，其下面有 A、B、C、D、E 五个备选答案，请从中选择一个最佳答案）

1. 某妇女，42 岁。患慢性肾炎 3 年，半年前因早孕行药物流产，现要求避孕指导。该患者最恰当的避孕措施应是
A. 安全期避孕
B. 口服短效避孕药
C. 皮下埋植避孕
D. 阴茎套避孕
E. 行输卵管结扎术

2. 某对新婚夫妇欲婚后 1 年要孩子，最恰当的避孕方法是
A. 安全期避孕法
B. 口服避孕药
C. 放置宫内节育器
D. 阴茎套
E. 皮下埋植 Norplant Ⅱ

参考答案与解析

【参考答案】

一、A1 型题

1. E　2. A　3. A　4. D　5. E　6. B　7. C　8. C　9. B　10. C　11. A　12. B　13. C　14. D　15. B

二、A2 型题

1. D　2. D

【解析】

扫码查看
相关内容

第二节 孕期保健

历年高频考点

考点 1：妊娠初诊在早孕第 12 周进行。妊娠 20～28 周，每 4 周复诊检查 1 次，28～36 周每 2 周检查 1 次，妊娠 36 周以后每周检查 1 次。产检总数应在 9 次以上，少于 5 次则为产检不足。

考点 2：孕早期如有妊娠剧吐者给予适当的治疗，补充叶酸。孕妇缺乏叶酸可引起胎儿神经管畸形。

考点 3：16～20 周做唐氏筛查，妊娠 24 周做糖尿病筛查，自妊娠 36 周起每周 1 次胎心监护等。胎儿成熟度检查采用 B 超检查胎儿双顶径，双顶径测量值大于 8.5cm 时提示胎儿成熟。胎盘功能检查能间接反应胎儿在宫腔内的状况，12 小时胎动在 30 次以上为正常。孕晚期时若多次测得尿中雌三醇值低于 10mg，表示胎盘功能低下。

经典习题演练

一、A1 型题

（每一道试题下面有 A、B、C、D、E 五个备选答案，请从中选择一个最佳答案）

1. 有关产前检查的描述，不正确的是
   A. 孕中期应检查营养状况
   B. 孕中期应询问有无致畸物质接触史
   C. 孕早期应观察有无流产征象
   D. 孕晚期应注意有无妊娠高血压
   E. 孕中期应定期产检
2. 核型为 47,XX,+21 的唐氏综合征（又称 21-三体综合征）患儿，其双亲核型正常。该病的发病原因可能是
   A. 多基因病
   B. 常染色体显性遗传
   C. 新发生的畸变
   D. 常染色体隐性遗传
   E. X 连锁隐性遗传
3. 某孕妇妊娠 28 周，产前检查均正常。咨询监测胎儿最简单的方法是
   A. 胎心听诊
   B. 自我胎动计数
   C. 测宫高腹围
   D. B 超检查
   E. 干扰受精卵着床

二、A2 型题

（每一道试题是以一个小案例出现，其下面有 A、B、C、D、E 五个备选答案，请从中选择一个最佳答案）

患者，女，25 岁。停经 20 周，感觉到胎动，开始计划给孩子购买衣服、睡床，关心孩子喂养和生活护理的知识，与爱人商量给孩子起名字的问题。这种现象在心理学上称为
A. 筑巢反应
B. 空巢反应
C. 接受
D. 内省
E. 矛盾

参考答案与解析

【参考答案】

一、A1 型题

1. B　2. C　3. B

二、A2 型题

A

【解析】

扫码查看
相关内容

第三节 生长发育

历年高频考点

考点1：自出生到满1周岁之前称为婴儿期。此期为小儿出生后生长发育最迅速的时期，容易发生消化功能紊乱及易患感染性疾病。

考点2：自1周岁后到满3周岁前称为幼儿期。此期应防止意外事件的发生。

考点3：自3岁后到6~7岁入小学前称为学龄前期。此期自我观念开始形成，模仿性强。

考点4：女孩从11~12岁到17~18岁，男孩从13~14岁到18~20岁为青春期。

考点5：出生后6个月内，因从母体获得特异性抗体IgG，暂时形成被动免疫，而很少感染麻疹等传染病。

考点6：新生儿出生时身长平均为50cm；1周岁时达到75cm；2周岁时达到85cm。2~12岁可按下列公式推算：身长（cm）=年龄（岁）×7+75（cm）。

考点7：生后4~10个月乳牙开始萌出，12个月未萌出者为乳牙萌出延迟。约于2岁半乳牙出齐。2岁内乳牙数目为月龄减4~6。

考点8：婴儿出生时前囟为1.5~2.0cm，1岁至1岁半时应闭合。前囟迟闭、过大见于佝偻病、先天性甲状腺功能减低症等。

经典习题演练

一、A1型题

（每一道试题下面有A、B、C、D、E五个备选答案，请从中选择一个最佳答案）

1. 小儿出生后，生长发育最快的阶段是
   A. 新生儿期
   B. 婴儿期
   C. 幼儿期
   D. 学龄前期
   E. 学龄期
2. 人体发育成熟最晚的系统是
   A. 神经系统
   B. 淋巴系统
   C. 消化系统
   D. 呼吸系统
   E. 生殖系统
3. 生长发育遵循的规律正确的是
   A. 自下而上
   B. 由远到近
   C. 由细到粗
   D. 由简单到复杂
   E. 由高级到低级
4. 衡量小儿营养状况最常用的指标是
   A. 身长
   B. 体重
   C. 头围
   D. 胸围
   E. 腹围
5. 下列关于头围的说法正确的是
   A. 出生时平均32cm
   B. 3个月时约34cm
   C. 1岁时约46cm
   D. 2岁时约50cm
   E. 5岁时约54cm
6. 小儿头围与胸围大致相等的年龄是
   A. 出生时
   B. 6个月
   C. 1岁
   D. 1岁半
   E. 2岁
7. 评价小儿生长发育的最常用指标是
   A. 运动能力
   B. 体重、身高、头围、胸围等
   C. 语言发育程度
   D. 智力发育情况
   E. 对外界的反应能力
8. 小儿乳牙出齐的时间是
   A. 1岁至1岁半
   B. 1岁半至2岁
   C. 2岁至2岁半

D. 2岁半至3岁
E. 3岁至3岁半

9. 小儿前囟早闭见于
A. 脑积水
B. 脑出血
C. 小头畸形
D. 硬膜下出血
E. 脑穿通畸形儿

10. 小儿身高发育的第一个加速期是
A. 婴儿期
B. 幼儿期
C. 学龄前期
D. 学龄期
E. 青春期

11. 关于小儿前囟门的描述，正确的是
A. 早闭或过小见于佝偻病
B. 凹陷见于颅内压增高
C. 有的小儿出生时已闭合
D. 出生时大约为3cm×3cm
E. 于出生12~18个月闭合

12. 5岁发育正常的小儿，其平均身高约为
A. 87cm
B. 102cm
C. 103cm
D. 109cm
E. 110cm

二、A2型题

（每一道试题是以一个小案例出现，其下面有A、B、C、D、E五个备选答案，请从中选择一个最佳答案）

1. 患儿，男，2岁。神志清楚，二便正常。查体：头围48cm，胸围49cm，身长85cm。该小儿的体重是
A. 6kg
B. 8kg
C. 10kg
D. 12kg
E. 14kg

2. 患儿，女，1岁。为了解其生长发育的程度，对其进行查体。测量头围46cm，其胸围是
A. 34cm
B. 38cm
C. 40cm
D. 46cm
E. 50cm

3. 某4岁小儿，生长发育良好，估算其体重约为
A. 20kg
B. 16kg
C. 12kg
D. 22kg
E. 10kg

三、A3/A4型题

（每个案例下设若干道试题。请根据试题所提供的信息，在每一道试题下面的A、B、C、D、E五个备选答案中选择一个最佳答案）

（1~3题共用题干）

患儿，男，1岁2个月。到医院检查身体，体重9.2kg，身高78cm，头围46cm，囟门尚未关闭。

1. 家长十分着急，询问护士小儿囟门关闭最迟的时间，回答是
A. 12个月
B. 14个月
C. 16个月
D. 18个月
E. 20个月

2. 小儿囟门关闭延迟常见的原因是
A. 脑萎缩
B. 小头畸形
C. 脑发育不良
D. 胆红素脑病
E. 维生素D缺乏性佝偻病

3. 护士给予的正确指导是
A. 暂停户外活动
B. 增加脂肪供给
C. 增加蛋白质供给
D. 增加户外活动
E. 预防交叉感染

参考答案与解析

【参考答案】

一、A1 型题

1. B 2. E 3. D 4. B 5. C 6. C 7. B 8. C 9. C 10. A 11. E 12. E

二、A2 型题

1. D 2. D 3. B

三、A3/A4 型题

1. D 2. E 3. D

【解析】

扫码查看
相关内容

第四节 小儿保健

历年高频考点

考点 1：生后第 1 周内的新生儿发病率和死亡率极高，占新生儿死亡总人数的 70%左右。故新生儿保健重点应在生后 1 周内。

考点 2：出生后按时接种卡介苗和乙肝疫苗。出生两周后应口服维生素 D，预防佝偻病的发生。

考点 3：辅食添加的原则。春夏秋冬，汁泥末碎；由稀到稠，由细到粗。即 1~3 月补充鱼肝油、果汁，4~6 月补充蛋黄泥、菜泥，7~9 月补充肉末、烂面，10~12 月补充碎肉、面条。

考点 4：断奶应采用渐进方式，时间选择在月龄 10~12 个月，以春、秋季节较为适宜。

考点 5：婴儿期就可以开始大小便训练和视、听能力训练。婴儿 3 个月后可以把尿，小便训练可从 6 个月开始。

考点 6：过敏性休克、晕针、过敏性皮疹、全身感染等异常反应发生于少数人，临床症状较重。故接种后一般要在医生或护士的监护下观察 30 分钟，确定没有不良反应后才能离开。

经典习题演练

一、A1 型题

（每一道试题下面有 A、B、C、D、E 五个备选答案，请从中选择一个最佳答案）

1. 婴儿开始添加淀粉类食物的月龄是
   A. 2 个月
   B. 3 个月
   C. 4 个月
   D. 5 个月
   E. 6 个月
2. 小儿出现生理性厌食的年龄是
   A. 8 个月
   B. 10 个月
   C. 1 岁
   D. 1 岁半
   E. 2 岁

二、A2 型题

（每一道试题是以一个小案例出现，其下面有 A、B、C、D、E 五个备选答案，请从中选择一个最佳答案）

1. 患儿，女，出生 15 天。母乳喂养，每天 8~10 次，体重 3.2kg。家长询问小儿室内应保持的温度，护士告知的是
   A. 16~18℃
   B. 20~22℃
   C. 22~24℃
   D. 24~26℃
   E. 28℃
2. 患儿，男，8 个月。母乳喂养，6 个月起添加辅食。为了保证其生理需要，其每日摄入
   A. 碎肉和菜汤

B. 烂面和鸡蛋
C. 面条和青菜汤
D. 带馅的食品
E. 碎肉和饼干

3. 患儿，男，6个月。母乳喂养，每日6~7次。为了保证小儿的营养摄取，护士对家长进行辅食添加的健康指导，正确的是
A. 由粗到细
B. 由稠到稀
C. 由少到多
D. 由多到少
E. 由多种到一种

4. 7个月小儿食用热量应为
A. 251.1kJ（60kcal/kg）
B. 293.0kJ（70kcal/kg）
C. 334.8kJ（80kcal/kg）
D. 376.7kJ（90kcal/kg）
E. 460.4kJ（110kcal/kg）

5. 患儿，女，4个月。健康婴儿。现采用人工喂养。家属到儿保门诊咨询喂养方法，此时护士应指导添加的辅食是
A. 肉末
B. 饼干
C. 蛋黄
D. 米饭
E. 馒头

6. 患儿，女，10个月。母乳喂养，6个月开始添加辅食，小儿生长发育良好。家长询问断奶的最佳月龄，正确的是
A. 4~5个月
B. 6~7个月
C. 8~9个月
D. 10~12个月
E. 14~16个月

7. 根据小儿运动功能的发育，正常小儿开始会爬的月龄是
A. 3~4个月
B. 5~6个月
C. 8~9个月
D. 10~11个月
E. 11~12个月

8. 患儿，男，母乳喂养。体重8kg，身长72cm。坐稳并能左右转身，能发简单的“爸爸”“妈妈”的音节，刚开始爬行。其月龄可能是
A. 3~5个月
B. 6~7个月
C. 8~9个月
D. 10~11个月
E. 12个月

9. 患儿，男，4岁。人工喂养。为了保证其正常生长发育，每日需蛋白质40g，其中优质蛋白供给应占总蛋白的
A. 1/3~1/2
B. 1/4~1/3
C. 1/3~3/4
D. 1/5~1/3
E. 1/3~2/5

10. 患儿，女，早产，母乳喂养。经过10天观察，身体状况良好，医生通知家长接其出院。护士应给予的正确指导是
A. 培养良好的生活习惯
B. 训练按时排便
C. 及早添加辅食
D. 预防感染
E. 预防外伤

11. 患儿，女，生后3天。已按时完成疫苗接种，查体正常，准备出院。家长询问第二次乙肝疫苗接种的时间，护士回答正确的是
A. 1个月
B. 2个月
C. 3个月
D. 4个月
E. 5个月

12. 患儿，女，早产儿，3个月。出生后因身体原因，未能接种卡介苗，家长带其补种卡介苗，正确的护理措施是
A. 立即接种
B. 6个月后再接种
C. 与百日咳同时接种
D. 结核菌素试验阴性再接种
E. 给予免疫球蛋白后再接种

13. 患儿，男，10岁。为预防流行性感冒，自愿接种流感疫苗。接种过程中小儿出现头晕、心悸、面色苍白，出冷汗。查体：体温36.8℃，脉搏130次/分，呼吸25次/分。诊断为晕针。此时，护士应为患儿采取的体位是
A. 头低足高位
B. 头高足低位
C. 侧卧位
D. 俯卧位
E. 平卧位

参考答案与解析

【参考答案】

一、A1 型题

1. C 2. D

二、A2 型题

1. C 2. E 3. C 4. B 5. C 6. D 7. C 8. C 9. A 10. D 11. A 12. D 13. E

【解析】

扫码查看
相关内容

第五节 青春期保健

历年高频考点

考点：进行正确性教育。性教育是青春期健康教育的一个重要内容，家长、学校和保健人员可通过交谈、宣传手册、上卫生课等方式对青少年进行性教育。提倡正常的男女学生之间的交往，劝导学生不谈恋爱，并自觉抵制黄色书刊、录像等不良信息。

经典习题演练

一、A1 型题

（每一道试题下面有 A、B、C、D、E 五个备选答案，请从中选择一个最佳答案）

1. 女性青春期保健以哪一级预防为重点
   A. 二级
   B. 四级
   C. 三级
   D. 一级
   E. 五级
2. 脊髓灰质炎疫苗首次接种的时间是
   A. 2 个月
   B. 6 个月
   C. 1 岁
   D. 3 岁
   E. 5 岁
3. 新生儿期应注射的疫苗
   A. 脊髓灰质炎
   B. 乙肝
   C. 乙脑
   D. 麻疹
   E. 百日咳

二、A2 型题

（每一道试题是以一个小案例出现，其下面有 A、B、C、D、E 五个备选答案，请从中选择一个最佳答案）

1. 患儿，男，14 岁。近日来，出现肩部增宽，唇长出胡须。对其正确的健康教育是
   A. 进行正确的性教育
   B. 保证正常时间睡眠
   C. 保证正常饮食
   D. 剧烈体育活动
   E. 经常坐浴，保持清洁
2. 患儿，女，16 岁。现需对她的生殖系统发育情况进行评估。最重要的评估内容是
   A. 双侧乳房的大小
   B. 阴阜阴毛的浓密度
   C. 月经是否已经来潮
   D. 子宫、卵巢的形态
   E. 身高与体重的比例

参考答案与解析

【参考答案】

一、A1 型题

1. D　2. A　3. B

二、A2 型题

1. A　2. C

【解析】

扫码查看
相关内容

第六节　妇女保健

无考题（略）

第七节　老年保健

历年高频考点

考点 1：皮肤的改变是衰老的最初标志。

考点 2：老年人记忆的保持能力逐渐下降，但远期记忆的保持相对比近期记忆的保持好，逻辑记忆比机械记忆好。

考点 3：老年人的患病特点有临床症状及体征不典型、多种疾病共存、病程长、病情重、易发生意识障碍、易发生水、电解质紊乱。

考点 4：降压药最佳的服用时间为每日 7：00 点、15：00 点和 19：00 点；睡前不宜服用降压药，以免诱发脑卒中。

考点 5：老年人在用胰岛素过程中，由于肝功能衰退，对胰岛素的灭活能力降低，从而使胰岛素作用时间延长，容易发生低血糖反应。

经典习题演练

一、A1 型题

（每一道试题下面有 A、B、C、D、E 五个备选答案，请从中选择一个最佳答案）

1. 随着年龄的增长，老年人感官系统的明显改变是
   A. 味阈降低
   B. 皮下脂肪增加
   C. 眼视近物能力提高
   D. 皮肤防御功能下降
   E. 皮肤感觉敏感性升高
2. 老年人患病的特点是
   A. 病程短
   B. 病情轻
   C. 恢复快
   D. 临床症状典型
   E. 易发生意识障碍
3. 膳食中，含饱和脂肪酸和胆固醇较多的是
   A. 菜油
   B. 羊油
   C. 豆油
   D. 花生油
   E. 玉米油
4. 老年人早、中、晚三餐食量的比率最好为
   A. 20%、30%、50%
   B. 25%、35%、40%
   C. 30%、30%、40%
   D. 30%、40%、30%
   E. 40%、30%、30%
5. 关于老年人生理特点的叙述，正确的是
   A. 味阈降低

B. 嗅神经元增多
C. 心脏收缩力增强
D. 关节灵活性减弱
E. 记忆力增强

二、A2 型题

（每一道试题是以一个小案例出现，其下面有 A、B、C、D、E 五个备选答案，请从中选择一个最佳答案）

1. 患者，女，67 岁。近年来明显感到自己对数字的记忆减退，特别是电话号码等。该表现说明患者的记忆能力开始下降，该种记忆是
A. 近期记忆
B. 远期记忆
C. 机械记忆
D. 逻辑记忆
E. 次级记忆
2. 老年人虽然死记硬背能力减退，但理解能力变化不大，因此保持比较好记忆的是
A. 近期记忆
B. 远期记忆
C. 机械记忆
D. 逻辑记忆
E. 次级记忆
3. 老年人的晶态智力一般不随年龄的增长而减退。晶态智力是指
A. 理解能力
B. 反应速度
C. 近期记忆力
D. 思维敏捷度
E. 知觉整合能力
4. 患者，男，69 岁。虽已退休多年，但退而不休，仍在某民间团体机构继续努力工作，且干劲不减当年。患者采用的退休适应方式是
A. 重组型
B. 离退型
C. 坚持型
D. 被动依赖型
E. 寻求援助型
5. 患者，男，65 岁。自退休后几乎不与朋友联系，对各种社会活动也不感兴趣，对外界任何事物均不关心。患者采用的退休适应方式是
A. 离退型
B. 防御型
C. 冷漠型
D. 收缩型
E. 重组型
6. 患者，男，65 岁。身体素质良好，运动后老人最适宜的心率应为
A. 100 次/分
B. 105 次/分
C. 110 次/分
D. 120 次/分
E. 125 次/分
7. 患者，女，62 岁。患高血压 1 年，使用降压药时应注意
A. 从小剂量开始
B. 最好睡前服用
C. 1 周测量血压 1 次
D. 血压正常后即可停药
E. 短期内将血压降至正常
8. 护士对 75 岁的患者进行皮肤状况的评估，下列信息中，表明患者的皮肤存在潜在问题的是
A. 皮肤弹性减弱
B. 皮肤色素沉着增多
C. 皮肤存在硬结
D. 皮肤表面干燥粗糙
E. 皮肤皱纹增多
9. 老年患者随着年龄的增加，记忆能力逐步减退，在询问病史时，最容易出现的是
A. 表述不清
B. 症状隐瞒
C. 记忆不确切
D. 反应迟钝
E. 答非所问

参考答案与解析

【参考答案】

一、A1 型题

1. D 2. E 3. B 4. D 5. D

二、A2 型题

1. C 2. D 3. A 4. C 5. C 6. B 7. A 8. C 9. C

【解析】

扫码查看
相关内容

第十八章　中医基础知识

历年高频考点

考点 1：中医的“四诊”方法是指望、闻、问、切。

考点 2：“五行”指金、木、水、火、土 5 种物质及其运动变化。

考点 3：心、肝、脾、肺、肾称为“五脏”。

考点 4：胆、胃、大肠、小肠、膀胱、三焦称为“六腑”。

考点 5：风、寒、暑、湿、燥、火是四季气候中的 6 种表现，正常情况下称为“六气”。

考点 6：“七情”即喜、怒、忧、思、悲、恐、惊 7 种情志变化，是机体的精神状态。

考点 7：“八纲”就是表、里、寒、热、虚、实、阴、阳 8 个辨证的纲领。

考点 8：中药的“四气”即中药的寒、热、温、凉 4 种药性，“五味”是指酸、苦、甘、辛、咸 5 种味道。

考点 9：砂锅是最常用煎药容器。不锈钢锅、搪瓷锅、玻璃烧杯也可采用，忌用铁锅。

考点 10：煎药前用冷水浸泡 30 分钟至 1 小时为宜。

经典习题演练

一、A1 型题

（每一道试题下面有 A、B、C、D、E 五个备选答案，请从中选择一个最佳答案）

1. 论治的主要依据是
   A. 病
   B. 病位
   C. 病性
   D. 病因
   E. 辨证的结果
2. 辨证论治的基本特点是
   A. 辨证是中医认识疾病的方法
   B. 一是整体观念，二是辨证论治
   C. 治疗效果是检验辨证正确与否的标准
   D. 辨证是治疗的前提和依据
   E. 只有通过正确的辨证和治疗，才能取得预期的效果
3. 中医的五脏是指心、肝、脾、肺和
   A. 胆
   B. 三焦
   C. 小肠
   D. 胃
   E. 肾
4. 根据五脏与五窍的关系，心开窍于
   A. 口
   B. 耳
   C. 鼻
   D. 目
   E. 舌
5. 肝开窍于
   A. 目
   B. 耳
   C. 口
   D. 鼻
   E. 舌
6. 主宰生长发育功能的脏腑为
   A. 心
   B. 肝
   C. 脾
   D. 肺
   E. 肾
7. 五脏六腑之间的关系实际上为
   A. 虚实关系
   B. 相生关系
   C. 相克关系
   D. 阴阳表里关系
   E. 连带关系
8. 中医学中，广义的“精”是指
   A. 血
   B. 津液

C. 一切精微物质
D. 生殖之精
E. 脏腑
9. 八纲辨证是指表里、寒热、虚实和
A. 浮沉
B. 盛衰
C. 润燥
D. 正邪
E. 阴阳
10. 中药的四气
A. 是指中药的 4 种特殊气味
B. 寒凉药具有散寒、助阳的作用
C. 是指中药的寒、热、温、凉 4 种药性
D. 是指中药的辛、咸、甘、苦 4 种味道
E. 温热药具有清热、解毒的作用
11. 峻下逐水药的服用时间是
A. 清晨空腹
B. 饭后
C. 饭前
D. 睡前
E. 发作前
12. 中药消食药的服用时间应是
A. 饭前服用
B. 饭后服用
C. 两餐间服用
D. 清晨服用
E. 睡前服用
13. 为防止中草药变性，影响疗效，煎药用具不宜选
A. 砂锅
B. 瓦罐
C. 搪瓷罐
D. 铁锅
E. 不锈钢锅
14. 点着乙醇棉球快速在罐里绕一圈拿出，然后迅速拔在背上的方法是
A. 闪火法
B. 投火法
C. 滴酒法
D. 水吸法
E. 抽气吸法
15. 常见的属于外邪致病的先导的邪气是
A. 寒邪
B. 风邪
C. 暑邪
D. 湿邪
E. 燥邪
16. 六淫的叙述哪项正确
A. 正常情况下的“风、寒、暑、湿、燥、火”
B. 内风、内寒、内暑、外湿、外燥、外火
C. 外风、外寒、外暑、外湿、外燥、外火
D. 内风、内寒、内暑、内湿、内燥、内火
E. 超过一定限度导致疾病的“风、寒、暑、湿、燥、火”
17. 耳开窍于什么
A. 心
B. 肝
C. 肾
D. 脾
E. 肺

二、A3/A4 型题

（每个案例下设若干道试题。请根据试题所提供的信息，在每一道试题下面的 A、B、C、D、E 五个备选答案中选择一个最佳答案）

（1~2 题共用题干）

有 3 名小学生先后出现发热、耳下腮部漫肿疼痛，经辩证分析，中医诊断为痄腮。

1. 导致痄腮发生的原因是
A. 六淫
B. 疠气
C. 七情
D. 饮食
E. 劳倦
2. 护理上采取呼吸道隔离直至腮腺完全消肿后 1 周，护士在宣教时告知患者行此措施的依据为
A. 发病急骤
B. 病情较重
C. 症状相似
D. 学龄儿易发病
E. 易于流行

参考答案与解析

【参考答案】

一、A1 型题

1. E 2. D 3. E 4. E 5. A 6. E 7. D 8. B 9. E 10. C 11. A 12. B 13. D 14. A 15. B 16. E 17. C

二、A3/A4 型题

1. B 2. E

【解析】

扫码查看
相关内容

第十九章　法规与护理管理

第一节　与护士执业注册相关的法律法规

历年高频考点

考点1：申请护士注册资格必须在中等职业学校、高等学校完成教育部和卫计委规定的普通全日制3年以上的护理、助产专业课程学习，包括在教学、综合医院完成8个月以上护理临床实习，并取得相应学历证书；普通全日制是完全脱产在校学习，不包括半脱产或是在职的学历，因此专业教育方式上排除了函授、电大、自考、成教等形式。

考点2：违反《中华人民共和国护士条例》（以下简称《护士条例》）规定并被吊销执业证书的，自执业证书被吊销之日起2年内不得申请执业注册。

考点3：护士首次执业注册应当自通过护士执业资格考试之日起3年内提出执业注册申请，护士执业注册有效期为5年。护士变更注册后其执业许可期限也为5年。

经典习题演练

一、A1型题

（每一道试题下面有A、B、C、D、E五个备选答案，请从中选择一个最佳答案）

1.《护士条例》的根本宗旨是
A. 维护护士合法权益
B. 促进护理事业发展，保障医疗安全和人体健康
C. 规范护理行为
D. 保持护士队伍稳定
E. 保证护理专业性

2.《护士条例》施行的时间是
A. 1993年3月26日
B. 1994年1月1日
C. 2008年1月31日
D. 2008年5月12日
E. 2004年5月20日

3. 以下高（中）等医学院校不同学制毕业生，不能申请护士执业注册的是
A. 5年制大学本科
B. 3年制大学专科
C. 3年制中专
D. 2年制中专
E. 2年制研究生

4. 申请注册的护理专业毕业生，应在教学或综合医院完成临床实习，其时限至少为
A. 6个月
B. 8个月
C. 10个月
D. 12个月
E. 3个月

5. 以下可作为申请护士执业注册的学历证书是
A. 成人高等学校全日制护理学专业专升本毕业证书
B. 普通中等专业学校三年制全日制普通中专毕业证书
C. 普通高等学校夜大护理学专业大专毕业证书
D. 高等教育自学考试护理学专业本科毕业证书
E. 重点高等医学教育机构网络教育毕业证书

6. 护士执业注册的有效期为
A. 2年
B. 5年
C. 8年
D. 10年
E. 终生

7. 护士申请延续注册的时间应为
A. 有效期届满前半年
B. 有效期届满前30天
C. 有效期届满当日
D. 有效期届满后30天
E. 有效期届满后半年

8. 护士执业注册有效期为
   A. 1 年
   B. 2 年
   C. 3 年
   D. 4 年
   E. 5 年
9. 医院未给护士注册，应停业整改多长时间
   A. 1 个月到 1 年
   B. 3 个月到 6 个月
   C. 6 个月到 1 年
   D. 1 年到 2 年
   E. 6 个月到 2 年
10. 护士被吊销执照后几年内不能进行注册
   A. 1 年
   B. 2 年
   C. 3 年
   D. 4 年
   E. 5 年
11. 护士进行注册时，不需要携带什么
   A. 学士证
   B. 学位证
   C. 健康证明
   D. 医院证明
   E. 护士资格证

二、A2 型题

（每一道试题是以一个小案例出现，其下面有 A、B、C、D、E 五个备选答案，请从中选择一个最佳答案）

1. 一名护士通过了护士执业资格考试，但未注册，从医院实习完去诊所上班。请问下列哪项正确
   A. 医院和诊所均违法
   B. 护士违法
   C. 诊所违法
   D. 护士和诊所均违法
   E. 医院违法
2. 某护士，40 岁。多次申请外出学习，医院均以种种理由拒绝。依据《护士条例》正确的判断是
   A. 医院未侵犯该护士的合法权益
   B. 医院侵犯了该护士的自由权
   C. 医院侵犯了该护士的健康权
   D. 医院侵犯了该护士的进修权
   E. 医院侵犯了该护士的生命权
3. 某护士在办理首次护士执业注册时，其护士执业资格考试成绩合格证书签发时间距今年已超过 3 年，除需提交相关规定的材料外，还应当提交在省、自治区、直辖市人民政府卫生行政部门规定的教学、综合医院临床护理培训及考核合格的证明材料，其临床护理培训的时间是
   A. 2 个月
   B. 3 个月
   C. 1 个月
   D. 6 个月
   E. 4 个月
4. 护校学生小何 2017 年 7 月通过了护士执业资格考试，她的护士执业注册申请必须在
   A. 1 年内提出
   B. 2 年内提出
   C. 3 年内提出
   D. 4 年内提出
   E. 5 年内提出
5. 某护士，在 2012 年 11 月 16 日通过护士考试，注册有效期应截止到
   A. 2013 年 11 月 16 日
   B. 2014 年 11 月 16 日
   C. 2015 年 11 月 16 日
   D. 2016 年 11 月 16 日
   E. 2017 年 11 月 16 日

参考答案与解析

【参考答案】

一、A1 型题

1. B 2. D 3. D 4. B 5. B 6. B 7. B 8. E 9. C 10. B 11. A

二、A2 型题

1. D 2. D 3. B 4. C 5. C

【解析】

扫码查看
相关内容

第二节 与护士临床工作相关的医疗法规

历年高频考点

考点1：甲类传染病是指鼠疫、霍乱；丙类传染病是指流行性感冒、流行性腮腺炎、风疹、急性出血性结膜炎、麻风病、流行性和地方性斑疹伤寒、黑热病、包虫病、丝虫病，感染性腹泻病、手足口病。

考点2：严重急性呼吸综合征、肺炭疽为乙类传染病，但按照甲类传染病管理。

考点3：拒绝隔离治疗或者隔离期未满擅自脱离隔离治疗的，可以由公安机关协助医疗机构采取强制隔离治疗措施。

考点4：患甲类传染病、炭疽死亡的，应当将尸体立即进行卫生处理，就近火化。对传染病患者尸体或者疑似传染病患者尸体进行解剖查验，并应当告知死者家属。

考点5：医疗事故是指在诊疗护理工作中，因医务人员诊疗护理过失，直接造成病员死亡、残废、组织器官损伤导致功能障碍的。医疗事故分责任事故和技术事故。责任事故是指医务人员因违反规章制度、诊疗护理常规等失职行为所致的事故；技术事故是指医务人员因技术过失所致的事故。

考点6：患者有权查阅、复制其门诊病历、住院志、体温单、医嘱单、化验单（检验报告）、医学影像检查资料、特殊检查同意书、手术同意书、手术及麻醉记录、病理资料、护理记录、医疗费用以及国务院卫生主管部门规定的其他属于病历的全部资料。

考点7：医疗事故中医疗过失行为责任程度分为完全责任（指医疗事故损害后果完全由医疗过失行为造成）、主要责任、次要责任、轻微责任。

经典习题演练

一、A1型题

（每一道试题下面有A、B、C、D、E五个备选答案，请从中选择一个最佳答案）

1.《中华人民共和国传染病防治法》规定，各级各类医疗卫生机构在传染病防治方面的职责是
  A. 对传染病防治工作实行统一监督治理
  B. 发生传染病疫情时，对疫点、疫区进行调查和分析
  C. 确定专人承担传染病疫情报告、本单位内传染病预防和控制工作
  D. 领导所管辖区域传染病防治工作
  E. 负责所管辖区域内传染病预防、控制、监督工作的日常经费

2. 医疗事故是指
  A. 虽有诊疗护理错误，但未造成患者死亡、残疾、功能障碍的
  B. 由于病情或患者体质特殊而发生难以预料的不良后果的
  C. 在诊疗护理中，因医务人员诊疗护理过失，直接造成患者死亡、残疾、功能障碍的
  D. 发生难以避免的并发症
  E. 医务人员在诊疗护理中存在失误，导致患者不满意

3. 遵照《医疗事故处理条例》的规定，造成患者中度残疾、器官组织损伤导致严重功能障碍的医疗事故，属于
  A. 四级医疗事故
  B. 二级医疗事故
  C. 三级医疗事故
  D. 一级医疗事故
  E. 严重医疗事故

4. 护士在执业活动中出现的情形，不适合依照护士条例进行处罚的是
  A. 泄露患者隐私
  B. 发生公共卫生事件不服从安排参加医疗救护
  C. 因工作疏忽造成医疗事故
  D. 发现患者病情危急未及时通知医生
  E. 违反了医院诊疗技术规范，未出现明显不良反应

二、A2型题

（每一道试题是以一个小案例出现，其下面有A、B、C、D、E五个备选答案，请从中选择一个最佳

答案）

1. 一急诊患者在就诊过程中，护士没有询问患者有无青霉素过敏史即为患者做青霉素试验，造成患者休克死亡。护士的医疗过失行为所占的比重是
   A. 完全责任
   B. 主要责任
   C. 同等责任
   D. 次要责任
   E. 轻微责任
2. 若护士肌内注射时伤及患者坐骨神经，导致患者轻度残疾，属于
   A. 不属于医疗事故
   B. 一级医疗事故
   C. 二级医疗事故
   D. 三级医疗事故
   E. 四级医疗事故
3. 某护士，在未询问患者有无青霉素过敏史的前提下，为患者使用了青霉素，并导致其死亡，属于
   A. 一级医疗事故
   B. 二级医疗事故
   C. 三级医疗事故
   D. 四级医疗事故
   E. 五级医疗事故

三、A3/A4 型题

（每个案例下设若干道试题。请根据试题所提供的信息，在每一道试题下面的 A、B、C、D、E 五个备选答案中选择一个最佳答案）

（1~2 题共用题干）

某护士在工作中，没有进行三查七对，把 3 床李某的盐水接给 2 床王某。接班时另一护士发现了赶紧取下，后来王某没有任何不适。

1. 属于什么事件
   A. 医疗事故
   B. 护理事故
   C. 护理差错
   D. 意外事件
   E. 护理缺陷
2. 护士长召开科室对该事件进行讨论应在
   A. 1 周内
   B. 2 周内
   C. 3 周内
   D. 1 个月内
   E. 半年内

参考答案与解析

【参考答案】

一、A1 型题

1. C　2. C　3. B　4. C

二、A2 型题

1. A　2. D　3. A

三、A3/A4 型题

1. C　2. A

【解析】

扫码查看
相关内容

第三节　医院护理管理的组织原则

历年高频考点

考点 1：等级和统一指挥的原则。将组织的职权、职责按照上下级关系划分，上级指挥下级，下级听从上级指挥组成垂直等级结构，实现统一指挥。

考点 2：管理层次的原则。要做到组织有效地运转，组织中的层次应越少越好，命令路线越短越好。

考点 3：有效管理幅度的原则。管理幅度是随着各自的工作性质、类型、特点、护士的素质、技术水平、经验、管理者的能力而定。

考点 4：职责与权限一致的原则。为了实现职、责、权、利的对应，要做到职务实在，责任明确，权利恰当，利益合理。

经典习题演练

A2 型题

（每一道试题是以一个小案例出现，其下面有 A、B、C、D、E 五个备选答案，请从中选择一个最佳答案）

1. 某病房近期出现护理投诉和差错，两位科护士长介入帮助整改，病房护士长针对问题和整改建议进行工作，但是对于两位科护士长的部分不同要求感到无所适从。从管理的角度来看，违背的组织原则是
   A. 管理层次的原则
   B. 专业化分工与协作的原则
   C. 有效管理幅度的原则
   D. 职责与权限一致的原则
   E. 等级和统一指挥的原则
2. 李护士长是重症监护病房的护士长，近期被分派护理学院的专科护士培训、科内质量控制、医院建设新病房的筹划工作等，她感到工作压力很大，病房接受的指导和控制也受到影响。这种情况说明在管理上没有得到有效遵循的原则是
   A. 等级和统一指挥的原则
   B. 管理层次的原则
   C. 有效管理幅度的原则
   D. 职责与权限一致的原则
   E. 专业化分工与协作的原则
3. 小杨是儿科儿童组的护士，工作表现突出，护士长经常指派她负责一些工作，但小杨工作起来常缩手缩脚，护士长意识到没有给小杨职权，有责无权，造成了限制，遂任她为儿童组组长，提高了小杨工作的积极性和创造性。这种做法体现的组织原则是
   A. 职责与权限一致的原则
   B. 集权分权结合原则
   C. 任务和目标一致的原则
   D. 稳定适应的原则
   E. 精干高效原则
4. 王主任是某护理部主任，她把工作分配给总护士长等管理人员，对于例行性业务按照常规措施和标准执行，她加以必要的监督和指导，只有特殊情况时她来处理。她可集中精力研究及解决全局性管理问题，也调动了下级的工作积极性。这种工作方式遵循的组织原则是
   A. 集权分权结合原则
   B. 任务和目标一致的原则
   C. 精干高效原则
   D. 专业化分工与协作的原则
   E. 执行与监督分设原则
5. 新的一年即将到来，门诊护士长准备做新的护理管理目标，她拿出护理部的管理目标认真阅读，并根据护理部的要求制定了门诊的管理目标。这种做法遵循的原则是
   A. 管理层次的原则
   B. 有效管理幅度的原则
   C. 职责与权限一致的原则
   D. 精干高效的原则
   E. 任务和目标一致的原则
6. 护理部召开会议，制定了全院年度工作目标，普外科护士长根据此目标布置了本科室目标，这体现了
   A. 目标一致的原则
   B. 精干高效的原则
   C. 有效管理幅度的原则
   D. 专业化分工的原则
   E. 执行与监督分设的原则

参考答案与解析

【参考答案】

A2 型题

1. E 2. C 3. A 4. A 5. E 6. A

【解析】

扫码查看
相关内容

第四节 临床护理工作组织结构

历年高频考点

考点1：责任制护理是由责任护士和相应辅助护士对患者进行有计划、有目的的整体护理，要求患者从入院到出院，由责任护士和其辅助护士负责。每个护理人员负责一定数量的患者，以患者为中心，以护理计划为内容，对患者实施有计划的、系统的、全面的整体护理。

考点2：个案护理是指一个患者所需要的全部护理由一名当班护士全面负责，护理人员直接管理某个患者，即由专人负责实施个体化护理。常用于危重症患者、大手术后需要特殊护理的患者。

考点3：功能制护理是以工作中心为主的护理方式，将工作的特点和内容划分几个部分，以岗位分工，如处理医嘱的主班护士、治疗护士、药疗护士、生活护理护士等。

考点4：小组护理是将护理人员和患者分成若干小组，一个或一组护士负责一组患者的护理方式。

经典习题演练

一、A1 型题

（每一道试题下面有 A、B、C、D、E 五个备选答案，请从中选择一个最佳答案）

1. 肺移植术后，患者昏迷，应给予
   A. 特殊护理
   B. 责任制护理
   C. 一级护理
   D. 二级护理
   E. 小组护理
2. 一名护理人员负责一位患者全部护理的护理工作方式是
   A. 个案护理
   B. 整体护理
   C. 责任制护理
   D. 功能制护理
   E. 小组护理

二、A2 型题

（每一道试题是以一个小案例出现，其下面有 A、B、C、D、E 五个备选答案，请从中选择一个最佳答案）

1. 患者，男，58 岁。患高血压，在路上行走突然晕倒，经 CT 检查发现为高血压脑出血，急诊行开颅手术，术后送入神经外科病房。患者神志不清，脏器功能紊乱，给予监护。为患者采取的最佳护理方式是
   A. 个案护理
   B. 功能制护理
   C. 责任制护理
   D. 小组护理
   E. 临床路径
2. 小张、小王、小刘、小李均是医院综合内科的护士，小张是处理医嘱的主班护士，小王是治疗护士，小李是药疗护士，小刘是生活护理护士。她们每隔一段时间就会由护士长安排进行调换岗位。这种工作方式被称为
   A. 个案护理
   B. 功能制护理
   C. 责任制护理
   D. 小组护理
   E. 临床路径
3. 护士小张和小王在同一个病房工作，病房护理人员分为两组，每组 3 人，她们分别为组长。带领护士为患者提供服务，护士们互相配合完成工作。这种工作模式是
   A. 个案护理
   B. 功能制护理
   C. 责任制护理
   D. 小组护理
   E. 临床路径
4. 由责任护士和其辅助护士负责一定数量患者从入院到出院，以护理计划为内容，包括入院教育、各种治疗、基础护理和专科护理、护理病历书写、观察病情变化、心理护理、健康教育、出院指导。这种形式的护理方式是
   A. 个案护理

B. 功能制护理

C. 责任制护理

D. 小组护理

E. 临床路径

5. 某护理单元将护士分为4组，每组3~5名护士，设1位组长，由组长负责为患者提供护理。这种护理模式是

A. 个案护理

B. 临床路径

C. 小组护理

D. 功能制护理

E. 责任制护理

参考答案与解析

【参考答案】

一、A1型题

1. A 2. A

二、A2型题

1. A 2. B 3. D 4. C 5. C

【解析】

扫码查看
相关内容

第五节 医院常用的护理质量标准

历年高频考点

考点1：要素质量是指提供护理工作的基础条件质量，是构成护理服务的基本要素。内容包括人员配备、仪器设备、环境质量、规章制度等。

考点2：终末质量是指患者所得到的护理效果的质量。如皮肤压疮发生率、差错发生率、一级护理合格率、住院满意度、出院满意度等患者对护理服务的满意度调查结果等。

考点3：无菌手术感染率小于0.5%。

考点4：急救物品定专人保管、定时检查核对、定点放置、定量供应、定期消毒。合格率100%。

考点5：各项无菌物品灭菌合格率100%。

经典习题演练

一、A1型题

（每一道试题下面有A、B、C、D、E五个备选答案，请从中选择一个最佳答案）

1. 体现护理质量标准体系结构中要素质量的内容是

A. 护士编制

B. 患者管理

C. 出院满意度

D. 健康教育

E. 技术操作

2. 体现护理质量标准体系结构中环节质量的内容是

A. 设备质量

B. 药品质量

C. 执行医嘱

D. 差错发生率

E. 护士学历

3. 体现护理质量标准体系结构中终末质量的条目是

A. 仪器设备质量

B. 药品质量

C. 住院满意度

D. 健康教育

E. 技术操作

4. 手术室的无菌手术感染率要求小于

A. 0.1%

B. 0.5%

C. 1.0%

D. 1.5%

E. 2.0%

5. 对手术室医护人员的手、物品进行定期细菌培养的周期是
   A. 每天
   B. 每周
   C. 每 2 周
   D. 每月
   E. 每季度
6. 一级护理患者巡视的时间是
   A. 每半小时
   B. 每 1 小时
   C. 每 2 小时
   D. 每 3 小时
   E. 随时

二、A2 型题

（每一道试题是以一个小案例出现，其下面有 A、B、C、D、E 五个备选答案，请从中选择一个最佳答案）

1. A 病区是普通外科，每个病室收治 3 个患者。小王是刚进临床的护校实习学生，小张是她的带教老师，在见习病房清洁、消毒工作时，小张发现小王错误的做法是
   A. 氧气湿化瓶用消毒液浸泡
   B. 扫床套“一人一套”
   C. 小桌擦布“一室一巾”
   D. 便器用后消毒
   E. 餐具用后消毒
2. 小王是刚进临床的护校实习学生，小张是她的带教老师，在提问小王关于医疗垃圾处理的问题时，小王回答错误的是
   A. 换药敷料放在黄塑料袋中
   B. 针头放在利器盒中
   C. 医用垃圾使用红塑料袋
   D. 医用垃圾专人回收
   E. 垃圾处理时防止针刺伤

三、A3/A4 型题

（每个案例下设若干道试题。请根据试题所提供的信息，在每一道试题下面的 A、B、C、D、E 五个备选答案中选择一个最佳答案）

（1~3 题共用题干）

急诊要配备完好的急救物品及药品，保证物品完好，完整无缺，处于备用状态。做到及时检查维修和维护，以确保患者的及时使用和护理安全。

1. 急救物品和药品在保管使用中错误的环节是
   A. 定人保管
   B. 定时检查
   C. 定点放置
   D. 定人使用
   E. 定期消毒
2. 急救物品的合格率应保持在
   A. 100%
   B. 99%以上
   C. 98%以上
   D. 95%以上
   E. 90%以上
3. 无菌物品灭菌合格率是
   A. 100%
   B. 99%以上
   C. 98%以上
   D. 95%以上
   E. 90%以上

参考答案与解析

【参考答案】

一、A1 型题

1. A　2. C　3. C　4. B　5. D　6. B

二、A2 型题

1. C　2. C

三、A3/A4 型题

1. D　2. A　3. A

【解析】

扫码查看
相关内容

第六节　医院护理质量缺陷及管理

历年高频考点

考点 1：护理质量缺陷指在护理活动中，出现技术、服务、管理等方面的失误。表现为患者对护理的不满意、医疗事故、医疗纠纷，包括护理事故、护理差错、护理投诉等。

考点 2：护理差错指护理活动中，由于责任心不强、工作疏忽、不严格执行规章制度、违反医疗卫生管理法律、行政法规、部门规章和诊疗护理规范、常规，过失造成患者直接或间接的影响，但未造成严重后果，未构成医疗事故的。

考点 3：医疗纠纷是患者或者其家属对医疗护理服务的过程、内容、结果、收费或者服务等不同方面存在不满而发生的诉求，或者对同一医疗事件的原因、后果、处理方式或其轻重程度产生分歧发生争执。

考点 4：护理质量管理指通过对护理服务工作的管理过程评价、判断，对护理质量实行有目的的控制过程，检查患者得到的护理效果。

经典习题演练

一、A1 型题

（每一道试题下面有 A、B、C、D、E 五个备选答案，请从中选择一个最佳答案）

1. 护理工作的质量监控的自我监控中最重要的层次是
   A. 护理部
   B. 总护士长
   C. 护士长
   D. 护士
   E. 护理员
2. 下列情况常规作为不良事件上报护理部的是
   A. 患者给药错误
   B. 患者治疗延误
   C. 家属不满投诉
   D. 护士夜班脱岗
   E. 患者管路滑脱
3. 运用 PDCA 循环的护理管理方法，对护理质量持续改进，其中“D”代表的含义是
   A. 计划
   B. 检查
   C. 实施
   D. 循环
   E. 处理

二、A3/A4 型题

（每个案例下设若干道试题。请根据试题所提供的信息，在每一道试题下面的 A、B、C、D、E 五个备选答案中选择一个最佳答案）

（1～2 题共用题干）

在工作中，一位护士晚上下班交班时发现遗漏了上午某个患者的一份口服药。药物包括降压药、维生素 C 等。

1. 护士首先应采取的措施是
   A. 补发药物即可
   B. 汇报护士长
   C. 向患者解释
   D. 向患者道歉
   E. 寻求医生帮助
2. 此事应上报护理部的时间不超过
   A. 12 小时内
   B. 24 小时内
   C. 36 小时内
   D. 48 小时内
   E. 72 小时内

参考答案与解析

【参考答案】

一、A1 型题

1. D　2. E　3. C

二、A3/A4 型题

1. B　2. B

【解析】

扫码查看
相关内容

第二十章　护理伦理

第一节　护士执业中的伦理具体原则

历年高频考点

考点1：自主原则的含义是指尊重患者自己做决定的原则，自主原则使用于能够作出理性决定的人，对自主能力减弱、没有自主能力的患者如婴儿、严重智障者、昏迷患者并不适用。

考点2：自主原则中最能体现尊重患者自主的方式是“知情同意”。对于缺乏或丧失自主能力的患者，护理人员应当尊重家属、监护人的选择权利。

考点3：医疗上的公正是指每一个社会成员都应具有平等享受卫生资源合理或公平分配的权利。

考点4：行善原则要求护理人员积极做对患者有益的事，尽力减轻患者受伤害的程度。

经典习题演练

一、A1型题

（每一道试题下面有A、B、C、D、E五个备选答案，请从中选择一个最佳答案）

1. 目前我国护理伦理学主要的研究方向是
   A. 公民道德问题
   B. 临床护理问题
   C. 公共道德的学说和体系
   D. 生命科学的发展
   E. 护理实践中的道德意识、规范和行为问题
2. 护理伦理学的研究对象不包括
   A. 医护之间的关系
   B. 护理人员和社会的关系
   C. 政府行政部门之间的关系
   D. 护理人员和护理专业发展之间的关系
   E. 护理人员和患者的关系
3. 护理伦理学基本原则不包含
   A. 不伤害原则
   B. 行善原则
   C. 自主原则
   D. 照顾原则
   E. 公正原则
4. 护理伦理基本原则中的自主原则要求护理人员
   A. 建立信任，帮助患者确认健康问题，自主决定
   B. 对于缺乏或丧失自主能力的患者，护理人员必须尊重家属、监护人的选择权利
   C. 重视患者愿望，不给患者带来精神上的任何伤害
   D. 尊重和满足患者的正当愿望和合理要求
   E. 坚决维护患者的愿望和决定
5. 治疗要获得患者的知情同意，其实质是
   A. 尊重患者自主性
   B. 尊重患者社会地位
   C. 尊重患者人格尊严
   D. 患者不会作出错误决定
   E. 患者提出的要求总是合理的
6. 为了切实做到尊重患者自主性或决定，医生向患者提供信息时要避免
   A. 理解
   B. 诱导
   C. 适量
   D. 适度
   E. 开导
7. 不会对患者造成伤害的是
   A. 医务人员的知识和技能低下
   B. 医务人员的行为疏忽和粗枝大叶
   C. 医务人员强迫患者接受检查和治疗
   D. 医务人员对患者的呼叫或提问置之不理
   E. 医务人员为治疗疾病适当地限制或约束患者的自由
8. 在医务人员的行为中，不符合行善原则的是
   A. 与解除患者的疾苦有关
   B. 可能解除患者的疾苦

C. 使患者受益且产生的副作用很小
D. 使患者受益，但却给别人造成了较大的伤害
E. 在人体试验中，可能使受试者暂不得益，但却使社会、后代受益很大

9. 患者癌症对身边家人医护人员发脾气是哪个期
A. 接受期
B. 愤怒期
C. 妥协期
D. 抑郁期
E. 否认期

二、A2 型题

（每一道试题是以一个小案例出现，其下面有 A、B、C、D、E 五个备选答案，请从中选择一个最佳答案）

1. 某中年男患者因心脏病发作被送到急诊室，症状及检查结果均明确提示心肌梗死。患者很清醒，但拒绝住院，坚持要回家。此时医生应该
A. 尊重患者自主权，自己无任何责任，同意他回家
B. 尊重患者自主权，但应尽力劝导患者住院，无效时办好相关手续
C. 尊重患者自主权，但应尽力劝导患者住院，无效时行使干涉权
D. 行使医生自主权，为治救患者，强行把患者留在医院
E. 行使家长权，为治病救人，强行把患者留在医院

2. 患者，女，51 岁。发热、头痛 1 天。医生要为她做腰穿检查，患者有恐惧感。从伦理要求考虑，临床医生应向患者做的主要工作是
A. 要得到患者知情同意
B. 告知做腰穿的必要性，嘱患者配合
C. 告知做腰穿时应注意的事项
D. 因诊断需要，先动员，后检查
E. 动员家属做患者思想工作

3. 一护士遵照医嘱给某患者服药，待患者服药后该护士才想起给患者服错了药，就漫不经心地站在走廊一头对另一头的护士大喊："老张头儿吃错药了！"此话被患者听到后，急忙自己寻来肥皂水喝下打算把"错药"呕吐出来，结果引发了严重呕吐加上心力衰竭当场死亡。事后经查，吃错的药是维生素 B_6。对此案，下列说法正确的是
A. 维生素 B_6 是有益身体健康的，吃错了无妨
B. 患者喝肥皂水致死，这是他自己的责任，不关医护人员的事
C. 医护人员的语言和行为都要从有利于患者和不伤害患者的角度出发
D. 患者缺乏相应的医学知识而造成这样的恶果
E. 护士不应该把真相说出来

4. 患儿，男，2 岁。肺炎治愈后返家，其母亲认真观察该患儿的精神状态，鼓励其多喝水，协助咳痰，此时母亲的角色是
A. 患儿治疗的决策者
B. 患儿治疗护理的参与者
C. 患儿原有家庭角色的替代者
D. 患儿的心理支持者
E. 患儿病痛的共同承担者

5. 患者，男，40 岁。脊髓损伤，双下肢截瘫。住院近 2 周，责任护士护理患者时，错误的做法是
A. 帮助患者掌握正确的应对技巧
B. 帮助患者建立有效的社会支持系统
C. 让患者及家属参与制订护理计划
D. 根据 Orem 自理理论，给予患者完全补偿护理
E. 多听患者诉说

6. 患者，女，32 岁。剖腹产后 1 月又妊娠。医生考虑到她伤口组织尚未恢复，可能会造成子宫破裂，所以建议她流产。医生此行为符合下列哪些原则
A. 行善原则
B. 自主原则
C. 不伤害原则
D. 公正原则
E. 尊重原则

参考答案与解析

【参考答案】

一、A1 型题

1. E 2. D 3. D 4. B 5. A 6. B 7. E 8. D 9. B

二、A2 型题

1. C 2. A 3. C 4. B 5. D 6. C

【解析】

扫码查看
相关内容

第二节　护士的权利与义务

历年高频考点

考点 1：因紧急抢救未能及时书写病历的，医务人员应当在抢救结束后 6 小时内据实补记，并加以注明。

考点 2：护士在执业活动中，发现患者病情危急，应当立即通知医生；在紧急情况下为抢救垂危患者生命，应当先行实施必要的紧急救护。

经典习题演练

一、A1 型题

（每一道试题下面有 A、B、C、D、E 五个备选答案，请从中选择一个最佳答案）

1. 对于医疗卫生机构中发生的殴打护士情形，进行行政处罚的机关是
   A. 医疗卫生机构保卫部门
   B. 卫生管理机构
   C. 医疗卫生机构
   D. 公安机关
   E. 劳动保障机构
2. 以下属于护士权利的是
   A. 遵守法律、法规、规章和诊疗技术规范的规定
   B. 保护患者隐私
   C. 对医疗卫生机构和卫生主管部门的工作提出意见和建议
   D. 发现患者病情危急，立即通知医生
   E. 能力不足时不能参加患者的抢救
3. 护士在执业过程中，应当遵守
   A. 法律
   B. 法规
   C. 规章
   D. 诊疗技术规范
   E. 以上都对
4. 护士在紧急情况下为抢救患者生命实施必要的紧急救护，应该做到以下几点，但不包括
   A. 必须依照诊疗技术规范
   B. 必须有医生在场指导
   C. 根据患者的实际情况和自身能力水平进行力所能及的救护
   D. 避免对患者造成伤害
   E. 立即通知医生
5. 以下不属于护士权利的是
   A. 护士执业，按规定获取工资报酬
   B. 保护患者隐私
   C. 对医疗卫生机构和卫生主管部门的工作提出意见和建议
   D. 享受专业知识能力的教育和培训
   E. 在护理工作中作出杰出贡献有获得表彰、奖励的权利

二、A2 型题

（每一道试题是以一个小案例出现，其下面有 A、B、C、D、E 五个备选答案，请从中选择一个最佳答案）

一位年轻的未婚妇女因子宫出血过多住院。患者诉子宫出血与她的月经有关，去年就发生过几次。医生按照其主诉施行相应的治疗。一位正在妇科实习的护士和患者很谈得来，成为无话不谈的好朋友。在一次聊天中谈及病情时，患者说自己是因为服用了流产药物而造成的出血不止，并要求这位护士为她保密。根据上述描述，实习护士应该
   A. 遵守保密原则，不将患者真情告诉医生
   B. 因为不会威胁到患者的生命，所以应该保密
   C. 拒绝为她保密的要求
   D. 为了患者的治疗，应该说服患者将真实情况告诉医生，但一定要为患者保密
   E. 了解病因、病史是医生的事，与护士无关，所以应尊重患者的决定

参考答案与解析

【参考答案】

一、A1 型题

1. D 2. C 3. E 4. B 5. B

二、A2 型题

D

【解析】

扫码查看
相关内容

第三节 患者的权利与义务

历年高频考点

考点 1：护士应当尊重、关心、爱护患者，保护患者的隐私。

考点 2：患者患病后，有责任和义务接受医疗护理，和医务人员合作，共同治疗疾病，恢复健康。患者在同意治疗方案后，要遵循医嘱、自觉遵守医院规章制度。

经典习题演练

一、A1 型题

（每一道试题下面有 A、B、C、D、E 五个备选答案，请从中选择一个最佳答案）

1. 关于患者的权利，下述说法中正确的是
   A. 患者都享有稀有卫生资源分配的权利
   B. 患者都有要求开假条休息的权利
   C. 护士在任何情况下都不能剥夺患者要求保密的权利
   D. 患者被免除社会责任的权利是随意的
   E. 知情同意是患者自主权的具体形式
2. 临床护理操作中，属于侵犯患者隐私的是
   A. 取得患者同意后让学生观摩学习
   B. 窥探与病情无关的身体其他部位
   C. 一旦确诊患者具有烈性传染病立即上报
   D. 不探究与诊疗无关的患者隐私
   E. 经过患者同意后，公开患者资料

二、A2 型题

（每一道试题是以一个小案例出现，其下面有 A、B、C、D、E 五个备选答案，请从中选择一个最佳答案）

1. 一因车祸受重伤的男子被送去医院急救，因没带押金，医生拒绝为患者办理住院手续，当患者家属拿来钱时，已错过了抢救最佳时机，患者死亡。本案例违背了患者的
   A. 享有自主权
   B. 享有知情同意权
   C. 享有保密和隐私权
   D. 享有基本的医疗权
   E. 享有参与治疗权
2. 患者，女，55 岁。因消瘦、长期大便形态改变、严重贫血入院，经肠镜检查确诊为结肠癌晚期，患者反复询问病情，此时，医生最佳的伦理选择应该是
   A. 正确对待保密与讲真话的关系，经家属同意后告知实情，重点减轻病痛
   B. 恪守保密原则，继续隐瞒病情，直至患者病逝
   C. 遵循患者自主原则，全面满足患者要求
   D. 依据知情同意原则，应该告知患者所有信息
   E. 依据有利原则，劝导患者试用一些民间土方
3. 某中年男患者，因心脏病发作被送到急诊室，症状及检查结果均明确提示为心肌梗死，患者很清醒，但拒绝住院治疗，坚持要回家。此时护士应该
   A. 尊重患者自主权，自己无任何责任，同意患者回家

B. 尊重患者的自主权，但应尽力劝导患者住院，无效时办好相关手续

C. 尊重患者自主权，但应尽力劝导患者住院，无效时行使干涉权

D. 行使护士自主权，为救治患者，强行把患者留在医院

E. 行使家长权，为治病救人，强行把患者留在医院

参考答案与解析

【参考答案】

一、A1 型题

1. E　2. B

二、A2 型题

1. D　2. A　3. C

【解析】

扫码查看
相关内容

第二十一章　人际沟通

第一节　概　　述

历年高频考点

考点 1：护理日常用语包括招呼用语、介绍用语、电话用语、安慰用语和迎送用语。

考点 2：影响人际沟通的环境因素主要包括噪声、距离和隐秘性。

考点 3：在沟通过程中，其效果往往受到沟通者情绪、个性、态度等心理因素的影响。

经典习题演练

A1 型题

（每一道试题下面有 A、B、C、D、E 五个备选答案，请从中选择一个最佳答案）

1. 影响人际沟通效果的环境因素是
   A. 沟通者情绪烦躁
   B. 沟通者听力障碍
   C. 沟通双方距离较远
   D. 沟通双方信仰不同
   E. 沟通双方价值观不同
2. 影响人际沟通的隐秘性因素是指
   A. 沟通场所阴暗
   B. 沟通者双方距离较远
   C. 沟通者一方情绪悲哀
   D. 沟通者一方性格内向
   E. 沟通过程中有其他人员在场
3. 护士与患者进行沟通的首要原则为
   A. 尊重性
   B. 艺术性
   C. 规范性
   D. 保密性
   E. 治疗性

参考答案与解析

【参考答案】

A1 型题

1. C　2. E　3. A

【解析】

扫码查看
相关内容

第二节　护理工作中的人际关系

历年高频考点

考点 1：护患关系的实质是满足患者的需要。

考点 2：主动-被动型亦称支配服从型模式，是最古老的护患关系模式。此模式主要适用于不能表达主观意愿、不能与护士进行沟通交流的患者。

考点3：指导-合作型是目前护患关系的主要模式。此模式将患者视为具有生物、心理、社会属性的有机整体。在临床护理工作中，此模式主要适用于急性患者和外科手术后恢复期的患者。

考点4：共同参与型模式关系的原型为成人与成人的关系，主要适用于具有一定文化知识的慢性疾病患者。

考点5：信任感是建立良好护患关系的前提和基础。

考点6：角色期望冲突：患者家属往往因亲人的病情而承受不同程度的心理压力，并产生紧张、焦虑、烦恼、恐慌等一系列心理反应，因而对医护人员期望值过高。往往引发护士与患者家属关系的冲突。

考点7：尊重是确保沟通顺利进行的首要原则。

经典习题演练

一、A1 型题

（每一道试题下面有 A、B、C、D、E 五个备选答案，请从中选择一个最佳答案）

1. 属于人际关系主要特点的是
   A. 单纯性
   B. 灵活性
   C. 稳定性
   D. 多重性
   E. 随意性
2. 一般情况下，护患关系发生障碍时，主要责任人是
   A. 医生
   B. 护士
   C. 患者
   D. 患者家属
   E. 护士和患者
3. 护士与哭泣的患者交流时，方法不正确的是
   A. 安慰并阻止患者哭泣
   B. 待患者平静下来可主动聆听
   C. 鼓励其将哭泣的原因说出来
   D. 不能训斥、评论患者
   E. 陪伴患者

二、A2 型题

（每一道试题是以一个小案例出现，其下面有 A、B、C、D、E 五个备选答案，请从中选择一个最佳答案）

1. 患者，男，67 岁，大学教授。因高血压住院治疗。适用于该患者的最佳护患关系模式为
   A. 指导型
   B. 被动型
   C. 共同参与型
   D. 指导-合作型
   E. 主动-被动型
2. 一位护士正在为一位即将出院的术后患者进行出院前的健康指导。此时护患关系处于
   A. 准备期
   B. 初始期
   C. 工作期
   D. 结束期
   E. 熟悉期
3. 一位住院患者，因便秘要求其主治医生给其用通便药。医生答应患者晚上给其口服药通便灵，但未开临时医嘱。第二天早晨，护士因患者晚间未服通便灵受到埋怨。护士为此对该医生产生极大不满。导致医护关系冲突的主要原因为
   A. 角色心理差位
   B. 角色压力过重
   C. 角色理解欠缺
   D. 角色权利争议
   E. 角色期望冲突

三、A3/A4 型题

（每个案例下设若干道试题。请根据试题所提供的信息，在每一道试题下面的 A、B、C、D、E 五个备选答案中选择一个最佳答案）

（1~3 题共用题干）

患者，女，81 岁，退休干部。因冠心病住院治疗。住院前 3 天与护士们关系融洽。第 4 天，年轻护士张某在为其进行静脉输液时，静脉穿刺 3 次均失败，更换李护士后方成功。患者非常不满，其女儿向护士长抱怨。从此，患者拒绝张护士为其护理。

1. 针对此患者的特点，最佳的护患关系模式为
   A. 指导型
   B. 被动型
   C. 共同参与型
   D. 指导-合作型
   E. 主动-被动型

2. 护患关系发生冲突的主要因素是
   A. 角色压力
   B. 责任不明
   C. 角色模糊
   D. 信任危机
   E. 理解差异
3. 护患关系冲突的主要责任人是
   A. 患者
   B. 张护士
   C. 李护士
   D. 护士长
   E. 患者女儿

（4~5 题共用题干）

患者，男，文化水平偏低，阑尾切除术后，伤口疼痛，护士在探视时间与患者交谈，患者主诉伤口疼痛，此时患者女儿到场，患者突然烦躁，交谈停止。

4. 影响此次护患沟通的隐秘性因素是
   A. 伤口疼痛
   B. 患者情绪烦躁
   C. 患者女儿在场
   D. 患者文化程度低
   E. 患者年龄较大
5. 针对此患者的特点，最佳的护患关系模式为
   A. 指导型
   B. 被动型
   C. 共同参与型
   D. 指导-合作型
   E. 主动-被动型

参考答案与解析

【参考答案】

一、A1 型题

1. D 2. B 3. A

二、A2 型题

1. C 2. D 3. D

三、A3/A4 型题

1. C 2. D 3. B 4. C 5. D

【解析】

扫码查看
相关内容

第三节 护理工作中的语言沟通

历年高频考点

考点 1：小组交谈参与人员数量最好控制在 3~7 人，最多不超过 20 人。护患之间交谈多为治疗性交谈。

考点 2：澄清是指护士根据自己的理解，将患者一些模棱两可、含混不清或不完整的陈述描述清楚，与患者进行核实，从而确保信息的准确性。

考点 3：开放式提问又称敞口式提问，即所问问题的回答没有范围限制，患者可根据自己的感受、观点自由回答，护士可从中了解患者的真实想法和感受。

经典习题演练

A1 型题

（每一道试题下面有 A、B、C、D、E 五个备选答案，请从中选择一个最佳答案）

1. 护患沟通的首要原则是
   A. 治疗性
   B. 保密性
   C. 规范性
   D. 尊重性
   E. 艺术性
2. 良好的语言能给患者带来精神上的安慰，体现了语言的
   A. 广泛性
   B. 保密性

C. 规范性
D. 情感性
E. 通俗性

3. 在护理工作中，护士与患者进行小组交谈时，患者数量最好控制在
A. 1～2 人
B. 3～7 人
C. 8～10 人
D. 10～15 人
E. 16～20 人

4. 在护患交谈中，护士移情是指护士
A. 同情患者
B. 怜悯患者
C. 鼓励患者
D. 表达自我感情
E. 理解患者感情

5. 在护患交谈过程中，为了给自己提供思考和观察的时间，护士可采用的最佳技巧为
A. 倾听
B. 核实
C. 鼓励
D. 沉默
E. 患者重述

参考答案与解析

【参考答案】

A1 型题

1. D 2. D 3. B 4. E 5. D

【解析】

扫码查看
相关内容

第四节 护理工作中的非语言沟通

历年高频考点

考点：目光接触：护士应与患者保持良好的目光接触，用 30%～60%的时间注视患者的面部，并面带微笑。

经典习题演练

一、A1 型题

（每一道试题下面有 A、B、C、D、E 五个备选答案，请从中选择一个最佳答案）

1. 触摸应用于辅助疗法时的作用是
A. 镇痛
B. 镇咳
C. 降低体温
D. 促进血液循环
E. 缓解心动过速

2. 当语言与非语言行为发生矛盾时，人们更倾向于相信非语言，是因为非语言具有某项特点，该特点是
A. 无意识性
B. 清晰性
C. 直观性
D. 真实性
E. 简洁性

二、A2 型题

（每一道试题是以一个小案例出现，其下面有 A、B、C、D、E 五个备选答案，请从中选择一个最佳答案）

1. 使用呼吸机的患者常用手势和表情与护士传递交

流信息，此时的非语言行为对语言具有
A. 补充作用
B. 替代作用
C. 驳斥作用
D. 调整作用
E. 修饰作用
2. 患者，女，65 岁。白内障超声乳化术后 1 天，护士在与其交谈时表达关怀之情的非语言行为应是
A. 倾听
B. 微笑
C. 点头
D. 抚摸
E. 沉默

参考答案与解析

【参考答案】

一、A1 型题

1. E 2. D

二、A2 型题

1. B 2. D

【解析】

扫码查看
相关内容

第五节 护理工作中的礼仪要求

考点：护理礼仪是护理工作者在进行医疗护理和健康服务过程中，形成的被大家公认和自觉遵守的行为规范和准则，具有规范性、强制性、综合性、适应性、可行性。

经典习题演练

A1 型题

（每一道试题下面有 A、B、C、D、E 五个备选答案，请从中选择一个最佳答案）

1. 护理礼仪的特点为
A. 强制性
B. 专业性
C. 服从性
D. 灵活性
E. 操作性
2. 关于护士行为规范的说法，错误的是
A. 不宜佩戴任何饰物
B. 应淡妆上岗
C. 坐姿时应坐在椅子前的 2/3 处
D. 行走时应步态轻盈
E. 衣着服饰要整洁
3. 护士上班期间的妆容应
A. 自然清新
B. 高雅别致
C. 个性时尚
D. 简洁平常
E. 雍容华贵

参考答案与解析

【参考答案】

A1 型题

1. A　2. A　3. A

【解析】

扫码查看
相关内容